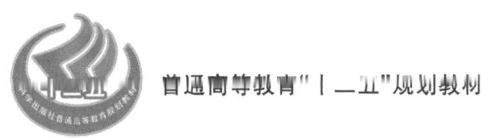 

普通高等教育"十二五"规划教材

全国普通高等教育基础医学类系列配套教材

供基础、临床、预防、口腔、护理等医学类专业使用

医学心理学

杨小丽　孙宏伟　主编

科学出版社

北　京

内 容 简 介

本书按照医师执业考试、继续职业教育、岗位培训等重点考试和学习内容，结合临床医学专业培养目标、高等医学教育教学改革的需要和社会对医药卫生人才的需求，建构本书内容。全书包括绪论、医学心理学的主要理论流派、人的心理、心理发展与心理健康、心理评估、心理应激、心身疾病、异常心理、患者心理、医患关系与医患沟通、心理干预总论、心理干预各论、医学心理咨询等内容。体系完整，概念准确，重点突出，注重理论与实践的结合。

本书可供医学院校本科生和研究生使用，也可作为心理咨询专业人员的职业化培训教材和临床医护人员以及心理学、医学心理学工作者的参考用书。

图书在版编目(CIP)数据

医学心理学/杨小丽，孙宏伟主编. —北京：科学出版社，2015.5

普通高等教育"十二五"规划教材. 全国普通高等教育基础医学类系列配套教材

ISBN 978-7-03-044339-7

Ⅰ.①医… Ⅱ.①杨… ②孙… Ⅲ.①医学心理学–高等学校–教材 Ⅳ.①R395.1

中国版本图书馆 CIP 数据核字（2015）第 105627 号

责任编辑：刘　畅/责任校对：郑金红
责任印制：赵　博/封面设计：迷底书装

科 学 出 版 社 出版
北京东黄城根北街 16 号
邮政编码：100717
http://www.sciencep.com

北京华宇信诺印刷有限公司印刷
科学出版社发行　各地新华书店经销

*

2015 年 6 月第　一　版　开本：787×1092 1/16
2025 年 8 月第六次印刷　印张：21 3/4
字数：534 000

定价：89.80 元
（如有印装质量问题，我社负责调换）

全国普通高等教育基础医学类
· 系列配套教材 ·

专家指导委员会

主任委员

侯一平

副主任委员

孙 俊　王应雄　胡华强

委 员

（以姓氏笔画为序）

王应雄（重庆医科大学）　　　　　　吴玉章（第三军医大学）
王建伟（重庆医科大学）　　　　　　张 波（川北医学院）
左　丽（贵阳医学院）　　　　　　　张 晓（成都医学院）
龙汉安（泸州医学院）　　　　　　　欧刚卫（遵义医学院）
阮永华（昆明医科大学）　　　　　　胡华强（中国科技出版传媒股份有限公司）
孙　俊（昆明医科大学）　　　　　　侯一平（四川大学华西基础医学与法医学院）
李　华（四川大学华西基础医学与法医学院）　高永翔（成都中医药大学）

《医学心理学》编委会名单

主　编
杨小丽　孙宏伟

副主编
姚莉华　孙　琳

编　委
（以姓氏笔画为序）

马　珺　孙宏伟　孙　琳　朱文芬　杨小丽
肖　宵　邹　敏　张德利　姚莉华　姜能志
贾丽萍　唐　珊　黄小兰

前　言

医学心理学不仅是医学生的必修课，而且也是医师执业考试、继续职业教育、岗位培训等重点考试和学习内容。为配合教育部倡导的教学改革精神，结合临床医学专业培养目标、高等医学教育教学改革的需要和社会对医药卫生人才的需求，我们编写了本书，旨在更好地培养应用型人才，提高学生运用医学心理学基本理论和知识处理实际问题的能力。本书力求遵循教育部提出的教材必须具备思想性、科学性、先进性、启发性和适用性的原则进行编写。全书共分为13章，包括绪论、医学心理学的主要理论流派、人的心理、心理发展与心理健康、心理评估、心理应激、心身疾病、异常心理、患者心理、医患关系与医患沟通、心理干预总论、心理干预各论、医学心理咨询等内容，较为系统地介绍了医学心理学的基本理论、技能和方法，并力求体系完整，概念准确，重点突出，注重理论与实践相结合。

本书由重庆医科大学和潍坊医学院共同组织编写。杨小丽、孙宏伟担任主编，负责全书的策划、统稿和审稿，姚莉华任副主编，负责本书部分章节的审稿。参与本书编写的编者理论基础扎实、实践经验丰富，均是长期从事医学心理学教学科研工作的专家、教授和教师，他们为本书的出版付出了大量的心血，在此，对全体编者给予的大力支持表示衷心的感谢。

参加本书编写的人员是：孙宏伟（潍坊医学院）第一章，贾丽萍（潍坊医学院）第二章，肖宵（重庆医科大学）第三章，姚莉华（重庆医科大学）第四章，唐珊（重庆医科大学）第五章，马珺（重庆医科大学）第六章，黄小兰（重庆医科大学）第七章，杨小丽（重庆医科大学）第八章，朱文芬（重庆医科大学）第九章，邹敏（潍坊医学院）第十章，张德利（潍坊医学院）第十一章，姜能志（潍坊医学院）第十二章，孙琳（潍坊医学院）第十三章。

在本书的编写过程中，我们参阅或引用了大量的文献和资料，在此谨向原作者表示真诚的感谢。由于涉及面广、种类较多，在所列参考文献中恐有个别遗漏，在此恳请原作者原谅。由于编者水平所限，书中难免存在不足之处，恳请使用本书的广大师生和读者及有关专家提出宝贵意见，以便修正。

本书在编写出版过程中，得到了科学出版社的大力支持，在此深表谢忱！

编　者

2015 年 3 月

目 录

前言

第一章 绪论 ·· 1

 第一节 医学心理学概述 ··· 1

  一、医学心理学的概念及学科性质 ·· 1

  二、医学心理学的相关学科 ·· 3

  三、医学心理学关于健康和疾病的基本观点 ··· 5

  四、医学心理学研究的内容与任务 ·· 6

  五、学习医学心理学的主要目的 ··· 7

 第二节 医学模式转变与医学心理学 ·· 8

  一、医学模式的概念和特点 ·· 8

  二、现代医学模式产生的原因 ··· 9

  三、现代医学模式转变的意义 ··· 10

  四、现代医学模式与医学心理学 ·· 11

 第三节 医学心理学的发展简史 ··· 12

  一、国外医学心理学简史 ··· 12

  二、中国医学心理学的发展道路 ·· 13

  三、医学心理学的发展趋势与展望 ··· 14

 第四节 医学心理学的研究方法 ··· 15

  一、医学心理学的研究原则 ·· 15

  二、医学心理学的研究类型与研究方法 ··· 16

  【本章小结】 ·· 20

  【讨论题】 ··· 20

  【推荐读物】 ·· 20

第二章　医学心理学的主要理论流派······21

第一节　精神分析理论······21
- 一、经典精神分析理论······21
- 二、精神分析理论的发展······28
- 三、精神分析在实践中的运用······30
- 四、对精神分析理论的述评······31

第二节　行为学习理论······31
- 一、基本理论观点······31
- 二、行为主义在实践中的应用······38
- 三、对行为主义理论的述评······38

第三节　人本主义理论······39
- 一、基本理论观点······39
- 二、人本主义理论的实践应用······41
- 三、对人本主义理论的述评······41

第四节　认知理论······41
- 一、基本理论观点······41
- 二、认知理论的实践应用······43
- 三、对认知理论的述评······43

第五节　心理生物学理论······44
- 一、基本理论观点······44
- 二、心理生物学理论的实践应用······45
- 三、对心理生物学理论的述评······45
- 【本章小结】······45
- 【讨论题】······46
- 【推荐读物】······46

第三章　人的心理······47

第一节　心理的生物学和社会学基础······47
- 一、心理的生物学基础······48
- 二、心理的社会学基础······51

第二节　心理现象及其本质······53
- 一、心理现象······53
- 二、心理的本质······54

第三节　认知过程······55
- 一、感觉······55
- 二、知觉······57
- 三、记忆······58
- 四、思维······61
- 五、表象和想象······61

六、注意 ……………………………………………………………………………… 62
第四节　情绪情感过程 ………………………………………………………………… 63
　　一、情绪情感概述 ……………………………………………………………… 64
　　二、情绪情感的功能 …………………………………………………………… 64
　　三、情绪情感的分类 …………………………………………………………… 65
　　四、情绪的生理变化和外部表现 ……………………………………………… 67
　　五、情绪理论 …………………………………………………………………… 68
第五节　意志过程 ……………………………………………………………………… 69
　　一、意志的概念 ………………………………………………………………… 69
　　二、意志行动的特征 …………………………………………………………… 70
　　三、意志行动的心理过程 ……………………………………………………… 70
　　四、意志的品质 ………………………………………………………………… 71
第六节　人格 …………………………………………………………………………… 72
　　一、人格概述 …………………………………………………………………… 72
　　二、需要 ………………………………………………………………………… 73
　　三、动机 ………………………………………………………………………… 74
　　四、能力 ………………………………………………………………………… 75
　　五、气质 ………………………………………………………………………… 78
　　六、性格 ………………………………………………………………………… 79
　　【本章小结】 …………………………………………………………………… 81
　　【讨论题】 ……………………………………………………………………… 81
　　【推荐读物】 …………………………………………………………………… 81

第四章　心理发展与心理健康 …………………………………………………………… 82

第一节　心理发展的理论基础 ………………………………………………………… 82
　　一、心理发展概述 ……………………………………………………………… 82
　　二、心理发展的相关理论 ……………………………………………………… 83
第二节　心理健康概述 ………………………………………………………………… 86
　　一、心理健康的含义 …………………………………………………………… 86
　　二、心理健康的标准 …………………………………………………………… 88
　　三、心理健康的判断原则 ……………………………………………………… 89
第三节　不同年龄阶段的心理发展与心理健康 ……………………………………… 90
　　一、儿童期心理发展与心理健康 ……………………………………………… 90
　　二、青少年期心理发展与心理健康 …………………………………………… 95
　　三、青年期心理发展与心理健康 ……………………………………………… 97
　　四、中年期心理发展与心理健康 ……………………………………………… 99
　　五、老年期心理发展与心理健康 ……………………………………………… 100
第四节　心理健康教育与促进 ………………………………………………………… 102
　　一、心理健康教育与促进的概念和目标 ……………………………………… 102

二、心理健康教育与促进的任务与功能 ··· 103
　　三、心理健康促进策略 ··· 104
　【本章小结】 ··· 105
　【讨论题】 ·· 106
　【推荐读物】 ··· 106

第五章　心理评估 ··· 107

第一节　心理评估概述 ··· 107
　　一、心理评估的概念及作用 ··· 107
　　二、心理评估的方法 ·· 108
　　三、心理评估的一般过程 ·· 112

第二节　心理测验概述 ··· 113
　　一、心理测验的形成与发展 ··· 113
　　二、标准化心理测验的基本要素 ··· 115
　　三、心理测验的应用原则 ·· 119
　　四、心理测验的类型 ·· 120

第三节　智力测验 ··· 121
　　一、智力与智力商数 ·· 121
　　二、常用智力测验 ··· 123

第四节　人格测验 ··· 125
　　一、艾森克人格问卷 ·· 125
　　二、明尼苏达多项人格调查表 ·· 126
　　三、卡特尔16种人格因素问卷 ··· 128
　　四、投射测验 ··· 129

第五节　神经心理测验 ··· 131
　　一、神经心理单项测验 ··· 131
　　二、成套神经心理测验 ··· 132
　　三、神经心理测验的目的与选择 ··· 133

第六节　评定量表 ··· 134
　　一、症状评定量表 ··· 134
　　二、生活事件量表 ··· 138
　　三、特质应对方式问卷 ··· 139
　【本章小结】 ··· 140
　【讨论题】 ·· 140
　【推荐读物】 ··· 140

第六章　心理应激 ··· 141

第一节　心理应激概述 ··· 141
　　一、应激的概念与发展 ··· 141

二、应激的理论模型 143
　第二节　应激源 145
　　一、应激源的定义与分类 145
　　二、应激源的研究 147
　第三节　心理应激的中介机制 149
　　一、应激的心理中介机制 149
　　二、应激的生理中介机制 154
　第四节　应激反应 155
　　一、应激的心理反应 155
　　二、应激的生理反应 157
　第五节　心理应激对健康的影响 160
　　一、心理应激与健康 160
　　二、应激所致的生理变化 160
　　三、心理应激所致的心理障碍 162
　第六节　应 激 管 理 164
　　一、应激管理的切入点 164
　　二、不同层面的应激管理 166
　【本章小结】 166
　【讨论题】 166
　【推荐读物】 167

第七章　心身疾病 168
　第一节　心身疾病的概述 168
　　一、与心身疾病相关的概念 168
　　二、心身疾病的发病机制 173
　　三、心身疾病的诊断与防治原则 178
　第二节　常见的心身疾病 180
　　一、原发性高血压 180
　　二、冠状动脉粥样硬化性心脏病 184
　　三、消化性溃疡病 187
　　四、糖尿病 189
　　五、癌症 190
　　六、支气管哮喘 194
　【本章小结】 195
　【讨论题】 195
　【推荐读物】 195

第八章　异常心理 196
　第一节　异常心理的概述 196

一、异常心理的概念 ········· 196
　　西方国家对同性恋认识的演变 ··· 197
　　二、异常心理的判断标准 ····· 198
　　三、异常心理的分类 ········· 199
　第二节　常见的异常心理 ········· 200
　　一、抑郁障碍 ··············· 200
　　二、神经症 ················· 205
　　三、人格障碍 ··············· 208
　　四、性心理障碍 ············· 211
　　五、睡眠障碍 ··············· 214
　　六、进食障碍 ··············· 214
　　七、自杀行为 ··············· 217
　　八、成瘾行为 ··············· 219
　　【本章小结】 ··············· 221
　　【讨论题】 ················· 221
　　【推荐读物】 ··············· 222

第九章　患者心理 ················· 223
　第一节　患者心理概述 ··········· 223
　　一、患者概念与患者角色 ····· 223
　　二、患者就医与遵医行为 ····· 225
　　三、患者的心理需要 ········· 227
　　四、患者的一般心理特征 ····· 228
　第二节　不同病期患者的心理问题及干预 ··· 230
　　一、急性期患者的心理问题及干预 ··· 230
　　二、慢性病患者的心理问题及干预 ··· 231
　　三、康复期患者的心理问题及干预 ··· 232
　　四、临终患者的心理特点及调适 ··· 233
　第三节　不同类型患者的心理问题与干预 ··· 234
　　一、门诊患者的心理问题及干预 ··· 234
　　二、手术患者的心理问题及干预 ··· 235
　　三、癌症患者的心理问题及干预 ··· 236
　　四、器官移植患者的心理特征及干预 ··· 237
　　五、医疗美容领域中的心理特征及干预 ··· 238
　　【本章小结】 ··············· 239
　　【讨论题】 ················· 239
　　【推荐读物】 ··············· 239

第十章　医患关系与医患沟通 ······· 240
　第一节　医生角色与医疗行为 ····· 240

一、医生角色概述 240
　　二、医生的心理需要 246
　　三、影响医生医疗行为的因素 248
　第二节　医患关系 251
　　一、医患关系的定义及内容 251
　　二、医患关系的特点及演变 254
　　三、影响医患关系的因素 255
　　四、建立和谐医患关系的基本原则 258
　第三节　医患沟通 260
　　一、医患沟通的定义与形式 260
　　二、医患沟通的维度 261
　　三、医患沟通的作用 263
　　四、医患沟通的技巧 265
　【本章小结】 268
　【讨论题】 268
　【推荐读物】 268

第十一章　心理干预总论 269

　第一节　心理干预概述 269
　　一、心理干预的概念 269
　　二、心理干预的内容与方式 270
　第二节　心理治疗概述 273
　　一、心理治疗的概念及发展 273
　　二、心理治疗的范围和过程 278
　　三、心理治疗的原则和基本技术 280
　【本章小结】 283
　【讨论题】 284
　【推荐读物】 284

第十二章　心理干预各论 285

　第一节　精神分析疗法 285
　　一、精神分析疗法概况 285
　　二、精神分析疗法的方法与技术 286
　　三、适应证和评价 289
　第二节　行为疗法 289
　　一、行为疗法概况 289
　　二、行为疗法的基本原则和方法 290
　　三、适应证和评价 297
　第三节　认知疗法 298

一、认知疗法概述·····298
　　二、认知疗法的主要技术和方法·····300
　　三、适应证和评价·····302
第四节　患者中心疗法·····303
　　一、患者中心疗法概述·····303
　　二、患者中心疗法的主要技术和方法·····303
　　三、适应证和评价·····305
第五节　其他心理干预方法·····305
　　一、支持性心理治疗·····305
　　二、人际心理治疗·····306
　　三、婚姻与家庭治疗·····308
　　四、团体治疗·····309
　　五、暗示催眠疗法·····310
　　六、森田疗法·····312
　　七、危机干预·····314
　　【本章小结】·····315
　　【讨论题】·····315
　　【推荐读物】·····315

第十三章　医学心理咨询·····316

第一节　心理咨询概述·····316
　　一、心理咨询的定义·····316
　　二、心理咨询和心理治疗的关系·····317
第二节　心理咨询的模式·····318
　　一、心理咨询的方式·····318
　　二、心理咨询的范围·····320
　　三、对心理咨询人员的要求·····321
第三节　心理咨询的程序·····322
　　一、心理咨询的基本过程·····322
　　二、心理咨询的原则·····325
　　三、心理咨询的基本技术·····327
　　【本章小结】·····332
　　【讨论题】·····332
　　【推荐读物】·····332

参考文献·····333

第一章 绪 论

【本章学习要点】
1. 医学心理学关于健康和疾病的基本观点。
2. 学习医学心理学的主要目的。
3. 现代医学模式产生的原因。
4. 医学心理学的研究原则。

医学心理学是一门既古老又年轻的学科,其思想渊源可追溯至中国先秦的儒家思想和古希腊的哲学思想。但作为一门独立学科,医学心理学是近代心理学与医学结合发展的产物。医学心理学在现代医学模式转变过程中具有重要的地位和作用,它已逐渐受到广大医务工作者和医学科教工作者的重视和关注。我国的医学心理学是随着我国医学教育、医学实践发展的需要,逐步建立并不断完善的、具有显著中国特色的新兴交叉学科。

第一节 医学心理学概述

一、医学心理学的概念及学科性质

(一)医学心理学的概念

医学(medicine)是研究健康和疾病及其相互转化规律的科学。它包括研究人类生命活动规律的基础医学;研究疾病发生、诊断、治疗与护理的临床医学;研究疾病预防和健康增进的预防医学和研究疾病康复的康复医学四大部分。心理学(psychology)是研究人的心理活动及其行为规律的科学。可见,医学和心理学的关系是十分密切的,它们都以"人"作为研究与服务对象。

医学心理学(medical psychology)是医学与心理学相结合的新学科,目前尚未形成一致的定义。综合国内众多学者的观点,我们将医学心理学定义为:医学心理学是医学和心理学相结合的交叉学科,它研究心理变量与健康或疾病变量之间的关系,研究解决医学领域中的有关健康和疾病的心理行为问题。

(二)医学心理学的学科性质

医学心理学是医学的分支,也是心理学的分支;它不仅具有自然科学的属性,也有社会科学的属性；它既是一门基础学科，也是一门实践性很强的临床应用学科。

1. 交叉学科

首先，医学心理学是医学与心理学的交叉学科。医学和心理学都以"人"作为研究与服务对象。按照辩证唯物主义观点，人同时具有生物学和社会学双重属性。所以它是自然科学与社会科学的交叉学科。其次，医学心理学与许多现有的医学院校课程，包括基础医学、临床医学、预防医学、康复医学和健康医学的有关课程存在交叉的联系。由于医学心理学具有多学科交叉的特点，所以在学习医学心理学和开展医学心理学方面的研究与应用过程中应该自觉地将医学心理学的知识与上述学科密切结合，不断加强医学心理学与这些课程知识之间的沟通和联系。同时，医学心理学也只有与各学科密切结合，加强协同研究，其本身才会得到发展壮大。

2. 基础学科

医学心理学以心身相关的辩证观点及科学方法，揭示了人类心理行为的生物学和社会学基础，心理活动和生物活动的相互作用，以及心理行为因素对健康和疾病的发生、发展、转归、预防的作用规律，从而加深了人们对健康和疾病规律的认识。对于整个医学体系而言，医学心理学属于医学的基础理论学科，是医学生的一门基础理论课程。因此，国内医学院校都将医学心理学列为各专业医学生的公共基础课，国家执业医师资格考试也将其列入公共基础类范畴。

3. 应用学科

医学心理学在学科门类上属于应用心理学，是一门在医学领域的应用心理学学科。首先，医学心理学将心理行为科学的理论和技术，与医学临床实践相结合，应用到医学的各个领域，包括医院、疗养院、康复中心、防疫机构、健康服务中心、企事业和学校的保健部门及某些特殊群体等，直接为防病治病、健康保健服务。其次，为解决人们日益增多的心理健康问题和神经症等心理疾病诊治，除了许多医院开设了心理门诊、心理病房甚至心理保健科外，国内已经出现了为数不少的专业心理咨询诊所。最后，国家职业心理咨询师培训与鉴定标准的启动与实施，人力资源和社会保障部、国家卫生和计划生育委员会近期在医疗卫生人员的职业系列中增加了"心理治疗师"这一职业，这标志着医学心理学在医学实践中的应用将会出现一个新的发展阶段。

（三）学科特点

1. 知识面广

医学心理学既有自然科学性质，又有社会科学属性，其进步和发展有赖于医学哲学思想指导和科学技术的影响。一定时期的医学哲学思想是对医学重要观念的总体概括，它对医学实践起着价值判断的作用。而生物学、解剖学、神经生理学、电脑科学等自然科学的进步，又对医学心理学的发展提供了新的研究方法和手段。因此，医学心理学涉及的基础知识容量大、范围广。掌握心理行为科学知识并整合医学基础知识，是学好医学心理学的前提条件。

2. 理论性强

由于人的心理的异常复杂性和研究的艰难性，加之相关科学发展水平的限制，百余年来，国外学者们从各自的社会历史背景和思想文化传统出发，用不同的研究和思考方法，提出了众多的心理行为科学理论，如认知理论、行为主义理论、人本主义理论、精神分析理论等，这些理论对健康和疾病中有关的心理行为问题有独到的见解和独特的解决方法，是医学心理学的重要内容。

3. 方法抽象

医学心理学尽管是一门年轻的学科，但近些年随着认知科学等实验研究的开展和深入，已积累了大量的实验资料，取得了令人瞩目的成就，明确了医学心理学研究的一些主题，形成了一些比较公认的理论，但仍有观点混乱、不够规范之处，这同缺乏科学方法论的指导有密切的关系。由于人的心理异常复杂，大部分心理活动具有主观性，所以一些心理干预技术的掌握和实施比较抽象。这对于已经习惯自然科学思维方式的医学生来说，理解起来有一定的困难。所以，在学习过程中应格外加以重视。

二、医学心理学的相关学科

医学心理学是应我国医学教育的需要而逐步建立起来的具有中国特色的新兴交叉学科，由于研究范围广、涉及科目多，其学科分支体系尚待完善。尽管国外涉及健康和疾病心理行为因素的学科有很多，然而，它们中有的是医学心理学的分支学科，有的是医学心理学的交叉学科，有的则是医学心理学的相似学科，还有的甚至与医学心理学在学科性质上差异甚大，基本上属于独立学科。为了使医学生对医学心理学相关学科有一大致了解，现分别简介如下。

（一）生理心理学

生理心理学（physiological psychology）是生理学与心理学相结合的医学心理学的一个分支，研究心理现象的生理机制，主要包括神经系统的结构和功能、内分泌系统的作用、情绪和情感、需求与动机、学习与记忆等心理和行为活动的生理机制的学科。

（二）神经心理学

神经心理学（neuropsychology）是心理学与神经解剖学、神经生理学、神经病理学和神经化学等基础医学科目相结合的学科分支，是医学心理学的基础分支学科，为医学心理学提供许多重要的有关脑和心理活动关系的基础理论知识，同时也应用于临床。

（三）药理心理学

药理心理学（pharmacological psychology）又称药物心理学，是心理学和基础医学中的药理学相结合的学科分支，主要研究药物与人的心理活动的相互作用，探讨药物影响心理活动的规律和基础知识，研究人的心理效应对药物治疗作用的影响。

（四）临床心理学

目前，临床心理学（clinical psychology）在国内外尚没有一个统一的定义，美国心理学会认为它是一门以有心理障碍的人为研究对象，并实际从事心理疾病的诊断、治疗与预防的应用心理学科，是现代应用心理学中的重要组成部分。该定义中的临床含义是一种心理援助活动，又是指处理和解决人的心理问题的社会实践活动。除了习惯上所指的医院病床工作之外，还包括在家庭、学校、企事业单位、社区、司法部门等场所实际进行的心理辅导工作。它的主要工作目标是维护心理健康，克服心理障碍和心理疾病。

（五）变态心理学

变态心理学（abnormal psychology）又称病理心理学（pathological psychology），是

研究和揭示心理异常现象发生发展和变化规律的一门科学。变态心理学包括研究认知、情感、意志和智能、人格等方面的异常表现，探讨异常心理的发生、发展、变化的原因和规律。它不仅要对异常心理现象加以描述、分类和解释，还要说明其本质和发生机理，以便更好地理解、预测和有效地控制人的行为。

（六）心身医学

心身医学（psychosomatic medicine）的主要任务是研究"心"与"身"之间互为因果的转化关系及其中介机制，是一门研究心身障碍、心身疾病的发生机制、诊断、治疗和预防的学科。它涉及健康和疾病的整体性和综合性的理论和实践，研究在心理、社会、躯体相互作用影响下的有关疾病的易罹性、病因、病症和预防。

（七）护理心理学

护理心理学（nursing psychology）是一门将心理学知识、原理、方法应用于现代护理领域，解决护理实际问题的学科，是一门心理学中的新的应用学科，是心理学和临床护理工作结合的学科，是医学心理学在护理工作中的一个分支。

（八）心理诊断学

心理诊断学（psycho-diagnosis）是研究评估心理状态、心理差异、智力水平、人格特征等，以确定其性质和程度的学科分支。在医学心理学中最常用的心理诊断方法和技术有心理测验（包括智力测验、人格测验和神经心理测验等）和临床评定量表两种。心理诊断学不仅可作为一种辅助手段应用于医学临床，还可用于其他领域中个人智力、能力倾向、性格特征的评估，为分类培训和选拔人才提供参考。

（九）心理治疗学

心理治疗学（psychotherapy）是治疗者以医学心理学理论为指导，以良好的医患关系为桥梁，应用各种心理学技术或通过某些辅助手段如仪器，按照一定的程序，改善患者的心理条件，达到消除心身症状，重新获得身体与环境平衡的学科，也是研究和应用各种心理治疗方法和技术的学科。各种心理治疗方法，如精神分析治疗，认知治疗，行为治疗，集体、家庭和婚姻心理治疗等都有独自的理论指导和治疗技术。

（十）心理咨询学

心理咨询学（psychological counseling）又称咨询心理学，是运用心理学的理论与方法，通过建立特殊的人际关系，帮助来访者发挥其潜能、解决心理问题、提高适应能力、促进人格发展的一种助人自助的过程和技术方法的学科。其主要是研究如何处理婚姻、家庭、教育、职业及生活习惯等方面的心理学问题。

（十一）健康心理学

健康心理学（health psychology）是运用心理学知识与技术探讨和解决有关保持或促进人类健康、预防和治疗躯体疾病的心理学分支。健康心理学旨在提高和维持健康，预防和治疗疾病，对健康、疾病和有关功能障碍的确定和诊断，分析和改进保健系统，以及协助制定保健政策。它是心理学与预防医学相结合的产物。

（十二）心理卫生学

心理卫生学（mental health）又称精神保健学，主要研究和促进人的心理健康，普及精神卫生知识，制订相应的健康促进计划和策略，提高心理健康水平，包括培养健全的人格，增强对环境变化的适应能力，消除各种不良的心理社会影响，营造良好的社会、家庭、工作和学习环境，预防心理障碍和精神疾病的发生。

（十三）康复心理学

康复心理学（rehabilitation psychology）是以研究由各种疾病、意外事故和老龄化等因素造成的躯体和心理伤残或处于长期慢性疾病状态中患者的心理行为问题为对象的一门学科。其目的在于应用心理学和医学的知识和技术帮助患者恢复自信，树立与疾病作斗争的乐观态度，降低伤残程度，争取身心康复，并促进患者更好地适应生活、工作、学习和社会环境。康复心理学是康复医学与心理学相结合的一门交叉学科。

（十四）行为医学

行为医学（behavior medicine）是综合行为科学和生物医学科学知识的一门新兴的多学科交叉性学科。它主要研究有关健康和疾病的行为科学和生物医学科学的知识与技术，研究行为与疾病关系，研究行为障碍与行为有关疾病的预防、诊断、治疗和康复。广义地说，行为医学的研究内容近似于甚至超过医学心理学的范围，但实际上，许多行为医学专著ы将其重点放在狭义的范围内，主要研究行为治疗方法在医学领域的应用，其理论归属于医学心理学的行为主义学派。

三、医学心理学关于健康和疾病的基本观点

我国医学心理学工作者经过近几十年来的工作实践和科学研究，在对人的健康和疾病的问题上建立起了具有中国特色的理论体系。学习医学心理学必须掌握和领会这些基本观点。

（一）个体的完整性和心身统一性的观点

一个完整的个体应包括心、身两个部分，心理与生理、精神与躯体是相互依存、相互影响、相互制约、相互联系的完整统一体。心理社会因素可引发躯体器质性疾病，躯体疾病也可产生负性情绪，继发心理行为的异常。因此，在考虑个体的健康和疾病时，既要注意心理方面，也要注意生理方面，不能只注意某一方面而忽视另一方面。

（二）个体与社会保持和谐的观点

一个完整的个体不仅是生物的人，也是社会的人。人既生活在特定社会环境中不同层次的人际网内，也生活在一个多层次、多变数、多等级的复杂社会系统中。人只有同这个外界环境系统保持和谐统一，才能维护身心健康。因此，在研究健康与疾病的问题时，必须具有"人类-自然-社会"的系统观念，要把人的自然属性和社会属性结合起来进行研究，要考虑个人家庭、文化背景、教育修养、经济状况、社会职业地位等因素的综合作用。

（三）认知与评价的观点

心理社会因素能否影响健康并导致疾病，不完全取决于心理社会因素的质和量，更重要的是取决于个体对这些刺激怎样认知和评价。主观认知评价影响应激反应的强度和性质，在治疗疾病过程中起重要作用。同一应激源，不同的认知和评价，产生的反应可能截然不同。心理因素既可致病又可治病，关键是用什么样的世界观、价值观作为指导对所遭遇的生活事件进行认知和评价。

（四）主动适应和调节的观点

个体在成长发育过程中，逐渐对外界事物形成了一个特定的反应模式，构成了相对稳定的人格特征。这些模式和特点使个体在与周围人和事的交往中，保持着动态的平衡，其中心理的主动适应和调节是个体行为与外界保持相对和谐一致的主要因素，是个体保持健康和抵御疾病的重要力量。

四、医学心理学研究的内容与任务

医学心理学是集心理学之大成应用于医学，以探讨人类健康和疾病中的心理学问题的学科。医学心理学研究的范围几乎涉及所有的医学领域。关于医学心理学的研究任务目前国内尚没有统一的意见，大致可以概括为以下几部分。

（一）研究心理因素、行为因素对人体健康和疾病的影响及其机制

心身是统一的，任何心理活动必将在影响心理健康的同时也引起相应器官的生理、生化过程的变化，从而对躯体健康发生影响。现代医学的发展已充分证实了心理因素、社会因素在人类健康和疾病及其相互转化中发挥着重要的作用。医学心理学的研究任务之一就是研究和阐明心理因素在疾病的发生、发展和转归过程中的作用、途径和规律。

人的健康状态发生变化时，人的心理活动也会发生相应的变化。医学心理学就是要研究这种心理变化的特征、范围、性质和持续时间等规律，以利于掌握患者的心理变化特点，采取适当的方式帮助患者解除心理困扰和痛苦。同时，研究个体通过调整自己的心理、行为来调整人体的心理活动和躯体生理活动，以达到健身、预防和治疗疾病、康复和养生保健的目的。

（二）研究人的心理与生理、精神与躯体相互作用的机制

人所具有的生物性、心理性特征存在着必然的相互联系、相互影响、相互作用。医学心理学就是要研究它们相互影响和作用的规律，探索其内在机制，为预防和治疗心身疾病提供理论依据。

（三）研究不同的人格心理特征在健康和疾病及其转化中的作用

人的心理千差万别，它决定着人们在处理各种环境刺激时的认知、态度、行为。因此，人格特征作为个人的重要心理特质必然影响人的健康和疾病过程。

一个人的性格、气质和能力最能体现其独特的心理特征。由于人格心理特征存在着许多差异，这就产生了将人格（即个性）分型的概念。例如，荣格（C. C. Jung）把人格分为"内倾"和"外倾"两类。在医学上，常用人格异常或人格障碍这样的术语来标志其个性心理特征已超出常态分布的范围。在许多精神疾病中可以看到不少患者的个性心理特征有其独特之处，不能不使人考虑在发病前他们的个性心理特征就与正常人的不一样。

同样，患者不同的气质、性格特点也影响着疾病的康复过程。例如，一个脑血管意外（俗称中风）的患者，急性期过后遗有不同程度的偏瘫。为使其尽早恢复独立料理日常生活的能力，需要进行一系列康复训练。瘫痪肢体机能康复的速度和效果取决于很多因素，其中一个重要的因素是患者对疾病所采取的态度，如是否有信心，能否克服消极、畏难情绪并有坚持不懈的意志，是否遵循医嘱，能否在医护人员和家庭成员的指导和帮

助下积极地锻炼。如何使患者的个性心理特点在各类疾病的康复中起促进作用，是医学心理学所要研究的重要课题之一。

（四）研究如何将心理学的知识和技术应用于医学的各个方面

"心病还需心药医。"医学心理学的一项重要任务就是运用心理学的手段，包括利用心理诊断（如智力测验、人格测验和临床评定量表等）、心理咨询、心理治疗（如心理分析治疗、认知治疗、行为治疗等）技术和心理护理的方法，帮助人们保持健康，摆脱心理困扰和疾病的痛苦。同时，也研究心理健康保健措施和心理健康促进策略，有效地预防和控制心理障碍、精神疾病和心身疾病。

另外，还可以运用社会心理学的知识研究人所处的文化环境、医患关系，探讨社会文化因素在健康和疾病发生、发展过程中的作用和影响。

五、学习医学心理学的主要目的

（一）转变医学模式，确立身心统一的整体观

近代医学教育主要以生物医学模式为导向，片面强调生物因素对疾病的作用，忽视了人的心理和社会因素对健康和疾病的影响。在医学实践中往往有"见病不见人"的倾向，重视客观检查，忽视主观体验。学习医学心理学可以促进医学生转变医学模式，确立身心统一的整体观念，明确患病不仅是生物学过程，也是心理和社会文化体验，要求医务人员不仅能用高超的生物医学技术消除患者的身体病痛，而且要用以人为本的道德理念去满足患者的心理需要和社会需要，促进其身心的康复。

（二）促进医学和心理学的共同发展

医学心理学研究医学领域中的心理学问题，涉及对医学领域中各种心理现象及其规律的认识，以及生理-心理-社会三方面与健康和疾病的相互关系。所以，它促进了医学和心理学的共同发展。医学心理学在学科门类上属于应用心理学，是一门在医学领域的应用心理学学科。近几十年来，已有一批临床医学工作者和心理学工作者先后加入到了这一研究领域中，在科学研究和临床实践诸方面已经取得了很多可喜的成绩。随着今后新一代医科学生的成长，相信会有更多的医务工作者加入到医学心理学这一交叉学科的研究领域，开展更加深入和持久的科学研究，进一步促进医学和心理学的发展。

（三）掌握医学心理学的理论、方法及技术，形成合理的知识结构

现代医学模式要求医务人员不仅会用理化的和生物的方法来诊断和治疗患者，还要掌握心理评估、心理治疗与心理咨询等医学心理学常用的理论、方法和技术，了解患者的心理状态、风俗习惯和认知特点，以及与疾病的关系，从生物-心理-社会多角度、多层面地去理解和解释疾病现象，制定科学的防治措施。因此，医学生应通过学习和实践，掌握医学心理学的理论、方法和技术，形成适应社会需要的合理的知识结构。

（四）改善医患关系

医患关系是医疗活动中最基本、最重要的人际关系，然而，近些年来医患之间情感交融、相互信赖、亲密合作的和谐关系被打破，遭遇到前所未有的挑战。医患关系的和谐稳定是医疗活动得以顺利开展的前提，也是医学心理学最重要的学习内容之一。通过

医学心理学的学习，使医学生掌握医患间沟通交流的必备技巧，明确医患间的信息交流既包括同疾病诊治有关的内容，也包括双方的思想、人格、情感和愿望等信息的传递。当然，医学生必须明白医学是极为深奥、广博的学科，医者必须博学多才，因为高超的医术、娴熟的技能容易使医患之间技术水平上的沟通获得成功，并进而有利于非技术水平上的沟通和良好医患关系的建立。

（五）提高自身心理素质

21世纪最重要的是知识，比知识更重要的是能力，比能力更重要的是心理素质。医学生学习心理学的首要意义是提高自身的心理素质，培养良好的心理品质和健全的人格。医学生通过医学心理学的学习，可以掌握适应环境和应对挫折的方法和技巧，培养积极乐观的人生态度，学会控制和调整自己的情绪，使自己成为意志品质健全、人格统一完整、人际关系和谐、社会适应良好的21世纪合格的医学人才。

第二节 医学模式转变与医学心理学

一、医学模式的概念和特点

医学模式（medical model）是指一定时期内人们对健康和疾病总体的认识和本质的概括，体现了一定时期内医学发展的指导思想，是这一时代心身观、健康观和疾病观的集中反映。

受生产力发展和科学技术水平及哲学思想的影响，不同历史时期有着不同的医学模式，其根本区别在于对心身关系认识上的差异。作为一种理论框架，医学模式规定或影响着医学教育、科学研究和临床工作者们的思维及行为方式，它既可能推动和促进医学科学的发展，也可能成为限制或妨碍其发展的因素。

（一）生物医学模式

以威廉·哈维（William Harvey）在1628年发表《心血运动论》，建立血液循环学说作为近代医学的起点，生物科学在这一时期相继取得了很多重大发现和成就。19世纪自然科学的三大发现，即能量守恒定律、细胞学说和进化论，进一步推动了生物学和医学的发展，科学方法被广泛地应用于医学实践，这时对健康的认识已有很大的提高，并建立了健康的生物医学观念。生物医学模式认为每种疾病都必然可以在器官、细胞或分子上找到可以测量的形态学或化学改变，都可以确定出生物的或物理的特定原因，都应该能够找到治疗的手段。这些立足于生物科学成就之上的医学进展使人类在疾病的认识、治疗和预防方面都取得了巨大的成就。因此，人们创立了"生物医学"（biomedicine）这一术语，以强调生物科学对于医学的决定性意义。生物医学有两个主要的观点：一是二元论，躯体和精神存在着精密的分工，疾病具有微观生物学基础；二是还原论，疾病具有微观的物理和化学基础，疾病的治疗最终都归结于采用物理和化学方法来进行。生物医学模式是医学发展的重大进步，它奠定了实验研究的基础，推动了特异性诊断及治疗方法的发展，指导了医疗卫生实践，有效地消灭和控制了急性传染病和寄生虫病，使人类健康水平得以有效提高。但这种形而上学的认识方式"只看到了它们的存在，看不到它们的产生、发展和灭亡，只看到了它们的静止状态，而忘记了它们的运动"。生物医学模式虽然强调生命活动在结构、功能和信息交换方面是一个统一的整体，但却忽视了人是生物性与社会性的统一体，从而限制了医学家对健康和疾病的全面认识。但无论是从历史的角度还是从现实的角度来看，生物医学模式的产生和发展都是医学发展史上的重大进步，而且它还将会在当前和未来的医学发展中发挥重要作用。

（二）生物-心理-社会医学模式

自20世纪以来，随着生产力的发展和社会的进步，人们的生活方式发生了巨大的变化，环境和心理社会因素在人类健康和疾病中的作用日渐突出，人类的"疾病谱"和"死因谱"发生了很大的变化。过去那些主要威胁人类健康的传染病、寄生虫病和营养缺乏症大为减少，心脑血管病、癌症等与心理社会因素密切相关的疾病，却成了威胁人类健康的主要元凶。1977年，恩格尔在《科学》杂志上发表了名为"需要新的医学模式——对生物医学的挑战"的论文，批评了生物医学模式的"还原论"和"心身二元论"的局限性。他指出生物医学模式的缺陷是"疾病完全可以用偏离正常的可测量生物（躯体）变量来说明，在它的框架内没有给疾患的社会、心理和行为方面留下余地"。他尖锐地批评了生物医学模式的局限性，他说："生物医学模式既包括还原论，即最终从简单的基本原理中推导出复杂现象的哲学观点，又包括心身二元论，即把精神的东西同身体的东西分开的学说。"并在1977年提出了"生物-心理-社会医学模式"。他说："为了理解疾病的决定因素，以及合理的治疗和卫生保健的目标，医学模式必须考虑到患者、患者的生活环境和生活因素，以真正消除疾病的破坏作用。生物医学模式逐渐演变成生物-心理-社会医学模式是医学发展的必然。"生物-心理-社会医学模式在整合的水平上将心理、社会与生物作用有机地结合起来，揭示了三种因素相互作用导致生物学变化的内在机制，形成了一个适应现代人类保健技术的新医学模式，集中反映了现代医学发展的特征和趋势。

二、现代医学模式产生的原因

（一）"疾病谱"和"死因谱"的转变

20世纪50年代以来，许多发达国家已经基本上控制了危害人类健康的传染性疾病，人类"疾病谱"和"死因谱"发生了很大改变，影响人类健康的主要疾病已由传染病逐步转化为非传染性疾病。在发达国家，心脏病、脑血管病及恶性肿瘤已在人类死因中占主要地位，我国城市和发达农村地区的疾病和死亡模式已等同于或接近于发达国家。人类对付疾病的三大法宝也由预防接种、杀菌灭虫、抗菌药物转化为社会医学、行为医学、环境医学。研究资料表明，这些疾病并非由特异因素引起，而是生物、心理、社会等多种因素综合作用的结果，因此，在治疗疾病时只依赖药物、理疗、手术等手段已经不能满足临床的需要。这种转变的主要原因有两个：一是人口死亡率、出生率下降所导致的人口老龄化；二是死于非传染性疾病的人口比例提高。

（二）健康影响因素的多元化，对保护健康和防治疾病的认识不断深化

随着社会的不断发展，人们已逐渐认识到疾病的发生不仅仅与生物因素有关，而且还与社会变革、经济增长、饮食起居等变化有关。社会的进步、经济的发展和生活水平

的提高，使人们的需要已逐渐转向期望精神方面的满足。除了躯体健康之外，还要求提供改变有害健康行为和习惯的方法，得到保持心理平衡的指导，获得心理上的舒适和健全，以达到延年益寿和生活质量的全面提高的目的。人们对保护健康和防治疾病的认识不断深化，健康水平要求也在不断地提高。

（三）医学科学与相关学科的相互渗透，以及医学科学的社会化发展趋势

世界卫生组织（World Health Organization，WHO）曾在总结各国卫生工作经验时指出："当今世界已有的教训是，卫生部门不能再单枪匹马地开展工作，卫生事业是全社会的事业，需要全社会的配合。"随着社会因素对健康和疾病作用的不断增强，人类保护健康和防治疾病，已经不单是个人的活动，而是整个社会的活动。只有动员全社会力量，保持健康、防治疾病才能有效。同时，社会环境的变化、科学技术更新的加速、就业择业的困难、竞争的激烈、生活节奏的加快，给人们心理造成了极大的压力，对其社会适应包括保持心理健康提出了更高的要求。分子生物学、免疫学、遗传学揭示宏观活动的基础，信息学、心理学等的综合运用促进了生物、心理、社会因素综合考虑思路的发展。

（四）人们对卫生保健需求的提高，对健康的需求与日俱增

对人的健康和疾病的认识仅停留在生物医学的水平上，已经远远不能满足时代发展的要求，人类需要一个多层次、多角度、深入系统地观察研究医学问题的方法。经过探索，人们对心理社会因素造成躯体疾病的中介机制有了较深入的了解。于是综合生物、心理、社会诸因素的新型医学模式，顺理成章地成为当代医学模式。人们已经不满足于不生病，身体好，还要求合理的营养，良好的劳动生活条件，健康的生活方式，乐观的心态，良好的社会活动能力和较高的生活质量。人们希望得到内容广泛、形式多样的医疗、保健和健康服务，健康需求日益多样化、多元化。

三、现代医学模式转变的意义

（一）发展和完善了医学模式，以综合思维方式处理问题

新的医学模式强调了生物、心理和社会因素在更高水平上的整合，不是对传统的生物医学模式的简单否定，而是强调了生物、心理和社会因素在人类健康和疾病转化过程中的综合作用。它适应了社会的发展和进步，是生物医学模式的发展、补充和完善。

（二）促进了对人类健康和疾病的全面认识

生物医学模式只重视疾病是生物学因素的作用，强调对疾病这一具体概念的认识和处理，但忽视了对健康和疾病相互转化过程的全面认识。新的医学模式促进了人们对健康和疾病的整体认识，拓展了医学研究的范围，有利于医学的全面发展。

（三）疾病预防提高到新的层次，促进了疾病治疗与预防的统一

心理、社会因素既可成为致病因素，也可能成为疾病治疗与康复过程中的重要因素，新的医学模式改变了以往治疗和预防与实际工作相脱离的状况，强调生物、心理和社会因素在治疗和预防疾病中的共同作用。

（四）**强调人的整体健康**

新的医学模式克服了传统医学模式只强调躯体健康和生命的存在，忽视人的生存质

量的问题，促进了生命存在和生存质量的统一。

（五）促进了卫生观念的转变

医疗卫生的经济效益是以保护人民的健康为前提的，社会效益则以维护人民的健康为基础。医学模式的转变带来了卫生观念的转变，使人们树立"大卫生观"，促进了医疗卫生事业的社会效益与经济效益的统一。

（六）促进了我国医学教育的改革

现代医学教育培养的专业人才，要在态度、知识、能力三个方面适应医学模式的转变。1988年8月的《爱丁堡宣言》指出："医学教育的目的是培养促进全体人民健康的医生。"为适应新的医学模式，医学教育本身必须进行改革。

四、现代医学模式与医学心理学

（一）医学模式的转变促进了医学心理学的发展

生物-心理-社会医学模式对健康和疾病的认识与医学心理学一致。医学模式的转变给医学科学及医疗卫生事业带来了巨大变化，它有助于消除"心理至上"和"精神万能"的观点的影响，既强调心理因素和社会环境在人类健康和疾病中的重要作用，又不过分夸大，从而加速了医学和心理学的结合，在医学心理学的形成和发展过程中起到了积极作用。同时，医学模式的转变还有助于促进医学心理学工作者同生物医学工作者的联系与合作，用生物-心理-社会医学模式的观点指导医学心理学的教学、科研和临床实践，使双方各得其益，从而促进医学心理学的发展。目前，医学模式的转变是世界性的，医学心理学的发展也是全球性的，世界上许多国家都在完成新旧医学模式的更替下普及医学心理学的教学与实践。我国卫生部医学专业基础教材编委会确定医学心理学为医学院校的必修课之一，医学心理学课程的开设，对我国医学模式转变起到了重要的促进作用。

（二）医学心理学的发展促进了医学模式的转变

生物-心理-社会医学模式的形成、存在有多种原因，早期的医学心理学思想在其中起到了重要的促进和推动作用。首先，医学心理学帮助医学界转变观念，了解和熟悉心理学的理论与知识，认识人心理活动的规律和心身间的相互联系与影响。从理论观念上彻底动摇了生物学模式二元论的心身观，将人的心身和外界环境（社会和自然环境）视为一个相互作用的统一整体。其次，医学心理学为医学提供心理科学的研究方法和干预手段，有助于改善患者行为，提高医学研究的水平和医疗服务质量。最后，医学生和医学工作者系统地学习医学心理学及相关学科知识，不仅培养了能适应新的医学模式要求的医学人才，而且还是促进医学模式转变的重要途径和手段。

（三）医学心理学在实现医学模式根本转变和发展中起到了非常重要的作用

医学心理学被认为是现代医学理论的三大支柱之一，在医学模式转化的过程中，医学心理学发挥了积极的促进和推动作用。它转变和改变了医务工作者的观念，重视心理、社会因素的致病作用，以及在疾病预防和康复中的影响。但目前我们必须清醒地认识到，无论是医学教育、行医执业还是医院管理，在医学模式的转变上都做得还远远不够。医学心理学也不可能做到像生物学那样直观、数量化，在相当多的领域内还存在空白。这在很大程度上影响了新的医学模式实现真正的转变,影响了长期接受生物医学模式教育的医务人员对心理及社会因素致病、治病和防病作用的理解和判断。因此,只有充分发展医学心理学,使广大医务工作者普遍接受医学心理学思想,才能最终实现生物、心理、社会医学模式的根本转变。

第三节 医学心理学的发展简史

尽管医学心理学是科学发展到一定阶段后由医学和心理学结合而形成的新兴交叉学科,但心身之间相互作用的思想却源远流长,人类对心理结构和功能、心身关系等问题的认识经历了不断深化、日益成熟的过程。了解医学心理学发展史对总结历史经验,掌握发展规律,确定未来方向都有重要的借鉴作用。

一、国外医学心理学简史

西方心理学是从西方哲学心理学思想中逐渐演化而来的独立学科。经过2000多年在哲学内部的发展,哲学为心理学积累了丰富的思想理论。到19世纪中叶以后,自然科学特别是生理学的发展为心理学准备了科学的基础知识和研究方法,从而为心理学摆脱哲学的附庸地位,奠定了基础和条件。

"医学心理学"一词最早由德国哥顿廷大学哲学教授洛采(H. Lotze,1817—1881)提出,他在1852年出版的《医学心理学》成为医学心理学诞生的标志。但他形而上学的哲学心理学思想并未能产生较大的影响。

1879年,德国心理学家、哲学家冯特(W. Wundt)在德国莱比锡大学创办了世界上第一个心理学实验室,从此开辟了科学心理学的新纪元,同时也使其分支学科如医学心理学随之进入了科学时代。

随着科学革命的兴起,自然科学与生物医学的长足进步,医学发展步入了一个崭新的历史时期。哈威(W. Harvey)建立了动物实验生理学并发现了血液循环,魏尔啸(R. Virchow)提出了细胞病理学说,巴斯德(L. Pasteur)建立了微生物学和免疫学等。这些重大发现和重大成就促进了医学生物科学体系的形成。

自然科学和医学的发展,为医学心理学提供了新的研究方法,科研成果逐年增多,理论学说不断丰富。美国心理学家卡特尔(R. B. Cattell)首先提出"心理测验"的概念并制定出了一套标准化的测验方法;法国心理学家比奈(A. Binet)和西蒙(T. Simon)编制出第一套儿童智力测验量表;奥地利心理学家弗洛伊德(S. Freud)创立了精神分析学说;美国生理学家坎农(W. B. Cannon)和沃尔夫(H. G. Wolff)、加拿大生理学家塞里(H. Selye)、俄国生理学家巴甫洛夫(I. P. Pavlov)等创立了心理生理学说;美国心理学家华生(J. B. Watson)、桑代克(E. L. Thorndike)、斯金纳(B. F. Skinner)和俄国生理学家巴甫洛夫创立了行为主义学说;美国心理学家罗杰斯(C. Rogers)、马斯洛(A. Maslow)创立了人本主义学说;美国心理学家艾里斯(A. Ellis)和贝克(A. T. Beck)、瑞曼(V. C. Ralmy)创立了认知学说。这些学说和观点构成了现代医学心理学的理论框架和方法学体系，对推动学科的发展发挥了重要作用。例如，德育琪（F. Deutsch）的心身医学体系便是以精神分析学说为支柱，强调情绪在躯体疾病中的重要作用。后经美国精神分析学派的心身医学家佟巴（F. Dunbar）、阿历史山大（F. G. Alexander）的系统研究而得到发展。此外，行为学派、心理生理学派的方法和理论亦推动了心身医学的发展。

美国临床心理学家韦特墨（L. Witmer）于1896年在宾夕法尼亚州建立了第一个心理门诊，提出"临床心理学"的概念，并开设临床心理学课程，为将心理学运用于临床实践做出了历史性的贡献。1906年，普林斯（N. Prince）出版了《变态心理学杂志》，第二年韦特墨创刊了《临床心理学》杂志。1917年美国临床心理学会成立，1936年洛蒂特（Louttit）出版了第一本《临床心理学》教科书，1937年《咨询心理学杂志》（后改为《美国咨询和临床心理学杂志》）问世。至此，医学心理学具备了服务部门、专业机构、学术刊物和教科书，形成了专业雏形。美国人波林（E. G. Borling）在1929年创立了神经心理学；美国人于1977年创立了行为医学，1978年出版《行为医学》杂志；1978年，马泰勒佐（J. Matarazzo）又创立健康心理学，并在美国心理学协会中成立健康心理学分会。但迄今为止，在美国心理学会各分支学会里，尚没有医学心理学分会。

美国在1951~1955年由马泰勒佐在华盛顿大学医学院首次开设了医学心理学导论课程，自此，医学心理学成为培养医生的必修课程。1957年，美国俄勒冈州大学医学院建立了第一个医学心理学教研室。英国政府于1970年正式决定在医学院校开设心理学。目前，许多国家，包括一些发展中国家，均在医学院校开设了医学心理学课程。医学心理学的教学时数由几十增加到几百，占较大的学分比重。许多国家还明文规定，医学院的毕业生如果没有医学心理学的学分将不允许就业。

二、中国医学心理学的发展道路

美国心理学家莫菲（G. Murphy）在《近代心理学历史导引》中指出："世界心理学的第一个故乡是中国。"中国古代虽然没有关于心理学的专著，但有丰富的心理学思想。具有代表性的中国古代心理学思想诸如认为万物以人为贵的"人贵论"，心和身、心理和生理有相互关系的"形神论"，人性、个性与习染关系的"性习论"，着重强调认知与行为关系的"知行论"，关于情绪、欲望对心身影响的"情欲论"，等等。

经过数千年科学积累发展起来的我国传统中医理论及实践体系，蕴含了丰富的医学心理学思想。公元前1100年《周易》问世，提出八卦的对立统一观、物质的相生相克观。我国最早的医学著作《黄帝内经》将"天人合一""形神合一"等朴素唯物论和辩证法思想应用到医学实践中，提出"内伤七情""外感六淫"的病因观，主张治病要"辨证论治"，这些中医心理学思想和独具特色的心理治疗方法，不仅在当时领先于世界医学，而且至今仍对现代医学心理学有所启迪。

西方心理学在19世纪末传入我国。现代心理学在我国的发端以1917年北京大学建立第一个心理学实验室为标志。同年，北京大学哲学系开设了心理学课程。1918年，陈大奇出版了我国第一部心理学专著——《心理学大纲》。1920年，南京高等师范学校（东南大学）建立了我国第一个心理学系。1921年，中华心理学会在南京正式成立。1922

年，我国第一本心理学杂志——《心理》创刊。1936年，中国心理卫生协会在南京成立。此后在一些机构设置了心理卫生组织并配备了专职的心理学工作者，从事心理卫生、心理诊断、心理治疗和心理咨询等工作。这些标志着我国心理学教学、研究和应用体系业已建立。遗憾的是20世纪50年代中期，医学心理学同其他心理学一样，教学和研究因故中断。直到改革开放，我国医学心理学才又迎来了发展的春天。1979年，卫生部要求有条件的医学院校应开设医学心理学课程。1979年春，北京医学院率先组建医学心理学教研室并开始授课。1979年，中国心理学会设置二级学会——医学心理学委员会。至此，我国医学心理学的发展步入了正轨，许多医学院校相继开设医学心理学课程。1980年以后，卫生部及各省市相继举办了医学心理学师资进修班，为医学心理学教学、科研和临床工作培养了大批骨干。自1983年起在全国共举行了15届医学心理学教学研讨会，在历届研讨会上对医学心理学的教学大纲、课程设置、教材、教学手段进行了交流、探讨，极大地推动了医学心理学教育事业。1985年，中国心理卫生学会重新成立，并创办了《中国心理卫生》杂志。1987年，卫生部组编《医学心理学》全国教材，并将医学心理学确定为高等医学院校学生的必修课。1993年，创办《中国临床心理学》杂志。随后，《中国健康心理学》《心理与行为》《中华行为医学与脑科学》《应用心理学》《临床心身医学》《心理与健康》《心理医生》《大众心理学》等学术杂志及科普杂志相继问世。1994年，国家开始实施执业医师资格考试，将医学心理学作为16门考试科目之一。1997年，中国高等医学教育学会批准成立全国医学心理学教育分会。据统计目前全国95%的医学高等院校开设了医学心理学课程。自2001年起，部分医学院校的医学心理学专业开始招收五年制本科学生。不少医学院校增设了与医学心理学相关的专业方向，很多大学心理学系设置了临床心理学专业。同时，心理卫生和临床心理学及其相关专业硕士点和博士点逐年增多。国家劳动和社会保障部于2002年8月开始试行《心理咨询师职业标准》，标志着我国医学心理学教育培训和执业制度的逐步完善。人力资源和社会保障部、国家卫生和计划生育委员会契合我国实际情况和顺应历史发展，正在酝酿制定《心理治疗师职业标准》，这是加快医学心理学人才培养步伐的又一重大举措。

三、医学心理学的发展趋势与展望

（一）学科范围不断扩大

综观国内医学心理学的发展，它由早期服务于精神病患者和心理障碍患者，逐步向服务于躯体疾病患者发展，并进而扩大到健康人群。医学心理学把心理健康、心身健康的维护，养生保健和健全人格的培育，作为其主要的工作内容，并参与到职业选拔、职业生涯指导和教育发展等领域。医学心理学正在向各个领域广泛渗透并为全社会所有人群提供服务。

（二）学科融合不断增强

医学心理学属于交叉边缘学科。通过与多学科的合作，共同研究和解决医学领域问题的模式已呈现良好的前景。今后，医学心理学还将与神经生物学、生物工程、社会学和行为科学等进一步结合，协作开展某一领域的科学研究。同时，在临床服务过程中也会越来越多地与相关领域的工作人员合作，以扩大服务内容，提高服务质量。

(三) 进一步运用当代科学成果

医学心理学迫切需要当代科技成果不断完善自身的理论、技术和方法，尤其是加快吸收生物医学的新成果，更多地采用分子生物学、神经心理学等实验手段，将系统的综合研究与深入的实验研究结合起来，全面发展自身的理论。

当然，医学心理学在完成自己的历史使命过程中，仍将面临严峻的挑战，如基础理论发展滞后于实际需要、研究方法不够成熟、学科范围尚需进一步界定等问题。另外，如何在人群中普及心理学知识，提高全社会重视心理健康的意识，促使政府有关机构支持医学心理学的研究和应用，也是医学心理学工作者面临的一项重要任务。

第四节 医学心理学的研究方法

医学心理学具有涉及心理学、社会学、生物学和医学等多学科的交叉性特点，很难形成自身科学系统的方法学体系。尽管对人的心理行为的研究相当复杂，但在研究步骤上与其他学科基本相同：第一，明确问题；第二，探索和研究有关的理论和模式；第三，形成假设；第四，选择适当的研究方法；第五，通过观察、测试和实验，进行论证，得出结论；第六，总结与反馈。

科学事实和历史证明，只有辩证唯物主义和历史唯物主义的基本原理，才是指导科学研究的唯一正确的科学方法论。医学心理学的研究同样要遵循这一指导思想和原则，避免主观唯心主义的影响，这是衡量与评价一个学科方法学及其理论基础的正确性的标准。

一、医学心理学的研究原则

医学心理学在确定研究主题、选择研究方法、处理研究资料、提报研究成果等过程中，必须符合以下原则。

(一) 心身统一的原则

医学心理学要研究个体的心理活动与健康、疾病的相互关系，就必然涉及心身两个方面。在研究的过程中必须从心身的相互作用去认识整体，考虑各种内、外因素相互之间的关系和制约作用，在多层次、多因素和多维度的系统中进行分析。个体生理活动的变化可以通过各种实验室的检测手段精确地测量，心理活动的变化也可以通过观察、访谈、心理测验等方法进行测量。心理、生理的协调一致，是个体能够良好适应社会的基础。医学心理学的研究要为临床实践提供理论依据，就必须从生理、心理和社会三方面全面分析个体的心身状况，坚持心理与生理统一的原则。

(二) 质量统一的原则

在医学心理学的研究中，首先应了解质（定性）与量（定量）的相互关系。明确正在研究的对象属于哪一种心理变量的过程，就是质（定性）。以数量化的方法对心理变量进行量化与评估的过程，称为量（定量）。定性的过程使研究者对研究对象、研究目标有"质"的认识；而定量的过程则通过更加客观的量化指标进行对照研究，为定性提供可重复操作和检验的依据。没有定量的研究，定性就缺乏有效的科学依据，显得空洞，没有说服力。针对心理变量的研究更是如此。质与量的统一，是医学心理学研究中需要严格遵循的原则。

（三）主观客观相结合的原则

从历史上看，医学心理学研究方法经历了从主观到客观、由经验到科学的过程。主观客观相结合的原则，就是不能单纯从主观愿望出发，对待研究对象必须采取客观的态度，在对复杂心理现象的观察、分析和解释中，在揭示心理活动的发生、发展和变化规律的过程中不做主观臆测，坚持客观公正。在研究心理现象时，不能单纯依靠个人的主观臆想和揣测，而要根据心理现象产生、发展的客观条件的外部表现来进行，应该提供可靠的事实材料，并对所得的全部事实材料和数据作出全面的分析，对研究所得的结论应该是分析全部材料的成果，杜绝曲解、主观解释和作出轻率的结论。

（四）辩证发展的原则

心理现象是一个不断变化的过程，要用辩证发展的观点去认识人的心理活动。医学心理学研究中应注意个体心理活动的动态性和发展性。心理活动在不同时间、地点和对象中是动态变化的，在不同年龄阶段也是相异的，这一点与其他科学有所不同，这也是医学心理学研究的特点和困难所在。因此，在研究个体心理时，不仅要研究和阐明已经形成的心理特征，而且要阐明那些正在形成和刚刚表现出来的心理特征，同时还要预测可能会出现的心理特征。

（五）理论联系实际的原则

医学心理学是一门既有理论又有实践的学科。医学心理学理论的多样性导致了研究和工作方法的多样性，所以要掌握好各种理论及各种研究方法，在医学心理学研究中应遵循理论联系实践的原则。与其他科学一样，医学心理学研究的结果要用来指导实践。实践是理论的源泉，也是检验理论正确与否的唯一标准。另外，医学心理学既有自然科学属性，又有社会科学属性，在研究工作中常同时涉及社会、心理、生物等多学科的有关因素和变量。为了保证结果的科学性，需要同时掌握这些学科的一些基本研究方法和手段。

（六）伦理性原则

医学心理学研究中存在伦理学内涵，涉及道德、尊严、权益、隐私等内容。因此，医学心理学的研究和实践都应遵循道德和伦理的原则，任何可能造成对研究对象损害的研究都必须严格禁止。

二、医学心理学的研究类型与研究方法

（一）医学心理学的研究类型

医学心理学研究分类方法有多种，如根据研究目的分为基础研究和应用研究，根据研究性质分为描述性和控制性研究。常见的分类方法是按照研究所涉及的时间特点，将研究分为横断研究和纵向研究、回顾性研究和前瞻性研究。

1. 横断研究

横断研究（cross sectional study）是选择在某些方面匹配的被试，在同一时间内进行

观察和评定。其优点是节省人力物力，可以设计为有代表性的大样本研究，短时间内获取大量资料。其缺点是研究欠系统、较粗糙，不能完全反映心理行为的发展变化过程；选择的对照组必须具有可比性，然而，在实际中却难以找到完全相似的两组被试，这无疑降低了研究结论的效度。

2. 纵向研究

纵向研究（longitudinal study）是对同一个人或同一组被试在指定的时间内进行追踪研究，观察、测量和评定被试在一段时间内所发生的变化。其优点是能研究心理行为的发展规律及其影响因素，缺点是必须考虑被试的心理行为的成熟程度、样本丢失、研究工具信效度、自然发生波动等因素的影响。

3. 回顾性研究

回顾性研究（retrospective study）是以现在为结果，回溯到过去的研究，是目前医学心理学最常见的研究方式之一。这一研究方式由于条件限制较少，有其优点，但其缺点是被试目前的心身状态会影响过去资料报告的真实性和准确性。例如，一位患严重疾病者往往将目前的病况归因于自己的过去，结果可能会报告较多的既往负性生活事件，对负性事件的严重程度的估计也可能偏高，从而造成了生活事件与现患疾病有关的假阳性结果。

4. 前瞻性研究

前瞻性研究（prospective study）是以现在为起点追踪到将来的研究方法，可弥补回顾性研究的缺点。例如，在临床心理实验中，对一批 A 型行为类型者使用自我行为管理策略指导，并追踪此后整个行为干预策略实施过程中被 A 型行为的改变情况，从而证明这种治疗技术的实际效果。但由于前瞻性研究条件限制过多，实施比较困难，使用并不很普遍。

（二）医学心理学的研究方法

医学心理学的研究同其他学科的研究一样，应根据研究目标选择能实现目标的研究方法。由于每种方法各有利弊和不同的适用对象，所以研究者尚需根据研究对象的不同，适当选择其中一种或几种研究方法。

1. 个案法

个案法（case method）也叫"个案研究""个案调查""个案历史法"，是指对一个团体、一个组织（包括家庭、社区）或一个人，以及一个事件进行详尽的调查研究的方法。个案法可用于健康人的常态研究，也可用于患者，包括躯体疾病、心理障碍及精神疾病患者的研究。个案研究内容由两个基本部分组成。一是在得到研究对象同意的前提下，详细收集与研究目的有关的个案资料。这些资料可以由研究对象自身提供，也可由家属亲戚、同事朋友和有关人员进行补充核实。除了口头提供的资料外，还可借助于对象自愿提供的书信或作业等资料作为参考，力求使收集的资料客观、详细、可靠。二是依据收集的资料，运用医学心理学知识对研究对象的问题的发生发展及相关影响因素加以整理归纳，做出客观分析，找到问题的症结和关键所在。在此基础上，运用医学心理学的技术方法为对象提供干预、矫正和预防的措施。

2. 观察法

观察法（observational method）是研究者通过对心理现象的科学观察、记录和分析，研究心理行为规律的方法。观察法包括：①主观观察法与客观观察法。主观观察法又称为内省法（introspection method），它是指个体对自身的心理活动和行为进行观察、记录和分析的方法。客观观察法是由研究者对个体或群体的行为进行观察和记录，并运用心理学知识做出科学的分析，此种方法在医学心理学的研究中使用得较多。②自然观察法与控制观察法。在自然情境下对个体的行为进行直接观察、记录和分析解释的方法称为自然观察法；控制观察法是指在预先设计的情境中对个体行为进行观察的方法。③临床观察法与日常观察法。从医疗过程中获得观察资料的方法，称为临床观察法；从社会生活中获得对普通人群观察记录的方法，称为日常观察法。

观察范围因目的而异，一般包括：①仪表；②身体外观；③人际沟通风格；④言语和动作；⑤在交往中所表现的兴趣、爱好和对人对事对己的态度；⑥在困难情景中的应对方法等。心理评估、心理咨询、心理治疗等工作均离不开敏锐的、科学的观察。

3. 调查法

调查法（survey method）是常用的研究方法之一，它是指根据研究的需要，通过会谈法、询问法、座谈法、问卷法或电话询问和网上调查等方式向被试者或相关人员获取资料，并进行分析和研究的方法。

调查法主要采用访谈法（interview method）和问卷法（questionnaire method）两种方式进行。访谈法是通过与被试晤谈，了解其心理活动，同时观察其晤谈时的行为反应，以其非语言信息补充、验证所获得的语言信息，经记录、分析得到研究结果。通常采用一对一的访谈方式，其效果取决于研究者的晤谈技巧。此法是心理评估、心理咨询、心理治疗及其相关研究中最常用的方法之一。

问卷法指采用事先设计的调查问卷，当场或通过函件交由被试填写，然后对回收的问卷分门别类地分析研究。适用于短时间内书面收集大范围人群的相关资料。问卷法的研究质量取决于研究者的思路（研究的目的、内容、要求等）、问卷设计的技巧及被试的合作程度等。问卷法简便易行、信息容量大，但结果的真实性、可靠性影响因素众多，故必须以科学的态度分析和报告问卷法所获研究结果，较好地体现问卷法对其他研究方法的辅佐及参考价值。

4. 实验法

实验法（experimental method）指在控制的情境下，研究者系统地操纵自变量，使之发生改变，然后观察因变量随自变量的改变而受到的影响，以探究自变量与因变量的因果关系，掌握知果溯因、知因推果的科学规律。实验法被公认为科学方法中最严谨的方法，也唯有实验法能完整体现陈述、解释、预测、控制这四个层次的科学研究目的。

实验法分为实验室实验、自然实验和临床实验等。实验室实验法是在实验室内借助各种仪器设备，严格控制实验条件下进行的；自然实验法是避免由于环境对被试者的影响而出现难以估计的心理活动误差，通过遥控设备，按设计要求发出指令并收集信息进行描记和测量；临床实验法主要用于对心身疾病的生理与心理、病理与心理、心身交互作用的研究，它可以通过仪器等手段探讨病因，确立诊断，进行治疗。

应用实验法要注意控制四个环节：一是控制实验情境，尽量排除与研究无关的变量因素；二是控制实验对象条件，对象要符合研究条件，并具有可比性和匹配性，要进行随机抽样安排；三是控制实验刺激，使刺激能按预期安排的不同水平、强度、条件，并按规定方式、时间和顺序出现；四是控制对象的反应。

5. 测验法

测验法（testing method）也称心理测验法，是指以心理测验作为个体心理反应、行为特征等变量的定量评估手段，依据测验结果揭示研究对象的心理活动规律。测验法既可以收集心理学的研究资料，又可以收集某些生理学的研究资料，因此，它是医学心理学研究中一种通用而重要的方法。

心理测验法包括各种心理测验和评定量表两种，有时二者很难区别。心理测验作为心理或行为变量的主要定量手段应用于医学心理学研究的许多领域，也常作为调查研究的一项重要的指标变量。一般要求使用经过标准化、有良好信度和效度检验的心理测验及各种临床评定量表（相关内容见第五章）。

6. 神经影像学检查

神经影像学技术包括结构性影像学技术和功能性影像学技术，前者有超声、X线、CT和磁共振成像（MRI）等，后者包括单光子发射计算机断层扫描（single photon emission computed tomography，SPECT）、正电子发射型计算机断层显像（positron emission computed tomography，PET）、磁共振谱（magnetic resonance spectroscopy，MRS）、弥散加权成像（diffusion weighted imaging，DWI）、磁共振灌注成像（magnetic resonance perfusion imaging）及功能性磁共振成像（functional magnetic resonance imaging，fMRI）等。

随着结构性影像学技术及功能性影像学技术的发展，研究人员不仅可以观察到脑结构形态学的改变，并可通过测定脑局部血流与葡萄糖代谢及受体的功能状态，了解大脑的功能，为更好地研究和解释人类心理行为异常的生物学病因提供了有价值的研究手段。

近10年，神经影像学检查已用于人类心理行为的诊断与评估。研究较多的是针对精神疾病、应激障碍、暴力行为的研究，其次是针对成瘾、焦虑、强迫等多种心理行为障碍的研究。但是，目前神经影像学用于心理行为的诊断评估还处于初级阶段，许多检查目前只能定性，尚不能定量。相信随着神经影像学技术的发展，其后用于心理行为的诊断评估就像目前CT、磁共振检查用于占位性病变的诊断评估一样切实可行，具有广阔的发展前景。

作为一门发展中的学科，医学心理学的研究方法尚有许多不尽如人意之处。首先，医学心理学的理论基础比较薄弱。心理学流派繁多，各有千秋，各种理论观点较难统一，显得杂乱无章。由于基本概念不统一则操作性定义难以界定，给研究带来了困难。其次，心理定量的主观性。心理学的测量常常带有主观成分，不像生理学的测量多采用"数量化"的指标，在心理学研究中，对心理现象的描述难以避免主观判断。最后，医学心理学的研究跨生物、心理、社会人文等多个领域，涉及多种变量或因素，且它们之间又交互作用、复杂多变，因此，控制实验研究条件非常不易，结果难以解释。

总之，医学心理学的每一种研究方法都有各自的优缺点，每一种方法又都存在不同的技术问题。应根据研究对象的特点，充分发挥各种方法的优势和长处，而不是教条地搬用现成模式，只有这样，才能使医学心理学的研究更有价值，才能推动该学科的发展和进步。

【本章小结】

医学心理学是医学和心理学相结合的交叉学科，它研究心理变量与健康或疾病变量之间的关系，研究解决医学领域中的有关健康和疾病的心理行为问题，它既是基础学科，也是实践性很强的临床应用学科。我国已基本建立起了具有中国特色的医学心理学理论体系。医学心理学研究的范围几乎涉及所有的医学领域，大致可以概括为七个部分。本章分析了现代医学模式产生的原因、现代医学模式的转变与医学心理学的发展之间的相互作用，分析了医学心理学发展的历史与趋势等内容。

【讨论题】

1. 什么是医学心理学？
2. 医学心理学的研究内容是什么？
3. 医学生为什么要学习医学心理学？
4. 简述医学心理学产生的历史背景及其发展简史。

【推荐读物】

1. 〔美〕西奥迪尼. 影响力（经典版）. 闾佳译. 沈阳：万卷出版公司，2010.
2. 〔美〕罗杰·霍克. 改变心理学的40项研究. 白学军等译. 北京：人民邮电出版社，2014.

（潍坊医学院　孙宏伟）

第二章　医学心理学的主要理论流派

【本章学习要点】

1. 精神分析理论的主要内容。
2. 斯金纳的操作性条件反射理论。
3. 来访者中心疗法的理论和应用。
4. 理性情绪疗法的理论和应用。

医学心理学的理论流派源自心理学的理论流派。心理学从各流派间矛盾与冲突、对立与抗争、众说纷纭的状态，逐步发展到各流派间相互补充、彼此渗透的局面。本章主要介绍心理学的五大理论流派：精神分析理论、行为学习理论、人本主义理论、认知理论和心理生物学理论。

第一节　精神分析理论

精神分析（psychoanalysis），又称心理动力学（psychodynamic theory），是西方现代心理学重要的理论流派之一，由奥地利精神病学家弗洛伊德创建。该理论来自临床实践，强调研究潜意识过程，认为被压抑到潜意识中强烈的生活事件会给个体造成心理冲突，这往往是心理疾病的根源，通过自由联想和梦的分析技术找到造成心理冲突的事件，疾病便可以得到救治。

一、经典精神分析理论

经典精神分析理论又称弗洛伊德精神分析，其主要内容包括：本能论、以潜意识为基础的人格结构学说、以性欲论为基础的人格发展学说、焦虑论和释梦理论。

（一）本能论

本能论是弗洛伊德学说的重要组成部分，也是其人格理论的动力学基础。弗洛伊德认为，本能是人的生命和生活中的原始冲动和基本要求，是需要被满足和表达的，是人活动产生的内驱力，它的根源是个体内部的需要和冲动，一旦引发兴奋或紧张状态，它将驱使个体采取行动以释放或消除这种紧张。

弗洛伊德认为，人的本能具有四个特点：①根源性，即任何本能均来源于人体内部的需要或冲动，并将储存在体内的能量释放出来。例如，饥饿的内部状态使体内肠胃组织的兴奋释放出能量，激活了饥饿本能的冲动。②目的性，指个体消除某种本能刺激的根源，满足体内的需要状态。例如，饥饿本能的目的是消除体内饥饿状态以便体内停止释放能量，由紧张恢复平静。③对象性，指本能行为为达到目的所利用的对象及所采取的手段，本能的对象可以是自身，可以是他人，也可以是物体或事件，而且本能的对象是不断变化的。④动力性，指的是本能总是具有某种数量和强度的力量，其大小由这一本能所拥有的心理能量的多少决定。

人类最基本的本能有两类：一类是生的本能；另一类是死亡本能或攻击本能。前者包括性本能与自我本能，其目的是保持种族的繁衍与个体的生存，代表了一种进取性、建设性和创造性的活力；后者表现为与生命发展对立的力量，其目的是回归到生命前的无生命状态，代表了一种破坏性、攻击性、自毁性的驱力。弗洛伊德认为，性本能对个体人格发展是极其重要的。凡是能产生快感的行为都直接或间接地与性本能有关。他认为，性本能是心理活动的原动力，这种本能背后的动力能量被定义为力必多（libido）。

（二）潜意识理论

在经典精神分析理论形成的早期，弗洛伊德提出的心理地形学（psycho-topograpy）认为，人的心理由意识、潜意识和前意识三个层次组成。

1. 意识

意识（conscious）是联系心理与现实的部分，指个体当前能够注意到的心理活动，如感知觉、记忆、情绪、意志、思维等，与语言密切相关。弗洛伊德认为，意识服从现实原则，只有符合社会规范和道德观念的心理活动才能进入意识层面，个体调节进入意识的各种印象，压抑着心理活动中原始的本能冲动和欲望。

2. 潜意识

潜意识（unconscious）又称无意识，是指不能被人意识到的心理层面，正常人的大部分心理活动都是在无意识层面展开的，并受到无意识的驱动。潜意识的主要内容是不被客观现实、道德理智所接受的各种本能的冲动、欲望和要求，因不符合社会道德理智而不能用语言表达的、不能进入意识被个体所觉察的心理活动，或明显导致精神痛苦的过去事件。例如，已经被遗忘的童年时期的创伤性经历。个体将这些冲动、欲望和要求压抑到无意识层面，个体既不能意识到也不能表达，从而缓冲"意识"的压力，这一过程被称为压抑（repression）。弗洛伊德认为，潜意识的主要特点是非理性和冲动性，存在于个体潜意识中的内容并不是被动的、僵死的，而是积极活动着、时刻寻求满足，潜意识总是按照快乐原则行事。潜意识是心理的深层基础和人类活动的内驱力。有关潜意识的论述是弗洛伊德精神分析和心理动力学的理论基石。

3. 前意识

前意识（preconscious）是介于意识和潜意识之间的一部分，是指那些当前没有被个体注意到或不在意识之中，但是通过自己集中注意或者他人的提醒可以进入意识层面的心理活动和过程。其功能是在意识和潜意识之间从事警戒任务，阻止潜意识中的本能冲动到达意识层面。前意识的存在保持了个体对欲望和需求的控制，使其尽可能地按照现实要求和道德准则来调节，是意识和潜意识之间的缓冲地带。

弗洛伊德将人的心理比作在大海中漂浮着的一座冰山，浮在海平面上的部分相当于意识，时隐时现的部分相当于前意识，而处于海平面以下看不到的那部分相当于潜意识。意识的运动是由潜意识推动的，即正常人大部分的心理活动是在潜意识中进行的，大部分的行为也是受潜意识驱动的。潜意识里的一些内容、观念或欲望进入意识层面时，受到社会道德标准、个人道德观念的检验，如果不符合要求，个体则会拒绝其进入意识。人的一切活动都以满足其愿望或欲望为前提，得不到满足时就会产生心理冲突。弗洛伊德认为，心理障碍和疾病的原因就是潜意识的矛盾冲突，其根源在于心理活动内部。

（三）人格结构理论

弗洛伊德在心理地形学的基础上，发展了人格结构理论，他把人格结构分为三个层次，分别是本我、自我和超我。

1. 本我

本我（id）又称伊底，是人格的驱动力量，代表了人的生物性本能和欲望，是与生俱来的，也是人格中最原始的、永久的部分，在人一生的精神生活中起着重要的作用。与本能有关的集合能量被称为力比多，弗洛伊德认为，力比多能量可以说明人类的绝大多数行为。本我完全是受潜意识驱动的，主要是性本能和破坏欲。

本我受快乐原则支配，当需要产生时，本我试图立即满足这一需要，如果受到阻碍，个体就会出现焦虑。新生儿的人格结构主要是本我，儿童的思想、行为模式也主要体现着本我的特点。

2. 自我

自我（ego）是在与环境接触过程中通过后天的学习，在本我的基础上发展起来的。本我虽然是一切欲望之源，但是却没有能力自己满足其欲望。自我既能意识到本我的需要，又能认识到物质世界的要求，其主要任务就是协调二者之间的关系。换言之，自我的工作就是使本我的愿望与个体的外部物质世界中的对应物协调。为此，可以说自我是服务本我的。自我是人格结构中最为重要的部分，自我的发育及功能决定着个体心理健康的水平。一方面，自我的动力来自本我，即为了满足各种本能的冲动和欲望而行动；另一方面，自我又在超我的要求下，顺应外在的现实环境，采取社会所允许的行为方式，保护个体的安全。

自我受现实原则支配，在人格结构中，自我在本我和超我之间起着中介的作用，它调节个体的行为，使之采取社会所容许的方式，以满足本我的需要而维持个体的生存，管制不被超我所容许的冲动，使两者保持平衡。

3. 超我

超我（superego）是人格结构的最高层次，超我大部分属于意识层面，小部分属于无意识层面，是人格中代表良心或道德力量的结构。它是在长期社会化过程中受社会规范、道德观念等内化的结构。充分发展的超我具有两个部分：一部分是良心，它是由儿童受惩罚的经验内化而来的。超我形成后，个体参与或者想参与个体曾经为之不断受到惩罚的活动，就会形成罪恶感。另一部分是自我理想，它是由儿童受到奖赏的经验内化而形成的，参与或者想到参与那些曾经为之不断受到奖赏的活动，儿童便会产生自我良好的感觉。超我一旦形成，儿童的行为和思想就会受到内化的价值观的控制，它们通常是父母的价值观，这样儿童就社会化了。

超我受至善原则支配，诱导自我使之符合社会规范，使个体向理想努力，达到完善的人格。凡是不符合超我要求的活动都会引起良心的不安、内疚甚至罪恶感。

（四）人格发展理论

以性欲论为基础的人格发展阶段说是弗洛伊德经典精神分析理论极为重要的部分，也是经典精神分析理论区别于新精神分析理论的主要标志。

弗洛伊德是一个泛性论者，他把人的一切问题都归因于性的问题。他把性欲视为人类行为的真正动机和发生的原因。弗洛伊德认为，人从出生开始就有了"性"的活动，力比多在儿童的不同发展时期集中的部位不同，这些部位称为欲带（erogenous zone），儿童寻求快乐的方式在不同的阶段集中在不同的欲带。按照力必多能量贯注身体部位的变化和发展，他将个体从出生后至性成熟的性心理发展划分为五个阶段。

1. 口腔期（0~1.5岁）

口腔期是性心理发展最原始阶段，刚生下来的婴儿通过吮吸、咀嚼、吞咽等口腔活动获得快感与满足，力必多集中在口部。这种方式使婴儿依赖于母亲，加强了母婴关系，从而获得了安全感，也是人格发展中信任与自信的重要源泉。如果这种依赖关系没有很好地形成或得到满足，婴儿就缺少安全感，会出现恐惧、自卑、自恋等行为方式；若给予过度满足，则表现出过度依赖、嫉妒等人格特征。

2. 肛门期（1.5~3岁）

儿童在排泄时因内急压力的解除而获得快感，对肛门活动特别关注，此阶段能量贯注于肛门。弗洛伊德认为，此时儿童的心理发展与形成自主控制和攻击性有关，同时也逐步建立起与父母的关系。若此期没有很好地得到满足或心理发展受挫，行为上会出现过分守秩序、爱清洁、过分认真、吝啬、节俭、固执、不灵活、报复性强等特征，也是日后产生"强迫症"的重要心理基础。

3. 性欲期（3~6岁）

儿童到3岁以后开始懂得了两性的区别，他们通过抚摸或暴露生殖器而获得性满足。随着满足的发展，力必多贯注对象开始从自己转移到他人身上，而产生对异性父母眷恋、对同性父母嫉恨的俄狄浦斯情结（恋母情结，oedipus complex）和厄勒克特拉情结（恋父情结，electra complex）。这种感情更具性的意义，不过还只是心理上的而非生理上的性爱。这一时期若是出现问题，男孩会出现同性恋、易性癖、露阴癖等性变态，女孩则会出现对男性的虐待，与男人乱交等不良行为方式。

4. 潜伏期（6~12岁）

这时期教育、道德、社会规范的学习带来超我的发展，儿童的性冲动与之对立，孩子对性的兴趣大减，而开始关注其他的社会活动，如学习、体育等，通过各种活动形成自信自强的个性品质，这时力必多得到了升华。但若处理不好，也会出现孤僻内向、自卑的个性弱点。

5. 生殖期（12~20岁）

这一时期又被称为两性期。弗洛伊德将人格发展的前四个阶段统称为"生殖前期"，与此时的"生殖期"相对应。随着生殖机能的成熟，力比多真正与性器官及生殖直接相联。同时形成家庭成员以外的亲密客体关系，与社会文化价值观同化及适应外界要求，完成社会化的过程，形成独立人格。

弗洛伊德认为，成人人格的基本组成部分在前三个发展阶段已基本成形，所以儿童的早年环境、早期经历对其成年后的人格形成起着重要的作用。一般人遵循着这些发展阶段渐渐走向成熟，病态则与停滞在某个发展阶段有关，许多成人的变态心理、心理冲突都可追溯到早期创伤性经历和压抑的情结。

（五）焦虑论

焦虑论是弗洛伊德精神分析的一个有机的组成部分，也是关于矫正人格障碍和保持人格完整的一个基本理论问题。

1. 焦虑的概念及分类

弗洛伊德从本能决定论的观点出发，坚持人与社会的本性是对立的，人的本性总是反社会的。他认为，本能与文明永远处于二律背反之中，即文明既是出自本能的冲动，又是对本能享乐的否定。在这种情况下，人总是处于被压抑当中，心理能量得不到释放，形成种种焦虑。焦虑不仅是各种精神疾病患者最常见的一种精神症状，也是正常健康人在遇到某些紧张、刺激或挫折时出现的不安和忧虑心态。

弗洛伊德认为，焦虑（anxiety）是被感觉到的、不愉快的情绪状态并伴有迫近危险的生理反应。根据焦虑的来源不同，弗洛伊德描述了三种性质的焦虑。

（1）客观焦虑，又称为现实性焦虑，指的是在现实情况下，每个人都会很自然地产生的焦虑。例如，闻到焦臭气味后，害怕失火。其危险来源于外部世界，多见于正常人。

（2）神经质焦虑，是指对未知危险的担心。这种情绪产生于自我内部，它往往是由自我害怕不能控制本能冲动导致不良后果而产生的焦虑，多见于神经症患者。

（3）道德焦虑，源于自我和超我的冲突，也称超我焦虑，是指由良心（超我）所体验到的羞耻感和罪疚感，即因恐慌所想或所做的某些违反自我理想和道德标准的事将会受到惩罚而产生的焦虑情绪。

2. 自我防御机制

为了缓解和防止焦虑或愧疚的精神压力，弗洛伊德早在19世纪末就提出防御机制的问题。他认为防御机制是通过自我实现的，故又将防御机制称为自我防御机制（ego defense mechanisms）。它是自我应付本我的驱动、超我的压力和外在现实的要求等三个对手的心理举措和防卫手段，以减轻和解除心理紧张，保持人格结构的平衡。

自我防御机制有三个特点：①自我防御机制的作用是避免或减轻消极的情绪状态，它不仅可以作用于焦虑，也可以作用于心理冲突和内在挫折，因此，自我防御机制实质上是一种自我保护措施；②自我防御机制属于潜意识的，不知不觉中被运用的心理保护机制，大多数防御机制起作用时，人们意识不到；③大多数防御机制是通过对现实的歪曲起作用的，如果运用过头，则会引起强迫性的、重复性的，甚至神经症性的行为。

（1）压抑（repression）。它是指把意识所不能接受的冲动、情感、体验和欲望在不知不觉中抑制到潜意识中去，以保持心境的安宁。这是防御机制的最根本的方式。心理活动能把一些人们不堪忍受或引起内心矛盾、冲突的念头、情绪或行动，在被意识到以前，便抑制到潜意识中去，使之不经常干扰心境。这些潜意识中的念头、情绪和行动虽不被意识，却可能不知不觉地影响我们的日常行为。压抑现象在许多精神疾病中都可以看到，如癔症的发作，常有压抑的特征，癔症性遗忘被认为并非真正记不得，而只是压抑而已。

（2）否认（denial）。它是最原始、最简单的心理防御方法，指拒不承认某些痛苦、难堪的事实或经历，以减轻心理上承受的压力，从而暂时起到缓解焦虑的作用。它与压抑极为相似，但它不是把已发生的痛苦与不快有目的地"忘却"，而是把它加以"否定"，就像它根本没有发生过，以回避心理上的痛苦。例如，癌症患者否认自己有病，妻子不相信丈夫突然意外死亡或不相信配偶有外遇；又如，"眼不见为净""掩耳盗铃"。

（3）投射（projection）。它是指将自己不能接受的想法、动机和欲望归咎于别人身上，而断言别人有此动机和欲望。在日常生活中，常见有人责备、批评别人的缺点和坏作风，认为不能容忍，而丝毫未觉察到自己偏偏就有这种缺点和作风，这种投射机制虽然使自己内心安宁，不受良心谴责，但常影响人对事物的正常观察和判断。例如，某些人自己有某种恶念狂欲，却坚持别人也有这些念头，以此保持心理安宁；学生考试作弊，指责别人也作弊，而且更严重，这种"五十步笑百步"者就是采用了投射机制。

（4）内向投射（introjection）。它是与投射相反的心理防御机制，即把原本是外界的东西吸收到自己内心，变为自己人格的一部分。例如，一个尚未涉世的孩子就对周围人都不信任，保持高度警觉，是因为他已通过潜移默化，从父母那里获得了"防人之心不可无"的观念，并将其吸收（内射）到自己的脑子里，变成了自己的观念。

（5）退化（regression）。它是指一个人发展到相当阶段后因遭受到挫折而重新倒退到较原始的发展水平。即当人们遇到挫折时，放弃已经学会的成人处理问题的方式，而恢复使用早期幼稚的方式去应付事情或满足自己的欲望。例如，小孩子为了逃学、成人为了逃避责任或某些难以应付的事情，常以有病待在家里，避免承担各种角色责任。从心理学角度看退化机制主要是为了争取别人的同情理解和关心照顾。例如，有的患者经过车祸或大手术后死里逃生，虽然身体已经复原，但患者不愿出院，这是因为患者经受巨大挫折，害怕再承担成人的责任及随之而来的恐惧与不安，而退化成孩子一样的依赖。

（6）转换（conversion）。它是指将内心冲突或情绪躯体化的潜意识机制。例如，由于剧烈心理冲突，尽管身体无恙，却出现心悸、头晕、四肢发麻等形式多样的躯体形式症状。又如，临床上的神经症、躯体形式障碍、癔症性瘫痪及心因性疼痛等，其可能的机制为心理的矛盾、内心的冲突通过转换成为功能性躯体症状，借此摆脱心理上的痛苦。

（7）转移（displacement）。它是指当一个人因理智或社会的制约，将对某一对象的情绪、欲望或态度，在潜意识中转移到另一个可替代的对象身上，如平常所指的"迁怒于人"。心理治疗中的正负移情也属于转移，如患者将过去对某些重要人物的爱或恨，迁移到医生身上。

（8）反向作用（reaction formation）。由于社会道德或行为规范的制约，将潜意识中某种不能直接表达的欲望和冲动，以完全相反的方式表现出来。"此地无银三百两"的谚语就是指的这个机制，还有如"南辕北辙""口是心非""形左实右"；过分炫耀自己的优点，可能是严重自卑所致的；在特别爱慕的异性面前，反不如对待一般异性朋友自然和谐，显得做作或回避。

（9）补偿（compensation）。它是指个人理想受挫或因生理缺陷、行为过失而遭到失败时，转而发展其他方面的才能，借以弥补因失败或失误丧失的自信，以减轻自卑感。例如，失明的人常能集中精力学音乐；身躯残缺的人常能发奋钻研，在学问上下工夫；中年丧偶的人比较热心公益事业等，古人云"失之东隅、收之桑榆"就是这种机制。

（10）合理化（rationalization）。它是指个人遭受挫折，无法达到所追求的目标或行为表现不符合社会规范时，给自己找一些有利的理由来为自己辩护和解释。虽然这些理由常常是不正确的，在别人看来是不客观或不合逻辑的，但本人却强调这些理由去说服自己，以避免精神上的苦恼。例如，伊索寓言中狐狸摘不到葡萄，说"酸葡萄我欲也"；上班迟到，赖交通堵塞；考试失利，怪老师出题太难；等等。

（11）幽默（humor）。当一个人处于非常尴尬的境地时，以说俏皮话等幽默方式自嘲，使自己摆脱困境。一般人格比较成熟的人，常用巧妙幽默的方法，这是较高级的适应方法之一。古希腊著名哲学家苏格拉底有一次正与学生讨论问题，突然他脾气暴躁的夫人冲进来对他大骂一通，接着又端来一盆水向他泼来，面对难堪的局面，苏格拉底笑着说："我早就知道，打雷之后一定会下雨。"

（12）升华（sublimation）。它是指潜意识中的某些动机或欲望如果直接表现出来，不会被社会所认同，甚至可能受到处罚或产生不良后果，因此将这些动机和欲望导向比较崇高的方向，有利于社会和本人，这便是升华作用。例如，一个强烈嫉妒别人成就的人，理智不允许他将这种心理表现出来，于是他通过发奋学习、工作来试图超过对手。

个体的防御机制成为习惯化反应之后，当事人在意识上未必自觉，所以精神分析学派将防御机制视为潜意识行为。防御机制常见于正常人，它不是病理性的，相反，对于个体维护其正常心理健康有重要的价值。但是，如果运用不当或走向极端，则可能发展成为心理失常或神经症。

（六）释梦理论

弗洛伊德从1895年开始就深刻地批判和分析了自己的梦境，并在其1900年出版的《梦的解析》一书中详细论述了关于梦的学说。他认为，梦是通向潜意识的一条捷径。通过对梦的分析，可发现神经症患者被压抑的欲望，并且梦的分析也可作为治疗神经症的一种方法。这本书对人的做梦与对梦境的分析作出了划时代的独特解释。

弗洛伊德是心理决定论者，他认为人的心理活动有严格的因果关系，没有一件事是偶然的，梦也绝不是偶然形成的联想，而是欲望的满足。在睡眠时，超我的检查监督作用松懈，潜意识中的欲望绕过抵抗，并以伪装的方式，闯入意识而形成梦。可见，梦是对清醒时被压抑到潜意识中的欲望的表达。释梦（dream analysis），或称梦的分析，则是去挖掘、寻求梦中隐匿的意义。借助对梦的分析、解释就可以窥见人的心理，发现其潜意识中的欲望和冲突，并可以用来治疗疾病。弗洛伊德认为，梦有以下特点。

（1）当事人所陈述的梦只是一种象征性的表达，在象征之后，隐藏着另外的意义。所以，对当事人所陈述的梦，必须加以解析，否则，连当事人自己也不能了解梦境的真正意义。弗洛伊德发现，经过梦的解析以后，不但能够揭露精神病患者症状背后隐藏的病因，而且也可以由此探究一般人潜意识的心理历程。因此，"梦是通往潜意识的捷径"。

在进行梦的解释时，弗洛伊德采用的是自由联想的方法，让当事人想到什么就立刻陈述出来，不加任何修饰或隐藏。

（2）当事人所陈述的一切梦的内容称为梦境。梦境可以分成两个层面：一个是显梦，指当事人醒来后还能回忆的梦境。显梦是梦境的表面，属于意识层面，所以当事人可以陈述出来；另一部分叫隐梦，是梦境深处不为当事人所了解的部分。这一部分才是梦境的真实面貌。弗洛伊德认为，在人的潜意识层面中，存在着一些与性有关的冲动或欲望。这种冲动或欲望不被当事人的意识所接受，不允许它们进入意识层次而表现出来，只有在睡眠状态下，意识层面的压力放松之际，才会趁机外逸，并且加以伪装，形成不为当事人所了解的隐梦。释梦的目的就在于以当事人所陈述的显梦为起点，进一步探究隐梦中所隐含的真正意义。

（3）当事人醒来以后，他所陈述的来自意识层面的显梦实际上是伪装以后的潜意识层面的隐梦。从不为人们所了解的隐梦到人们可以了解的显梦，这个转化过程被称为梦程。弗洛伊德认为，在梦程中梦的内容发生了四种变化：①简缩：显梦中的情节要比隐梦中的情节少而简单。所以，只凭当事人对显梦的陈述，对梦的真实意义的了解是不够的。②转移：从隐梦转化为显梦时，梦中的情节可能彼此转移，当事人所陈述的显梦中的次要情节可能是隐梦中最重要的部分。③象征：隐梦中被压抑的冲动或欲望改头换面，以象征物的形式在显梦中出现，从而逃避意识的禁忌。比如，用蛇、山峰等物体象征男性生殖器等。④再修正：在当事人陈述他的显梦时，多半会有意无意地对梦的情节加以修正，甚至添枝加叶，使梦境显得更合理。

（4）就梦的功能而言，做梦既可以使人的欲望得到满足，又可以充当睡眠守护者，使睡眠充足。平常被压抑在潜意识层面下的许多冲动和性欲，如果很长时间得不到宣泄，难免会蓄积过多而造成心理问题。在睡眠时，因意识层面的监控减少，潜意识中的部分欲望得以在梦中得到满足，从而减少潜意识层面的紧张与压力，对当事人的情绪也自然会产生舒解作用。至于说梦是睡眠的守护者，是因为做梦通常是在浅睡眠阶段，浅睡眠随时可能被外界的刺激所惊醒。假如这时进入梦境，梦未做完，就可以继续睡眠。后来，很多用脑电波研究人的梦境的实验都支持弗洛伊德的这种说法。

弗洛伊德的关于梦的理论尽管确实具有划时代的意义，但是也有其不足之处，主要有两点：一是他的释梦理论都是以精神病患者的梦的经验为基础所建立的，用它来解释一般人的做梦现象时，难免有以偏概全的缺点；二是弗洛伊德在解释隐梦及梦的欲望满足功能时，总是将人的潜意识欲望解释为性欲的冲动，这样将梦的内容模式化，容易产生误导，从而忽略了梦的多元性的形成背景。

二、精神分析理论的发展

弗洛伊德过分强调人格的本能遭到了一些心理学家们的质疑。20世纪40年代，在美国产生了新精神分析学派，它的产生是对弗洛伊德精神分析理论的发展和修正，其代表性观点有霍妮（K. D. Horney）的社会文化的神经症理论、沙利文（H. S. Sullivan）的精神医学人际理论、卡丁纳（A. Kardiner）的精神分析文化人类学和埃里克森（E. Ericson）的自我心理学。

（一）霍妮的社会文化的神经症理论

霍妮开辟了精神分析的新道路，她强调文化和社会条件对人的行为的影响，创立了一种新的神经症理论，认为所有的神经症都是由特定的社会文化确定的，并在女性心理学方面做出了突出贡献。

霍妮从文化的视角看待神经症，认为神经症的根源要从社会文化中去寻找。她指出，现代文化中最明显的特征是强调竞争性，每一个人都生活在充满竞争的氛围中，都可能是另一个人现实的或潜在的竞争对手。社会文化中存在的种种矛盾是导致神经症患者内心冲突的基础。霍妮以文化与神经症的关系来定义神经症，指出神经症偏离了社会文化所规定的正常行为模式，同样的行为，在一种文化中是正常的，在另一种文化中可能是神经质的。因此，根本不存在适用于全人类的正常心理。正常人与神经症患者的区别仅仅是程度上的。

霍妮神经症理论的核心是基本焦虑，可以解释为"一个儿童在潜伏着互相敌视的世界里所产生的那种孤立无援的情感"。这种基本焦虑是从儿童及其双亲的关系中发展出来的，来源于家庭中父母对待儿童的态度和行为，致使儿童产生敌意，霍妮称这种敌意为基本敌意。基本焦虑与基本敌意交织在一起，成为产生神经症的"温床"。

霍妮修正了弗洛伊德关于女性心理学的观点，但是她的论文因远远超出了时代而未得到应有的注意，直到1967年，她的论文集《女性心理学》出版，霍妮被认为是第一位伟大的精神分析女权主义者。霍妮彻底脱离弗洛伊德的"解剖结构即是命运"的信条，再一次强调文化因素比先天因素更重要，男人和女人的人格差别是社会环境造成的。从这个意义上说，霍妮走在了时代的前面。后来的女权主义者用霍妮的观点促进了男女平等事业的发展。

（二）沙利文的精神医学人际理论

沙利文没有受到奥地利正统精神分析思想背景的影响，他在美国接受了精神分析的训练，他通过对精神分裂症患者的治疗，逐渐形成了他的人际关系说，建立了他的人格理论。当然，沙利文的理论与弗洛伊德的理论有千丝万缕的联系，他保留了弗洛伊德的焦虑和无意识的概念，但与其他精神分析学家相比，他更加强调人际关系对人格的影响，他将人格放在人际关系中来研究，他认为，无论是现实的人格还是想象的人格，都不能脱离人际关系而存在，他甚至将精神医学界定为研究人际关系的科学。正因为如此，沙利文的理论处于弗洛伊德精神分析和社会学习理论之间。可以说，他的人际关系理论为精神病学和社会心理学的结合开辟了道路。

在沙利文看来，人是人际的存在。人在本质上是离不开人际情境的，人只有在人际情境中才能生存，才能发展。他从人际关系入手探究焦虑、自我系统和精神病的根源及人格发展的阶段。

（三）卡丁纳的精神分析文化人类学

卡丁纳既是精神分析学家又是人类学家，他是将精神分析和人类学加以综合研究的开创性人物。他主要关心的是文化与人格的相互作用，不仅重视文化对人格形成的作用，而且重视人格对文化变迁的影响。

卡丁纳将文化描述为在有组织的社会生活中形成的习惯化的规范，个人获取物质生活资料的技术，人们对待出生、成长、发展、衰老、死亡的习惯化的态度等。为了使文化这一概念具体化和操作化，卡丁纳使用"制度"这一术语。卡丁纳提出了一个核心概念，即基本人格结构，指同一文化或制度背景下的每个人都具有的共同的人格特征，不同文化中的基本人格结构是不同的。基本人格结构不同于性格，性格是指同一文化或制度中的个人独有的人格特征。

（四）埃里克森的自我心理学

埃里克森是自我心理学的杰出代表人物，他从生物、心理、社会环境三个方面考察自我的发展，提出了一个以自我为核心的人格发展渐成说。他关于自我的概念和整个生命周期中的人格发展说，是对精神分析的巨大贡献。

埃里克森同意弗洛伊德把人格划分为本我、自我和超我，但他对自我的理解不同于弗洛伊德。弗洛伊德把自我看作是本能冲动、超我需求及外界现实之间的协调者，而埃里克森则认为，自我是人格中的一个有力的、独立的部分，不再是本我和超我压迫的产物，它不依存于本我，而是具有自己的需要、机能和目标。他的自我概念构成了他与弗洛伊德学说的重要区别之一。他把自我看作一种心理过程，能够把进化过程中的两种力量——人的内部发展和社会发展综合起来，引向合理的方向发展。自我过程已失去防御作用，能够满足人控制外部环境的需要，其所表现的游戏、言语、思想和行动等带有自主性，具有对内外力量的适应性。

埃里克森认为，自我的基本功能是建立并保持自我同一性。他把自我同一性描述为一个复杂的内部状态，包括一个人对其身份意识的个体感、唯一感、自我形象的完整感、过去与未来的连续感、对某一团体的理想和价值的内心趋同感。埃里克森认为，在人类生存的错综复杂的社会里，如果一个人没有自我同一感，他就没有生存感。他认为，自我的同一性最初起源于婴儿期，但要到青春期才能正式形成。

埃里克森认为，人格在人的一生当中都在不断发展，提出了人格发展的八个阶段，分别是：基本信任对基本不信任（0～1岁）、自主对羞怯和疑虑（1～3岁）、主动对内疚（3～5岁）、勤奋对自卑（5～12岁）、同一性对角色混乱（12～20岁）、亲密对孤独（20～25岁）、繁殖对停滞（25～65岁）、自我整合对绝望（65岁以后）。他认为，每个人都经历这八个阶段，每个阶段都有特定的危机，危机的解决方式决定人格发展的方向。埃里克森在描述人格发展的阶段时并不强调性本能的作用，而是把重点放在个体的社会经验上。他对人格发展阶段的描述，说明了健康人格的形成历程。

三、精神分析在实践中的运用

精神分析理论在实践中的运用主要是精神分析疗法，该疗法由弗洛伊德于19世纪末创立，曾在西方心理治疗领域占有重要的地位。精神分析学说强调无意识中幼年时期的心理冲突，在一定条件下（如精神刺激、环境变化等）可转化为各种神经症状及心身转换症状（如癔症、焦虑症、心身疾病等）。因此，治疗者帮助患者将压抑在潜意识中的各种心理冲突带入意识中，转变为个体可以认知的内容进行重新认识，可以使患者重新认知自己，消除症状，改变原有的行为模式，达到治疗的目的。

弗洛伊德坚信，各种神经症症状都是冲突的表现。冲突会导致个人愿望与外在现实无法配合，既而造成内在的紧张和焦虑，他把心理世界描绘成一个战场，为人们所不容的记忆或本能与自我之间的冲突产生了神经症。精神分析疗法的目的不是单纯地消除患者的症状，而是注重人格的重建、思维模式和态度的转变，以及解决早年的心理冲突，消除无意识心理冲突的影响，启发和扩展患者的自我意识。通过分析，达到认识上的领悟，促进人格的成熟。

精神分析疗法基本的技术包括自由联想、阻抗分析、移情分析、疏泄、释梦和解释。精神分析疗法主要应用于各种神经症患者，以及某些人格障碍患者、心境障碍患者和心身疾病患者。精神分析不适合重性精神障碍患者，如精神分裂症患者、重性抑郁患者、双向情感障碍患者。

四、对精神分析理论的述评

精神分析是产生于医疗实践并始终和医疗实践密切联系的心理学思想，它在精神病学和医学心理学领域做出了历史性的贡献。

精神分析理论的贡献：①在心理学的研究对象上，精神分析开创了无意识心理研究的新纪元，这也是弗洛伊德最主要的历史功绩；②在心理学学科建设上，精神分析开拓了性心理学、动力心理学和变态心理学的研究；③在对有关学科的影响上，精神分析渗透到了社会科学的各个领域，发端于治疗实践的精神分析，后来已超出了心理学的范畴，逐渐扩展到历史、文学、艺术、美学、社会学、教育学、人类学和哲学等领域，并由一种无意识的心理学体系发展成为一种解释个人、文化，以及社会历史现象的世界观和方法论；④在医疗实践中，精神分析突出了心理治疗的价值，创立了一套治疗神经症的方法和理论。

精神分析理论也有局限性：①在方法论方面，弗洛伊德站在机械论、生物决定论立场上，使他的理论具有浓厚的片面化和极端化倾向。他过分强调生物本能的作用而忽视了社会文化对人的影响，过分夸大潜意识的作用而忽视了意识的作用，过分夸大人类身上的非理性成分而忽视了理性的作用。②在具体研究方法上，精神分析在临床观察的基础上进行了一些大胆的推测，缺乏严格的实验依据，难以验证，因而带有很大的主观性。尤其是他思想中的泛性论和性本能决定论遭到了很多人的批评，甚至有人称弗洛伊德的精神分析理论为"残障心理学"。这也使许多精神分析学者因不完全赞成这种观点而与他分道扬镳。

第二节 行为学习理论

行为主义是由美国心理学家华生（J. B. Watson）创立的西方心理学的一个流派，行为主义认为心理学的目标是行为的预测和控制，主张将注意力从内在的意识转移到可观察的行为，在心理学的研究对象和研究方法上具有客观主义倾向。

一、基本理论观点

（一）行为学习理论的基本概念

1. 行为

行为（behavior）一词在心理学中有狭义和广义的含义。早期行为学派认为心理学属于自然科学,只能用观察的方法来研究。行为是指可以直接观察的个体外部活动,如表情、动作和语言等。只有可以直接观察的行为才是心理学研究的对象,而人的内心欲望、主观体验、意识等都无法进行直接观察,是不能用科学方法来研究的。

新行为主义心理学家扩大了对行为含义的理解,他们将行为理解为个体内在和外在各种形式的运动,包括欲望、主观体验、意识等心理活动和内脏活动。他们认为不仅外显行为可以进行观测和研究,内在的心理活动和内脏活动也可以通过一定的途径被观察和研究。

2. 学习

学习(learning)是指经验和行为的获得、发展和变化过程。行为主义心理学认为学习是在刺激与反应之间建立一种前所未有的关系的过程。

3. 行为学习理论

行为学习理论(learning theory of behavior)一般指刺激-反应(S-R)理论,是心理学关于行为的性质和行为改变过程的理论。

行为主义心理学是 20 世纪初创立的,是一个不同于精神分析理论的独特的心理学派,创始人为美国霍普金斯大学的心理学教授华生,以 1913 年华生发表题为"行为主义者眼中的心理学"的文章为这一学派诞生的标志。行为主义的基础理论主要包括巴甫洛夫的经典条件反射学说、华生的刺激-反应理论、桑代克(E. L. Thorndike)的尝试错误学说、斯金纳的操作性条件反射学说、沃尔普(J. Wolpe)的交互抑制与系统脱敏理论和班杜拉(A. Bandura)的社会学习理论等。行为主义理论强调外在环境和学习过程,认为一切行为都是学习的结果,包括正常行为、变态行为及其心身反应模式。根据学习的基本规律,可以解释、预测和控制个体行为的获得、维持或消退。不良行为是错误的学习、不适当的条件联系或学习能力缺陷的后果,通过对学习各环节的干预或重新学习,可以矫正不良行为。

(二)经典性条件反射理论

俄国学者巴甫洛夫在消化生理学研究方面取得了丰硕成果,并因此于 1904 年获诺贝尔生理学和医学奖。然而,真正使他名垂青史的却是他 50 岁以后才开始研究的经典性条件反射理论(classical conditioning theory)。

1. 实验与解释

为了研究狗的消化腺,巴甫洛夫采用外科手术的方法,将狗的消化腺分泌物引流到体外,以便收集、测量和分析。在实验过程中,他观察到动物不仅在进食时分泌唾液,而且在看到食物的外形、闻到食物的气味,甚至听到喂食者的脚步声时也会分泌唾液。这种"心理分泌"现象引起了巴甫洛夫的重视,他创造了在严格实验条件下研究高级神经活动的方法。

在实验中,狗在得到食物(肉)后就产生分泌唾液的反应,这是一种本能行为,不是后天习得的。如果不给食物只给灯光或声音,狗是不会分泌唾液的。食物被称为无条件刺激,分泌唾液称为无条件反应,灯光或声音则是无关刺激或中性刺激。例如,在实验中在给食物的同时又给予灯光或声音刺激,经过一定次数的反复以后,狗在见到灯光或听到声音时也会引起唾液分泌。由此,巴甫洛夫确认存在两类刺激,一类是由先天遗传因素所决定的，能自然地引发反射的刺激，称为无条件刺激（unconditional stimulus）。由无条件刺激所激发的反射，称为无条件反射（unconditional reflex），如给予食物便引起唾液分泌。非条件反射的神经通路是机体生来就已接通的固定联系。另一类是伴随无条件刺激而施加的，最终也能单独引起反射的刺激。这类刺激本身并不能直接地引发特定的反射活动，它要单独激发反射必须具备一定的条件，即必须要与无条件刺激反复结合，才可能单独引发反射活动。因而，巴甫洛夫将其称为条件刺激（conditional stimulus）。例如，在通常情况下，铃声并不能刺激唾液分泌，但如果反复在铃声响起之后便给动物喂食，久而久之，单独给予铃声刺激就可以使动物分泌唾液了。巴甫洛夫将这类由条件刺激所激发的暂时性反射活动称为条件反射（conditional reflex）。巴甫洛夫推测这种反射的生理基础在于：在条件反射形成之后，条件刺激的神经通路和非条件刺激的神经通路之间发生了一种新的暂时性联系。

2. 经典性条件反射理论的意义

经典性条件反射理论强调环境刺激对行为反应的影响。该理论认为任何环境刺激都可通过经典条件作用机制影响行为（包括内脏活动、心理活动和社会行为），正常或异常行为可以通过经典条件作用而获得。

在人类复杂的社会生活中，言语、情境也可以成为条件刺激，引起情绪、行为的条件反射。如果一个人对特殊生活情境建立了条件性联系，其特殊的情绪、行为反应不符合他所在的文化背景或社会行为规范，那么，他的情绪或行为反应就是适应不良性的或病态的。巴甫洛夫对条件反射所进行的一系列研究，成为行为理论的重要基石。基于其经典条件反射形成理论的暴露或冲击疗法、厌恶疗法等，现已成为矫正病态行为的重要方法。他的许多论述对全面理解人类行为、消除及矫正病态行为具有重要的指导意义。

3. 经典条件反射的规律

（1）强化作用（reinforcement）：将条件刺激与无条件刺激多次结合呈现以加强条件反应的过程。例如，将声音刺激与喂食结合呈现给狗，狗便会获得对声音的唾液分泌反应，结合次数越多，条件反射越巩固。

（2）消退作用（extinction）：巴甫洛夫发现，动物对一种条件刺激所做出的反应，如果经常得不到相应的无条件刺激的强化，就会逐渐减弱或消失，这种现象称为消退作用（extinction）。比如，巴甫洛夫的那些已经学会听到铃声就流口水的狗，经过一段时间后，就可能对这种条件刺激失去唾液分泌反应。

（3）泛化作用（generalization）：是指在条件反射建立之后，与条件刺激类似的刺激也能激发相同的条件反射。比如，某个音调的声音最初能产生分泌唾液的反应，此后比原来音调较高或较低的声音也能起到相同的唾液分泌反应。不过，这种现象有一定的限度或范围，超过这一限度或范围的声音便不会引起反应。

（三）华生的学习理论

华生认为，人类的行为都是后天习得的，环境决定了一个人的行为模式，无论是正常的行为还是病态的行为都是经过学习获得的，也可以通过学习而更改、增加或消除。他认为，查明了环境刺激与行为反应之间的规律性关系，就能根据刺激预知反应，或根据反应推断刺激，达到预测并控制动物和人的行为的目的。

为了研究行为是如何产生的，华生精心设计了一个小白鼠跑迷宫的实验。他将小白鼠爱吃的食物放置在迷津的出口处，然后将小白鼠放在迷津的入口。开始，小白鼠不断地误入歧途而往返折腾，要花很长时间方可抵达终点，享受美味佳肴。但在反复实验的过程中，小白鼠逐渐学会了从歧途中迅速走回正道，这样从入口到出口所用的时间越来越短。到了最后，甚至可以万无一失，直奔出口。但不饿的时候，它还会沿途玩耍，慢慢地向终点移动。如果在迷津中设置一条近道，小白鼠也能很快学会走捷径。而且，他还发现，单个视觉、听觉、触觉或嗅觉的损害并不明显影响小白鼠走迷津。华生认为，小白鼠是通过学习机制（learning mechanism）学会走迷津的。

此外，华生对一个名叫阿尔波特的小男孩进行了一项实验。阿尔波特年仅9个月，身体健康，但缺乏任何情感反应，好像天生对什么都不害怕。最后，他们趁阿尔波特不注意时，突然敲响一面铜锣。这声冷不防的巨响，终于把阿尔波特吓哭了。不仅如此，他们还配合铜锣刺激，使阿尔波特学会了对先前并不害怕的小白鼠产生了恐惧反应。经过约3个月的反复实验，这种恐惧进一步泛化，以至于看到狗、兔等动物或圣诞老人的面具、皮毛衣物等物品时，阿尔波特也会出现哭叫或抽泣。他认为，阿尔波特的恐惧反应是通过学习获得的。

于是，华生不再怀疑，动物和人的行为都是学习的结果。他相信，所有的行为都是通过经典条件反射习得的。他认为，人一生下来就具有某些简单可见的反射作用，正是这些简单的反射作用构成了整个行为的遗传特征。而一些复杂的行为，则是一连串相互联系的条件反射运动。华生发现，这种反射运动具有两条基本规律，即频因律（law of frequency）与近因律（law of recency）。前者是指如果在某一刺激的作用下某一反应发生的次数越多，则再遇到该刺激时发生该反应的可能性就越大。后者是指如果在某一刺激下发生某一反应在时间上越接近，则针对该刺激就越有可能再次发生该反应。比如，一个小孩受到另一个小孩的殴打时，可能奋起争斗进行抵抗，也可能痛哭求饶或撒腿逃跑。不论是打斗，还是哭泣或逃跑，都是针对他人攻击时的反应。在这些反应中，哪个先出现、哪个后出现、哪个不出现、哪个经常出现、哪个偶尔出现、哪个从不出现，起初是没有什么规律的。但久而久之，那些最先或最常出现的行为，如以攻击的手段进行自卫就很有可能成为这个小孩感受到威胁时的行为反应模式。从偶然到必然，从随机到有序，行为方式就这样在不知不觉中形成和固定下来。

华生强调，在复杂行为的学习过程中，环境因素具有至关重要的作用。在他看来，人是周围环境塑造的产物，也是他所在环境的牺牲品。他说："给我一个婴儿和我需要培养他成长的环境，我能使他匍匐、行走、攀登，使他用石块或木头建造房屋。我可以让他成为贼、歹徒、吸毒成瘾的人。向着任一方向塑造一个人的可能性几乎是无穷尽的。"

显而易见，华生的学习理论（learning theory）发展了巴甫洛夫的经典性条件反射理论，但他极端排斥主观心理活动的观点也受到了后来包括行为主义心理学家在内的不少学者的批判和挑战。

（四）操作性条件反射

操作性条件反射是由美国心理学家斯金纳提出的。斯金纳认为，人类行为主要是由操作性反射构成的操作性行为，在操作性条件反应形成过程中，人或动物必须找出一个适宜的反应（即进行某种操作），而且在操作性反应中，这个适宜的反应可以带来某种结果。

1. 实验与解释

斯金纳设计了著名的动物实验装置——"斯金纳箱"，它不但精密，而且成为以后同类试验研究的典型工具。"斯金纳箱"内有一个压板（或杠杆），当一只饥饿的小白鼠在箱内自由探索时，偶尔碰压了一下压板，即得到食物的奖赏，在一次又一次食物的强化下，小白鼠逐渐学会了主动按压压板取食的行为，食物是对按压板的奖励，因此也被称为奖励性学习。按压压板的行为也可以因为停止供应食物而逐渐消退。这一过程是学会一种操作的过程，因而被称为操作性条件反射。这里的操作性条件反射是对工具操作的学习，故又称工具性条件反射（instrumental conditioning）。斯金纳研究了奖励与惩罚对操作性行为的影响，和前述实验相仿，他将强化方式加以改变，演示了回避操作性条件反射的实验。他指出除了奖励可用作强化手段外，回避惩罚也能强化习得性行为。

操作性条件反射与经典性条件反射不同之处在于：操作性条件反射事先没有诱发刺激，其行为是自发的、随意的，动物通过主动操作来达到一定的目的，强化出现在反应之后。进一步研究表明，经典性条件反射和操作性条件反射的基本原理是相同的，它们都以强化和神经系统的正常活动为基本条件。在现实生活中，操作性条件反射大大多于经典性条件反射。但是，在复杂的行为中往往两种反射模式并存。

通过系统的研究，斯金纳认为存在两类需要区分的行为。其一是所谓的应答行为，它由特定的刺激即无条件刺激所引发，强化在这种行为的形成过程中不起作用，只是无条件刺激本身可能强化条件刺激，这种行为从本质上看，是通过经典性条件反射形成的。其二是操作性行为，这种行为与应答行为的不同之处在于，它的活动受环境的影响。以走路为例，走路可能是由想去某地的想法所引起的，但这个行为是否确实会发生，要取决于气候、社会因素，以及该人对他目前环境的依附程度等。此外，很重要的是这也可以由奖赏来决定。如果预计走到目的地之后，能得到美味的食物或能见到令人愉快的朋友，走路这种行为就比没有这些期望时更易发生，受到强化的行为往往会重复发生。

斯金纳的研究展示了迷信行为是如何发生的。假设不管受试者在干什么，研究人员每间隔两分钟便给一次强化物，受试可能什么也没做，然而在得到强化物的时候，他也可能刚好在干着什么，如正在吸吮他的手指。那么，这个动作将会得到加强，从而使其出现率提高。这个动作由于出现率提高而变得频繁后，便更可能在出现时得到下一个强化物。这样，强化作用就将在强化物和反应之间建立起一种临时性的联结。设想如果一个女孩随身带着一个如意玉坠去参加一场考试，并且碰巧取得了高分，这就可能使她将带如意玉坠这种行为与好的结果联结起来并经常佩戴它。如果带着它，她又在一场体育竞赛中获胜，那么，在这个女孩的心里，如意玉坠的魔力就会扩大起来，并形成对这一饰物的崇拜和迷信。在许多情况下，人们的许多迷信行为，以及对烟草、酒类和所谓的特效药方的迷恋都可以通过类似的过程形成。

2. 操作性条件反射的意义

操作性条件反射强调一种行为结果对行为本身的作用。任何与个人需要相联系的环境刺激,只要反复出现在某一种行为之后,都可能对这种行为产生影响。人类许多正常或异常的行为反应、各种习惯或症状,都可以因操作性条件反射形成或改变。根据操作条件化理论所设计的阳性强化疗法、厌恶疗法等,现已成为行为治疗的重要手段而被广泛用于各种适应不良性行为的矫正。

3. 操作性条件反射的规律

(1) 正强化(positive reinforcement):在操作性条件反射中,如果个体行为的结果使积极刺激增加,进而使该行为反应逐渐加强,如实物奖励使老鼠按压杠杆的行为增加。

(2) 负强化(negative reinforcement):如果个体行为的结果使消极刺激减少,进而使该行为反应逐渐加强,则称为负强化,如老鼠的回避条件反射实验结果。

(3) 消退(extinction):个体行为的结果导致积极刺激减少,进而使该行为反应逐渐减弱,如某人做了好事,受到大家的关注和赞扬(积极刺激),会使这种行为得到加强,但若大家熟视无睹,则可能使积极刺激水平下降,从而导致这种行为逐渐减少。

(4) 惩罚(punishment):个体行为的结果使消极刺激增加,从而使行为反应减弱。例如,在运用行为疗法治疗中,当个体不适行为出现时,遂给予电击等令人痛苦的刺激,这类行为则会逐渐减少。

(五) 内脏操作性条件反射

内脏操作性条件反射是操作性条件反射的又一种类型。1967年,美国心理学家米勒(N. E. Miller)进行了内脏学习(visceral learning)实验。他在用箭毒排除了任何随意肌反应的条件下,以刺激脑的"愉快中枢"作为奖赏的办法,使动物的心率和肠收缩发生了预期的变化。当肠收缩时给予奖励,肠收缩活动就逐渐增加,心率仍维持不变;当心率快时给予奖赏,则快心率就逐渐增加,慢心率减少,而肠活动保持不变。米勒还训练动物成功地控制血压及其他内脏平滑肌运动和腺体分泌。实验证明,没有任何随意肌做中介,内脏活动也可形成工具条件反射。以后其他的研究者进一步证明,借助表象、想象也能使人的心率、血压等发生变化。

内脏操作性条件反射理论的意义在于:人的各种内脏活动也可以通过内脏学习获得意识的调节和控制,如临床上某些心身症状往往是习得的。目前,广泛应用的生物反馈(biofeedback)治疗技术就是根据这一原理,把人体的各种生理变化信息转变成视听信号,使被治疗者通过学习达到一定限度的自我控制心率、血压、皮肤温度、胃肠蠕动、脑电波、腺体分泌等几乎所有的内脏反应,从而达到防病治病的目的。

(六) 社会学习理论

社会学习理论是一种在行为主义刺激-反应学习原理基础上发展起来的理论。班杜拉是一位新行为主义心理学家,与传统的行为主义心理学家不同的是,他特别强调环境中的社会因素对人类行为的影响,主张研究人与人之间的相互关系。他的关于社会因素对行为影响的一系列论述,构成了社会学习理论的主要内容。与其他行为主义理论一样,社会学习理论也认为人和动物都有共同的生物属性,人的行为受许多先天因素的影响。但不同的是,社会学习理论认为环境刺激并不是决定人的行为的唯一变量,一个人的行为受外部和内部因素的双重影响;认为人类行为既受制于也影响着自身的生理状况、认知评价及周围的环境因素；强调人是具有思维能力的有机体，具有自我指导的潜能，个人的认知因素对行为具有极为重要的影响，有时甚至是引起人的行为的决定性因素。

社会学习理论具有下列特点：①强调行为和环境之间的交互作用；②强调人运用符号的能力，由于人类能够用符号来思索和提出问题，人们能够预先知道个人行为的结果，并以此来改变行为或激发某种行为；③强调观察学习尤其强调模仿对象及其特征激发特定行为的重要性；④强调自我调节过程，不仅强调外部事件，也强调内部事件的作用，认为行为的增强来源于外界反应与自我评价。

班杜拉于1965年做过一项关于攻击行为的实验。他将一群4岁左右的小孩随机地分为三组，首先让他们分别观看三部不同的短片电影。其中，第一组看到的是一群孩子殴打玩具娃娃后受到奖赏的场面；第二组看到的是殴打玩具娃娃的孩子受到惩罚的镜头；而第三组看到的是对殴打玩具娃娃的孩子既不惩罚也不奖赏的情景。然后，让这些看完不同电影的孩子分别单独地进入一间与影片情景相似的玩具室，并观察他们对玩具娃娃的行为反应。观察的结果发现，只有受罚组的攻击行为最少，而其他两组相似。进一步的实验发现，并不是受罚组的孩子没有模仿到攻击行为。因为，当所有的孩子得知模仿攻击者的行为便可得到一份果汁和彩画的奖励时，这三组孩子在攻击行为方面的差异就消失了。这说明惩罚只不过抑制了新行为的外显，而并没有阻碍新反应的习得。

班杜拉的实验表明，人类能够通过观察和模仿他人（即榜样）的行为进行学习。这里的榜样可以是现实生活中的某个人或某些人，也可以是电影、电视或小说中的人物，这种学习方式称为观察学习。与经典性条件反射和操作性条件反射学习过程不同，观察学习者不必直接对刺激做出反应，也不需要亲自体验强化（奖赏或惩罚），只要通过观察他人在一定情境中的行为和他人所接受的某种强化就能完成学习。班杜拉将这种受试者不必亲自体验而只需通过观察他人便能得到的强化，称为替代强化（vicarious reinforcement）。通过观察学习，不仅可以缩短习得过程，快捷有效地掌握大量整合的行为模式，而且可以避免由于直接尝试错误和失败所导致的损失和危害。所以，班杜拉又将这种学习方式称为无尝试学习（no trial learning）。它是灵长类高等动物与人类的一种学习模式，但不能代替直接尝试的学习。医师做手术、司机驾驶车辆只能而且必须通过无尝试的方式来得到技术，否则他自身及别人的生命安全就将受到严重威胁。

观察学习（observational learning）是班杜拉社会学习理论的基本概念。一般而言，观察学习有两种形式：其一是通过观察他人的行为进行学习，其二是通过观察他人行为的后果进行学习。观察可以是直接的，也可以借助于语言或文字符号来间接进行。看到不听话的鸡被主人杀了，顽皮的猴也乖乖就范了，这属于直接观察。而按照说明书来操纵计算机进行数据或文字处理，就属于间接观察。人类由于掌握了语言文字符号，通过间接观察（如阅读、接受言语指导等）来学习新行为的能力得到了充分的发展。

总之，社会学习理论认为，人类行为主要是通过直接或间接观察他人的行为及其后果，然后再进行模仿而获得的，这是在社会交往和实践过程中不知不觉地为人们所采用的一种更为高级的学习形式，称为社会学习（social learning）。通过这种方式，人类能学会使用复杂的器械，掌握许多生产和生活技能，但也能学会许多不健康或适应不良的行为方式，如吸烟、酗酒、吸毒、攻击和自杀等，根据这一理论所设计的示范或模仿治疗也可用来消除这些行为问题。

二、行为主义在实践中的应用

行为矫正技术是行为主义心理学应用于实践的一个重要方面，是通过积极的强化来改变行为的一种手段。斯金纳根本不承认有心理疾病一说，他认为任何不好的行为都是强化所致，于是也不存在传统心理学所认为的内因论。例如，有人把神经症和失调行为归结为机体生理上的原因，而他认为这是惩罚过分的操作结果或者是控制不当引起的。任何个体和个体、团体和团体之间都有一种控制关系，控制是应当的，但是也往往会出现控制不当的行为。此外，斯金纳特别指出，负强化物在行为矫正中扮演的作用，以及惩罚在行为矫正中的使用。总之，行为矫正的本质是通过积极的强化来改变人类的行为。

系统脱敏法是行为主义心理学应用于实践的另一个重要方法，由沃尔普在一系列以猫为实验对象的实验基础上提出。该疗法认为，人在放松和焦虑时的肌肉处于拮抗状态，因此，可以帮助患者掌握放松的技术来对抗焦虑，达到治疗的目的。通过循序渐进地增加刺激强度，使个体逐步耐受和习惯原先引发不适应反应的刺激，以达到消除某种不适应性反应的方法，就称为系统脱敏法。这一方法在患者身上得到了良好的治疗效果。他的创造性工作为现代行为治疗奠定了重要的理论基础。

三、对行为主义理论的述评

行为主义理论对心理学发展的意义在于：①行为主义理论可以解释和解决许多医学心理学问题。某些疾病的发生可以是因为"错误的习得性行为"的结果。例如，个体在紧张状态下，会出现呼吸急促、心跳加快、血管收缩等内脏行为反应，如果这种心血管反应被错误地强化，就可能成为顽固的躯体症状；②行为主义观点的形成基于严格控制的心理实验所发现的事实，而不只是依据推理，因此，与精神分析理论相比，行为主义理论更客观；③根据各种行为学习理论建立的行为治疗方法，已成为目前国内许多心理治疗者采用的重要方法，通过行为矫正疗法以改变各种不良行为，促进个体对工作和生活环境的适应，协助治疗许多临床疾病，特别是心身疾病。

行为主义理论也有一定的局限性：①行为主义的大多数结论是建立在动物实验的基础上的，其结果未必能全面解释人类的复杂行为；②行为主义理论忽略人的认识作用，导致对人的行为的解释简单化和片面化；③行为理论家坚持刺激-反应模式，认为多数人的行为是两种条件作用的结果，一个人做什么不做什么，不取决于人的自由意志，而取决于环境中的刺激。

20年代70年代中期，在美国出现了一种新的行为理论（认知行为学习理论），将认知心理学与行为主义心理学理论相结合。该理论强调机体本身的各种因素，如期望、认识、评价及信念、人格等因素在行为学习过程中的作用，认为当发生环境刺激作用时，个体总是根据自己的认知评价等活动做出不同的反应，而行为反应结果又能控制或改变环境刺激。这种认知行为学习理论已成为目前心理治疗的主导理论之一。

第三节 人本主义理论

一、基本理论观点

人本主义心理学是20世纪50年代产生于美国的一种心理学思想，代表人物有马斯洛、罗杰斯等。人本主义心理学是继精神分析和行为主义以后影响最大的一个学派，被称为"第三势力"。人本主义心理学认为弗洛伊德是基于精神病患者的研究，只注意人的缺陷或阴暗面，无视人的积极品质和特征，是"对残缺的、发育不全的、未成熟的和不健康的样本的研究，只能产生一种残废的心理学和残废的哲学"；而行为主义心理学基于动物的研究，混淆了人与动物的本质区别，尤其反对行为主义者以零碎的、片面的反应作为心理学研究题材的做法。马斯洛认为，心理学应该从探索健全、完善的人出发，研究健康的、自我实现的人，研究人类异于动物的一些复杂经验，诸如动机、欲望、价值、快乐、幽默、情感、生活责任、生命意义，以及爱情、嫉妒、仇恨等，以期发现能够推广到更多人身上的行为模式。

（一）人本主义的人性观

人本主义心理学非常重视人性的研究，并把人性置于心理学研究的核心地位。

1. 人性本善

人本主义心理学家认为，人的本性是善良的，人在出生时并不具备恶的本性或冲动，只是由于后天环境的影响而逐渐染上了恶的思想观念。人性基本上是建设性的，破坏和侵犯行为是人的基本需要遭到挫折后而引起的。

2. 人是自主的，可对自己的未来进行选择

尽管有各种内在条件和外在条件的制约，但人是自主的，是有自由意识的，可以自由地选择自己的未来。正是因为有了这种自由自主，人才可以尝试消除种种条件的限制，去发展自我，实现自我。也正是因为有了自由和自主，人才可以做出选择。由于选择是自由意志的结果，所以个人应对自己的选择负责。

3. 人性的特点是"不断地成长"

人本主义心理学家把成长假设视为人性观的基石。人是一种"正在成长过程中的存在"，人有指引和改变生命历程的主导动机。在人的一生中，行为动机不断指导着人的自我趋向完善。马斯洛认为，人性的核心在于人类有机体内部有一个"本能的内核"，它包含着趋向实现的潜能，这个生物学内核只是作为一种潜在的"原材料"而存在的，他等待着个体对它进行主观的开发和实现。

（二）马斯洛的需要层次理论

马斯洛反对那种将人的本能看成自私、反社会的消极悲观论点，认为人不仅有作为生物基本需要的本能，如饮食、睡眠、性生活等，而且人的高层次的需要如爱、尊重，对真、善、美的追求也是本能中的内容和要素。人的本性中的积极倾向能使人摆脱那些

剧烈冲突而继续发展，人有能力意识到自己的问题，解决自己的问题。因而他把重点放在健康人的个性和健康人的生活方式上，关心人的需要，重视人的价值和尊严，注重人的自我和自我意识，研究如何发挥人的潜力。

马斯洛的人本主义学说就是把自我实现（self-actualization）看作人发展的最高境界，也可以说是人生追求的最高境界。为阐述这一观点，马斯洛提出了需要层次理论。

马斯洛认为，个体成长发展的内在动力是动机。而动机是由多种不同性质的需要构成的。所以，需要是人内心世界核心的东西，一切意识和认识都受其统摄，人的需要是所有行为的根本动力。而各种需要之间有先后顺序和高低层次之分，每一层次需要的满足将决定个体人格发展的境界和程度。所以，他提出了"需要层次论"，把人的需要分为生理需要、安全需要、归属与爱的需要、尊重的需要、自我实现的需要五个层次（详见第三章人的心理）。

马斯洛认为，人都潜藏着这五种不同层次的需要。高层次的需要充分出现之前，低层次的需要必须得到适当的满足。低层次的需要基本得到满足以后，它的激励作用就会降低，其优势地位将不再保持下去，高层次的需要会取代它成为推动行为的主要原因。不同层次的需要在不同的时期表现出来的迫切程度是不同的，人的最迫切的需要才是激励人行动的主要原因和动力。

马斯洛认为，在人自我实现的过程中，会产生一种"高峰体验"的情感，这时候人处于最激荡人心的时刻，是人的存在的最高、最完美、最和谐的状态，这时的人具有一种欣喜若狂、如醉如痴、销魂的感觉。当人们在外界发现了最高价值时，就可能同时在自己的内心中产生或加强这种价值。

（三）罗杰斯的自我理论

罗杰斯自我理论的基本假设是：有机体有一种先天的最基本的"自我实现"的动机，所有其他的动机都是"自我实现"动机的不同表现形式。自我实现指的是一个人发展、扩充和成熟的驱动力，即一个人最大限度地实现自身各种潜能的趋向，人格就是一个人根据自己对外在世界的认知而力求自我实现的行为表现。

罗杰斯认为，一个人在发展过程中，由于与环境之间的相互作用，逐渐把"自我"从环境中区分出来，产生个人独特的思想观念、知觉及对事物的态度。同时，他还提出了理想自我的概念，即个体最愿意具有的自我概念。当自我概念的水平略低于理想自我的水平时，个体就会产生自尊，对未来充满乐观的态度，并有取得成就的冲动；若自我概念的水平距理想自我太远，则会产生自卑感。

罗杰斯认为，如果一个人的经验（自我概念和实际经验的总和）同他与生俱来的自我实现的趋向相一致，就会产生一种积极经验，反之则产生消极经验。个体除了这种直接的机体经验外，还有一种由别人对有机体的行为做出肯定或否定的评价而产生的积极或消极的经验。当一个人产生了积极的机体经验，同时又受到别人的积极评价和尊重时，他的人格就能健康正常地发展；相反，若一个人体验到自己如果不按他人事先确定的方式去想或做就得不到别人的尊重时，就会产生焦虑情绪，并可能采取某种防御机制，歪曲或回避真实感情，引起人格的混乱。有鉴于此，罗杰斯认为，只要能够创造一个良好的人际关系氛围，每一个人的人格都可以得到完满的发展，逐步实现自己的全部潜能。

二、人本主义理论的实践应用

以人本主义理论基础发展的心理疗法，以罗杰斯开创的来访者中心疗法为主要代表。来访者中心论是人本主义关于心理咨询与心理治疗的学说，由罗杰斯首创。他反对医生对来访者做出频繁的指示、拟定医疗方案的传统做法，而强调来访者的经验和主观世界。罗杰斯采用"非指示疗法"（nondirective therapy），后来发展到"来访者中心疗法"（client-centered therapy）。该方法要求心理咨询和心理治疗必须以来访者为中心，尊重来访者的人格尊严，将心理治疗的过程视为心理咨询师帮助来访者自己解决自己的问题的成长教育过程，在治疗过程中将主导权赋予来访者，让他们来决定治疗的方向，找出治疗的方法。医生应对患者满腔热忱，真诚相待，力求恢复其自信心。

三、对人本主义理论的述评

人本主义理论的主要贡献：首先，人本主义强调了人类有能力去完全实现其潜能；其次，人本主义观点为我们理解心理异常增加了一个新的思维方向，"变态"被看作没有充分发挥出其作为人的巨大潜能，是一种对个体朝向健康和个人成长的自然倾向的阻断和歪曲，而不是变态或偏离常规；最后，人本主义提出了多种理论观点和临床治疗方法，并强调治疗不是作为把个体从不适应转变为适应的手段，而是协助个体以一种朝向创造性和个人自我实现的方向成长的一种方式。

对人本主义理论的批评主要集中在方法学上，首先，人本主义理论倡导的心理治疗方法缺乏可操作性，理念多于技术。其次，对来访者心理问题的判断与探究方法缺乏准确性和客观性。

第四节 认 知 理 论

认知心理学产生于20世纪60年代，以奈瑟（U. Neisser）于1976年出版的《认知心理学》一书为开端。认知心理学主要研究人类认识的信息加工过程，并以此来解释人类的复杂行为，如概念的形成、问题的解决、语言及情感等。

一、基本理论观点

认知心理学派认为，人脑的工作原理与计算机的工作原理是相同的，尽管计算机的硬件与人脑的神经结构不同，但却完全可以将计算机程序所表现的功能和人的认知过程进行类比。

（一）把人看作一种符号信息加工系统

1. 认知的概念

认知心理学把人看作是计算机式的信息加工系统，认为人也是一种符号信息加工系统，所有的记号、词语、文字、语言，以及它们所描述的事实、现象、规律、理论等信息都被看作是符号结构，按照信息的获得、编码、储存、提取的顺序进行加工。认知（cognition）是指信息被人接受之后再经历转换、简约、合成、储存、重建、再现和使用等信息加工的过程。

2. 认知的特征

人类认知具有以下特点。

（1）认知的多维性：从不同角度观察同一事物会有不同的认识，而对事物完整认知的形成应该考虑其多维性。苏东坡的"横看成岭侧成峰，远近高低各不同。不识庐山真面目，只缘身在此山中"便是很好的范例。

（2）认知的相对性：在现实社会中，许多事物都是由两个相对的部分组成的，如动物有雌雄，事物有好坏等。成语中的"乐极生悲""塞翁失马，焉知非福"等即是古人对认知相对性的生动表述。

（3）认知的联想性：人类的认知活动并不仅仅是感知觉的活动，而是与人的经验、理解能力等有关，其中包含了个体的想象和思维成分，并且渗入了情感的因素。俗语"情人眼里出西施"便是这个道理。

（4）认知的发展性：由于认知活动与一个人的知识结构、文化程度和所处社会文化环境等因素相关，所以人的认知功能有其历史性或发展性的特点。例如，有关健康的概念，以前人们认为"无病就是健康"，而今天人们已普遍认识到"健康不仅仅是没有身体的疾病或躯体的残疾，而是指身体、心理和社会适应的一种良好状态"。可见，认知活动与一个人的知识发展水平有关，认知的发展性特点，为认知治疗转变当事人的不良认知提供了可能性。

（5）认知的先占性：人们的认识活动或认知过程经常会发生"先入为主"的现象，或以"第一印象"来判断和解决问题，这便是认知的先占性。认知的先占，在某些情况下是有益的，人们通过检验认知的实践效果，"吃一堑，长一智"；但在另外一些情况下则与心理障碍的形成有关，如恐惧症患者往往是"一朝被蛇咬，十年怕井绳"。认知的先占与个体的既往经历和个性特征有关，个性敏感、拘谨、内向的人易产生认知上的先占。

（6）认知的整合性：个体表现出对某一事物的整体认知或认识，往往是综合了有关感知、记忆、思维、理解、判断等心理过程之后获得的。一般说来，正常成人因为认知整合性的特点会经常自我修正一些认知错误和偏见，学会自我调节。

（二）知识经验对认知的作用

认知心理学认为，知识经验对人的行为和认知活动起决定作用。以知觉为例：原有的知识经验在知觉过程中起着"图式激活"的作用，所谓图式就是对于事件、情境或物体的已经组织好的内化了的知识单位。当外界环境刺激与个体已有图式相吻合或有关时，图式被激活，使人产生内部知觉期望，并有目的地搜寻特殊形式的信息。信息只有与需要用于知觉的图式相吻合时，才能得到加工，否则就被忽视。

（三）认知对情绪和行为的影响

（1）沙赫特（S. Schachter）的情绪三因素观点。生理唤醒是情绪激活的必要条件，但真正的情绪体验是由对唤醒状态赋予的"标记"决定的，即对唤醒状态的认知决定的。

个体利用过去经验和当前环境信息对自身唤醒状态做出合理的解释，正是这种解释决定着产生怎样的情绪。所以，无论生理唤醒还是环境因素都不能单独地决定情绪，情绪发生的关键因素取决于认知。沙赫特通过实验论证了情绪受到认知调节的观点。

(2) 艾里斯的理性情绪理论。艾里斯认为，在环境刺激或诱发事件（A）与情绪后果（C）之间有一个重要的中介，即信念或信念系统（B）。他指出，造成不良情绪的不是事件本身，而是人们对事件的判断和解释。人天生具有歪曲现实的倾向，但人也能够接受理性，改变自己的不合理思考和自我挫败行为。由于情绪来自思考，所以改变情绪或行为要从改变思考着手。他的理性情绪疗法就是促使患者认识自己不合理的信念及这些信念产生不良情绪后果。通过修正这些潜在的非理性信念，从而改变原有的不合理思考，帮助来访者改变其认知，最大限度地减少由非理性信念所带来的情绪困扰的不良影响。

(3) 贝克的情绪障碍认知理论。贝克提出人的情绪障碍"不一定都由神秘的、不可抗拒的力量所产生，相反，它可以从平常的事件中产生"。例如，错误地学习、依据片面或不正确的信息做出错误的推论，以及不能妥善地区分现实与理想之间的差别等。因此，每个人的情感和行为在很大程度上是由其自身认知外部世界、处世方式或方法决定的。也就是说，一个人的思想决定了他的内心体验和反应。人的情绪障碍及不良行为正是这些不良认知存在的结果。

二、认知理论的实践应用

艾里斯是把认知心理学运用于临床实践的创始人之一。他认为，神经症症状不是由于情绪困扰，而是由不正确的信念造成的，并将造成人们痛苦的非理性思维概括为十个方面。艾里斯认为，人的情绪障碍和不良行为正是这些非理性思维存在的结果，因此，要矫正不良情绪或行为需要从患者被歪曲的信念系统入手，校正原先的不合理观念，建立新的合理信念。艾里斯提出了理性情绪疗法（rational-emotive therapy, RET），强调认知、情绪、行为三者有明显的交互作用及因果关系，特别强调认知在其中的作用，理性情绪疗法发展后期，在其原来的基础上整合了行为主义疗法中的各种技术，所以理性情绪疗法，现在又称为理性情绪行为疗法（rational-emotive behavior therapy, REBT）。认知疗法被广泛用于治疗抑郁症、神经症、人格障碍、进食障碍等。

三、对认知理论的述评

近几十年发展起来的认知理论为有关人类情绪和行为问题的产生提供了理论解释，对于指导个体心理发展和心理健康的保持具有积极意义。在认知理论基础上形成的多种认知治疗，以及结合行为治疗方法的认知行为治疗模式，如艾里斯的 ABC 理论和贝克情绪困扰的认知模式在心理治疗的历史发展上起了重大的推动作用，已成为目前应用最广的心理干预方法之一。

认知心理学虽然成功解决了以往困惑心理学的诸多问题，加深了人们对心理活动的本质的了解，但由于目前我们对认知心理学作用机制的了解还很粗浅，至今尚有许多未解之谜。

第五节 心理生物学理论

心理生物学研究内容主要涉及心理活动的生物学基础和心身作用的生物学机制。传统研究方法主要有解剖法、破坏法、电刺激法、电记录法、生物化学法等生物学手段，以及心理测量、行为分析和行为记录等。随着科学技术的发展、实验设备的改进，心理生物学研究领域逐渐兴起一些新的研究方法，如分子遗传学技术、脑影像技术、神经电生理、生物化学分析法等方法。

一、基本理论观点

（一）坎农-巴德情绪学说

美国著名生理学家坎农和其弟子巴德（P. Bard）通过实验证明丘脑是情绪的控制中心，强烈的情绪变化（恐惧、发怒等）会使动物产生"战斗"（fight）或"逃避"（escape）的反应，该反应通过下丘脑—垂体—肾上腺髓质轴，引起交感神经系统活性增强，血中儿茶酚胺浓度增加，最终导致心血管系统活动的改变。如果不良情绪长期反复地出现，就会引起生理功能紊乱和病理改变。

（二）巴甫洛夫的情绪理论

巴甫洛夫认为，人和动物的心理活动，包括人的一切智慧、行为和随意运动，都是在无条件反射基础上形成的条件反射。早在20世纪30年代，巴甫洛夫等已对动物的多种内脏活动建立了条件反射，包括胃肠不同质与量的消化液分泌、胃肠蠕动、胆汁与胰液分泌、脾收缩、肾泌尿、心率、呼吸节律、血管舒缩、血液成分、体温调节、新陈代谢率等。使它们的活动随外界信号刺激而变化，在超强刺激、精细分化、刺激性质变换过度紧张等情况下，引起了大脑皮质生理功能失调。出现实验性神经症时，动物有时也有一系列的自主性神经功能与内脏活动的失调。例如，使用条件刺激时，即出现号叫、狂吠、呼吸急促、明显的消化道活动障碍和拒食，以及吞咽空气的动作，并伴有腹肌痉挛与呕吐。在实验性神经症动物身上，通常发生明显的慢性皮肤营养障碍，表现为各种渗出性湿疹，或皮肤干燥、脱屑、脱毛、溃疡，有时合并关节炎。

（三）塞里的应激理论

加拿大学者塞里认为，不论是什么外界刺激，如物理的、化学的、生物的或社会心理的刺激，机体总是出现一种非特异性的反应。他称之为"一般适应综合征"（general adaptation syndrome，GAS），分为三个阶段：①警觉期（唤醒期），在这一时期机体开始觉察到外界应激原的刺激，开始唤醒机体的生理、心理机能来准备对抗应激原的刺激，如果此时应激源消失，机体可以恢复到正常，如果应激原不消失或者强度增加，就会进入下一个阶段；②抵抗期，这一时期机体充分调动各种生理和心理机能，以对抗应激源的刺激，如果应激源强度较弱或者很快消失，机体可以恢复到正常水平，但是如果应激源强度很大或持续时间过长，就会进入衰竭期；③衰竭期，持续的应激已经超出了机体适应的范围，机体就会表现出适应不良的情况，从而出现焦虑、头痛、血压升高等一系列症状甚至发生心身疾病。

（四）沃尔夫的心理应激理论

美国心理学家沃尔夫是心理生物学派的代表人物，他运用精心设计的科学实验来研究心理因素在疾病中的作用。由于他采用的实验设计心理刺激可以定量，所造成的生理和病理变化也可以测量，实验结果可以比较和重复，即可用数量来表示研究的变量，所以他所开创的这一心理生物学的研究方法在20世纪50年代以后成为研究心身疾病的主要方法。

沃尔夫对于人在精神紧张或情绪负荷之下的各种内脏活动变化，特别是消化道的反应做过系统的观察。他的研究发现胃瘘患者在长期愤恨情绪作用之下，胃黏膜出现充血，最终出现点状糜烂、出血；严重灾害、恐怖、悲哀、失望情绪之下，胃的功能降低，甚至运动与分泌停止；郁郁寡欢、灰心与激烈的运动比赛时，肠蠕动抑制与便秘等。

沃尔夫通过精细的实验，用数量化的方法表现了应激状态下的情绪改变，及由其导致的行为与生理变化。他认为，情绪对生理活动的影响还受遗传器官易感性和个性特征的影响。他提出的心理应激理论对心身医学的研究有着决定性的影响。

二、心理生物学理论的实践应用

生物反馈是心理生物学在临床实践中的应用。最初的心理学家认为，血压、心率、呼吸、胃肠蠕动、体温、皮肤电阻及腺体分泌等生理变化是直接受自主神经系统控制的，人们不可能使这些生理变化服从我们的意识。但是，20世纪60年代发展起来的生物反馈技术，使人们初步实现了随意控制我们内脏变化的愿望。

生物反馈借助于现代电子仪器，把通常观察不到的身体内部生理活动的信息加以放大，并转换为视觉或听觉的信号，从而使人们有可能直观地了解自己的机体状态，获得自己机体状态的即时信息，并设法学会随意控制和矫正不正常的生理反应。

三、对心理生物学理论的述评

心理生物学研究对医学心理学的发展做出了极为重要的贡献，现代医学心理学中的许多知识来自这方面的研究，随着现代医学和生物学的发展，心理生物学研究在医学心理学中的作用将会更加突出。然而，由于人的心理活动是生物、社会和多种其他因素交互作用的产物，以心理生物学的研究结果和生物学的理论观点来全面解释复杂的心理现象和心身关系，显然有很大的局限性。尤其是许多心理生物学的研究结果来自动物实验，有相当部分并不适合解释人的心身关系。因此，心理生物学研究应在坚持社会因素和生物因素并重的前提下，注重进行多层次多学科的综合研究。

【本章小结】

这一章主要讲述了医学心理学中的精神分析理论、行为学习理论、人本主义理论、认知理论和心理生物学理论的观点，并对各流派在实践中的应用做了简单介绍。

本章所提及的这些理论尽管都有不尽如人意的地方，但是它们对心理学和医学心理学的发展起到了重要的指导作用。随着社会的进步、学科的发展，也一定还会有更多、更科学的理论不断涌现，指引我们更加深入、细致地去探索我们的内心世界。

【讨论题】

1. 结合精神分析和行为主义理论，思考儿童早期教育的重要性以及该如何进行儿童早期教育。
2. 简述人本主义理论的主要内容及其在实践中的应用。
3. 思考医学心理学各种理论的优缺点。

【推荐读物】

1. 〔奥〕西格蒙德·弗洛伊德. 梦的解析. 孙名之等译. 北京：国际文化出版公司，2013.
2. 〔奥〕弗洛伊德. 精神分析引论. 周丽译. 武汉：武汉出版社，2014.
3. 〔美〕华生. 行为主义. 李维译. 北京：北京大学出版社，2012.
4. 车文博. 人本主义. 杭州：浙江教育出版社，2003.

（潍坊医学院　贾丽萍）

第三章 人的心理

【本章学习要点】

1. 心理的生物学和社会学基础。
2. 心理现象及其本质。
3. 认知过程。
4. 情绪情感过程。
5. 意志过程。
6. 人格。

心理现象是大脑的产物，受到社会文化和环境的影响，它具有生物性和社会性双重属性。心理现象可分为心理过程和人格。心理过程包括认知、情绪情感和意志。它们都要经历发生、发展和消失的不同阶段，属于心理现象的动态方面。人格是个体区别于他人，在不同环境中表现一致的、相对稳定的影响个体表现倾向和行为模式的心理特征的总和。在一定意义上，心理过程会受到个体人格的影响，人格也不是孤立存在的，是通过心理过程表现出来的，两者联系紧密。心理过程的内在协调一致及人格的相对稳定是心理正常个体的根本特征。医学生掌握基本的与人类心理有关的概念和知识，可以为进一步比较和识别不同个体的心理与行为提供基础，也为正确解释个体的心理状态和行为倾向提供根据。

第一节 心理的生物学和社会学基础

心理是宇宙中人们所关注最复杂的现象之一。人类心理的本质是什么？心理现象的起源和发展是怎样的？人的心理受到哪些因素的影响？这些问题一直是心理学家思考和研究的问题。随着科学技术的快速发展和实验研究的不断深入，大量的研究结果显示：心理是脑的机能，心理是外界事物在脑中的主观能动性的反映。人和动物在发展上呈现了物种的连续性，同时随着人类发展过程中神经系统和大脑的进步，人的心理产生了，心理现象是人脑的产物。但是人类心理和动物心理有着本质区别，其原因是人类意识和理性，受到社会文化和环境的制约。因此，人类的心理具有生物学和社会学基础。

一、心理的生物学基础

（一）神经系统的主要结构及功能

人类的神经系统由周围神经系统和中枢神经系统组成。周围神经的主要成分是神经纤维。一种将来自外界或体内的各种刺激转变为神经信号向中枢内传递的纤维，称为传入神经纤维，又称传入神经或感觉神经；另一种是向周围的靶组织传递中枢冲动的神经纤维，称为传出神经纤维，又称传出神经或运动神经。周围神经系统担负着与身体各部分的联络工作，起传入和传出信息的作用。根据连于中枢的部位不同，神经分为连于脑的脑神经和连于脊髓的脊神经。12对脑神经绝大部分分布在头部的感觉器官、皮肤和肌肉等处，主要负责头面部的感觉和运动。31对脊神经很有规律地分布在躯干、四肢的皮肤和肌肉里，主要负责躯体的感觉和运动。有研究者认为，周围神经系统还包括自主性神经，是内脏神经纤维中的传出神经，其主要作用是支配内脏运动和腺体分泌。自主性神经分为交感神经和副交感神经，两者有拮抗作用。交感神经在紧急情况下加快新陈代谢以应对危机。副交感神经起着平衡作用，抑制过度兴奋，使神经获得必要的休息。

中枢神经系统由脑和脊髓构成，是人体神经系统的主体部分。脑是中枢神经系统的高级部分，可分为四部分：脑干、间脑、端脑（大脑）和小脑。脑干包括延脑、中脑和脑桥。延脑控制呼吸、心跳、吞咽及消化，稍受损伤即危及生命。中脑是视听觉反射中枢，负责身体姿势与随意运动。脑桥对人的睡眠具有调节和控制作用。间脑包括丘脑和下丘脑。丘脑是中继站，对除嗅觉外的所有感官信息进行初步加工。同时，丘脑也是网状系统的一部分，对睡眠和觉醒有重要意义。下丘脑是交感神经和副交感神经的皮下中枢，对维持体内平衡和内分泌有重要意义。端脑是高级神经系统的主要部分，由左右两半球组成，在人体内为脑的最大部分，包括额叶、顶叶、枕叶、颞叶和岛叶，它是控制运动、产生感觉及实现高级脑功能的高级神经中枢。小脑通过它与端脑、脑干和脊髓之间丰富的传入和传出联系，参与躯体平衡和肌肉张力（肌紧张）的调节，以及随意运动的协调。

脊髓是中枢神经系统的低级部位，有两个方面的功能。一是传导功能，全身多数深、浅部的感觉及大部分内脏器官的感觉，都要通过脊髓白质才能传导到脑，产生感觉。而脑对躯干和四肢运动调节及部分内脏器官的支配调节，也要通过脊髓白质的传导才能实现。二是反射功能，脊髓灰质中有许多低级反射中枢，可完成某些基本的反射活动，如肌肉的牵张反射中枢、排尿排粪中枢、性功能活动的低级反射中枢。

中枢神经系统接受全身各处的传入信息，经它整合加工后成为协调的运动性传出，或者储存在中枢神经系统内成为学习、记忆的神经基础。人类的思维活动是中枢神经系统的功能。

（二）脑与心理现象

1. 脑与感知觉

视皮层是大脑皮层中主要负责处理视觉信息的部分，位于大脑后部的枕叶，可以分成四个相对独立的系统，它们分别对视觉信息的不同属性进行处理，处理视觉对象运动信息的脑区位于 V5 区，处理视觉对象色彩信息的中枢位于 V4 区，处理视觉对象静态形状的中枢也在 V4 区，处理视觉对象动态形状的中枢部位在 V3 区。颞下回参与视觉信息处理，颞下回具有对物体或图形的识别和分辨等功能。该脑区损伤或切除后，患者会出现颜色失认、物体失认和相貌失认症状。颞上回参与听觉信息处理，该脑区损伤容易造成听觉失认症。左颞叶 22 区或 42 区受损往往导致词语失认，右颞叶 22 区或 42 区受损常常导致音乐失认。双侧颞叶 22 区和 42 区同时受损，则容易导致对陌生人嗓音识别障碍。顶叶联络区皮层 5 区主要参与躯体感觉信息的整合处理，7 区则主要参与视觉空间信息的整合，顶叶联络区皮层损伤或病变，患者会出现空间知觉障碍。

2. 脑与注意

顶叶、中脑上丘和丘脑枕核在注意定向中起着作用。顶叶皮层存在"注意神经元"，起着视觉定向的作用，并且对注意转移也非常敏感。中脑上丘其周围区域的损伤影响视觉定向。丘脑枕核对视觉形状的选择性具有重要作用。额叶的一些区域包括扣带回参与注意的执行。前额叶损伤容易出现注意障碍。一是前额叶损伤患者注意的调控能力低下，很难把注意力集中到被特别暗示的事情上，过分敏感新异刺激和环境干扰。二是前额叶损伤患者往往不能根据暗示信号调整自己的行为，注意力很难分配到不同的事物或在不同的行为操作之间进行转移。

3. 脑与学习和记忆

人脑内至少存在两个与记忆相关的系统：一个以边缘系统为主要环节，主要与认知记忆有关，可以看作是陈述性记忆的神经回路；另一个以基底神经节为主要环节，主要与习惯的获得和适应性反应有关，因而是非陈述性记忆的神经回路。颞叶在储存陈述性记忆中具有重要作用。海马对建立环境的空间位置记忆有特殊作用。海马是对感觉体验进行加工转化为记忆储存的关键部位之一。海马与内侧颞叶一起参与形成"相关记忆"。杏仁核是把感觉体验转化为记忆的另一个关键部位。杏仁核在记忆汇合过程中的作用十分突出。正常情况下，杏仁核在通过不同的感觉形成记忆的过程中起着联系作用。尾核新纹状体系统的稳定激活，使技巧性运动学会后不易遗忘。前额皮质参与和解决问题及周密计划有关的工作记忆，其不同亚区承担不同性质的工作记忆，背外侧主沟区承担空间工作记忆，前凸部承担物体工作记忆。

4. 脑与语言

布洛卡区（Broca's area）是大脑左半球皮层额叶运动区附近的一个小区域，其功能是产生协调的发音程序，提供语言的语法结构，产生言语的动机和愿望。如果该区域受到损伤会引起运动性失语症或表达性失语症，患者阅读、理解和书写不受影响，他们知道自己想说什么但发音困难，说话缓慢费力；不能使用复杂句法和词法；出现自发性主动语言障碍，很少说话和回答，语言有模仿被动的性质。威尔尼克区（Wernicke's area）位于大脑左半球颞叶颞上回处，其功能是分辨语音，与语义的形成和语言的接受有密切联系。如果该区域受到损伤会引起接受性失语症，表现为能听到语音，但不能辨别出语义或者对语义做出错误的估计。患者说话语音语法都正常，但话语没意义，几乎不能提供任何信息。角回位于威尔尼克区上方，顶枕叶交界处，其功能是实现视觉与听觉的跨通道联合，能将书面语与口语互相转换。如果该区域受到损伤会引起语义性失语症。患者能说话,理解口语,但是不理解书面语,丧失了正确匹配的能力。

5. 脑与情绪

下丘脑在情绪表达中起作用,它是自主神经系统的整合中枢,通过调控自主神经系统的活动影响情绪状态的表达。杏仁核在"恐惧"反应中起作用,它被看作是脑的"警报部门"。杏仁核损伤,会选择性地导致动物和人的恐惧情感的丧失。大脑皮层中的扣带回、隔区、颞叶和额叶与情绪关系密切。扣带回与发怒、吼叫等情绪反应有关。隔区被认为对各种感觉传入引起的躯体生理反应起着抑制性作用。颞叶皮层受损既表现出认知障碍,也表现出许多情感活动的变化。大脑右半球在情绪加工中起着作用,右半球皮层萎缩的患者表现为感情淡漠,对许多重大不幸事件失去应有的悲哀情感。相反,其功能亢奋则会出现情感过度活跃而失调。

6. 脑与人格

人格维度理论认为,大脑皮层兴奋性水平是人格特质的重要脑科学基础,皮层兴奋性水平制约于脑干结构上行激活系统。皮层兴奋性水平高者为内向性人格特质,沉静稳重,与外界接触少,以回避过多刺激而导致更高的皮层兴奋性水平;反之,则为外向性人格特质,皮层兴奋性水平低者为外向性人格特质,主动活跃,寻求与外界接触,以提高皮层的唤醒水平弥补先天不足。

7. 脑与运动

皮层运动区位于中央沟前面的中央前回。皮层运动区的机能定位情况如下:头面部运动由本侧皮层支配,头部以下躯体运动由对侧皮层支配;皮层运动区的机构定位呈倒立分布,运动区上部支配躯体下部运动,运动区下部支配身体上部运动;同时,动作越精细,越复杂,在皮层的投射区越大。小脑的主要功能是维持姿势平衡,调节肌紧张,协调随意运动。情绪引起自发面部情绪活动由大脑皮层下基底神经节及脑干的神经核团控制。

(三)大脑两半球功能

人脑分为左脑和右脑两个部分,两个部分看起来长得很对称,就像在照镜子。实际上它们是非对称组织,在结构和功能上各有异同。

运动皮层分布在左、右半脑的顶部,在结构上呈两边对称。运动皮层下面是感觉区,同样有两边对称的结构,负责接收和处理各种信息。大脑的运动区和感觉区的分工是很专门化的:每一个特定区域都负责控制身体某一特定部位,左半脑控制右手和右脚,而右半脑则控制身体的左侧。

大脑左半球的主要功能是进行逻辑推理和语言表达,右半球的主要功能是进行空间和形象的思维,具体体现在直觉、节奏、形象、想象、空间感及整体性等方面的能力。研究表明,右脑功能的开发和利用,对整个大脑的协调、促进思维的广度和灵活性有积极的意义。

(四)内分泌系统与心理现象

内分泌系统是由垂体腺、甲状腺、胸腺、胰腺、肾上腺及生殖腺等组成的。它受自主神经系统支配,各腺体之间又有互相支配的关系。内分泌系统调控着许多心理和行为现象。垂体腺位于丘脑下部,受丘脑控制,由垂体前叶和垂体后叶组成。垂体后叶控制着泌尿、血压，并影响着分娩和乳汁的分泌。垂体前叶直接影响着生长的速度和生长持续的时间，并影响着其他腺体的活动。肾上腺髓质分泌肾上腺素和去甲肾上腺素（NE），它们的作用与自主神经系统中交感神经系统活动所引起的现象类似。肾上腺皮质分泌肾上腺类固醇，其分泌受垂体腺的调节，对有机体的生理平衡和情绪行为有重要的影响。甲状腺的功能是促进机体代谢，增进机体的发育。甲状腺分泌功能亢进或不足会造成代谢机能的疾病：亢进者饭量剧增却不增加体重，过分敏感、紧张，情绪容易激动；分泌不足者精神萎靡、记忆力减退、容易疲劳。儿童期患者发育受到严重影响，表现为呆小症。睾丸分泌睾丸激素，它刺激精子的产生。卵巢分泌雌性激素和孕激素，分别控制排卵、怀孕和月经周期。

（五）遗传与心理

父母与子女个体之间形态特征、生理特征、心理特点和行为倾向存在相似性，表明个体的生理心理特征可以从亲代传递给子代，这个生物学过程被称为遗传。

遗传通过人的素质影响智能的发展，如神经系统的灵活性、敏锐性，接受外界信息和反馈的速度等这些遗传而来的特性，是能力发展的前提；有适当的环境和良好的教育，特别是有计划、有目的、有组织的、完善的教育，可以把这些由遗传而来的特性转化为心智机能和各种能力。

遗传通过气质类型的因素影响到人的性格和情绪特点，主要表现在个体体验的强弱、快慢，以及动作的灵敏与迟钝等方面。个体的气质类型受遗传的影响，随着个体变化发展，一个人的积极热情、善于交际，或者沉静寡言、动作迟缓可转化为外向或内向的心理特征。遗传素质只是人的心理发展的自然条件，它不能决定人的心理内容和发展水平。只有作为具有一定的自然特性和生理机能的个体，参加到一定的社会的、历史的实践中，受到客观环境和教育的影响，才能获得人心理各方面的发展。

目前，关于人的性格特征、行为举止与遗传基因的相关性研究结果显示，遗传因素所占的百分比高达50%以上。某一性格或行为特征与某些基因相关，是相关的多个基因与环境因素相互作用结果所反映出的综合性状。因此，性格具有遗传倾向性和对应激疾患的易感性，它具有家族遗传背景。心理障碍和精神疾病是多个缺陷基因的综合作用，并通过环境因素而诱发的总效果。而人的性格特征形成是先天遗传和后天社会环境共同作用的结果，性格缺陷明显的个体较容易导致明显的心理障碍，心理障碍是性格特征的一个侧面反映。

二、心理的社会学基础

（一）环境与心理

环境是指人和生物周围的一切事物。这些事物能给人或生物以若干影响。春秋战国时期，一位母亲，为了使自己的儿子在一个良好的环境中成长发展，曾搬家三次。研究者把进化观应用于心理学，以此探讨有机体的心理对环境适应的问题。在人的心理发展中，环境是一个重要的因素。越来越多的实验研究证明，环境因素在人心理发展中发挥着重要作用。同样具有正常智力水平、视力和听力的两个个体，一个生活在闭塞的地区，和他人接触的频率不高，另一个生活在文化水平较高的城市中，经常与他人交往，前者的心理发展就不如后者。美国的行为主义心理学家华生十分强调环境的作用。他认为，环境是影响个体发展的唯一因素。个性不是与生俱来的，是后天形成的。假如给他一些健全的儿童，他可以任意训练他们成为盗贼、罪犯、律师、政治家或医生。

环境既包括以大气、水、土壤、植物、动物及微生物等为内容的物质因素，也包括以文化风俗、教育氛围及信息传播媒介等为内容的非物质因素。前者被称为自然环境，后者被称为社会环境。现代的心理学工作者越来越重视社会环境对人类个体心理发展的影响。

(二) 社会环境对心理发展的影响

1. 文化风俗与心理

每个个体都隶属于不同的社会，而文化风俗是个体生存的社会环境中的重要部分，它是指不同社会、地区、民族或国家中的人群拥有和接受的文化倾向。个体心理的发展离不开文化风俗。一个人从出生之日起接受人类文化风俗，他的心理活动才能得到正常的发展。离开人类文化风俗就不可能产生人的心理。例如"狼孩""豹孩""熊孩"等，就是天然提供的实验证明。研究表明，中国儿童和美国儿童在性格上存在较大的差异。中国儿童安静、服从父母和教师的吩咐，而美国儿童攻击性较强、不顺从。这种差异与两种文化风俗的培养方式有关，中国儿童的培养方式反映了以集体为中心的东方文化，而美国儿童的培养方式反映了以个人为中心的西方文化。

2. 教育氛围与心理

教育氛围对人类心理发展的影响具有一定的强制性、导向性和潜移默化性。研究发现，具有较强的独立性、协作性的个体，常表现出直爽、快乐和善于交往的特点，这类个体一般成长于民主型的教育氛围；具有自卑和敏感个性的个体，常表现出不满情绪和退缩行为，这类个体一般成长于专制型的教育氛围；具有任性、骄傲和自私个性的个体，常表现出独立性差及依赖性强的特点，这类个体一般成长于溺爱型的教育氛围；具有冷漠和高攻击性个性的个体，常表现出对人无情、推卸责任及缺乏情绪控制的特点，这类个体一般成长于放任型的教育氛围。

3. 信息传播媒介与心理

媒体是指信息传播的载体。它是指人借助用来传递信息与获取信息的工具、渠道、载体、中介物或技术手段，也作为实现信息从信息源传递到受信者的文化桥梁。个体在面对信息传播媒介的种种信息时会产生各种不同的反应，或欣喜接受，或困惑疑虑，或拒绝排斥，或进行模仿，正因为如此，信息传播媒介对人们的影响更值得整个社会的关注。在现代社会中，信息传播媒介深刻地改变着人们的认知观念、思维方式和行为方式，影响和引导着人们的心理和精神风貌。与任何一种文化工具相同，当代传媒能同时产生积极与消极两方面的影响。积极健康的信息传播媒介文化丰富了人们的文化阅历，多样性的信息传播媒介文化激发了人们乐观向上的生活观念，信息传播媒介的发展在一定程度上增强了对大众的道德教育效果。但是，信息传播媒介平台上的信息良莠不齐，各种信息都可能存在，真实的和虚假的、科学的和愚昧的、健康的和污秽的、先进的和落后的信息同时并存，人们如果有意无意地浏览了其中的一些不良信息，就对心理发展产生负性的影响。

（三）人类心理和行为的社会化

社会化是指个体在与社会互动的过程中，逐渐养成独特的个性和人格，从生物人转变为社会人，并通过社会文化的内化和角色知识的学习，与社会环境不断调适，逐渐适应社会生活的过程，在此过程中，社会文化得以积累和延续，社会结构得以维持和发展，人的个性得以健全和完善。社会化是一个贯穿人的始终的过程。个体刚刚出生，只具有生物有机体的本能和转变为社会人的生物基础。例如，只要在新生儿的口内放点东西，如成人的小拇指，他就会吸吮，并且吸吮的动作极其强烈，甚至在手指或乳头等刺激已经移开后，吸吮动作仍会继续一段时间。这种吸吮反射、排泄、饥饿及不适时的哭闹，都属于生物本能。一段时间后，当主要抚养人刚刚抱起婴儿准备喂奶时，他就会把头转来转去，寻找奶头，这种行为表明婴儿开始调节自己的活动以适应环境了。喂奶时的动作和吸吮奶头二者之间已经建立起联系，形成初步的条件反射，这时婴儿便萌发了一个社会人的心理活动。正是由于有了和社会的交往（和父母、主要抚养人的互动）才迈出了从生物体转变为社会人的第一步。正是由于生活在一定的社会环境之中，接受社会教化才具有人的心理活动。人类心理社会化主要有以下几种方式：社会角色引导、社会比较机制、社会学习机制及亚社会认同。

关于个体社会化过程，美国心理学家埃里克森把人的一生分为八个阶段，即婴儿期获得基本信任感而克服基本不信任感；童年期获得自主感而避免怀疑感与羞耻感；学前期获得主动感而克服内疚感；学龄初期获得勤奋感而避免自卑感；青春期获得同一感而克服同一性混乱；成年早期获得亲密感而避免孤独感；中年期与壮年期获得创造力感而避免"自我专注"；老年期获得完美感而避免失望感。他并指出每一阶段的特殊社会心理任务，认为每一阶段都有一个特殊矛盾，矛盾的顺利解决是人格健康发展的前提。

第二节 心理现象及其本质

人的心理是指个体在现实生活中对客观物质世界的主观反映过程。人们在活动的时候，通过各种感觉器官认识外部世界事物，通过头脑的活动思考着事物的因果关系，并伴随着喜、怒、哀、惧等情绪体验。这一系列心理活动也包含着各种心理现象。

一、心理现象

心理现象是心理活动的表现形式，一般把心理现象分为两类，即心理过程和个性心理。

1. 心理过程

心理过程（psychical process）是指人的心理活动过程，包括人的认知过程、情绪过程、意志过程。认知过程是一个人在认识、反映客观事物时的心理活动过程，包括感觉、知觉、记忆、想象和思维过程。情感过程分为情绪、情感和情操三个层次，包括喜、怒、忧、思、悲、恐、惊。意志过程是指人在自己的活动中设置一定的目标，按计划不断地克服内部和外部困难并力求实现目标的心理过程。它是人的意识能动性的体现，即人不仅能认识客观事物,而且能根据对客观事物及其规律的认识自觉地改造世界。

2. 个性心理

个性心理(individual mind)主要包括个性倾向性和个性特征两个方面。个性倾向性是推动人进行行为活动的动力体系,是个性心理结构中最活跃的因素。它决定着个体对外部世界认识和态度的选择和趋向,决定人追求的目标。个性倾向性包括需要、动机、兴趣、爱好、态度、理想、信仰和价值观。个性心理特征是个体在进行社会活动过程中表现出来的比较稳定的成分,包括能力、气质和性格。

二、心理的本质

(一)心理是脑的功能

心理是脑的功能,脑是心理活动的器官。没有脑的存在就不会有脑的思维。心理发展的基础是大脑的正常发育。心理现象是随着神经系统的产生而出现的,又是随着神经系统的不断发展和完善,才由初级不断发展到高级的。无机物和植物没有心理,没有神经系统的动物也没有心理,只有神经系统的动物才有心理。无脊椎动物的神经系统非常简单,像环节动物只有一条简单的神经索,它们只具有感觉的心理现象,只能认识事物的个别属性;脊椎动物有了脊髓和大脑,它们有了知觉的心理现象,能够对事物外部的整体加以认识;灵长类动物,如猩猩、猴子等,大脑有了相当高度的发展,它们能够认识事物的外部联系,有了思维的萌芽,但是还不能认识到事物的本质和事物之间的内部联系。只有到了人类,才有了思维,有了意识,人的心理是心理发展的最高阶段,因为人的大脑是最复杂的物质,是神经系统发展的最高产物。所以,从心理现象的产生和发展的过程,也说明心理是神经系统,特别是大脑活动的结果,大脑是从事心理活动的器官。临床研究获得的大量资料证明,当大脑的某一个部位受到损伤,与该部位相关的心理现象也会发生改变,这为"脑是心理活动的器官,心理是脑的功能"的论断提供了证据。

(二)心理是客观现实的反映

健全的大脑给心理现象的产生提供了物质基础,但是,大脑只是从事心理活动的器官,有反映外界事物产生心理的机能,心理并不是它自身所固有的。心理现象是通过大脑的活动而产生的,是客观事物作用于人的感觉器官。所以,心理是客观现实的反映。离开客观现实来考察人的心理,心理就变成了无源之水,无本之木。对人来说,客观现实既包括自然界,也包括人类社会,还包括人类本身。20世纪70年代发现的狗孩,从3岁到8岁,她在一个废旧农场里与狗群共同生活了5年。她有健全人的大脑,但是,脱离了人类社会,是在狗群里长大的。尽管已于1991年回到人类社会并恢复了一些语言能力,但仍然保持着狗的行为特征,基本不具备人的心理。所以,心理也是社会的产物,离开了人类社会,即使有人的大脑,也不能自发产生人的心理。

(三)心理是外界事物在脑中的主观能动的反映

心理是对客观现实的反映,所有心理活动的内容都会受到外界环境的影响。但是心理对外界事物的反映不是镜子似的机械的反映,而是能动的反映。这种反映是由个体进行的,受到个体认知图式、个性特征和意识状态的影响。因此,通过心理活动不仅能认识事物的外部现象，还能认识到事物的本质和事物之间的内在联系，并用这种认识来指导人的实践活动，改造客观世界。

心理是大脑活动的结果，却不是大脑活动的产品，因为心理是一种主观映象，这种主观映象可以是事物的形象，也可以是概念，甚至可以是体验，它是主观的，而不是物质的。从这个角度来说，应该把心理和物质对立起来，不能混淆。

第三节 认知过程

认知过程是一个复杂的历程，是人对客观世界的认识和观察的过程，在此期间人对信息进行加工处理。它由人的感觉、知觉、记忆、思维和想象等部分组成，可以由表及里、从现象到本质地反映客观环境特征与内在联系的心理活动。

一、感觉

（一）感觉的概念

感觉（sensation）是指客观刺激物作用于感觉器官，经过神经系统的信息加工所产生的对该刺激物个别属性的反映。例如，一台运载水果的货车从人的身边驶过，水果的颜色信息作用于视觉，货车的喇叭声作用于听觉系统，水果的香味作用于嗅觉系统，货车行驶而过带动空气运动从而使人产生触觉感受，如果得到货车上的一个水果进行品尝就会有味觉信息作用于味觉系统。

感觉向个体提供了内外环境的信息，保证了机体与环境的信息平衡，是一切较高级、较复杂的心理现象的基础，是个体意识形成和发展的基本成分。如果一个人丧失一切感觉能力，那他就不可能产生认知，更不可能产生情感和意志。人的实践活动离不开感觉，有关感觉的理论知识被广泛应用于各种实践领域。在建筑设计、军事、体育、交通、通信及环境保护等方面都离不开视觉和听觉的理论知识，食品安全加工需要嗅觉和味觉的知识。

（二）感觉的分类

根据感觉器官的不同而相应地对感觉进行分类。感觉器官按其所在身体部位的不同分成三大类，即外部感觉器官、内部感觉器官和本体感觉器官。

外部感觉器官位于身体的表面（外感受器），对各种外部刺激的属性和情况做出反应。外部感觉包括视觉、听觉、嗅觉、味觉和皮肤觉（包括痛觉、温度觉和触压觉）。

内部感觉器官位于身体内脏器官中（内感受器），对身体各内脏的情况变化做出反应。内部感觉主要是指内脏感觉，包括饥渴、饱胀和窒息感。

本体感觉器官则处于肌肉、肌腱和关节中，对整个身体或身体各个部分的运动和平衡情况做出反应。本体感觉包括运动觉和平衡觉。

（三）感觉特征

1. 感受性和感觉阈限

每个人都有感觉器官，但每个人的感觉器官的感觉能力却不相同。同一个味道，有人品尝得到有人品尝不到；同样亮的光线，有人看得见有人看不见，这就是感觉能力的差别。人们把感觉器官对适宜刺激的感觉能力叫感受性，能引起感觉的最小刺激量叫感觉阈限。感受性高低是用感觉阈限的大小来度量的，二者成反比，感觉阈限越低，则感受性越强，感觉阈限越高，则感受性越弱。

感觉阈限分为绝对感觉阈限和差别感觉阈限。刚刚能引起感觉的最小刺激强度称为绝对感觉阈限或绝对阈限。感觉阈限是一个范围，能够感觉到的最小刺激强度叫下限，能够忍受的刺激的最大强度叫上限。下限和上限之间的刺激都是可以引起感觉的范围。刚刚能引起差别感觉的刺激的最小变化量称为差别感觉阈限或差别阈限，又称为最小可觉差。

2. 感觉的适应

感受性会随着同一刺激物持续作用于感觉器官发生变化。随着这种作用的持续时间逐步加长，感觉就逐步适应，称之为感觉的适应性。感觉的适应性可以表现为感受性提高，也可以表现为感受性降低。感觉器官在弱刺激的持续作用下，感受性会增强。例如，暗适应，当我们从明亮的地方走进黑暗的地方，一下子我们的眼睛就会什么也看不见，要过一会儿，才会慢慢地适应，逐渐地看清暗处的东西。感觉器官在强刺激的持续作用下，感受性会减弱，当我们看完电影，从电影院走出来，在明媚的阳光下，就觉得阳光眩目，睁不开眼，要过一会儿才能看清周围的景物。

3. 感觉的对比

同一分析器受不同刺激物的作用，使感受性的性质和强度发生变化的现象称为感觉对比。例如，同一种颜色放在较暗的背景上看起来明亮些，放在较亮的背景上看起来暗些。感觉对比可分为同时对比和继时对比。多个刺激物同时作用于同一感受器产生的对比现象称为同时对比。例如，当两种颜色同时并置在一起时，双方都会把对方推向自己的补色，红和绿并置，红的更红，绿的更绿；黑和白并置，黑显得更黑，白显得更白。刺激物先后作用于同一感受器产生的对比现象称为继时对比，也称为先后对比或相继对比。例如，吃苹果会觉得苹果很甜，但吃了糖之后接着吃苹果，会觉得苹果很酸；喝了苦药后接着喝白开水，会觉得白开水有点儿甜味。

4. 联觉

联觉是指一种感觉兼有另一种感觉的心理现象。有些联觉体验是很多人都经历过的，例如，人们常说"甜美的歌声""冰冷的脸色"。有些联觉体验只有极少数的人经历过，例如，联觉者在读与味觉信息无关的词汇时能引发味觉感受。

5. 感受性的补偿与发展

个体出生时就有各种感觉器官并且获得了初步感觉能力，这成为感觉能力发展的基础。由于实践活动不同，某些感觉能力的发展水平也显示差异。有经验的古筝演奏者，手指的触觉感受性比一般人要强。有经验的画家，对颜色的感受性比一般人要强，可以将黑色按深浅程度区分为43等。生活中还有一种感觉补偿，是指当某种感觉受损或缺失后，其他感觉的感受性提高以进行补偿的现象。残疾人感受性补偿是惊人的，盲人的触觉和听觉格外灵敏。因此，人的各种感受性并不是一成不变的，能通过实践训练得以提高和发展。

二、知觉

（一）知觉的概念

知觉（perception）是人脑对一系列外界刺激和事件所产生的感觉信息的加工过程。换而言之，知觉是客观事物直接作用于感觉器官而在头脑中形成的对事物整体属性的认识。例如，我们看见一个橙黄色的橘子，不仅仅是看见圆形和橙黄色。

感觉只反映事物的个别属性，知觉反映事物的整体特征；感觉是单一感觉器官活动的结果，知觉却是人脑对各种感觉器官信息整合的结果；感觉不依赖于个人的知识和经验，知觉却受个人知识经验和文化背景的影响。对于没有中文语言背景的外国朋友来说，书本上的中文只是一些黑色的刺激，但是母语为汉语的个体却能非常流利地读出这些文字。

（二）知觉的分类

以知觉的对象及对象的特点为分类标准，可将知觉分为空间知觉、时间知觉、运动知觉。

1. 空间知觉

空间知觉是人脑对客观物质的大小、形状、距离、方位等空间特性的整合反应，所以空间知觉包括大小知觉、形状知觉、距离知觉和方位知觉，这些知觉是多种感受器协同作用的结果。

2. 时间知觉

时间知觉是人脑对客观事物的延续性和顺序性的反应。人们对时间的知觉可以通过计时器，如钟表的信息为时间知觉提供依据；自然界昼夜的交替、四季周期性的变化为时间知觉提供参考；还可以根据人体生理、心理活动周期性的变化来估计时间。

3. 运动知觉

运动知觉是人脑对客观物体在空间中的位移及移动速度产生的知觉。但是物体移动的速度在一定范围之中，人脑才能知觉到运动，物体位移的速度太快或太慢，人脑都不能知觉到运动。例如，钟表上分针和时针的运动速度太慢，人脑无法进行运动知觉。光的运动速度非常快，每秒钟能运动 30 万公里，人脑也无法进行运动知觉。

（三）知觉特征

1. 选择性

环境中的物体丰富多样，人脑不可能对所有事物进行知觉，而是倾向于把某一事物作为知觉对象，把其他事物作为知觉背景，某事物一旦被选为知觉对象，就好像立即从背景中突现出来，被认识得更鲜明、更清晰。多数情况下，面积小的比面积大的、被包围的比包围的、垂直或水平的比倾斜的、暖色的比冷色的东西都较容易被选为知觉对象。

2. 相对性

人脑知觉一个物体存在时，不会孤立地以该物体作为引起知觉的刺激，同时也知觉到物体周围所存在的其他刺激。这样，物体周围其他刺激的性质与物体本身两者之间的关系，势必影响人脑对该物体所获得的知觉经验，这反映了知觉经验是相对的。例如，一个身材适中的人站在一个身材魁梧的人旁边会显得比较苗条。

3. 整体性

知觉的对象都是由不同属性组织而成的，人脑进行知觉时倾向于将这些属性组成一个整体，这反映了知觉的整体性特点。例如，一把残缺的梳子仍知觉成梳子。知觉的整体性并非对象属性的机械相加，而是源于部分又高于部分的一种认识活动。例如，一棵绿树上开有粉色花朵，绿叶是一部分刺激，粉花也是一部分刺激，人脑将粉花绿叶合起来，获得了美感知觉，超过了两种物理属性相加的效果。

4. 理解性

知觉的理解性是指在知觉过程中，人脑使用已有的相关知识经验和环境信息，对知觉的对象进行整合理解。知觉是一个积极主动的过程，知觉的理解性正是这种积极主动的表现。人们的知识经验不同、环境不同、需要不同、期望不同，对同一知觉对象的理解也不同。在理解过程中，知识和环境经验是关键。例如，一个图形"13"，当它处在数字环境中时，人脑倾向于它知觉为13，而当它处在字母环境中时，人脑倾向于它知觉为 B。

5. 恒常性

当知觉条件发生变化时，知觉的印象仍然保持相对不变的心理倾向是知觉的恒常性。虽然对象的大小、形状、亮度、颜色等物理属性会受环境影响而有所改变，但人脑对物体对象的知觉经验，却倾向于保持其原样不变的心理作用。例如，一个身材高大的人由近处向远处走去，其身材在视网膜上的成像是越来越小的，但是人脑并不会认为这人在慢慢变矮。常见恒常性包括大小恒常、形状恒常、亮度恒常和颜色恒常。

（四）错觉

错觉是在特殊条件下人脑对客观事物产生的歪曲知觉，这种歪曲往往带有固定的倾向和普遍性。例如，许多人掂量一公斤棉花和一公斤铁块时，会感到铁块重。在日常生活中经常感受到的错觉有几何图形错觉、形重错觉及视听错觉。例如，图3-1中两条直线一样长，但多数人会觉得下面一条长于上面一条；图3-2中两个中心圆形一样大，但多数人会觉得右边的中心圆比左边的中心圆大。

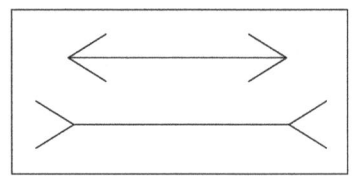
图 3-1　缪勒莱耶尔错觉

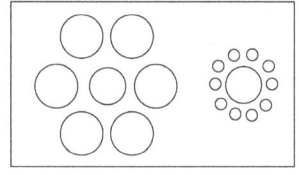
图 3-2　圆形错觉

研究临床观察法错觉可以揭示人们知觉世界的规律，因为错觉产生的原因多种多样，每种错觉的产生都有它特殊的原因；在实践中，可以避免个体在现实生活中受到错觉的不利影响；还可以将错觉规律地应用在艺术、军事等领域，使个体有更加适宜的感受和适应的行为。

三、记忆

（一）记忆的概念

记忆（memory）是个体大脑对其经验的积累和保持的心理过程，是人脑对经历过的事物的反映，包括识记、保持、再认和重现四个环节。从信息加工的观点来看，记忆就是信息的输入、编码、储存和提取。记忆作为一种基本的心理过程，和其他心理活动有着密切联系。

记忆在个体生存与发展中具有十分重要的作用。记忆是心理在时间上的持续，它将人的前后经验联系起来，使人的心理活动成为一个统一发展的过程，进而使人的人格得以形成，心理得到发展。

记忆是学习的重要条件。有了记忆，个体才能积累与扩大经验，掌握概念，进行判断和推理，从而适应不断变化的客观环境。对于学生来说，要掌握人类几千年来积累下来的科学文化知识，把个体认识提高到当代水平，必须认识记忆的规律，掌握记忆的策略与方法，提高记忆效率。

记忆是知觉、思维和创造的基础。头脑里已有的知识经验是知觉辨认的基础，是思维操作的原材料，也是发明创造的必要条件。思维、创造与记忆是密不可分的，没有记忆提供的知识经验，任何发明、创造都是不可能的。

（二）记忆的分类

1. 根据记忆信息加工的方式或保持时间的长短分类

（1）瞬时记忆。该记忆又称感觉登记，是指作用于人的刺激停止后，刺激信息在感觉通道内的短暂保留。信息的保存时间很短，一般为 0.25～2 秒。瞬时记忆是一种原始的感觉形式，是记忆系统在对外界信息进行进一步加工之前的暂时登记。编码形式依赖于信息的物理特征，具有鲜明的形象性，容量较大。瞬时记忆的内容只有经过注意才能被意识到，进而再进行进一步的被加工。

（2）短时记忆。它是指保持时间在 1 分钟之内的记忆，涉及个体对注意的信息进行加工和操作的过程。短时记忆的内容一般要经过复述才能有更长的保存时间，否则会快速消退。短时记忆以听觉编码为主，兼有视觉编码。其容量有限，储存量为 $7±2$（5～9）个组块。

（3）长时记忆。它是指信息经过充分的和深度的加工后，在大脑中长时间储存下来的记忆。长时记忆的储存时间在 1 分钟以上，有可能保存一生的时间。长时记忆以意义编码形式储存，其容量巨大，甚至有研究者认为其是无限的。

2. 根据内容性质分类

（1）形象记忆。形象记忆是对感知过的事物，以表象的形式保存在大脑中的记忆。形象记忆中事物的具体形象会留在大脑中，具有很明显的直观性形象。例如，我们对旅游过的地方的记忆，对不同人的面孔的记忆都是形象记忆。

（2）词语记忆。词语记忆也称为语义记忆，是大脑对主要以词语为表达方式的知识的记忆，包括对概念、定理、公式及命题的记忆。词语记忆具有抽象性、概括性和间接性的特征，个体通过词语能够了解事物的意义。在学习过程中，词语记忆起着主导作用。

（3）情绪记忆。情绪记忆以个体对曾经体验过的情绪情感为对象记忆。个体在过去特定情境下体验过的情绪，在一定条件下又会重新体验到，强烈的、对个体有重大意义的情绪体验保持的时间会较长且容易被再体验。情绪记忆把某一情境和某种情绪联系起来。当这一情境或类似情境出现，就会引起"说不出原因"的情绪体验，如怕黑的紧张、恐惧情绪体验。

（4）动作记忆。动作记忆是以个体过去经历过的身体运动状态或动作状态为内容的记忆，是过去习得的运动技能得以保持的结果。动作一旦掌握并达到一定的熟练程度，会保持相当长的时间。例如，骑自行车、游泳都是动作记忆。

（三）记忆的基本过程

1. 识记

识记是指通过对事物的特征进行区分、认识及反复感知并在大脑中形成一定神经联系的过程，是使新的信息与已有的知识结构形成联系的过程。识记是记忆过程的第一环节，对记忆效果有非常重要的影响。

根据识记是否有目的，可以把识记分为无意识记和有意识记两种。无意识记是指没有预定目的，在识记过程中也不需要进行意志努力、自然而然发生的识记，也称不随意识记。例如，人在观看戏剧时，并没有识记的目标，但是剧情内容以后能重新出现在脑海。有意识记指有预定目的，在识记过程中要做一定的意志努力的识记，也称随意识记。例如，学生用谐音法记忆书本上的内容。就识记效果而言，有意识记优于无意识记。

2. 保持

保持是识记过的知识经验在大脑中的积累、储存和巩固的潜在动态过程，是整个记忆的重要环节。识记的内容被储存后，会随着时间的推移和环境的变化产生转变，有质变和量变两种形式。在质变方面主要表现为：内容更加简洁、概括，不重要的细节被省略；内容变得更加完整、具体、合理和有意义；内容变得更为夸张和突出。在量变方面主要表现为：记忆的恢复现象和遗忘两个方面。记忆恢复也称记忆回涨，指识记某种材料经过一段时间后测得的保持量大于识记后立即测得的保持量的现象。这种现象表现为：儿童比成人明显；无意义材料比有意义材料明显；完全不熟悉的材料比不够熟悉的材料明显。

遗忘是与保持相反的过程，是记忆内容的消失，指识记过的内容在一定条件下不能再认和回忆，或者发生错误地再认和回忆。根据遗忘时间的长短，可把遗忘分为暂时性遗忘和永久性遗忘。前者指遗忘的发生是暂时的，在适当的条件下还能重新回忆起来；后者指不经过重新学习，识记的内容就不能恢复的遗忘现象。心理学家研究发现并描述了人类大脑对新事物遗忘的规律：①总体来说，在学习中的遗忘是有规律的，遗忘的进程不是均衡的。在记忆的最初阶段遗忘的速度很快，后来逐渐减慢，一段时间后，几乎不再遗忘，这是遗忘的发展规律，即"先快后慢"。②不同的记忆材料有不同的遗忘曲线。无意义音节遗忘速度最快；而诗和散文等有意义的内容的遗忘速度相对较慢。③不同的人有不同的遗忘曲线。

3. 再认和回忆

这两者都是对长时记忆所储存的信息的提取。再认是过去经历的事物重新出现时，能够被识别和确认的心理过程。如果过去经验很清晰地被保持，当再次出现时，一般能迅速、准确地予以确认；原有事物与重新出现时的相似程度影响再认。相似程度越高，再认越迅速。回忆是在一定提示的作用下，过去经历的过程在大脑中再现的过程。过去的材料识记得越牢固越容易回忆；在进行回忆时思维活动越积极，回忆的效果越好。

四、思维

（一）思维的概念

思维（thinking）是人脑通过已有的知识为中介，借助语言、表象或动作实现对客观现实现象和事物的概括和间接的认识，是认识的高级形式。它反映了现象和事物的本质属性和内在规律，并主要表现在概念形成和问题解决的认知活动中。感知觉是信息的初步加工，记忆则是负责对信息进行编码、储存和提取，思维是对信息进行更深层次的加工。

人类的思维特点反映在以下三个方面：首先，思维的概括性。这是指以大量感性材料为基础，把一类事物共同的特征和规律提取出来，加以概括。概括的水平在一定程度上表现了思维的水平。其次，思维的间接性。这是指人们借助于一定的媒介和知识经验对客观事物进行间接的认识。例如，清早起来发现院子里的地面湿了，房顶也湿了，就可以判定昨天晚上下雨了。最后，思维是经验的更新。思维是一种探索和发现新事物的认知过程。它常常指向刺激的新特征和现实的新现象，这就需要人们对头脑中已有的知识不断地进行更新和改组。

（二）思维的分类

根据思维的形态分类，可以分为以下三类。

（1）直观动作思维。其是以实际动作或者操作为支柱的思维过程，是人在解决问题时边做边想的过程，具有明显的外部特征。例如，儿童在搭积木的时候，边操作边思考，直观的动作是思维的支撑。

（2）形象思维。其是以直观形象和表象为支柱的思维过程。例如，作家塑造一个典型的人物形象，画家创作一幅画，要在头脑里先构思出这个人物或这幅画的画面，这种构思的过程是以人或物的形象为素材的，所以称为形象思维。

（3）抽象思维。其是人们在认识活动中运用抽象的概念、判断、推理等思维形式，间接地、概括地反映客观现实的心理思维过程。抽象思维是用概念间的关系来代表现实事物之间的联系的，为人类超越自身的感觉，去认识理解更加快速变化的世界提供了可能性。抽象思维是人类思维的核心，是人类思维和动物思维的区别。

五、表象和想象

（一）表象

表象（representation）是指事物不在面前时，人们在头脑出现的关于事物的形象。表象是人们在头脑中以形象的方式对物体进行操作和加工。表象具有以下特征：直观性，反映事物的大体轮廓和主要特征；概括性，反映一个事物和一类事物在不同条件下表现出来的一般特点。表象的概括性和词语的概括性不同。表象是形象的概括，既概括事物的本质属性，又概括事物的非本质属性，而词语是概括事物的本质属性，去掉了非本质属性。表象是从感知到思维过程的中间环节。

按照表象产生的不同感知通道分类，存在视觉表象、听觉表象、动觉表象、嗅觉表象及触觉表象。按照对象范围和概括程度分类，存在个别表象和一般表象。按照创造性程度分类，存在记忆表象和想象表象。记忆表象是过去感知过事物形象的简单重现，想象表象是对已有表象改造整合形成新表象的过程。想象表象要从记忆表象中提取素材，想象表象补充记忆表象。

（二）想象

想象（imagination）是人脑对已有表象进行加工更新，从而形成新形象的心理过程，是一种以表象为加工材料的特殊形式的思维活动。想象的突出特征是形象性和新颖性，是在记忆表象基础上创造的新形象。这些新形象既可以是个体没感知过的事物形象，也可以是世界上不存在或还没有出现的新形象。想象可以表现为客观物质，如发明家制造新产品，作家和作曲家写出新作品。

按照目的性和计划性分类，存在无意想象和有意想象。无意想象又称为不随意想象，是没有预定目的、不自觉的想象。最简单、初级形式的想象没有特殊目的，是不自觉的。梦是无意想象的特殊形式。有意想象又称为随意想象，是根据预定目的，在意识控制下，自觉进行的想象，是意识活动的一种形式。它有一定预见性和方向性，人在想象过程中控制着想象方向和内容。按照新颖性、独创性程度，把有意想象分为三类。再造想象是按别人的言语叙述、文字描述或图形提示，在头脑中形成新形象的过程。创造想象是不按照现成描述，独立创造出新形象的过程。幻想是指与生活愿望相结合并指向未来的想象，是随意想象的特殊形式。

六、注意

（一）注意的概述

注意（attention）是个体心理活动对一定对象的指向性和集中性的体现，它本身不是一种独立的心理现象，是伴随着感知觉、记忆、思维、想象等心理过程的一种共同的心理特征。注意的对象既可以是外部世界的对象和现象，也可以是我们自己的身体、行为和观念。

注意具有选择的功能，对于作用于各种感受器的种种刺激只有加以注意，个体才能选出那些有意义的、重要的并且符合需要的刺激。注意具有维持的功能，人们从外界获得感知信息、从记忆中提取信息后，只有加以注意才能保持在意识中进行精细的加工，转换成更持久的形式储存在记忆中，使心理思维操作得以完成。注意具有调节和监督的功能。通过对反馈信息的注意，调节、监督人类的行为，使之与设定的目标相一致，才能使行为效率最大化。

（二）注意的分类

1. 无意注意

无意注意是事先没有预定的目的，也不需要付出意志努力的注意，又称不随意注意。例如，在安静的图书馆内，突然传来一位同学高呼的声音，看书的同学们都不由自主地转过头去注意那个声音，属于无意注意。无意注意是人和动物都具有的初级注意。

2. 有意注意

有意注意是服从于预定目的、需要作意志努力的注意，又称随意注意。有意注意是注意的高级形式，是在实践活动中发展起来的。有意注意是人对自己提出一定的任务，自觉地把某些刺激物区分出来作为注意的对象。人的情绪、过去经验和兴趣间接地影响有意注意。

3. 有意后注意

有意后注意是指有自觉的目的，但不需要意志努力的注意，也称为随意后注意，是一种特殊形式的注意。从特征上讲，它同时具有无意注意和有意注意的某些特性。有意后注意通常是有意注意转化而成的。例如，在刚开始学织毛衣的时候，往往需要一定的努力才能把注意力保持在织毛衣的任务上，但是在对织毛衣熟悉以后，就可以不需要意志努力而继续保持注意，甚至可以边织毛衣边看电视。

（三）注意的品质

1. 注意的范围

注意的范围是指一个人在特定时间（0.1秒）内能清楚觉察到对象的数量，也称注意广度。心理学家用速示器在一定的时间内呈现彼此不相联系的数字、图形、字母或汉字，研究结果表明，成人注意的平均广度是：黑色圆点8～9个，外文字母4～6个，几何图形3～4个，汉字3～4个。

2. 注意的稳定性

注意的稳定性是指注意保持在某一对象或某一活动上的所能够持续的时间。要使注意持久地集中在一个对象上，是很困难的。注意的起伏周期一般为3～12秒。对于不同的刺激，注意起伏周期的持续时间是不同的，对声音刺激起伏周期时间最长，其次是视觉刺激，而触觉刺激起伏周期最短。注意周期性的短暂的变化，主观上是觉察不到的，并不影响日常活动的效率。

3. 注意的分配

注意的分配是指人在进行两种或两种以上的活动时，能把注意指向不同活动对象的现象。注意的分配需要具备一定的条件。在同时进行着的几种活动中，必须每一种活动都是比较熟悉的，其中一种是自动化了的或部分自动化了的。人对于自动化或部分自动化了的活动，不需要更多的注意，而把注意主要指向于相对较不熟悉的活动上。例如，熟练的打字员可以边打字边看文稿。相反，同时进行的几种活动越是复杂，越不熟悉，越不习惯，注意分配就越困难。例如，左手画方，右手画圆。

4. 注意的转移

注意的转移是指有目的地把注意从一个对象转移到另一个对象上，或从一种活动转移到另一种活动上。例如，前两节课是语文课，后两节课是数学课，根据新的科目安排，学生把注意从一门功课转移到另一门功课上，这就是注意的转移，它为个体能够正常从事工作学习提供了保障。注意转移的快慢和难易，依赖于原来注意的强度。原来注意强度越大，注意的转移就越困难、越缓慢；反之，注意的转移就比较容易。注意转移的快慢和难易，还依赖于新注意对象的特点。新注意的对象越符合人的需要和兴趣，注意的转移越容易；反之，注意的转移就越困难。

第四节　情绪情感过程

人对客观世界的认识和观察的过程中，人在与其他个体交往活动中，会自然接触到各种对象和现象，会遭遇到各种积极和消极的状况，进一步产生喜、怒、哀、惧、爱、恨等多种多样的情绪情感体验。这些情绪情感的体验变化丰富，从而使个体的心理过程变得非常精彩。

一、情绪情感概述

（一）情绪情感的概念

情绪情感（emotion）是人对客观事物是否符合自身需要而产生的主观态度体验，是一种主客体的关系，是作为主体的需要和客观事物环境之间的关系。情绪情感总是由一定的客观事物引起的。离开了客观事物，情绪情感就不能产生。但是，情绪情感和认识过程不同，认识是人脑对客观事物属性的反映，而情绪情感是对事物的一种好恶的倾向。

由于客观事物与人的需要之间的关系不同，人对客观事物便抱着不同的好恶体验，形成不同的内在变化和外部表现。例如，夏天的高温地区降了一场大雨，这场雨符合人们希望降温的需要，人们会对这场雨持有肯定的态度，产生愉快主观体验；相反，冬天阴冷潮湿地区仍然降雨不止，降雨显然违背了人们想得到温暖的需要，人们会对这场雨持有否定的态度，产生不满的主观体验。

（二）情绪情感的关系

情绪情感联系紧密，在生活中，人们时常把情绪情感通用。情感是在多次情绪体验之后形成的，并以情绪的方式表现出来；同时，情感制约着情绪的表现和变化。例如，当人们进行一项运动时，总是体验到愉快，长时间后就会爱上这一运动；反过来，在他对这项运动有了热爱的感情后，会因运动比赛中的成就而欣喜，也会因运动比赛中的挫折而伤心。总体而言，情绪是情感的基础和外部表现，情感是情绪的深化和本质内容。

情绪情感有一些区别。情绪与生理性需要相联系；情感是与人的社会性需要相联系的体验。情绪代表感情的种系发展的原始方面，人与动物共有；情感是人特有的高级心理现象，是人类社会历史发展的产物。情绪受情境影响大，不稳定；情感受情境影响小，较稳定。从反应上看，情绪反应强烈，外部表现明显；情感反应较深沉，外部表现不明显。

二、情绪情感的功能

（一）适应功能

情绪情感是个体适应环境及生存发展的重要工具。情绪最初只有生存适应的功能，情绪的社会性特点是后天出来的。情绪是人类早期赖以生存的手段。例如，婴儿出生时不具有独立维持生存的能力，主要依赖情绪来传递信息、与抚养人交流，得到抚养人的照顾。从成人角度而言，个体可借助各种情绪情感来了解其自身和他人的情况，从而获得良好的适应。

（二）动机功能

情绪情感是动机的源泉之一，是动机系统的一个基本因素。适当强度的情绪情感能够激发人的活动,提高人的活动效率。适度的情绪兴奋,可以使身心处于活动的最佳状态,进而推动人们有效地完成任务。适度的紧张和焦虑能促使人们主动思考和解决问题。同时,情绪情感可以放大生理内驱力,驱使人们进行行为操作。例如,在危险的情况下,人们产生的恐慌感和急迫感会增强内驱力,使之成为行为的强大动力。

（三）组织功能

情绪情感可以组织心理活动。它通过对其他心理活动如知觉、记忆、思维等的组织从而影响个体行为。一方面,积极情绪有协调作用,消极情绪有破坏、瓦解作用。研究表明,中等强度的愉快情绪,有利于提高认知活动的效果。另一方面,情绪还影响个体的行为倾向,当个体处于积极乐观的情绪状态时,容易注意到事物优势的一面,其行为比较开放,愿意接纳外界事物,助人行为产生的概率增高;而个体处于消极悲观的情绪状态时,容易放弃自己的目标,对他人也会变得冷漠、不关心,甚至产生攻击性行为。

（四）信号功能

情绪情感在人际交往中有重要作用,具有传递信息、沟通思想的功能。这种功能是通过情绪的外部表现表情来实现的。表情是思想的信号,在许多场合,只能通过表情来传递信息,如用微笑表示赞赏、用点头表示默认等。表情是言语交流的重要补充,如利用手势和语调。从信息交流的发生上看,表情的交流比言语交流要早得多,在前语言阶段,婴儿与成人相互交流的主要手段就是情绪。

三、情绪情感的分类

（一）基本情绪分类

基本的情绪形式是指人和动物共有的原始情绪,与本能活动相联系的情绪,包括快乐、悲哀、愤怒、恐惧。

1. 快乐

快乐是所盼望的目的达到时,或需要得到满足时随之而来的紧张解除时的情绪体验。快乐的程度取决于激动的程度、愿望满足和意外的程度,可以从满意、愉快到异常的欢乐、大喜、狂喜。

2. 愤怒

愤怒是由特别强烈的刺激引起的一种情绪紧张,是一个人愿望受到挫折,需要不能够满足时产生的。特别是当所遇到的挫折在个体看来极不公平,或由他人的恶意所造成时,愤怒便产生了。愤怒的程度取决于干扰的程度、次数和挫折的大小。可以从轻微的不满、生气、愠怒到大怒、暴怒。

3. 恐惧

恐惧是个体面临危险或预感某种潜在威胁时,企图摆脱、逃避情境的情绪。引起恐惧的通常是可怕的情境。恐惧产生的直接原因是与已形成的认知序列被打断有关,是大脑活动过程严重紊乱的结果。恐惧的程度取决于处理可怕情境的能力,可以从惊讶、害怕到惊骇、恐怖。

4. 悲哀

悲哀是在失去所爱的事物和所盼望的事物幻灭时所产生的情绪体验。悲哀的程度取决于失去事物的价值，可以从遗憾、失望到难过、悲哀、哀痛，甚至于哭泣。

（二）情绪状态分类

情绪状态是指在某种事件或情境的影响下，在一定时间内所产生的某种情绪，较典型的情绪状态有心境、激情和应激三种。

1. 心境

心境是一种比较微弱、平静而持久的情绪状态。从发生强度上分析，它很微弱，有时人们根本觉察不到心境的发生。从延续时间上分析，心境是一种持续时间较长的情绪体验，少则几天、几周，多则数月、数年。从影响范围上分析，心境是一种具有非对象性、弥散性的情绪体验，不指向某一特定事物，但是使个体的整个心理活动和行为都弥散上了某种情绪氛围。积极乐观的心境可提升人的活动效率；消极悲观的心境会降低人的认知活动效率。

2. 激情

激情是一种强烈的、爆发式的、短暂的情绪状态，如狂喜、暴怒。从发生强度上分析，它强度极大，发生过程十分迅猛，大量的心理能量在极短的时间内喷发而出。从延续时间上分析，激情持续时间短，冲动一过，事过境迁，激情就弱化了。从影响范围上分析，激情通常由特定对象引起，如意外的成功会引起狂喜，理想的破灭可导致绝望。激情有明显的外部表现，如愤怒时"捶胸顿足"，狂喜时"手舞足蹈"。激情具有双重作用：一方面，激情可化为巨大的激励作用；另一方面，激情状态下，个体可能会出现认知活动范围缩小，理智分析能力受到抑制，此时自我控制能力减弱，行为容易失控。

3. 应激

应激是由出乎意料的紧迫情况所引起的高度紧张的情绪状态，是人对意外的环境刺激作出的适应性反应。应激状态下，个体必然会在生理上承受超乎寻常的负荷，心理上承受巨大的压力，从而调动体内各种能量或资源去应对紧急的情况和重大的事件。应激与个体对所面临的情境的自我应对能力有关，当个体意识到情境要求超出了自己的应对能力时，就会处于应激状态。应激对人的行为既有积极的影响也有消极的作用。一方面，在应激状态下，个体可能会急中生智，从而化险为夷，转危为安，摆脱困境。另一方面，在应激状态下，个体可能会表现为惊慌失措、意识狭窄、动作紊乱、四肢瘫软。总体而言，应激状态是个体的保护和防御机制的体现，但是持续应激会导致个体的抵抗力下降。

（三）情感的种类

情感是与个体社会性需要相联系的高级的主观体验，是人类特有的心理现象，主要有道德感、理智感和美感。

1. 道德感

道德感是根据社会的道德标准，对人的思想和行为做出评价时所产生的情感体验。当自己或他人的言行符合社会道德规范时，对自己会产生自豪和自尊等积极情感，对他人会产生敬佩、赞赏、尊重等积极情感；当自己或他人的言行不符合社会道德规范时，对自己会产生自责、羞愧等消极情感，对他人会产生厌恶、藐视等消极情感。不同的时代、社会及文化有不同的道德要求，因而也有不同的道德感。

2. 理智感

理智感是在认知活动中，个体认识和评价客观事物特点时所产生的情绪体验。理智感在个体智力活动过程中产生和发展起来，反过来又促进智力活动。常见的理智感包括发现问题时的惊奇感、分析问题时的怀疑感、解决问题后的愉快感，以及为真理而献身时的自豪感等。

3. 美感

美感是根据一定的审美准则评价事物时所产生的情感体验。它是人对自然和社会生活的一种美的体验，主要包括自然美感、社会美感和艺术美感。例如，人们对优美自然风景的欣赏，对高尚社会行为的赞美。人类的自然美感具有较大的共性，而社会美感与艺术美感具有较大的差异性。不同人的审美标准不同，会使不同个体的美感产生差异。

四、情绪的生理变化和外部表现

（一）生理变化

1. 呼吸系统的变化

在情绪情感状态中，个体的呼吸系统会产生一系列的变化，主要表现在呼吸的频率、深浅、快慢及是否均匀等方面上。研究表明，呼吸频率在消极悲伤时每分钟 9 次，高兴时每分钟 17 次，愤怒时每分钟 40 次，恐惧时每分钟 64 次。

2. 循环系统的变化

在情绪情感状态中，个体的循环系统会发生一系列的变化，主要表现在心率、血压、血管的舒张与收缩以及心脏的排血量等方面上。人在情绪紧张时，心跳加快加强，血压升高，血糖上升，血中含氧量增加。人在惊惧时，心跳减慢，面部小血管收缩，脸色发白。

3. 消化系统的变化

不同的情绪状态会使消化系统的活动产生变化。有研究者称消化系统中的胃肠道是人类最大的情绪器官。个体在愉快时，胃肠蠕动加快，消化液分泌增加，消化系统功能提高，食欲好；个体在悲伤、忧郁、紧张时，消化液分泌减少，消化能力下降，食欲减退，甚至会胃疼或腹泻。

4. 内、外分泌系统的变化

在情绪情感状态中，内、外分泌腺会发生变化。在愤怒时，肾上腺分泌增加，唾液、消化液分泌减少；恐惧、焦虑时，抗利尿激素分泌减少，排尿次数增加；外分泌腺主要包括汗腺和泪腺的变化，在高兴、激动或者悲伤时，泪流满面，在极度紧张时，汗流如注。

5. 脑电波的变化

在情绪情感状态中，脑电波的形式也会发生变化。个体在清醒稳定的情绪状态时，脑电波呈现 α 波。个体在紧张焦虑状态下，大脑出现高频率、低振幅的 β 波。

（二）外部表现

情绪情感发生时，个体除了体内会产生一系列的生理变化外，通常还会伴随外部表现，即表情。表情是人际交往的一种形式，是表达思想、传递信息的手段，是分析情绪情感的客观指标。表情包括面部表情、体态表情和言语表情。

1. 面部表情

面部表情是传递情绪情感的鲜明标记，最能精细地显示不同性质的情绪。人面部的眉、眼、鼻、嘴及颜面肌肉都能以各种变化随意或不随意地表达特定的情绪情感。其中，眼睛是最善于传情的，不同的眼神可以表达人的各种不同的情绪情感。例如，高兴愉快时"眉开眼笑"，愤怒时"怒目而视"，恐惧时"目瞪口呆"，哀伤时"双眼无神"，惊奇时"双目凝视"等。人脸的不同部位具有不同的表情作用。例如，眼睛对表达忧伤最重要，口部对表达快乐与厌恶最重要，而前额能提供惊奇的信号。

2. 体态表情

体态表情是指除面部以外，身体其他部分的表情动作呈现出的情绪状态。体态表情可分成身体表情和手势表情两种。个体在不同的情绪状态下，身体状态会产生变化，如高兴时"捧腹大笑"，恐惧时"手足无措"，紧张时"坐立不安"等。手势是一种重要的体态表情，它对个体言语内容的情绪信息进行补充，表达赞成或反对、接纳或拒绝，喜欢或厌恶等态度和思想。例如，鼓掌表示激动，搓手表示焦虑，摊手表示无奈，捶胸表示后悔。手势表情是后天习得的，受社会文化和传统习俗的影响，往往具有民族和文化的差异。

3. 言语表情

言语表情是指个体在口语的音调、节奏和速度方面表现的情绪状态。愉快的情绪可以用朗朗笑声表达，痛苦的情绪可以用呻吟表达，恐惧的情绪可以用惊声尖叫表达，愤怒的情绪可以用严厉斥责表达。例如，悲哀时音调低沉、语速缓慢，喜悦时音调高昂、语速较快，愤怒时声音高尖且有颤抖。可见，言语不仅是交流思想的工具，也是表达情绪的手段。

五、情绪理论

人人都体验过自己或他人的情绪，心理学家却在解释其产生机制理论方面没有达成共识，因为作为人脑的功能和人的生活现象的情绪，有着它本身的特殊复杂性。在众多情绪理论中具有影响性和代表性的有情绪的外周理论、情绪的丘脑理论及情绪的认知理论。

（一）情绪的外周理论

美国心理学家詹姆斯（W. James）和丹麦生理学家兰格（C. Lange）分别于1884年和1885年不约而同地提出了同一种关于情绪的生理机制的观点，由于观点核心思想的一致性，所以他们的理论被称为詹姆斯-兰格情绪理论，又称情绪的外周理论。该理论认为，刺激引发身体的本能反应，产生生理状态上的改变，生理上的反应反馈到大脑才导致了情绪体验的发生。

詹姆斯认为，刺激情景引起的自主神经系统的活动，和由此产生的一系列机体变化是情绪的根源，情绪就是对身体变化的知觉。情绪是对身体状态的认知，这和传统的观念不一致，人们通常认为情绪激发行为，例如，一个人在看见一只熊后会感到恐惧从而出现逃跑、回避的行为。在詹姆斯看来，恐惧是在逃跑、回避的行为之后发生的，是对身体本能反应的认知。兰格的情绪理论与詹姆斯的基本一致,认为情绪是内脏活动的结果,不过兰格特别强调情绪和血管变化的关系,例如,一个人在看见一只熊后,自主神经系统活动减弱,血管收缩,从而产生恐惧情绪。

情绪的外周理论强调生理变化和自主性神经系统活动在情绪产生中的作用,但是它片面夸大了外围性变化对情绪的作用,忽略了中枢神经系统对情绪的主导作用。

（二）情绪的丘脑理论

坎农对情绪的外周理论提出了质疑,机体上的生理变化在多情绪状态下差异不大,很难据此分辨各种不同的情绪;机体的生理变化受自主性神经系统支配,变化缓慢,不能说明情绪的骤变;机体的生理变化可由药物引起,药物能改变生理状态,却不能产生某种情绪。坎农据此建立了与之不同的情绪理论,并得到其学生巴德的实验支持,他们的理论被合称为坎农-巴德情绪理论,又称情绪的丘脑理论。

该理论认为,情绪产生的核心机制不在外周神经系统,而在中枢神经系统的丘脑。外界刺激引起感觉器官的神经冲动,通过神经传至丘脑,再由丘脑同时向上向下发出神经冲动,向上传至大脑,产生情绪的主观体验,向下传至交感神经,引起机体的躯体变化,使个体产生行为。情绪体验和生理变化都受到丘脑的控制,是同时发生的。

情绪的丘脑理论强调中枢神经系统丘脑在情绪产生中的作用,但是它过于夸大了丘脑对情绪的作用,忽视了大脑皮层对情绪的作用。

（三）情绪的认知理论

美国心理学家沙赫特和辛格（J. E. Singer）于20世纪60年代初提出情绪的认知理论,该理论认为,情绪的产生受环境事件、生理状态和认知过程三种因素制约,其中决定情绪性质的关键因素是个体的认知因素。该理论将对当前刺激的知觉分析和记忆系统中过去的经验通过认知比较联系在一起,更加符合人类情绪产生的过程。

对于特定情绪而言,有两个必要因素:一是个体必须体验到高度的生理唤醒,如心率加快;二是个体必须对生理状态的变化进行认知性的唤醒,如英雄救美以后,女孩可能会对救她的男士产生仰慕。按照情绪的认知理论,可以解释为女孩把她在危险中的生理反应认识为是男士的外表和行为带给她的,从而产生情愫。

第五节 意志过程

一、意志的概念

意志（will）是个体主动界定目标,并根据目标有计划地调整、支配自身活动,克服困难,去完成预定目标的心理过程。行为是意志的表现形式,受意志支配的行为叫意志行动。

认知、情绪情感、意志是人类心理活动的三种基本形式。认知是意志行动的前提和基础,帮助个体的意志行动形成目标、制定方案及选择方案。情绪情感是意志行动的助推剂,可以帮助个体解决困难,积极推进意志行动。

二、意志行动的特征

1. 明确的目标性

明确的目标性是意志行动的前提。意志是在有目的的行动中表现出来的，是自觉而且有意识的。个体对于环境的改造是积极能动的。个体为了满足某种需要而预先确定目的，并根据目标来指导和修正自身行为。个体意志行动自觉的目的性还表现在能发动符合目的的行动，同时还能制止不符合目的的另一些行动。

2. 与克服困难关联性

与克服困难关联性是意识活动的核心。意志行动就是自觉地、有目的地战胜困难的行动。在现实生生活中，并不是个体所有目的的行动都是意志的表现，有的行动虽然也有目标，但是如果不与克服困难相联系，就不属于意志行动。例如，人会通过行走到达目的地不属于意志行动，是个体习惯性活动；而伤残后顽强练习走路才是意志行动。个体的行动需要克服的困难越大，意志的特征就显得越充分、越鲜明。

3. 以随意运动为基础

意志活动以随意活动为基础。随意运动受意识支配，具有目的性和方向性，通常是一些后天生活实践中习得的并且已经熟练掌握的动作。随意运动越熟练，掌握程度越高，意志行动也就越容易实现。譬如在生活中，运动员熟练地运球上篮，音乐家娴熟地弹琴谱曲，都是意志行动的展现。

三、意志行动的心理过程

意志行动总是通过一系列的行动表现出来的，意志行动是意志心理过程的完整展现，意志行动的心理过程包括采取决定阶段和执行决定阶段。

（一）采取决定阶段

采取决定阶段是意志行动的初始阶段，是内部决策阶段。这个阶段虽然在意志行动实现过程中不易被觉察，但却对具体行动的发动和活动目的的实现有极其重要的作用。在采取决定阶段，包括以下几个环节：通过动机冲突确定目标、选择行动方法及制订行动计划。

意志行动具有自觉目标性，简单的动机使得行动目的单一而明确，意志行动可以顺利实现，如为了获得医学学位而努力读书。但现实生活中确定行为目的不是简单单纯的，复杂的生活情况会引起利益的冲突，使得人们同时产生几个不同的目标和愿望，从而导致内心的矛盾冲突，引起动机冲突。当动机冲突化解之后，个体就会明确行动的主导动机，行动的方向性和目的性就越强。确立行动目的之后，要选择适宜的行动方式和方法。例如，要想获得研究生深造的机会就要努力学习。在选定了行动目的和行动方法之后，在采取决定之前，还有一个步骤是制订行动计划。一个务实、合理的计划将为执行决定打下一个牢固的基础。

常见的动机冲突有以下几种类型：

1. 双趋冲突

双趋冲突指两种对个体都具有吸引力的目标一同出现，形成强度相同的动机，由于条件限制，只能选其中的一个，个体在这种情况下表现选择困难的矛盾心理。"鱼与熊掌不可兼得"就是双趋冲突的情况。而若要解决双趋冲突，只能是权衡轻重，趋向更重要更有价值的对象。

2. 双避冲突

双避冲突指两种对个体都具有威胁性的目标一同出现，使个体对这两个目标均产生逃避动机，但由于条件的限制，只能选择对其中的一个目标进行回避。"左右为难，进退维谷"就是双避冲突的情况。而若要解决双避冲突，只能选择两个目标中对个体威胁程度更低的对象。

3. 趋避冲突

趋避冲突指某一事物对个体具有利与弊的意义时，会使人产生两种动机态度：一方面是趋近，另一方面是回避。例如，"癌症患者，想治病又害怕手术留下瘢痕"就是这种冲突的表现。

4. 多重趋避

在现实生活中，个体的趋避冲突大多表现出一种更复杂的形式，面对两个或两个以上的目标，个体对每一个目标一方面是趋近，另一方面是拒绝，个体无法简单地选择一个目标，而回避或拒绝另一个目标，必须进行多重的选择。

（二）执行决定阶段

执行决定阶段是意志行动的关键阶段。首先是克服困难执行决定的过程。采取决定阶段主要是克服主观上的内部困难，在执行决定阶段，既要克服内部困难，也要克服外部困难。个体通过已有的知识经验、迅速的分析和反应能力及主客观的情况，来确定克服困难的方法和策略。如果有人力不可抗拒的客观原因使得决定无法执行，就应该果断终止原定计划，再作新的打算，这仍然是意志行动的良好表现。

其次是意志动力特性修正的过程。执行决定阶段还要接受成败的考验，执行决定是一个漫长的过程。科学家为发现一种新规律，需要长年累月的研究；运动员要夺得超纪录的成绩，需要多年的训练和无数比赛的经历。在这个过程中，有短暂的成功，也有暂时的失败。要使意志行动的目的最终实现，就要有对待成败的正确认识态度。既不要迷失在成功的喜悦里，造成后面意志行动的轻率和自负，也不要因一时的失败就丧失信心，彻底放弃。

四、意志的品质

良好的意志品质是保证活动顺利进行、实现预定目标的重要条件。个体的各种意志行动具有稳定的特点，体现出一定的规律性。

1. 自觉性

意志的自觉性是指个体对行动目标有明确的认识，尤其是认识到行动的社会意义，主动以目标调节和支配行动方面的意志品质。它贯穿于意志行动的始终，这种特性是意志行动深入和发展的重要动力。具有自觉性的个体，不轻易受外界影响，又能不骄不躁，虚心听取有益的意见。与自觉性相反的表现是动摇性、武断、易受暗示、随波逐流等。

2. 果断性

意志的果断性是指个体面对复杂多变的情况，能够迅速而有效地采取决定，并作出决定。它反映一个人在行动中的反应速度和深度，当情况发生新的变化，个体需要改变行动时，能够随机应变、毫不犹豫地做出新的决定，以便更加有效地执行决定，完成意志行动。与果断性相反的品质是优柔寡断，面临选择常犹豫不决、摇摆不定，作出决定后又患得患失、顾虑重重。在个体身上表现出来的这种情况，一方面可能是情况复杂，不易作出判断；另一方面则是意志品质上的欠缺，瞻前顾后、过于谨慎。此外，草率决定也是与果断性相反的意志品质，草率决定的个体对任何事物都不假思索，单凭盲目冲动而不考虑后果。

3. 坚韧性

意志的坚韧性是指在执行决定阶段能矢志不渝、坚持到底，遇到困难和挫折时能顽强乐观地面对和克服。意志的坚韧性在于既能坚持原则，抵制各种内外干扰，又能审时度势，灵活机动地达到预定目的。与坚韧性相反的品质是意志薄弱和过于执拗。生活中做事"虎头蛇尾"的人于意志薄弱者之列。"一条道走到黑者"指执拗行为，总是一意孤行。

4. 自制性

意志的自制性是指能够完全自觉、灵活地控制自己的情绪和动机，约束自己的行为举止的意志品质。具有自制性的人，有很强的规律性，情绪稳定，注意力集中，通常被称为意志坚定的人，他们知道做自己规划的事务。具有自制性的人既能发动合乎目的性的行动，又能抑制与行动目标相违背的行动。与自制性相反的表现是任性和怯懦。缺乏理智、易冲动、易激惹、意气行事则是自制性差的表现。

第六节 人 格

一、人格概述

(一) 人格的概念

"personality"一词最初源于古希腊语"面具"。心理学沿用面具的含义，将其称为人格（personality），包含了两个意思：一是指一个个体在人生舞台上所表现出来的种种言行，遵从社会文化习俗的要求而做出的外部反应；二是指一个个体由于某种原因不愿意展现的特质成分，是人的内在特征。

从心理学的角度来分析，人格是构成一个人的思想、情感及行为的特有模式，这个独特模式包含了一个人区别于他人的稳定而统一的心理品质。这与日常生活中的惯用词汇之间是有差异的，日常生活中常从道德角度出发，用"人格"对行为评价，如人格高尚或者卑鄙，这不是心理学中的人格。

(二) 人格的特征

人格是个体各种稳定特点的综合表现，显示出个人的认识、情绪和行为的独特模式，它具有以下几种特征。

1. 整体性

一个正常的人具有多种心理成分和特质，如情绪、需要、价值观和习惯等，它们密切联系并整合成为一个有机组织，并不是孤立存在的。一个正常个体的行为不仅是一个心理特征作用的结果，而且总是与其他部分紧密联系、协调一致进行活动的结果。人格具有内在的一致性，受自我意识的调控。人格的整体和稳固是心理健康的重要指标，是区分正常心理与异常心理的重要指标之一。

2. 稳定性

俗话说：江山易改，禀性难移。人格是稳定的。人格具有跨时间的持续性。在人生的不同时期，人格持续性首先表现为自我的持久性。昨天的我是今天的我，也是明天的我。过去的我透过现在的我，影响着我的现在和将来。自我对未来的判断会决定现在的我。人格具有跨情境一致性。在行为中偶然发生的、暂时表现的心理特征，不能称为人格。例如，一个外向的学生不仅在学校里善于交往，喜欢结识朋友，在校外也喜欢与他人接触，扩大人际交往圈。人格的稳定性并不意味着人格是一成不变的，而是指较为持久的、一再出现的具有长久倾向性的东西。

3. 独特性

俗话说：人心不同，各如其面。不同的遗传、成长及教育环境，形成了个体的独特心理特点。由于人格结构组合的多样性，使每个人的人格都有特殊的特点。在日常生活中，每个人都各有其需要、兴趣、认知方式、情绪、意志及价值观。另外，人格还存在共性，人类文化造就了人性，表现为同一民族、同一阶层、同一群体的个体具有相似的人格特征。

4. 社会性

人格是在个体的生物遗传因素和社会因素基础上形成的，是个体的自然性和社会性的综合，其中以社会性为主。人格的社会性是指通过社会化把人变成社会的成员，人格是社会的人所特有的，"狼孩"和"狗孩"就不具有人格特质。

二、需要

（一）需要的概念

需要（need）是有机体对内外环境的客观需求在头脑中的反应，是人的一切活动的动力源泉。需要被认为是个体的一种内部状态，或者说是一种倾向，它反映个体对内在环境和外部生活条件的较为稳定的要求。需要是个体对自身与环境的依存关系的反映。一定强度的需要会使个体产生内驱力，进而推动个体的行为。需要具有指向性，指向某种对象、条件或活动的结果。需要也具有周期性，随着满足需要的具体内容和方式的改变而不断变化和发展。

（二）需要的分类

1. 按需要的起源不同可以分为生物性需要与社会性需要

生物性需要是个体维持生命和延续种族而产生的需求，又称自然性需要、生理性需要。需要具体包括人类个体对空气、水分、食物、睡眠、性、安全及排泄等的需要。人类满足生物性需要的水平受个体的生活条件的制约，其满足需要的方式受文化习俗和个人特点的制约。例如，不同地域的人类对不同食物的需求是不一样的。社会性需要是人类所特有的一类需要，它是从社会要求转化而来的。社会性需要是在生物性需要上发展起来的，与个体的成长环境和社会生活相联系，是后天形成的需要，如人对生产劳动、人际交往、知识学习、事物审美等的需要。

2. 按需要指向的对象不同可以分为物质需要与精神需要

物质需要是个体指向社会的各种物质产物，并以占有这种产物而获得满足的需求。产物既包括自然界的物品也包括社会文化物品。精神需要是个体指向社会的各种精神产品，并以占有这些产品而获得满足的需要，如对成就、荣誉、情感、创造等的需要。

（三）需要的层次理论

人本主义心理学家马斯洛将需求像阶梯一样从低到高按层次分为五个层次：生理需要、安全需要、归属与爱的需要、尊重的需要和自我实现的需要。

生理需要是直接与生存有关的需要。它具有自我保存和种族延续的意义，包括食物、空气、水、排泄、睡眠和性等的需要，其中最重要的是饥和渴的需要。

安全需要是指个体避免危险和追求生活有保障的状态，要求减低生活中的不确定性。在现代社会中，安全需要也包括工作稳定、有一定的储蓄、社会安定和平等。心理健康个体的安全需要一般都能得到充分满足，儿童和精神病患者，经常会有缺乏安全感的表现。

归属与爱的需要是指个体为了避免孤独感和空虚感，对依附于一定的组织、融入一个集体、与他人建立感情的需求。由于离婚和长期的群体关系瓦解等使人的归属和爱的需要不能得到满足，是当代社会中个人出现心理问题的一个原因。

尊重的需要是指个体为了稳定的社会地位，要求个人的能力和成就得到社会认可的状态。尊重的需要可分为内部和外部两种。内部尊重就是人的自尊，指个体希望在各种不同情境中有实力、能胜任各种工作。外部尊重是指个体希望有地位、有威信，受到别人的信赖和高度评价。尊重需要得到满足，能使个体对自己充满信心，对社会活动充满热情和动力。

自我实现的需要是指个体为了追求实现自我理想和创造产品的状态。自我实现是马斯洛个性发展理论中的最高理想和目标。具体是指希望实现个人理想、抱负，发挥个人的能力，接受自己也接受他人，解决问题能力增强，善于独立处事，完成与自己的能力相称的事务的需求。

层次越低的需要强度越大，人们优先满足较低层次的需要，再依次满足较高层次的需要。需要的满足过程是逐级上升的。当较低级需要满足后，就向高层次发展。这几个层次需要不可能完全满足，层次越高，越难满足，满足的比率越少。

三、动机

（一）动机的概念

动机（motivation）是指发动、指引和维持个体的活动，从而满足需要、达到目标的内部心理动力。动机具有激活、指向和维持或调整的功能。动机是人的积极性的一个重要方面，它能推动有机体产生活动。在动机的驱动下，有机体的行为将指向某个对象。当活动产生以后，个体是否持续进行，会受到动机的调节和支配。

动机是在需要的基础上产生的。当某种需要没有得到满足时就会推动人们去寻找满足需要的对象，从而产生活动的动机。需要是动机形成的基础，动机是需要的表现形式。

（二）动机的分类

动机对于个体活动有不同的影响和作用，因此可对动机进行不同的分类。

1. 根据动机的引发原因不同可以分为内在动机和外在动机

内在动机是由活动而引起个体的快乐和满足，它不需要外在因素介入。例如，孩子为了兴趣、充实自己而努力学习英文就属于内在动机。外在动机是由活动外部因素引起的，如有的孩子认真学习英文是为了获得奖学金。内在动机时间持续长，外在动机持续时间短。

2. 根据动机在活动中所起的作用不同可分为主导性动机和辅助性动机

主导性动机是指在活动中所起作用较为强烈、稳定，处于支配地位的动机。辅助性动机是指在活动中所起作用较弱、较不稳定，处于辅助性地位的动机。

3. 根据动机的起源不同可分为生物性动机和社会性动机

生物性动机是与人的生理需要相联系的，具有先天性，包括对食物、空气、水、排泄、睡眠等动机。人的生物性动机也受社会生活条件的制约。社会性动机是与人的社会性需要相联系的，是后天习得的，如交往动机、学习动机及成就动机等。

4. 根据动机行为与目标远近的关系可分为近期动机和远期动机

近期动机是指与近期目标相联系的动机；远期动机是指与长远目标相联系的动机。例如，有的学生努力学习，其目标是为期末考试获得好成绩；而有的学生努力学习，其目标是为事业发展做准备。前者为近期动机，后者为远期动机。远期动机和近期动机具有相对性，在一定条件下，两者可以相互转化。

（三）动机与活动效率

各种心理活动中都有一个最佳动机水平。动机缺乏或过分强烈，都会使工作效率下降。例如，活动动机很低，对工作持冷漠态度，工作效率是低的。当动机过强时，有机体处于高度的紧张状态，其注意和知觉的范围变得狭窄，反而束缚了个体正常认知过程，从而使工作效率降低。因此，为了使活动更加有效率，应避免动机强度过低或过高。

动机的最佳水平随任务性质的不同而发生变化。在比较容易的任务中，工作效率随动机的提高而上升；随着任务难度的增加，动机的最佳水平有逐渐下降的趋势，在难度较大的工作中，较低的动机水平更有利于任务效率的保持。

四、能力

（一）能力的概念

能力（ability）是顺利完成某种活动的必备的心理特征，是达成一个目标所具备的条件和水平。它具有两方面的含义：一是个人在行动上所表现出来的实际能力；另一种是潜能，是个人将来可能在行为上表现出来的能力。能力具有多样性，例如，高等教育的目标是培养学生的学术能力、领导能力、思维能力、学习能力及沟通能力等。

（二）能力的分类

（1）按倾向性可分为一般能力和特殊能力。一般能力是指在不同种类的活动中表现出来的共同能力。它是有效掌握知识和顺利完成技能操作必需的心理特征，主要包括观察力、言语能力、记忆力和思维能力，其中思维能力起着核心作用。一般能力与认识活动紧密联系，所以一般能力又称为智力。特殊能力是顺利完成某种特定操作所必备的能力，主要包括数学能力、音乐能力、绘画能力及空间能力等。

一般能力和特殊能力的有机结合是有效完成某种活动的必要保证。特殊能力的发展是在一般能力发展的基础上形成的，而各种特殊能力的发展又促进了一般能力的发展。

（2）按创造性大小可分为模仿能力和创造能力。模仿能力是指个体仿效他人的言行举止，进而做出与之相类似的行为活动的能力。通过模仿能使原有的行为得到巩固或改变，习得新的行为。创造能力是指个体在活动中能产生出具有社会价值的、独特的、新颖的观念、事物，以及产品的能力。

人们正是由于有了创造能力，才能在模仿的基础上有所突破、有所发展，社会才可能得以进步。模仿能力和创造能力二者是相互联系的，模仿能力一般都含有创造成分，而创造能力的发展需要模仿能力为基础。

（3）从认知对象的维度可分为认知能力、元认知能力、操作能力与社交能力。认知能力是指个体接受信息、加工信息和运用信息的能力。它包括观察能力、思维能力等，是完成各种活动所必备的最基本、最主要的心理条件。元认知能力是个体对自己的思维过程进行认知和调控的能力，是个体对自己的思维活动的体验、评价和监控能力。操作能力是操纵、控制和运动的能力，如运动能力、机械操控能力、制作能力等，是人们适应或改变环境、协调自己动作、掌握和施展技能所必备的心理条件。社交能力是参加社会生活，与周围人群相互交流，保持社会关系协调所需要的心理条件。

（4）根据在人生中的发展趋势及多维性可分为流体能力和晶体能力。流体能力也称流体智力，是指在信息加工和问题解决过程中所表现出来的能力，如对记忆、类比、演绎推理能力等。这种能力较少地依赖于文化和知识的内容，而决定于个人的先天素质。晶体能力也称晶体智力，是指获得语言和文学知识的能力。它决定于后天的学习，与社会文化有密切联系。

（三）能力的个别差异

1. 能力发展水平的差异

能力是一个人成才的重要因素，一般说来，一个成就高的人，总是具有较高的能力。心理学家经过大量的抽样测试，并加以科学的统计处理，发现能力水平在人群中表现为正态分布规律，即能力极高或极低者均占极少数，绝大多数人处于中间水平。

2. 能力类型的差异

人类能力的类型差异主要表现在知觉、记忆、言语和思维类型方面存在差异。知觉方面，有的人知觉的概括性和整体性强，但分析能力弱，属于综合型；有的人知觉的分析能力强，对事物的细节能清晰的感知，但对事物的整体知觉差，属于分析型。记忆方面，画家属于视觉型，视觉识记能力强；音乐家属于听觉型，听觉识记能力强。言语和思维方面，有的人属于生动的思维言语型，这种人在思维和言语中有丰富的形象和情绪因素，表达生动；有的人属于逻辑联系的思维言语型，这种人的思维和言语是概括的，其逻辑的联系占优势。

3. 能力表现早晚的差异

人的能力显露也有早晚之别，有些人在儿童期就表现出非凡的能力，常被称为"人才早熟"。但也有人能力表现比较晚，即所谓"大器晚成"。人才早熟的情况多出现于音乐、绘画、体育等领域，与良好的素质基础、家庭的早期教育和实践活动密切相关。中年成才的情况多出现于与生活经验相关的创造发明。大器晚成的情况多出现在需要较多积累的领域，如社会科学，与本人的主观能动性、社会制度等均有关系。

4. 能力的性别差异

女性在语言表达、短时记忆力方面优于男性，而男性在空间知觉、分析综合能力以及对实验的观察、推理和历史知识的掌握上优于女性。在记忆力方面，男性善于理解记忆、逻辑记忆能力较强，更偏重喜欢自然科学。而女性的机械记忆、形象记忆方面优于男性，叙述事件情绪色彩明显，感受性高，思维方式显泛化性，缺乏分析，容易受到暗示等。在操作能力方面，无论是速度与正确性，男性都明显优于女性，而在对细节的快速反应和知觉能力方面女性则很突出。

（四）影响能力形成和发展的因素

许多种因素影响着能力的形成与发展，既包括先天素质，也包括后天因素。实际上，能力是先天素质、环境、教育和实践活动等因素交互作用的结果。

1. 先天素质

先天素质是人们与生俱来的解剖生理特质，它包括感觉器官、运动器官及中枢神经系统的特点。它是能力产生和发展的自然前提和物质基础。没有这个基础，任何能力都无从产生，也不可能进步。听觉或视觉生来有障碍的个体，形成的音乐能力和绘画能力就会比较有限，几乎不能成为音乐家或者画家。

先天素质在能力形成中有重要作用，但并不能由此而得出能力由遗传的先天素质决定的结论。人的色觉敏感性是由遗传的先天素质决定的，色觉敏感性为学习画画提供了良好的自然条件，但这不能决定将来就一定能成为画家，因为成为画家还需要许多条件。

2. 胎儿期、婴幼儿期的营养和环境

营养状况对能力形成和发展具有重要作用，在胎儿期和早期儿童的成长过程尤为突出。胎儿生活在母体的环境中，这种环境对胎儿的生长发育及出生后智力的发展都有重要的影响。母亲怀孕期间服药、大量吸烟、酒精滥用、遭受过多的辐射、营养不良等，能造成染色体受损或脑细胞数目低于正常，使胎儿发育受到影响，甚至直接影响出生后婴幼儿的能力发展。例如，缺乏维生素 C、D 会造成胎儿肢体缺陷和学习能力降低。此外，良好的早期环境和教育可以促进能力发展。有研究发现，缺乏刺激的环境对儿童心理发展有害，例如，人际环境剥夺可以直接阻碍儿童能力的发展，自幼与世隔绝的孩子大多是智力发育不全者。教育包括早期教育和学校教育，美国心理学家布鲁姆（B. Bloom）通过追踪研究认为，如果把人在 17 岁时所达到的一般能力看作是 100%，那么从出生到 4 岁就获得了 50%，4~8 岁获得了 30%，8~17 岁获得了 20%。因此，环境和教育在能力发展较迅速的幼年期对个体影响最大。

3. 社会实践

社会实践对能力的发展具有重要影响，例如，不同职业的劳动实践因其特殊要求不同，制约着人能力发展的方向。

五、气质

（一）气质的概念

气质是人的心理活动和行为进行的速度、强度、灵活性及指向性等动力特征，它不以人的活动目的和愿望而变化。速度表现在个体感知觉的速度、灵敏性和注意力集中时间的长短、思维的快慢等。强度表现在个体情绪情感的强度、意志努力的程度。灵活性指表现在个体能够根据环境变化转换反应的能力，也称为应变能力。指向性指的是，有的人倾向关注外部事物，对人热情，善于交际，有的人倾向关注内部感受，不爱说笑，独善其身。

（二）气质学说

1. 体液说

人体内各种营养物质在肝中产生的各种液体总称为体液，分为胆液质、血液质、黏液质和黑胆质四种。它们贯穿于整个人生，在体内自然形成，对健康和疾病起很大的作用。体液在体内不断地消耗，又不断地产生，保持着一定的平衡状态，同时四种体液在不同个体身体中的比例不同，从而造就了不同个体的气质类型。根据四种体液在人体中存在的比例，可以将人的气质分为四种类型：胆汁质、多血质、黏液质及抑郁质。胆汁质的个体脾气急躁，心境变化剧烈，具有明显的外倾性，动作反应迅速。多血质的个体活泼好动、喜欢与人交往、注意力容易转移、兴趣和情感易变。黏液质的个体平静，克制忍让，生活有规律，做事有持续性，态度持重，但不灵活，注意力不易转移，因循守旧。抑郁质的个体行为孤僻、敏感细心、多愁善感、行动迟缓、优柔寡断，具有明显的内倾性。

2. 体型说

有心理学家根据人外层、中层和内层胚叶的发育程度将人体气质分成三种类型。内胚叶型的个体体态丰腴，其特点是：追求享受，好美食，好睡觉，寻求轻松的工作，好交际，行为随和。中胚叶型的个体肌肉发达，体型结实，其特点是：处事武断，过分自信，主动积极，强势。外胚叶型的个体体型高大纤细，体质虚弱，其特点是：遇事善于自制，对艺术有兴趣，倾向于智力活动，反应迅速，工作热心负责，易疲劳。

3. 血型说

有心理学家认为个体的气质与血型有密切关系，血型有 A 型、B 型、AB 型、O 型，与之对应气质类型也可分为 A 型、B 型、AB 型与 O 型四种。A 型气质的个体敦厚沉稳、顺从依赖、疑心、感情易冲动。B 型气质的个体感觉敏锐、镇静、外向喜社交、好管闲事。AB 型气质的个体具有 A 型气质和 B 型气质的综合特点。O 型气质的个体意志坚强、胜负心强、强势、胆大、喜欢指挥别人。

4. 特性说

有心理学家根据个体反应活动的特点，将人的气质类型划分成四类：活动型、情绪型、社交型及冲动型。活动型气质的个体喜欢挑战新任务，爱活动，不知疲倦，显露出一种强烈的上进心和自我实现的倾向。情绪型气质的个体情绪反应强度大，易出现喜怒无常的情况。社交型气质的个体追求与他人建立密切的交往关系，不喜欢孤单，与周围人相处很融洽，易于受外界影响。冲动型气质的个体缺乏抑制力，易出现经常坐立不安，容易分心，讨厌等待，倾向于不经思考就行动。

（三）气质的特点

人的气质类型无好坏之分，在评定人的气质时不能认为一种气质类型是好的，另一种气质类型是坏的。每一种气质都有积极和消极两个方面，在这种情况下可能具有积极的意义，而在另一种情况下可能具有消极的意义。例如，胆汁质的个体可表现为积极、热情的行为，也可能发展成为任性、粗暴、乱发脾气；多血质的个体情感丰沛，工作能力强，对于新环境适应力强，但做事容易注意力不集中，持久性不强。抑郁质的个体对环境和细小刺激的忍耐力差，容易产生疲劳感，但感情比较细腻，处事审慎细致，洞察力敏锐。气质不能决定人们的行为，是因为人们可以自觉地去调节和控制。

气质不能决定一个人活动的社会价值和成就的高低。抑郁质的个体可以成为文艺片中的主角，多血质和抑郁质的个体均可以成为喜剧片中的明星。气质类型的不同，并不影响他们在艺术上取得杰出的成就。气质可以推动心理活动，它使人的心理活动受到感染，却不诱导个体性格的倾向，不影响能力的发展水平。所以人的行为不是决定于气质，但是气质在人的实践活动中具有一定的意义。

六、性格

（一）性格的概念

性格是一个人在社会实践活动中形成的对现实世界的稳定态度，以及与之相适应的习惯化的行为方式。它是一种与社会相关最密切的人格特征，主要体现在个体待人接物的态度和言行中。

性格与气质有以下区别：首先，气质受先天因素影响大，形成较早，具有先天性；性格是后天形成的，形成较晚，具有社会性。其次，气质比较稳定，可塑性小；性格可塑性强，容易受到环境的影响。最后，气质无好坏之分，性格可以用好坏进行评价。

（二）性格的类型

性格是一种极为复杂的人格心理特征，所以至今还没有形成公认的分类标准。以下介绍几种常见的性格分类。

1. 理智型、情绪型和意志型

根据占优势的心理机能，可把人的性格分为理智型、情绪型和意志型。理智型的个体通常用理智来衡量信息，支配自己的活动。他们观察仔细入微，思维活跃，情绪稳定。情绪型的个体对情绪情感体验深刻，情绪易受环境影响而且多变，表现明显，他们有时缺乏理智的控制力，处理问题感情用事。意志型的个体做事情目标明确，主观能动性强，勇敢果断，坚定持久，自我控制良好，不易为外界因素干扰，这种个体会显得固执死板。

2. 外向型和内向型

根据心理活动倾向性，可以把人的性格类型分为外向型和内向型。外向型的人心理活动倾向于外部对象，表现为热情、开朗、大方，不拘小节，情绪表露明显，交际能力强，反应敏捷，环境的变化适应能力强，有自信，有时会表现出行为活动散漫、感情用事，缺乏自省的态度和行为。内向型的人心理活动倾向于内部对象，感情敏锐，处理问题小心谨慎，观察思考多而表露少，有时行动缓慢，不善言谈，适应新环境的能力差，重视别人对自己的评价。

3. 场独立型和场依存型

根据人们认知过程对外界环境的依赖程度，可将人的性格分为场独立型和场依存型两种。场独立型性格的个体在信息认知加工中对内在信息知识有较大的依赖倾向，他们的心理分化水平较高，在加工信息时主要依据内在标准，与人交往时也很少能理解对方的立场。场依存型性格的个体在加工信息时对外在环境参考有较大的依赖，他们的心理分化水平较低，处理问题时、与人交往时往往可以考虑对方的立场。

4. A 型性格、B 型性格和 C 型性格

根据个体对时间知觉上的紧迫感特点，可将人的性格分为 A 型、B 型和 C 型三种。A 型性格的个体有较强成就动机和进取心，具有实干精神，做事认真负责，竞争意识强，工作效率高，生活常处于紧张状态，社会适应性差，属于不安定人格。这类人往往是一些智力较高、能力较强的人，属于工作狂。B 型性格的个体是非竞争型的人，他们性情不温不火，行动悠闲，对工作和生活的满足感强，对挫折反应平静，属于较平凡之人。C 型性格的个体常把负性情绪藏在心里加以控制，不进行表露；生活和工作中缺乏主见；尽量回避冲突和争论，对权威妥协。

（三）影响性格形成的因素

1. 生理因素

个体的性格与生理基础有一定的关系。心理学家指出，性格一面有着先天的特点，另一面也有着为生活情况所展现的不同形式。在遗传因素的作用下形成的气质，按照个体的活动方式，使性格具有独特的色彩。例如，同样是乐于助人的性格特征，多血质的个体在帮助人时反应敏捷、热情主动，而黏液质的个体则沉着冷静，情感隐藏在心里。

2. 环境因素

环境的作用主要是通过家庭、学校、生活环境及工作实践来产生效果的。我国北方的女性和南方的女性的性格特征有明显的差别，北方气候干燥，多平原、山川，长期生活在北方的女性一般具有大方、开朗、坚强等性格特征。南方气候温和温暖，多河流，长期生活在南方的女性一般具有细腻、活泼和灵巧等性格特征。生活在大家庭中的孩子，大家庭中长期形成的家风、家规等自然地传给年轻一代，有助于他们形成良好的性格特征。但由于可能存在隔代溺爱，和在教育孩子问题上看法不一致，孩子往往难以形成一致的是非标准，并且会感到无所从，可能会形成焦虑不安、恐惧等不良的性格特征。

3. 自我调控因素

上述各因素体现的是影响性格的外部因素，外部因素是通过内部因素起作用的。人格的自我调控系统是性格发展的内部因素，自我调控系统以自我意识为核心。自我意识

是人对自身及自己同客观世界的关系的意识,具有自我认识、自我体验、自我控制三个子系统。同样处于逆境,为什么消极者表现为悲观、退缩、回避,而积极者表现为主动、奋发、争取,就在于两者内在自我调控的不同。由此看来,外部因素对性格形成的影响首先取决于个体对自己与外部因素之间的认识,而这正是个体自我意识这个内在心理因素的重要性的体现。因此,内在心理因素与外部因素的深度整合构成了个体的性格特征。

【本章小结】

人的心理是指个体在现实生活中对客观物质世界的主观反映过程,其具有生物和社会的双重属性。一般把心理现象分为心理过程和人格两个部分。心理过程包括人的认知过程、情绪情感过程、意志过程,即"知、情、意"。人格是个体区别于他人,在不同环境中表现一致的,相对稳定的影响个体表现倾向和行为模式的心理特征的总和,是个体由于先天素质和后天生活环境影响而形成的心理特点。心理过程的内在协调一致及人格的相对稳定是心理正常个体的根本特征。

【讨论题】

1. 心理的本质是什么?
2. 认知过程由哪些部分组成?
3. 情绪情感的联系与区别。
4. 意志行动的特征是什么?
5. 心理学范畴的人格是什么?它具有怎样的特点?

【推荐读物】

1. 〔美〕查理德·格里格 菲利普·津巴多. 心理学与生活. 王垒,王甦等译. 北京:人民邮电出版社,2003.
2. 张庆林,曹贵康. 创造性心理学. 北京:高等教育出版社,2003.
3. 彭聃龄. 普通心理学. 4版. 北京:北京师范大学出版社,2012.

(重庆医科大学 肖 宵)

第四章 心理发展与心理健康

【本章学习要点】

1. 心理发展的理论基础。
2. 心理健康的含义。
3. 心理健康的标准。
4. 不同年龄阶段的心理发展与心理健康。
5. 心理健康教育与促进。

随着时代的发展，人口的城市化和社会生活节奏的加快、竞争的日趋激烈及人际关系的复杂化，现代社会的人们在精神上承受着巨大压力，心理危机经常困扰着人们，由不良心理、生活方式和行为问题导致的疾病在逐渐增多，心理健康的重要性越来越受到人们的关注。当今人们不仅重视躯体的健康，而且越来越重视心理与行为的健康和社会适应的良好；不仅满足于物质生活的文明，更重视精神生活的文明和完美个性的塑造。因此，心理卫生工作的开展，有助于提高人们的心理健康水平，使人们更好地适应社会，维护身心的全面健康。

第一节 心理发展的理论基础

一、心理发展概述

（一）人的发展与生命周期的概念

人的发展是指个体从生物学受孕到生理死亡所经历的生命全程，即个体从受精卵开始到出生、成熟，直至衰老、死亡的发展过程，或将其称为生命周期（life cycle），包括生物学意义上的成熟和变化过程、个体年龄结构的过渡，以及不同年龄阶段社会经历的变化过程。犹如人的生物学过程所具有的生命周期一样，个体心理发展也有一定的发展阶段和规律。人的心身在生命进程中表现出质和量两个方面的发展变化，且与年龄有密切的联系，既表现出连续性，又表现出发展的阶段性，不同年龄阶段的个体表现出特定的生理、心理和行为特征。

（二）发展的基本观点

关于个体发展的观点有一个变迁过程，从早期的儿童发展论逐渐演变为毕生发展观。

近几十年来，在西方特别是在美国，关于心理毕生发展的研究报告和著作越来越多，主要观点有以下几点。

1. 发展是毕生的过程

发展与人的毕生相伴，由于遗传、生物因素及社会环境因素的共同作用，个体的生理、心理和社会行为在整个一生中按照一定的顺序和可预测的方式发展改变，并表现出相应的年龄阶段特征。每一阶段的发展都是奠定在前一阶段的基础上，前一阶段发展状况及发展任务的完成直接影响后一阶段的发展，个体一生的经验都对发展有重要意义。

2. 发展是多维的

发展的形式具有多样性，各种心理现象或同一心理现象的每个成分、特性及发展的进程各不相同，如能力可分为液体能力和晶体能力，两种能力有不同的发展速度，达到成熟和出现衰退的时期也是不同的，液体能力的发展一般在20岁以后达到高峰，30岁以后将随年龄的增长而降低，晶体能力在人的一生中一直在发展，只是到25岁以后，发展速度渐趋平缓。此外，发展的速率、时间和方式也因人而异，存在个体差异。

3. 发展是获得（成长）和丧失（衰退）的结合

发展不是简单地朝着功能增长方向的运动，而是一个有得有失的过程。任何发展都是新适应能力的获得，同时包含以前存在的部分能力的丧失。

二、心理发展的相关理论

众多的心理发展理论从不同方面探讨个体生命周期中的各个特定阶段的心理发展任务，其中最具影响力的理论是精神分析理论、行为主义理论和皮亚杰的认知发展理论。这些理论使心理学和教育工作者从不同视角来看待个体发展的历程。

（一）精神分析的心理发展理论

1. 弗洛伊德的心理发展阶段理论

弗洛伊德的心理发展理论主要指本我的发展，特别是性本能（力比多）的发展。力比多驱使人追求享乐和满足，特别是性的满足，在心理发展的每一个阶段都有一个特殊的身体区域成为力比多的兴奋和满足中心，个体心理的发展受力比多的驱动。该理论强调，在儿童早期，父母对力比多和攻击倾向的管理方式对其健康人格的发展起决定性作用。弗洛伊德根据不同年龄阶段的个体的力比多的兴奋中心不一样，把儿童心理发展分为口腔期、肛门期、性欲期、潜伏期、生殖期五个阶段（详见第二章医学心理学的主要理论流派）。

2. 埃里克森的心理社会发展理论

精神分析社会文化学派的埃里克森修正和扩展了弗洛伊德的理论，提出了心理社会发展理论，强调自我与社会环境的相互作用关系。埃里克森认为，发展持续人的一生，他从生命周期的视角将心理发展分为具有典型心理社会冲突内容的八个相互联系、渐成的发展阶段。每个阶段都有不同的心理危机，将其称之为"心理-社会危机"（psycho-social crisis）。危机的消极解决会削弱自我力量，阻碍对环境的适应；危机的积极解决则会增强自我力量，促进对环境的适应。

（1）婴儿期（0~1岁）：信任对不信任（trust vs. mistrust）。从出生到婴儿期，人生面临第一个危机：信任对不信任的危机。本阶段的主要任务是满足婴儿生理上的需要，发展信任感，克服不信任感，体验着希望的实现。当婴儿受到温暖、持续的照顾，需要得到及时满足，就会对周围人和自己产生基本的信任感。这样的孩子觉得世界是美好的，人们是充满爱意的，是可以接近的。从小没有得到充分关爱和照顾的孩子会产生怀疑和不信任，这些孩子在一生中对他人都会是疏远的和退缩的，不相信自己，也不相信他人。

（2）儿童早期（1~3岁）：自主性对怀疑和羞怯（autonomy vs. doubt and shame）。处于儿童早期的孩子将面临自主性对怀疑和羞愧的危机。这个阶段的儿童主要是获得自主感而克服怀疑和羞怯，体验着意志的实现。当父母鼓励儿童在安全条件下探索自我和环境时，就会发展起孩子的自主性。形成了自主性的儿童，觉得自己是独立的，善于自我表现，富于自信心。自信使他们能向艰难困苦挑战，并战胜它们，在以后生活中，将很愿意掌握自己的命运。这个阶段如果父母过度保护，不允许儿童进行探索，儿童不能获得个人控制感和对外界施加影响的认识，就会产生怀疑和羞怯。怀疑和羞怯的儿童将永远是追随者，他们依赖性强，缺乏果断性，对自己的能力缺乏自信。

（3）学前期（3~6岁）：主动性对内疚感（initiative vs. guilt）。学前期是主动性对内疚感的危机阶段。本阶段儿童的主要发展任务是获得主动感和克服内疚感，体验目的的实现。主动性与前一阶段的自主性在本质上是一致的，学前儿童从活动中认识自己，并在活动过程中产生强烈的自尊感。如果鼓励儿童进行各种各样的尝试，使他们体会到完成一项任务的喜悦，主动性就会得到发展。如果儿童的探索行为经常遭到禁止、过度批评甚至嘲笑，就会使他们产生内疚感，从而缺乏主动性，总是依赖别人。

埃里克森认为，这一阶段儿童的活动性和言语能力发展很快，活动范围大大扩展，好奇心很重，学习兴趣很高，是儿童形成主动性的关键时期。父母应耐心解答孩子提出的各种问题，鼓励孩子的探索行为，以充分发展其主动性。

（4）学龄期（6~12岁）：勤奋与自卑（industry vs. inferiority）。学龄期的儿童将面临勤奋与自卑的危机。本阶段的发展任务是获得勤奋感而克服自卑感，体验着能力的实现。进入学龄期后，儿童会认为自己没有什么做不了，他们开始与别的孩子展开竞争。他们不可避免地要把自己与同伴进行比较，比学习，也比在游戏活动中的表现。如果儿童能得到成人的支持、帮助和表扬，在任务中体验到成功，儿童就会形成勤奋感和对自己力量及能力的信任感。当儿童所做的努力受到过度批评或经历过多的失败，会使他们形成自卑感和对自己的天分和能力的低评价，不敢面对现实困难。

埃里克森认为，应该鼓励孩子努力取得成功，努力完成任务，用认可和赞美的方式培养良好的自我概念，激发他们的勤奋感和竞争意识，使孩子相信自己有能力完成任务。但儿童的勤奋感中也应该有适当的失败经验，以便今后能经受住失败的挫折，但又不能过于频繁地遭受失败，太过频繁的失败经历会让儿童产生自卑感。

（5）青年期（12~18岁）：同一性对同一性混乱（identity vs. identity confusion）。青年期的个体会遭遇建立自身同一性与克服同一性混乱的危机，是获得"自我同一性"的重要时期。本阶段的发展任务是建立同一性而防止同一性混乱，体验着忠实的实现。处于这个阶段的个体要面临的一个关键问题是"我是谁",个体尝试把与自己有关的多个层面统合起来,形成协调的自我整体,并且达到内部认识与自身外部特征相一致。即了解自己及自己与周围人、事、物的关系,认识自己的现在与过去、未来的关系。拥有整合特性的个体被认为是建立起了同一性,否则个体将可能出现同一性混乱,表现为:怀疑自我认识与他人对自己认识的一致性,不愿面对社会的挑战,没有明确的职业倾向,不愿接触异性以及缺乏时间观念等。

（6）成年早期（18～25岁）：亲密对孤独（intimacy vs. isolation）。成年早期的个体面临获得亲密与避免孤独的危机。本阶段的发展任务是获得亲密感而避免孤独感,体验着爱情的实现。埃里克森认为,这一时期的个体开始寻求一种亲密感,并在情感方面得到成长,这就需要与他人同甘共苦、相互关怀,形成一种"心理上的真正的、相互的亲密感",包括友谊和爱情。

在这一阶段不能形成良好的亲密感的人,不能与他人分享快乐和痛苦,不能与他人交流思想情感,就会离群索居,面临孤独的苦恼。他们可能经历了多次肤浅的关系,但从来没有在真正的密切关系中获得情感满足。

（7）成年中期（25～50岁）：繁殖对停滞（generative vs. stagnation）。成年中期的个体会遭遇繁殖与停滞危机。本阶段的发展任务是获得繁殖感而避免停滞感,体验着关怀的实现。在这个时期,男女建立家庭,他们的兴趣扩展到下一代。这里的繁殖不仅指个人的生殖力,主要指关心和指导下一代成长的需要。缺乏这种体验的人会沉浸于自己的天地中,过度关注自己或认为生活无意义,从而产生停滞感。

（8）成年晚期（50岁以上）：完善对失望（integrity vs. despair）。人生进入成年晚期,依然要克服完善与失望的危机。本阶段的发展任务是获得完善感和避免失望、厌倦感,体验着智慧的实现。当个体回顾自己所经历的人生有满足感,察觉人生充满价值和意义,接受现在的自我,平静地面对自然的疾病与死亡,即会获得自我完善感;反之,如一生积累了较多消极成分,会使人追悔过去,对人生感到厌倦和失望。

埃里克森没有把八个阶段视为完全独立的,他认为个体的发展是一个整体,每一阶段不仅要受前一阶段发展状况的影响,也对下一阶段的发展奠定基础。

（二）行为主义的心理发展理论

行为主义认为,心理发展是学习的结果,心理行为变化是基于经验或对环境的适应。华生、斯金纳、班杜拉等行为主义代表人物将发展看成是连续的,强调发展中量的变化。

华生关于发展的观点否认遗传的作用,夸大环境和教育的作用。他认为行为的产生是由刺激引起的,刺激来自客观而不是决定于遗传,因此行为不可能取决于遗传。华生认为,学习的决定条件是外部刺激,外部刺激是可以控制的,不管多么复杂的行为,都可以通过控制外部刺激形成。因此,华生十分重视学习,他认为后天学习对儿童心理发展具有积极作用,为其教育万能论提供了论证。

与华生的刺激-反应心理学不同的是,斯金纳区分出应答性反应和操作性行为。斯金纳把可观察到的刺激引起的行为反应称为应答性行为,把没有任何能观察到的刺激引起的行为反应称为操作性行为。斯金纳认为,人的大多数行为是操作性行为,行为后果决定这一行为在未来是否会重复出现,强化会增加行为未来发生的可能性,惩罚会减弱行为再次出现的可能性。斯金纳将强化分为"正强化"和"负强化",正强化是行为结果获得奖励,负强化是移除令人不愉快的事或物来进行奖励,以增加行为再次出现的可能性。在斯金纳看来,强化作用是塑造行为的基础,及时强化在行为发展中起着重要作用。

班杜拉是现代社会学习理论的奠基人,他强调观察学习的作用,即儿童通过观察和模仿他人的行为来学习和塑造行为,观察学习使习惯化的行为反应模式得以建立。班杜拉认为,强化可以是直接强化,即通过外界因素对学习者的行为直接进行干预,但是直接强化不是决定人的行为的唯一结果。强化也可以是替代强化,即学习者如果看到他人成功的或被奖励的行为,就会增强产生同样行为的倾向;反之,如果看到失败或受到惩罚的行为,就会削弱或抑制产生同样行为的倾向。强化还可以是自我强化,即行为达到个体自己设定的标准时,以自己能支配的报酬来增强和维持自己的行为。班杜拉从人的社会性角度研究学习问题,注意到人和环境的相互作用,替代强化和自我强化强调了个体的能动性和主动性。

(三)认知发展理论

皮亚杰的认知发展理论的核心是发生认识论,主要探讨人类认识(认知、智力、思维等的发生和结构)。他认为,人类的认识无论多么高深、复杂,都可以追溯到童年时期甚至胚胎时期。皮亚杰用"图式"来描述一个有组织、可重复的行为或思维模式,是认知结构的一个单元,一个人的全部图式组成其认知结构。皮亚杰认为,认知、智力、思维既不是起源于先天成熟,也不是起源于后天的经验,而是起源于主体的动作。这种动作的本质是主体对客体的适应,主体通过动作对客体的适应,乃是心理发展的真正原因。"同化"和"顺应"是适应的两种形式,"同化"是把环境因素纳入机体已有的图式或结构之中,以加强和丰富主体的动作,"顺应"是改变主体动作以适应客观变化。在皮亚杰看来,个体的心理发展是通过同化与顺应达到平衡的过程,个体在平衡与不平衡的不断交替中实现认知的发展。

第二节 心理健康概述

一、心理健康的含义

(一)健康的概念

健康(health)是一个综合的、历史性的概念,在不同的历史时期,人们对健康的认识和要求在不断变化、更新和扩展。随着"疾病谱"和现代医学模式的转变,人们对健康的理解逐渐深入,"健康就是没有病"的生物学概念已不能涵盖具有丰富内心世界的社会人的健康观。1948年,世界卫生组织在《世界卫生组织宪章》中提出了有关健康的认识:"健康不仅仅是没有疾病和虚弱的状态,而是一种在生理上、心理上、社会适应上都臻于完满的状态。"该宪章明确指出健康应包括生理、心理和社会适应等三方面,三者互为依存、密切联系,构成了健康的整体观。1990年,世界卫生组织在此基础上又增加了

"道德标准"，要求健康的个体还表现在不损害他人的利益来满足自己的要求，能够按照社会的道德规范和行为准则约束自己的行为。这进一步把健康的内涵扩展为躯体健康、心理健康、社会适应良好和道德健康，这四个方面是统一的整体，缺一不可，充分体现生理健康是物质基础，心理健康和社会适应是个体生存发展的需要，道德健康是整体健康的统帅。

（二）心理健康与心理卫生的概念

心理健康和心理卫生的英文均为"mental health"，但严格地讲，二者有区分。由于心理涉及的范围广泛，不同国家和学者对心理健康的观点不尽相同，所以到目前为止，心理健康尚无统一的定义。1946年，第三届国际心理卫生大会将心理健康定义为："所谓心理健康是指身体、智能以及情感上，在与他人的心理健康不相矛盾的范围内，将个人心境发展成最佳的状态。"显然，这一定义是指个体心理功能良好、心理活动协调一致的状态。但过分突出了个人体验，而且"最佳"状态的标准难以掌握。《简明不列颠百科全书》将心理健康解释为："心理健康指个体的心理在本身和环境条件许可范围内所能达到的最佳功能状态，而不是指绝对十全十美的状态。"英格里西（English）提出："心理健康是指一种持续的心理状态，当事人在那种情况下，能有良好的适应能力，具有生命的活力，并能充分发挥其身心潜能，这乃是一种积极丰富的生活，不仅仅是免于心理疾病而已。"综上所述，心理健康可理解为：以积极有效的心理活动，平稳、正常的心理状态对自身和不断发展的社会环境具有良好的适应能力和调控能力。

目前，心理卫生包括三层含义：一是指一门学科，即心理卫生学；二是指维持心理健康的措施，即心理卫生工作，即以积极有益的教育和措施，维护和改进人们的心理状态，以适应当前和发展的社会环境；三是指心理健康状态，即以积极有效的心理活动，平稳正常的心理状态，对当前和发展的社会环境具有良好的适应能力。由此可见，心理卫生比心理健康有更深、更广泛的内涵。

"心理卫生"这一词由国外引入，古罗马医生盖仑在其著作中叙述了关于"感情卫生或精神卫生"的问题。1843年，美国精神病学家斯惠特（W. Sweeter）撰写了世界第一部心理卫生专著，明确提出了"心理卫生"这一词。1906年，克劳斯登（Clonston）正式出版《心理卫生》一书，此名遂被正式采用。但心理卫生真正受到社会普遍关心和重视，并形成心理卫生运动是从20世纪初开始的，心理卫生运动的倡导者是美国的比尔斯（G. W. Beers），1908年3月比尔斯根据自己在精神病院的亲身感受和体会出版了一本书——《一颗失而复得的心》（*A Mind That Found Itself*）。在书中，他呼吁社会改善精神患者的待遇，从事预防精神疾病的工作，引起了社会上强烈的反响和重视。当时著名的精神病学家、精神生物学创始人迈耶（A. Meyer）读此书后，认为这就是心理卫生。比尔斯经过努力，在社会各方人士的支持和赞助下，于1908年5月创立了全世界第一个心理卫生组织——康涅狄格州心理卫生协会，该协会的宗旨有五项：保持心理健康；防治心理疾病；改善精神病患者待遇；普及关于心理疾病的科学知识；与心理卫生有关的机构合作。此后随着该协会活动范围的不断扩大，其影响与作用也日益扩大，从而奠定了心理卫生运动的坚实基础。1930年5月，在美国华盛顿召开了第一届国际心理卫生大会并成立了"国际心理卫生委员会"，其宗旨是：关心世界各国人民的心理健康，保持和增进对心理疾病、心理缺陷的研究、治疗和预防。1949 年，世界卫生组织总部建立了心理卫生处，这些组织的建立和相关纲领的颁布，积极推动了世界心理卫生运动的发展。

我国心理卫生事业开始于 20 世纪 30 年代，于 1936 年在南京成立了"中国心理卫生协会"，后来由于抗日战争爆发，心理卫生工作受到影响甚至完全停顿。直到 1985 年 9 月在山东省泰安市开会，重新成立了"中国心理卫生协会"。此后，心理卫生工作和各类学术活动在我国如雨后春笋般普及推广。

自 20 世纪 50 年代以来，随着现代医学模式的逐步建立，人们对健康概念认识的深入以及心理卫生事业本身的发展，心理卫生工作的内容已经突破了原有的局限，涉及更为广阔的领域。当今心理卫生的工作已不仅仅局限于对精神疾病防治，而是扩展到全社会的人群，转向健康人群的心理保健和社会人口的心理健康，使人们认识到只有从个体生命萌发之始就打好基础，逐步培养健康心理和完善人格，才能从根本上预防精神疾病、心身疾病和适应不良的心理行为发生。

（三）心理卫生的目标

心理卫生的中心任务是维护和增进人类心理健康，其工作目标有狭义和广义之分，狭义的目标是预防和矫治各种心理障碍和心理疾病。广义的目标是维护和增进心理健康，提高人们对社会生活的适应能力和改造能力。即根据不同群体和个体不同年龄阶段的心理特征与发展规律，运用心理学和心理卫生的理论和方法，通过各种有益的教育和训练及家庭、社会的良好影响等措施培养和维护健全的人格，促进个体健康成长，使其能以积极有效的心理活动、平稳正常的心理状态去适应当前和发展的社会及自然环境。

随着心理卫生运动的广泛深入，人们对心理卫生意义的认识得以深化，从而提出了心理卫生工作的"三级功能"，即初级功能——防治心理疾病；中级功能——完善心理调节，促进心理健康；高级功能——发展健康的个体与社会。"三级功能"的提出为心理卫生工作确立了更明确的奋斗目标。

二、心理健康的标准

国内外心理学工作者对心理健康的判断标准提出了不同的观点，但到目前为止，还没有一个大家公认的理想标准。其中，心理学家马斯洛和米特尔曼（Mittelman）提出的十项标准得到了较多认可：①有充分的安全感；②充分了解自己，并能对自己的能力做恰当的估计；③生活目标能切合实际；④与现实环境保持接触；⑤能保持个性的完整与和谐；⑥具有从经验中学习的能力；⑦能保持良好的人际关系；⑧适度的情绪发泄与控制；⑨在不违背集体意志的前提下有限度地发挥个性；⑩在不违背社会道德规范的情况下，个人的基本需求恰当满足。

我国的心理学家从适应能力、应激耐受力、自制力、意识水平、人际交往能力、心理康复能力和道德愉快等方面阐述了心理健康标准，主要集中在以下几点。

1. 智力正常

智力正常是人正常生活、学习、工作的最基本心理条件，是衡量人们心理健康的首要标准。凡是在智力正态分布曲线之内及能对日常生活做出正常反应的超常智力者均属心理健康的人。但是在智力正常的范围内，一个人智力水平的高与低，与他的心理健康水平并无明显相关。

2. 情绪良好

情绪良好是心理健康的核心。心理健康的人乐观、愉快、开朗、满意等积极情绪体验占优势，善于从生活中寻找乐趣，对生活充满希望。虽然有悲伤、忧愁、愤怒等消极情绪体验，但能够并善于从不良情绪状态中调整过来，情绪反应和现实环境相适应。

3. 人际关系和谐

和谐的人际关系是心理健康的必要条件，也是获得心理健康的重要途径。人际关系和谐表现为：①善于和他人交往，既有知己，又有广泛的朋友；②在与他人交往中能保持独立而完整的人格，有自知之明；③能客观评价别人；④交往中积极态度多于消极态度，如尊重、信任、友爱和赞赏等积极态度总是多于猜疑、嫉妒、畏惧和敌视等消极态度，能接受和给予关爱与友谊。

4. 适应社会环境

能否适应发展变化的社会环境是判断一个人心理是否健康的重要基础。心理健康的人，能与社会广泛接触，对社会现状有较清晰、正确的认识，其心理行为能顺应社会变化的趋势，勇于改造现实环境，以达到自我实现与社会奉献的协调统一；在行为方面，行为方式与年龄特点、社会角色相一致，行为反应强度与刺激强度相一致，能面对现实，适应环境，和社会保持良好的接触，能正确地认识环境、处理好个人和环境的关系；能了解各种社会规范，自觉地运用这些规范来约束自己，使个体行为符合社会规范的要求；并能动态地观察各种社会生活现象的变化，以及这些变化对自己的要求，以期更好地适应社会。

5. 人格完整和谐

心理健康的最终目标是培养健全人格。健全人格的主要标志是：①人格的各个结构要素都不存在明显的缺陷和偏差；②具有清醒的自我意识，有自知之明，能客观地评价自己，生活目标与理想切合实际；③具有积极进取的人生观和价值观，并以此有效地支配自己的心理行为；④有相对完整统一的心理特征。

三、心理健康的判断原则

心理健康的评判是动态而又复杂的问题，我们在理解和运用心理健康标准时应把握以下原则：首先，心理健康和不健康之间没有绝对的界限，而是呈现一种连续甚至交叉的状态，其标准的划分界定是相对的。其次，心理健康标准反映的是社会对个体适应环境所应有的心理状态的要求，不同时代、不同文化环境的要求有差异，企求一个绝对客观的划分标准是不现实的。此外，心理健康与否指的是较长一段时间内持续存在的心理状态和此状态下较为稳定的习惯性行为，而不是短暂、偶然的心理现象，偶尔出现的不健康心理或行为并不一定意味着心理不健康，故我们在运用标准判断一个人心理是否健康时，应该将其行为与其一贯行为表现联系起来进行综合评估。

第三节 不同年龄阶段的心理发展与心理健康

一、儿童期心理发展与心理健康

儿童时期一般指从出生到 11～12 周岁，通常分为乳儿期、婴儿期、幼儿期、学龄期几个阶段。这一时期是身体和心理发展最迅速、可塑性最大的时期，对今后的身心发展具有持久和深远的影响。各派心理学家都极为重视儿童时期的心理成长，认为儿童时期心理健康是一个人终生心理健康的基础。许多优秀的心理品质，如坚强的意志、良好的人际交往和社会适应能力等，也是以儿童和少年时期的心理健康发展为基础的。

（一）儿童期心理发展

1. 乳儿期

乳儿期指从出生到 1 周岁的儿童，这一时期身心发育是一生中最快的时期之一，神经系统的发育指数呈直线上升，运动能力已达到可以受意识控制的水平。此期的动作发展也非常迅速，从全身性、笼统散漫的整体动作逐渐分化为局部的、准确的专门化动作，学会了翻身、坐起、爬行、站立、行走，会双手及手眼协调地玩玩具，会表达需要和感情。

2. 婴儿期

婴儿期指从 1 到 3 周岁的儿童。此期的脑重已增至 1000 克左右，相当于成年人（平均脑重 1400 克）的 2/3。婴儿期是语言发展的关键期。记忆以无意识记、机械识记、形象记忆为主，情绪进一步分化，社会性情感增多，有了同情心、羞耻感、嫉妒心。自我意识开始发展，3 岁左右表现出一定的个性特征，运动功能进一步发展，扩大了生活范围。

3. 幼儿期

幼儿期指从 3 到 6 周岁的儿童。此期是智力、情感、意志、性格发展的重要时期。3 岁幼儿脑重已达成人的 3/4，神经纤维髓鞘基本形成，神经兴奋性逐渐增高，睡眠时间相对减少，条件反射比较稳定，大脑的控制、调节机能逐渐发展。感知觉迅速发展，思维具有形象性，出现了简单的逻辑思维和判断推理，具有丰富的想象力。由于感知能力和自我意识的发展，对周围环境产生好奇，模仿力极强。语言进一步发展，词汇量增长最快。情感体验丰富，富有易变性，容易受外界事物感染。活动的目的性、独立性逐步增加，活动能力增强，但自觉性、自制力仍较差。这一时期儿童有了自我概念，出现了独立意识，开始自行其是，表现出与父母对抗、不合作的行为，被称为"第一反抗期"。儿童在此期开始发展性别认同，已能区分男孩、女孩。

4. 学龄期

学龄期指从 6 到 11～12 周岁的儿童。此期儿童的脑发育已趋于成熟，脑的重量在 7 岁时已接近成人，除生殖系统外其他器官已接近成人，大脑皮层兴奋和抑制过程都在发展。感知能力发展迅速，记忆从机械识记向意义识记发展，思维形式由形象思维向逻辑思维过渡，开始掌握书面语言，词汇量不断增加，是智力发展最快的时期。行为自控管理能力增强，独立活动范围大。此期儿童从以游戏为主的生活过渡到以学习为主的校园学生生活，有极强的求知欲和想象力，情绪稳定性差，自我意识进一步发展，性格可塑性大。

（二）儿童心理发展中的常见问题

1. 感觉统合失调

儿童感觉统合失调是由于中枢神经系统不能对输入的各种感觉信息进行有效的应用和组织，使儿童表现出注意力不集中、胆小、孤僻、不合群、动作不协调、平衡能力差、反应迟钝等一系列症状。这些儿童智力发育正常，却有学习和行动方面的障碍。究其原因，专家分析认为是由于近几十年来都市化生活和小家庭造成儿童生活环境过于封闭，加之大人对幼儿过度保护，使孩子与外界交流过少，活动过少，缺乏身体多种感官和信息的输入。据不完全统计，我国目前有 10%~30% 的儿童有不同程度的感觉统合失调，以经济发达地区的儿童多见。纠正的方法是以游戏的方式对儿童进行一系列的行为和脑力强化训练。

2. 寄养问题

随着现代生活节奏加快，越来越多的年轻父母将养育孩子的责任转移给上一代。由于爷爷、奶奶的溺爱，容易使孩子产生"自我中心"意识，导致自私、任性等不良个性，且延缓了孩子独立意识和独立行为的发展。此外，孩子长期寄养在爷爷、奶奶家，父母和孩子缺乏沟通，容易导致亲子关系疏远，不利于孩子健康成长。

（三）胎儿期心理健康维护

生命从受精卵和胚胎发育开始，个体的心理健康从胎儿期就应予以重视。研究表明，胎儿成长除了受先天遗传、孕妇的年龄等因素的影响外，孕妇心理变化所引起的生理机制的改变直接制约着胎儿的健康成长。因此，胎儿心理健康主要是通过孕妇心理行为调节来实现的。

1. 注重孕妇的营养和保健

孕期营养全面合理是胎儿身心发育的重要保证。孕妇要制订合理的饮食计划，保证摄入充足的蛋白质、多种维生素和微量元素等。同时，注意适当参加体育锻炼和户外活动，放松身心，保证充足的睡眠，将有利于胎儿的正常发育。

2. 保持孕妇稳定愉快的情绪

孕妇的情绪状态不仅影响其自身的健康，对胎儿的发育和反应也有极大影响。许多研究表明，受情绪困扰的孕妇，容易在怀孕期和分娩期出现并发症。孕妇情绪过度紧张可使肾上腺髓质激素分泌增加，使孕妇心跳加快、血压上升，影响胎儿脑的发育，继而影响出生后小孩的智力；同时孕妇情绪过度紧张可能会造成肾上腺皮质激素分泌增加，影响胎儿上颌骨发育，甚至导致胎儿唇裂、腭裂畸形。严重焦虑的孕妇常导致流产、早产或难产，这种孕妇的胎儿不仅宫内运动多，出生后也常常多动、好哭闹、易激惹。因此，孕妇要保持良好而稳定的情绪，生活要有规律，尽量放松自己的心态，遇到不愉快的事，要及时调整不良情绪，丈夫和家庭的其他成员都应对孕妇体贴关心，使其保持良好的情绪。

3. 避免有害物质的刺激

孕妇要避免接触烟、酒、放射线照射等有害因素，防止滥用药物，应在医生的指导下正确使用药物。某些药物如抗癫痫药、抗精神病药等可引起胎儿畸形，大量饮酒可造成"胎儿酒精中毒综合征"，胎儿出生时矮小，体重轻，长大后智力低下，动作迟缓，有的还会出现小头、心脏缺陷等畸形。怀孕的前3个月，如感染风疹病毒或弓形虫等，容易造成胎儿发育不良、畸形或死胎等。

4. 科学地进行胎教

胎教作为促进胎儿心理健康的基本形式，是有针对性地给予适当合理的信息刺激，如积极的言语、音乐、动作刺激等，促进胎儿大脑、躯体运动、感觉及神经系统功能的成熟，使胎儿在生理和心理上得到发展，为出生后接受各种刺激的训练打好基础，以更好地适应未来的自然环境和社会环境。目前，主要用的胎教方法是：①音乐胎教：优美、轻柔的音乐使孕妇产生恬静的美感和愉悦的情绪，产生良好心境，并将这种信息传递给胎儿，不仅可以改善胎儿大脑功能，而且有助于胎儿情绪的丰富和稳定，促进胎儿心理的发展。②运动胎教：对胎儿进行抚摸训练，刺激胎儿活动，可促进胎儿触觉、平衡觉、肢体运动的发展，为出生后的协调运动打好基础。但早期有宫缩者禁用此法。③父母在孕期经常与宫内的胎儿"聊天"，进行情感交流，有利于胎儿听力、言语与智力的发育。

（四）乳儿期心理健康维护

1. 提倡母乳喂养

母乳喂养不仅可以供给孩子更好的物质营养，有利于消化吸收及大脑发育，可增强乳儿的免疫力和促进其智力发展；更重要的是通过母乳喂养可增加母亲和孩子在视、听、触摸、语言和情感方面的沟通，密切母子之间亲密的依恋关系，有利于神经系统的发育和心理健康。

2. 重视乳儿的情感需求

乳儿有强烈的依恋需要，这一时期与孩子进行良好的情感交流，有利于其形成基本的信任感。故父母应以慈爱的方式满足儿童的生理需要，与孩子建立亲密的情感联系，尤其是母亲的爱抚对孩子心理健康发展至关重要。实验证明，拥抱、抚摸能促进儿童脑和心理发育，母亲要与乳儿进行体肤接触，如经常抚摸、搂抱、轻拍孩子让孩子享受爱抚，以缓解其"皮肤饥饿"，满足孩子依恋的情感需要。有研究者发现，孤儿院、育婴院的小孩，除了喂奶、洗澡、换尿布时与照顾者有短暂接触外，几乎很少与他人有情感交流，这些孩子表现出明显的生理发育缓慢、语言发育迟缓、孤独，对照顾者没有兴趣，长大以后这些孩子也更多地表现出社会性不够成熟，过分依赖成人，攻击性强，有欺骗及破坏行为。而很早被收养，生活在完整家庭中的儿童，若能重新得到母爱和关心，其情绪、社会性和认知能力都能得到正常的发展。

3. 适宜的信息刺激

孩子出生后应有意识地为其提供适宜的视、听、触觉刺激，既能明显提高乳儿感觉和动作发展，又能促进智力的发展，如悦耳的响声、优美的音乐、色彩丰富的图片等。但是乳儿环境的刺激应适量，过于丰富多彩的超量刺激会令孩子烦躁不安，影响其睡眠及正常发育。

4. 正确进行动作及言语的训练

要为儿童提供足够的活动空间。2~3个月的孩子可帮助其做被动体操，空腹时训练俯卧和逐渐俯卧抬头；4~5个月的孩子可在俯卧基础上训练四肢运动，帮助其学习翻身；6个月以后训练孩子用手握东西；10个月以后训练孩子站立、逐步走路。这不仅有利于大脑的发展，也有益于小脑发育，可使小孩动作更灵活协调。乳儿的言语训练从3~4个月开始，可面带笑容逗引孩子"咿呀"发声；6~7个月开始用简单的词语通过反复重复教孩子说话；7~8个月的孩子能听懂成人说出的某种物体或动作的词；10~11个月开始逐步懂得词的意义。

（五）婴儿期心理健康维护

1. 加强口头言语训练

婴儿期的言语中枢已趋向成熟，应让儿童接触正常的语言环境，父母要创造语言交流的机会，鼓励孩子多说话，多与他们交谈。成人在与孩子交谈时说话要规范，尽量少用儿语及方言，而且训练孩子说话要有耐心，讲究方式方法，更不要让孩子接受消极暗示，如"怎么这么笨"。这些语言会压抑孩子的说话动机。

2. 促进运动和智力的发展

运动训练有益于脑的发育和动作的协调。对心理发展具有重要意义的动作是精细运动和独立行走，所以可通过搭积木、装拆变动玩具训练手的精细运动，并让他们参加走、跑、跳、攀登等活动，可以多做滑板、平衡、球类等运动促进脑的发育，使孩子的肢体运动更加灵活，同时也培养儿童勇敢、坚强的心理素质，训练期间多给予鼓励，培养儿童的兴趣。婴儿期有了明显的求知欲和好奇感，孩子喜欢问，喜欢触摸新奇物件，对任何现象都想知道为什么，父母要耐心、适当地解答，力求用儿童能理解的语言或动作形象地解释，并注重形象思维的培养。

3. 培养良好的习惯

科学的行为训练，良好的习惯培养，有助于儿童独立性的形成及健全个性的发展。婴儿期良好习惯的培养主要包括：①饮食习惯：定时定量用餐，独立用餐，不偏食，少零食，不边吃边玩；②睡眠习惯：养成良好的睡眠节律，每天定时睡眠，不附加种种条件（如睡眠时要人陪、拍着、摇着、哼着、开灯等）；③卫生习惯：训练婴儿对大小便的控制及排泄等卫生习惯，训练时要耐心和蔼，过于严厉或过于松弛的训练都不利于儿童好习惯的养成，避免埋怨和斥责，可适当采用正强化和负强化的训练方法进行。

（六）幼儿期心理健康维护

1. 开展丰富多彩的游戏活动

游戏不仅是幼儿的主导活动，也是幼儿教育的主要手段，它对幼儿心理成长的促进作用是全面的，此期游戏形式主要有创造性游戏、活动性游戏、教学游戏等。儿童通过游戏活动进行娱乐、学习、认识世界和社会交往，游戏活动是促进幼儿认识、情感和意志发展的重要手段，也是培养孩子学习兴趣和创造能力的重要方式，有利于儿童心身健康发展。首先，游戏具有社会性，它是人社会活动的一种初级模拟形式，反映了儿童周围的社会生活，儿童在与成人交往中，渴望参与成人的一些活动，可又受到身心发展水平的限制，游戏恰恰解决了这一矛盾。其次，游戏是想象与现实生活的一种独特结合，儿童在游戏中既可以充分展开想象的翅膀，又能真实再现和体验成人生活中的感受和人际关系，认识周围的各种事物。最后，游戏是儿童主动参与的、伴有愉悦体验的活动，有利于缓解儿童的负性情绪。此外，游戏可增加儿童知识，通过各种动作练习使其肢体活动更协调灵活，同时也有利于培养协作能力和良好的个性品质。

2. 父母的言传身教作用

家庭气氛、父母的言谈举止对幼儿心理发展有重要影响，夫妻恩爱，构建温馨和睦的家庭环境有利于培养幼儿良好的情感和性格。幼儿言语、行为中有许多模仿，与孩子接触最频繁的父母是孩子的第一任老师，所以父母要以身作则，注意自己的言谈举止，为孩子塑造良好的观察和模仿的榜样，有助于促进幼儿心理健康。幼儿期是人格形成的重要时期，家庭成员对幼儿的态度、他们在家庭中的地位和扮演的角色，都将对其成人后的人格产生重大影响。因此，父母对幼儿不能过度保护和溺爱，要摆正孩子在家庭中的地位，避免孩子形成自我中心、无礼、自私、任性及懦弱等不良人格。

3. 正确对待幼儿的独立愿望

幼儿独立愿望增强，这是自我意识发展的表现，有积极意义。对幼儿的独立愿望要因势利导，父母要尊重其独立人格，支持合理的独立性，对孩子的正确行为要及时表扬予以强化；正确对待幼儿的无理取闹和过失，接受幼儿不同的反抗方式，对不合理的违抗和非分要求，不能无原则地迁就，要讲道理，进行正确的引导，不要强加压制、训斥或干涉，以免损害孩子的自尊心。

4. 重视智力的开发

幼儿期进行科学的早教和智力的开发对儿童的智力培养十分重要，通过玩游戏，使其智力得到开发，增强了动手能力，并和其他小朋友团结协作，加强了与社会接触和人际交往。此外，要重视与幼儿的语言交流，通过讲故事、唱歌、玩游戏等促进幼儿的语言能力发展。

5. 重视幼儿正确的性别角色培养

儿童在3周岁以前逐渐意识到自己的性别，知道自己是男孩还是女孩，这是对自己的性别产生了认同。重视幼儿性别角色的培养，对孩子的穿着打扮要与性别身份相一致，对预防成年后的性心理变态有重要的意义。

（七）学龄期儿童心理健康维护

1. 学校生活的适应

此阶段孩子以学校生活为主，随着活动场所的扩大，凡是有影响力的集体活动，都会对儿童产生作用，表现出极大的可塑性。要注意小学生入学的适应，帮助儿童尽快熟悉学校环境、学校纪律、任课教师和同学，尽快适应学校生活。

2. 注意培养学习方法

根据儿童心理发展规律合理安排教学内容、教学方法，创造轻松愉快的学习氛围，时刻进行鼓励和表扬，培养孩子的学习兴趣。要启发式地向儿童提问题，引导儿童去发现问题和探索问题，促进儿童思维能力的发展，通过玩游戏、讲故事和表演等培养想象力、观察能力及创造能力，开拓创造性思维，引导儿童要有正确的学习动机、良好的学习习惯和方法，培养儿童独立生活和分析解决问题的能力。

3. 社会适应性的培养

在保证完成学习任务的同时，鼓励孩子积极参加文体娱乐和社会实践活动。鼓励儿童帮助朋友，培养相互谦让的品质，学习遵守规则，学习与人相处，加强素质教育，注意"情商"的培养，有利于儿童社会适应能力的提高。

4. 防止不良行为的发生

这一阶段的儿童对周围环境好奇，对社会现象的辨别力较差，自我调控能力不够完善，容易模仿学习到一些不良行为。因此，在心理卫生教育时应帮助他们分析社会上存在的各种现象，并给予正确引导，防止不良行为发生。家长和学校要做到及早发现儿童说谎、逃学、偷窃等不良行为，及时纠正。

二、青少年期心理发展与心理健康

青少年期一般指11~12岁到17~18岁这一年龄阶段，是个体从童年到成年的过渡时期，这一阶段个体的生理和心理要经历很大的变化，也是人生发展中最具有复杂性和不平衡性，最易产生各种矛盾的阶段。由于此阶段身心发展不平衡，使青少年面临种种心理危机，并出现一些心理及行为问题，所以又被称为"困难期""危机期"。

（一）青少年期身心发展特点

1. 体质发育快，生理机能不断成熟

青少年在生理上发生剧变，身体迅速长高，达到人生发育的第二高峰，身体各个器官的生理功能不断成熟，特别是生殖系统的功能迅速成熟，性激素的分泌使男女两性出现第二性征。大脑和神经系统发育基本完成，第二信号系统作用显著提高。

2. 心理功能不断完善，心身发展不平衡

青少年的认知活动具有一定精确性和概括性，意义识记增强，抽象逻辑思维占主导，思维的独立性、批判性有所发展，逐渐学会了独立思考问题，但由于知识经验少，对事物的认识常常有很大片面性。情绪活跃，但不稳定，容易冲动。与生理发育相比，青少年心理发育存在滞后性，心身发展不平衡使青少年容易产生种种矛盾。

（1）闭锁性与开放性的矛盾。青少年内心丰富了，但由于自尊心强，加之对外界不信任和不满意，他们的思想情感、个人秘密不愿轻易向他人吐露，渐渐将内心封闭起来。这种闭锁性导致他们与父母及其他人之间产生距离，使他感到非常孤独和寂寞，希望有人关心理解他们，因此在表现出闭锁的同时又表现出明显的开放性。

（2）独立性与依赖性的矛盾。随着青少年身心的发展，成人感迅速增强，竭力想摆脱父母及成人的管教，强烈要求自作主张，表现出极大的独立性和心理"断乳"愿望。然而他们对父母、成人及长辈又存在较多的依赖性，在经济上大多依靠父母，对家庭的依赖仍然存在，如重大抉择需要听从父母的意见等。

（3）理想与现实的矛盾。青少年想象丰富，胸怀远大的理想与信念，对未来充满美好的向往。然而他们又是急躁的理想主义者，对现实生活中可能遇到的困难和阻力估计不足，以致在升学、就业、恋爱等问题上遭受挫折时，容易引起强烈的情绪波动，出现严重的挫折感，甚至悲观失望或陷入绝望境地而不能自拔。

（4）性意识与道德规范的矛盾。青少年时期，身体发育接近成人，随着第二性征的出现，性意识的觉醒，产生了对异性的爱慕，会出现盲目早恋和冲动性的异性交往行为，此时青少年思想尚未成熟，道德观念不强，意志力薄弱，强大的生理冲击力有时会使他们做出违反道德规范的行为，给身心健康带来严重的不良后果。

（二）青少年心理发展中的常见问题

1. 亲子关系带来的紧张和苦恼

青少年由于自我意识增强，社会活动范围增大，知识面拓宽，逐渐意识到自己已长大成人，他们希望获得成人的某些权利，渴望家长能给予他们成人式的信任和尊重，对父母过多的管束和无微不至的照顾产生抵触。加之两代人之间存在代沟，若沟通不良，会引起相互之间的隔阂，造成亲子关系紊乱，给青少年带来苦恼和心理冲突，甚至是青少年离家出走等问题行为的原因。

2. 对性成熟的不安和恐慌

青少年对性成熟而导致的月经来潮、遗精，以及随之而来的性意识和性冲动产生不安和恐慌，引起困惑、紧张、反感甚至疑病观念。由于性的逐渐成熟，青少年对异性产生了好奇和兴趣，滋生了对性的渴望，但又不能公开表达这种愿望和情绪，会使其体验到强烈的冲击和压抑，常常因此出现烦躁、焦虑等不良情绪。

3. 社会生活的挫折和失意引起的不良情绪

青少年对现实容易理想化，加之缺乏承受压力和克服困难的意志力，在学业成绩、人际交往、恋爱等方面遭受挫折和失意时，极易产生强烈的抑郁、焦虑等不良情绪甚至造成心理障碍。

（三）青少年心理健康维护

1. 正确对待和指导青少年的独立性

青少年期是心理上的"断乳期"，被称为"第二反抗期"。反抗期是青少年自我意识发展、成人感出现所带来的心理和行为表现，是发展中的正常现象。此期青少年的自我意识迅速发展，使其具有强烈的独立愿望，希望按照自己的意愿行事，不愿听取父母、教师及其他成人的意见，常处于一种和成人相抵触的情绪状态。对此，家长和教师不能简单地禁止或粗暴地压制，应给予耐心的解释、合理的疏导，尊重他们的独立性和主动性。父母和教师应信任他们，以平等民主的态度耐心听取他们的想法，尊重和支持青少年的合理意见，并给予他们必要的引导和教育，改变他们不成熟的想法。同时，指导青少年认识到自己不成熟的一面，重视父母的经验，尊重父母。

2. 科学的性教育

性是最困扰青少年的问题之一，由于对青春早期出现的第二性征及性冲动、性要求的好奇和不解，青少年常会产生一些错误的认识和不必要的紧张、恐惧，如对月经初潮或首次遗精的困惑和惶恐，对手淫后的焦虑、悔恨。因此，应及时地对青少年进行科学的性教育，使他们正确了解性生理、性心理等知识，消除他们对性生理和性心理现象产生的神秘、好奇、焦虑和恐惧感。同时，要进行性道德教育，树立正确的性道德观念，引导男女之间广泛地健康交往，防止早恋。

3. 培养情绪调节能力

青少年身心发展的不平衡性决定了他们情绪的不稳定性，容易冲动，不善于用理智控制自己的情绪，易出现极端化的倾向。所以要让青少年学会调控自己的情绪，引导青少年学会用客观的、发展的观点去看待周围世界，正确面对现实，逐渐纠正他们偏激的认识，使青少年情绪倾向于成熟。

4. 引导青少年正确处理人际关系

使青少年了解人际交往的重要性，乐于与人交往，掌握人际交往的技巧。在人际交往中客观地认识自己和评价别人，树立正确的友谊观，妥善处理各种人际矛盾。提高青少年辨别是非的能力，与具有正确世界观和人生观的人交朋友。此外，引导他们妥善处理好和父母、老师之间的关系，消除心理代沟。

三、青年期心理发展与心理健康

青年期一般指 17～18 岁到 35 岁这一年龄阶段，这一时期，个体的身心发展趋于成熟稳定，开始全面适应社会生活，也是人生的黄金年龄阶段。

（一）青年期身心发展特点

1. 生理发育成熟

身体各器官、系统的生理功能逐渐成熟且趋于稳定，达到最佳状态。身高达最大值，脑的形态和功能已趋向成熟。这一时期疾病发病率最低，进入身体健康的顶峰时期。

2. 心理能力逐渐发展

认知、情感、意志和人格发展日趋完善，主要表现为以下特征。

（1）认知语言能力成熟。认知旺盛、富于幻想是这个时期的特点。青年抽象逻辑思维能力和注意稳定性日益发达，想象力和观察力更有目的性和系统性。积累了丰富的词汇，口头语言表达趋于完善，书面语言表达基本成熟。

（2）情绪情感丰富强烈但不稳定。青年的情感体验进入最丰富的时期，由于青年期接触了大量新生事物，情绪反应强烈但不稳定，有时出现明显的两极性。但情绪的自我控制能力随年龄增长不断提高。

（3）意志发展迅速。表现在自觉性和主动性增强，自我教育能力增强，能根据所学专业和将来从事的工作规划自己的学习生活。随着知识和经验的增加，行为的果断性、坚持性和自制力有所增强。但意志水平不稳定，情绪好，则意志水平高；反之，则意志消沉。

（4）人格逐渐成熟。青年期是人格形成与成熟的重要时期。自我意识趋于成熟，自我评价能力增强，既能借助一定社会评价认识自己，又不完全依赖于别人的评价，表现出明显的独立性和自信心。自我同一性逐步确立，形成相对稳定的人生观、价值观，兴趣、性格也趋于稳定。能力发展到一个新的水平，概括能力、解决问题的能力全面提高。

（二）青年心理发展中的常见问题

1. 社会适应问题

青年期自我意识趋于成熟，独立感与自信心越来越强烈，但心理上的成熟并不意味着社会性的成熟。由于他们缺少社会经验，有时有不现实的想法，在独立处理各种社会关系、承担社会责任和义务过程中，常常会面临各种挫折和人际关系的矛盾，为此感到苦闷、自卑甚至影响心身健康。

2. 情绪情感问题

青年人富有理想，但由于认识上的局限性，不善于处理情感和理智的关系，当客观现实和理想脱离时，会出现强烈的情绪反应，表现为怨天尤人，以致消极颓废甚至萎靡不振。

3. 性的困惑问题

由于青年期性心理成熟相对滞后于性生理成熟，是发生性及相关心理卫生问题的高峰期，主要表现为对性的好奇与敏感、性欲冲动的困扰、异性交往问题。性冲动是男女青年生理心理的正常反应，由于部分青年对性知识了解不多，对发生的性幻想、性梦、手淫持反感否定的态度，形成强烈的心理冲突。此外，不善于和异性交往也是青年烦恼的主要原因。

（三）青年期心理健康维护

1. 培养良好的社会适应能力

青年期仍处于人生发展阶段，当面对复杂的社会环境的挑战时，因对事物、人际关系的复杂性认识不足和处理不当而带来许多适应性问题，出现心理冲突和困扰。因此，应引导青年正确、客观地认识和分析自己各方面的条件和能力，帮助他们及时调整对现实的期待和态度，将奋斗目标建立在自己经过努力可以达到的范围之内。社会应为青年提供更多参加交往的机会，促进青年之间相互交往，学习人际交往技巧，提高人际交往能力，使其建立良好的人际关系，更好地适应社会环境。

2. 做好青年择业的心理指导

青年处于择业的关键时期，在择业过程中常表现出一些共同的特点，如理想和现实的脱离、面对机遇挑战和激烈竞争的情感矛盾、意志动摇等。所以要引导青年正确认识自我，端正职业态度，纠正职业意识的偏差，处理好理想和现实需要的关系，培育对职业的兴趣，使其能充分发挥自己的潜能，创造性地开展工作，促进职业生涯的顺利发展。

3. 保持积极稳定的情绪

青年人情绪反应强烈但不稳定，因而要引导他们注重自身修养，树立正确的人生观和世界观，这是保持稳定心理状态的基础。与此同时，让青年学会和掌握心理疏导的方法和技巧，如常见的情绪合理宣泄法、放松法，在复杂的社会生活和人际交往中提高青年人心理调节能力。

4. 引导性心理健康发展

青年正处于性生理、性心理不断成熟完善的时期，在这一阶段，首先，要对青年进行健康的性科学教育，使他们了解性生理、性心理的发展，对性的问题有一个与年龄相适应的科学认识，培养正确的性知识和性道德行为准则。其次，帮助青年正确理解性意识的发展，处理好性欲、性冲动和生活之间的矛盾，提高青年人自身调控能力，鼓励他们参加有益的形式多样的集体活动。最后，增进男女正常交往，促进身心健康。

5. 树立正确的恋爱观

恋爱是青年人的一个主要问题，恋爱的不顺利和挫折，易造成情绪波动或出现不良后果。要教育青年树立正确的恋爱观和婚姻观,处理好恋爱、婚姻与家庭的关系,在恋爱和婚姻中相互尊重理解,坦诚对待对方,不断地学习解决家庭问题、维持幸福婚姻的技巧和策略,摆正恋爱、婚姻在工作和生活中的位置。同时,青年要提高应变能力,正确对待和处理恋爱婚姻上的挫折,不会因这种挫折而一蹶不振。

四、中年期心理发展与心理健康

中年期一般指35~60岁这一年龄阶段,是从青年到老年的过渡时期。中年期是一生中发展最成熟、工作能力最强,同时也是社会负担和心理压力最大的年龄阶段。

随着人均寿命的增加,以及现代青年结婚年龄和生育年龄的推迟,对传统中年期的认识也在逐渐改变。因此,对中年期的年龄划分具有相对性,对不同个体而言,应因人而异。

(一)中年期身心发展特点

1. 生理功能从成熟走向衰退

进入中年期以后,个体各个器官系统的生理功能逐渐出现下降趋势,如体重不断增加,身体发胖,头发逐渐变白变疏,颜面部、颈部和手部皮肤变得粗糙,听力、视力逐渐下降,患各种疾病的可能性也日益增长;并出现更年期身心反应,更年期是生理和心理上呈现衰老过程的一个起点,属于自然生理现象,男女均有更年期,女性反应较明显。

2. 心理功能继续发展和成熟

中年期的心理功能仍在继续发展,并呈现以下特点:

(1)智力发展到最佳状态:中年人的知识积累和思维能力已达到较高的水平,智力发展到最佳状态,知识经验丰富,有较强的分析解决问题能力,是最容易出成果和获得事业上成功的阶段。

(2)情绪趋于稳定:中年人比青年人处理问题更加稳妥成熟,更善于控制自己的情绪,较少有冲动性。

(3)个性的成熟与稳定:人到中年,心理发展已进入成熟期,情绪稳定,形成了稳定的人生观和价值观,自我意识明确,个性稳定,精力充沛,做事具有更强的目的性,了解自己的才能和所处的社会地位,善于决定自己的言行,遇挫折不气馁。

(二)中年人心理发展中的常见问题

1. 家庭与事业的矛盾

中年人要在事业上有所发展,需要一个安定、和睦的家庭作为后盾,事业的成功和发展有助于家庭的稳定。然而家庭和事业对中年人的要求和期望,又形成一对矛盾。中年人除了要应付日益繁忙的工作外,上要奉养父母,下要抚育儿女,经济负担重、家务繁忙,由于时间和精力有限,在精神上、体力上都会承受相当大的压力,出现力不从心的现象,甚至会精疲力竭。由于长期承受超负荷的压力,容易产生焦虑、抑郁、愤怒和心理失衡等不良情绪,如果不能及时调整自身的心理状态,可能导致心理或躯体疾病的产生。

2. 人际关系的矛盾

中年期社会角色的多重性,是人际关系最为复杂的时期,在工作中要处理好上下级、同事之间的关系,在家庭中要处理好父母、子女及亲属之间的关系,如果处理不当,容易产生矛盾，带来心理上的压力。

3. 更年期反应

更年期是中年进入老年之前的生命转折时期，人进入更年期，由于性腺功能的衰退，机体内分泌和自主神经功能发生改变，可出现不同程度的情绪改变，如焦虑、抑郁、疑病和猜疑等心理反应。

（三）中年期心理健康维护

1. 构建和谐的家庭

人到中年，上有父母，下有子女，正确处理好夫妻及与父母、子女的关系，有利于促进心理健康。因此，中年人要积极主动地承担家庭责任，处理好家庭各种矛盾，多与老人进行情感交流和沟通；增进夫妻间的"交流沟通"；采取良好的子女养育方式，使子女健康成长，促进家庭幸福。

2. 保持和谐的人际关系

中年人是社会各行各业的中坚，竞争激烈，工作负担重，人际关系错综复杂，能否与周围的同事或朋友和谐相处，并从中吸取力量，成为心理健康必不可少的组成部分。中年人要妥善处理好各种人际关系，学会交往技巧。在交往中保持独立而完整的人格，宽以待人，友好相处，既乐于帮助他人，也乐于接受他人的帮助，建立良好的人际关系。

3. 保持心态平和，避免心理负荷过重

中年人处于事业的顶峰，工作压力大，社会责任重，容易超负荷工作，造成心身疲劳，不利于心身健康。因此，中年人在工作上要量力而行，尽力而为，注意劳逸结合，切忌长期超负荷工作；保持心态平和，淡泊名利，陶冶情操；学会自我放松，及时进行自我心理调节，学会减轻压力，防止过度疲劳。

4. 正确认识更年期反应

更年期的身心反应是自然规律的表现，要学习有关更年期的卫生知识，正确认识和对待更年期出现的反应，有规律地饮食起居和适度锻炼，学会放松，保持良好的生活习惯；注意自我保健，提高自我调节和自我控制能力。对于躯体的不适感，要及时就诊治疗。家庭成员对进入更年期者要给予充分的理解、关心和照顾，帮助中年人顺利度过更年期。

五、老年期心理发展与心理健康

一般把 60 岁以上的个体称为老年人，人到老年，生理和心理功能都已经从鼎盛时期进入下降状态。我国第六次全国人口普查数据显示，60 岁及以上的老年人口占全国总人口的 13.26%，比 2000 年上升 2.93 个百分点。数据表明，我国人口老龄化进程逐步加快，尤其是随着我国生活水平的逐步提高，老年人群体寿命逐步增加，如何提高老年人群体的心理健康水平，提高老年人生活水平和生命质量，已引起了全社会的重视。

（一）老年期身心发展特点

1. 老年期的生理变化

老年人的生理功能处于不同程度的衰退状态，各大系统的衰退使身体抵御外界刺激的能力下降，容易患上多种疾病。

（1）身体器官老化。随着年龄的增大，各器官的生理功能逐渐衰退，大脑皮层开始萎缩，使整个大脑的功能下降，大脑调节内脏活动的功能下降使老年人躯体和内脏不适感增加。

（2）疾病的增加。因各器官生理功能的衰退，老年人的机体功能下降，出现耳聋眼花、骨质疏松、易骨折、体弱多病等，给老年人带来烦恼和不便。

2. 老年期的心理变化

老年人因为中枢和周围神经系统发生变化，脑功能下降，使心理活动发生一系列变化。

（1）认知功能下降。随着年龄的增大，认知功能逐渐衰退，学习新事物较慢，注意力转移缓慢；感知觉能力下降，视觉、听觉、味觉和嗅觉功能减退，尤其是听觉功能的下降影响对外的语言交流；记忆力下降，以近事记忆力下降为主，远期记忆保持较好，经常忘记刚做的事，对往事的回忆准确而生动；从记忆类型上看，老人机械记忆能力下降较多，但理解性记忆相对较好。

（2）情绪的变化。情绪不稳定，喜欢唠叨，易兴奋或激动，常感到孤独寂寞。

（3）智力开始下降。由于感知觉、记忆、动作与反应速度随年龄增长而出现速度不同的减退，因而使老年人的智力衰退，其特点是液态智力衰退较早较快，而晶态智力衰退较慢较晚。

（4）人格的改变。人格上表现为自我中心、多疑、保守、情绪化。老年人的习惯性心理十分牢固，加之学习新事物机会减少，故而表现出固执己见、刻板，缺少灵活性。

（二）老年期常见的心理问题

1. 离退休综合征

离退休综合征是指老年人在离退休后因工作习惯、生活规律、周围环境、人际交往、社会地位、工资福利和权力范围等一系列的相关因素发生变化而引起的多种心理障碍和身心功能失调的综合征。离退休后由职业角色转入休闲角色，使老年人从过去被子女依赖转向依赖于子女，在家庭中原有的主体角色和权威感也随之消失，逐渐产生失落、空虚及自卑感，表现为抑郁、焦虑、紧张、喜怒多变，情绪不稳、难以自控。

2. 对死亡的恐惧

老年期是人生的最后一站，尽管社会的进步和医学卫生条件的提高使人类的平均寿命延长，但人生的最终归宿是死亡。老年人最忌讳的词就是"死亡"，面对死亡，大多数老人会表现出害怕、恐惧和悲观的情绪反应，死亡恐惧症是一种常见的老年人心理障碍。

3. 多疑、孤独心理

老年人随着生理功能的衰退及认知功能的下降，自我价值感的丧失，使其猜疑心加重，过分关注家庭成员和别人对自己的看法，出现情绪脆弱、喜怒多变或焦虑紧张。在精神上由于兴趣范围变小，社会地位的变化，从而造成孤独感，尤其是独居老人的孤独心理更明显。这种孤独感很容易使老年人产生被遗弃感，对自身价值和自己生命的存在表示怀疑，甚至是绝望；若家庭照顾不周或慢性疾病缠身、行动不便，再遇上同龄的至亲好友陆续去世，更会加重其心理障碍。

（三）老年期心理健康维护

老年人心理卫生保健的目的是提高老年人的生活质量，使老年人能度过愉快幸福的晚年。

1. 正确对待离退休生活

离退休的实质是社会角色的转变，老年人应及时调整自己的心态，尽快适应社会角色的转变，适应离退休生活。坚持学习，丰富精神生活，延缓大脑衰老，锻炼记忆和思维能力。参加各种业余活动，适度锻炼、提高情趣、活跃思想、陶冶情操，保持身心健康。

2. 正确对待疾病及死亡

人体的各个组织器官都在逐渐衰退，躯体疾病会接踵而来，将直接影响老年人的健康；对于躯体疾病，要及时医治，以积极的心态从容面对疾病及死亡。衰老死亡是每个人不可避免的一个过程，老年人应正视这个事实，只有对死亡有思想准备，才能让老年人克服对死亡的恐惧心理。

3. 保持良好的生活习惯

合理地安排生活作息时间，并自觉地遵守，每天按时起床、睡眠，保持饮食规律，养成有规律的生活习惯。

4. 构建和谐的家庭

温馨和睦的家庭气氛是老年人安度晚年的必备条件。家庭是否和谐影响老年人的情绪，老年人在家中与老伴和子女要保持情感上的融洽及交流；而家庭成员应了解老年人的心理特点，关心体贴照顾老人，使老年人享受天伦之乐；对于丧偶老人的再婚，家庭和社会应给予理解和支持，再婚有益于心理健康。

5. 保持和谐的人际关系

老年人虽然退休在家，仍需要保持和谐稳定的人际关系，要与外界环境保持接触，走向社会，保持与人交往。通过与他人的接触交流及电视、广播等媒体了解社会信息，从社会生活中寻找友谊、精神寄托和生活的动力，以求得精神上的充实与愉快，更好地适应环境，适应新的生活方式。

第四节　心理健康教育与促进

一、心理健康教育与促进的概念和目标

（一）心理健康教育与促进的概念

1. 心理健康教育的概念

心理健康教育（mental health education）是根据个体不同年龄阶段的心理特征和心理发展规律，采取各种行之有效的、有针对性的活动，帮助对象人群或个体保持心理健康，从而更好地适应社会，健康地成长和发展。心理健康教育不仅包括帮助受教育者维持正常的心理状态，也包括帮助已出现了不良心理状态及不健康者及时摆脱不良的心理状态，帮助实现心理疾病的预防、治疗康复，以达到提高心理健康水平的目的。

开展心理健康教育要依据心理学理论和技术，根据受教育者的身心发展规律，采用健康信息传播、教育训练等措施提高人们的心理健康水平，开发心理潜能，促进身心和谐发展和素质的全面提高。

2. 心理健康促进的概念

在20世纪20年代的公共卫生文献中就已经有"健康促进"这一术语。世界卫生组织提出，健康促进（health promotion）是促使人们维护和提高自身健康的过程，是协调人类和环境的战略，它规定个人与社会对健康各自所负的责任。1995年，世界卫生组织西太区办事处发表的《健康新视野》中指出，健康促进是指个人与其家庭、社区和国家一起采取措施，鼓励健康的行为，增强人们改进和处理自身健康问题的能力。美国健康教育学家格林教授将健康促进定义为"一切能促使行为和生活条件向有益于健康改变的教育和环境支持的综合体"。世界卫生组织总干事布伦特兰（G. H. Brundtland）在2000年的第五届全球健康促进大会上提出，健康促进就是要使人们尽一切可能地让他们的心理和身体保持在最优状态，旨在使人们知道如何保持健康，在健康的生活方式下生活，并有能力做出健康的选择。

综上所述，心理健康促进（mental health promotion）是指为了促进健康心理和行为所采取的心理健康教育和环境支持相结合的策略。由此可见，心理健康促进的内涵包括个人心理行为改变和环境改变。健康促进是一个综合的策略，重视发挥个人、家庭、社会的健康潜能，使人们的行为和生活方式向有益于健康的方向转变。它不仅包括一些旨在直接增强个体和群体知识和技能的健康教育活动，更包括那些直接改变社会、经济和环境条件的活动，以减少它们对个体和大众健康的不利影响。

3. 心理健康教育与心理健康促进的关系

心理健康教育与心理健康促进既有联系又有区别，两者都能有效地帮助人们改变有关行为方式和生活方式，从而改善心理健康状况，提高心理健康水平。两者的区别在于心理健康教育是帮助公民明确健康的重要性，不断地改变对心理健康的认知态度和价值观念，进而改变行为方式和生活方式，提高心理健康水平和质量。因此，心理健康教育主要面向的对象是需要改变自身不良行为习惯，提高心理健康水平的一类人群。相对于心理健康教育，心理健康促进的范围更加广泛，心理健康促进不仅包括了心理健康教育，还包括了政策、经济、法律等各个方面的社会支持。因此，心理健康教育是心理健康促进的基础，心理健康促进是心理健康教育的发展。

（二）心理健康教育与促进的目标

心理健康教育与促进的目标是提高人们的心理素质和心理健康水平，即通过各种行之有效的健康教育和促进策略，一方面加强心理疾病的预防和治疗；另一方面促进心理的健康发展，从而提高个体或团体的整体心理健康水平。

二、心理健康教育与促进的任务与功能

世界卫生组织指出，在2020年前全世界控制疾病的重要政策之一就是健康教育和健康促进。2006年，《中共中央关于构建社会主义和谐社会若干重大问题的决定》明确向全国提出了加强心理健康教育的号召，并且指明了当前开展心理健康教育的方向及途径。

该决议指出:"注重促进人的心理和谐,加强人文关怀和心理疏导,引导人们正确对待自己、他人和社会,正确对待困难、挫折和荣誉。加强心理健康教育和保健,健全心理咨询网络,塑造自尊自信、理性平和、积极向上的社会心态。"

(一)心理健康教育与促进的任务

心理健康教育与促进的任务就是要按照个体不同年龄阶段的心理特征和发展规律,通过各种有益的教育和训练措施,以及家庭、社会的良好影响,培养和维持个体的健康心理品质,以形成良好的环境适应能力。其主要任务有以下几个方面。

1. 培养健全人格,提高应对能力

通过积极心理健康教育模式,培养人们积极的心理品质,塑造积极人格,磨炼意志品质,不断提高人们的心理适应和应对能力,以适应发展变化的环境。具体而言,包括培养真诚、忠诚、坦诚、诚实、正直、自信心等积极心理品质,以及情绪调控能力、自我管理能力、环境适应能力、人际交往能力、心理承受能力等。

2. 形成积极的认知方式

认知方式是改善情绪和行为的关键,人们认知的改变和发展,可促使人们情感、意志等方面的改变,有利于提高对客观事物的分析和判断能力,提高人们调控自我心理行为的水平和能力。

3. 重视应激的预防

通过心理健康教育和促进,使人们对客观环境可能产生的变化有充分的预见,有一定的心理准备,以提高人们承受心理挫折和环境变化的能力,主动适应环境变化。

(二)心理健康教育与促进的功能

心理健康教育与促进的功能和任务是一致的,都是为了提高人们的心理健康水平,以形成良好的社会适应能力,其主要功能如下。

1. 调适性功能

调适性功能是针对已经产生心理问题的个体,提供具体的有针对性的心理健康教育和促进措施,使个体学会调节和适应,重新认识自己和环境,改变原有不良的态度和行为,帮助其及时摆脱不良的心理状态。

2. 预防性功能

预防性功能是指为个体和团体提供"防患于未然"的心理健康教育与促进措施,使其掌握应对心理危机的方法,减轻心理压力,坚强地面对生活中的各种挫折,主动地适应环境。

3. 发展性功能

不同年龄阶段的人有不同的身心特征,并出现与此相关的心理问题。发展性功能是指心理健康教育与促进能够帮助不同年龄阶段的个体有效解决一些心理问题,顺利完成各阶段的心理发展任务,提高心理成熟度,促使身心得到全面和谐的发展,增强个体适应学习、工作、生活和社会的能力。

三、心理健康促进策略

心理健康促进是一项艰巨的系统工程,是一种复杂的、持续的影响教育过程,需要各级政府、学校、单位、社会、家庭及个人的共同参与，围绕影响心理健康的个体、组织机构、社会等多层次因素开展，以提高人们的心理健康水平。健康促进的策略须因地制宜，根据教育对象的具体情况制定合理的策略，常用的策略如下。

（一）制定促进健康的公共政策

健康促进是一种有组织的个体和社会的联动行动，只有把健康促进与强有力的政府承诺和支持相结合，才能取得显著的效果。健康促进的政策包括立法、财政措施和组织改变等，即从政策、法律、组织、管理、财政等方面，创造有利于心理健康的社会、经济、文化和环境条件，倡导社会对各项健康举措的认同，激发社会对健康的关注，促进人们积极参与，才能使心理健康促进目标得以全面实施和完成。

（二）创造支持性环境

健康和人类生存环境密不可分，这是对健康采取社会生态学方法的基础，任何健康促进策略必须提出保护自然环境，创造良好的社会环境。健康促进需要创造安全、舒适、满意、愉悦的生活和工作条件，以保证对公众健康产生积极有利的影响，促使人们提高增进健康的能力及自立程度。

（三）强化社区行动

健康促进需要发动社区力量，利用社区现有的人力、物力资源，形成灵活机制，促进公众参与心理健康工作，增进自我帮助和社会支持，提高解决健康问题的能力。

（四）发展个人技能

健康促进通过提供健康信息和健康教育帮助人们更有效地维护自身的健康及其生存环境，并做出有利于健康的选择。这项活动需要学校、家庭、工作场所、社区共同完成，促使人们终身学习，不断地改变对心理健康的认知态度和价值观念，进而改变行为方式和生活方式，提高心理健康水平和质量。

（五）调整卫生服务方向

卫生部门的作用不仅仅是提供临床治疗服务，还需要坚持健康促进方向。卫生服务在健康促进中所承担的责任需要个人、社区、卫生专业人员、卫生服务机构及政府共同承担。

【本章小结】

当今人们不仅重视躯体的健康，而且越来越重视心理与行为的健康和社会适应的良好，心理健康是人类健康的重要维度。人的一生都在发展，每一发展阶段各具特定的心理行为特征和相应的心理发展任务，掌握心理发展规律，有助于理解心理健康的含义和标准，以及不同年龄阶段心理发展特点和心理健康的培养措施。当今心理卫生的工作已不仅仅局限于对心理疾病的防治，而是扩展到全社会的人群，转向健康人群的心理保健和社会人口的心理健康，即根据不同群体和个体不同年龄阶段的心理特征与发展规律，运用心理学和心理卫生的理论与方法，通过各种有益的教育和训练及家庭、社会的良好影响等措施培养和维护健全的人格，促进个体健康成长，使其能以积极有效的心理活动、平稳正常的心理状态去适应当前和发展的社会及自然环境。因此，心理健康教育和促进工作越来越受到重视，在卫生、教育领域被广泛开展。

【讨论题】

1. 试述马斯洛的心理健康标准。
2. 心理卫生的工作目标是什么？
3. 如何做好青少年期的心理健康工作？
4. 如何做好青年期的心理健康工作？
5. 中年人常见的心理问题和对策是什么？

【推荐读物】

1. 郝宁. 积极心理学：阳光人生指南. 北京：北京大学出版社，2009.
2. 岳晓东. 登天的感觉. 上海：上海人民出版社，2008.
3. 克里. 心理学与个人成长. 胡佩诚等译. 北京：中国轻工业出版社，2007.

（重庆医科大学　姚莉华）

第五章 心理评估

【本章学习要点】
1. 心理评估及心理测验的概念。
2. 心理评估的基本程序及用途。
3. 常用心理评估的方法。
4. 心理测验的技术指标。
5. 常用心理测验及评定量表。

心理评估技术是医学心理学研究与临床实践的重要方法之一。临床实践中，常常需要对个体的心理特征及心理健康水平进行定性和定量的描述，评定患者或来访者的认知水平、情绪活动、人格特征和社会功能状况，以便为制定临床治疗方案、实施心理治疗和心理咨询、评价心理治疗效果提供客观依据。

第一节 心理评估概述

一、心理评估的概念及作用

（一）心理评估的概念

心理评估（psychological assessment）是依据心理学的理论和方法，对人的心理品质及行为特征作出全面的、系统的和深入的鉴定和评价。心理评估所涉及的范畴很广泛，包括个体的智力、人格、情绪、记忆等方面。

在医学心理学中，有时也会使用"心理诊断"的概念。诊断（diagnosis）在医学中是指对患者的病情作出性质和程度的判定。心理诊断（psychological diagnosis）是指对个体做出心理正常还是异常的判断，具体来讲就是对个体是否具有心理问题或心理障碍作出心理方面的判定和鉴别。心理评估与心理诊断的概念具有一定的一致性，不过心理评估的范畴比心理诊断更广泛。心理评估的对象既包括心理正常的个体，也包括患有心理障碍或者心理疾病的患者，而心理诊断的对象常常只涉及后者。

（二）心理评估的作用

心理评估技术广泛运用于医学、心理学、教育、人力资源、司法军事等领域，运用于临床医学目的时，便称为临床心理评估。

临床心理评估是心理干预的重要前提和依据，同时还能对心理干预的效果作出评定。在与医学心理学相关的学科中，如护理心理学、异常心理学、心身医学、健康心理学、行为医学等，心理评估也起着重要的作用。它探索和研究各种心身疾病的心理致病因素；对由理化和生物学因素引起的躯体疾病患病前及发病中存在的心理问题或心理障碍进行评估；心理评估有助于维护和促进大众的心理健康，借助心理评估的方法可以了解不同个体、不同人群的心理特征，有的放矢地进行心理卫生方面的指导；心理评估还可以辅助性地进行疾病的诊断，如对一些不良行为的研究和评估，对于改变不良行为、促进和维护心理健康有很大作用；精神科患者病态心理的判定常需要借助心理评估的方法；神经心理评估方法对于判定神经系统疾病导致的心理功能障碍有特殊意义；借助心理评估的方法还可以鉴别儿童发育有无障碍、智力是否有缺陷，以及行为有无异常等。总之，心理评估技术运用十分广泛。

二、心理评估的方法

心理评估的主要方法包括观察法、会谈法、调查法和心理测验法等。近年来，随着科学技术的发展尤其是脑科学技术和计算机技术的发展和运用，心理评估也涌现出一些新的方法，如心理生理评估的方法。

（一）观察法

观察法（observation method）是指有目的、有计划地对被评估者的行为进行直接的（视觉）或者间接的（摄像设备等）观察或者观测。观察法是心理评估中经常使用的基本方法之一，它既可以在评估过程中被单独使用，也可以跟心理测验结合使用。

观察法的有效性基于这样的理论假设：首先，个体的行为是由其人格特征和心理品质决定的，人格特征和心理品质具有跨情景的稳定性，因此，观察者可以通过个体外显的行为推测其内部的人格特征和心理品质。其次，个体的外部行为是其内在心理过程的外显体现。对个体的内在心理进行直接观察和观测是十分困难的，而外部行为可以帮助观察者推测其内部的心理过程。例如，在心理咨询中来访者双手紧握在一起、说话颤抖、脸红，这表明来访者情绪紧张。

根据观察情境的自然性，观察法可以分为自然观察（naturalistic observation）和模拟观察（analog observation）两类。自然观察是指在被观察者未被干扰的状态下，对被观察者的日常生活、工作和学习进行观察。例如，教育学家对学生在课堂中的学习行为进行观察；临床心理学家对自闭症儿童的行为进行观察；精神科医生对恐高症患者在高处时的行为进行观察等。自然观察法所观察到的行为是个体未受干扰时的行为反应，因此是比较真实客观的。而且自然观察法可以帮助观察者对某些很难进行会谈的个体（如精神分裂症患者）或者理解力较差的个体（如儿童）进行评估，因此，在医学心理学中具有独特的意义。但是，自然观察法在实施时存在一些现实的困难。首先，自然观察法需要耗费观察者大量的时间和精力；其次，观察者想要观察的行为不一定会在观察中出现，因为观察者很难做到24小时不间断的观察，因此，很难保证目标行为会在观察时段中出现。为了弥补这些缺陷，观察者可以考虑在自然环境中安装摄像装置和录音设备。这样做可以节约时间和精力，而且可以做到无间断的观察。但是安装这些设备必须征得被观察者的同意，这样就又有可能会对被观察者的行为造成干扰，因此，安装设备前需要经过谨慎考虑。观察法的另一种方法是模拟观察法，又称为控制观察法或实验观察法，是指在经过实验设计或者在观察者控制的情境中对被观察者的行为进行观察。例如，在实验室中通过监视设备或者单向玻璃对儿童的行为进行观察；精神科医生要求患有特定恐惧症的患者接近其恐惧的对象（如蜘蛛、蛇等），并在此情境中观察患者的行为变化等。在医学心理学中，模拟观察常常被用于心理治疗的干预过程和效果评估当中。在心理治疗过程中，通过对情境的设计，心理治疗师可以观察个体在特定情境下的行为反应以了解个体的心理特征，如情绪、认知和思维等。通过对情境的模拟，心理治疗师可以比较个体在干预前后相似情境中的行为反应是否发生了显著改变，从而确定心理治疗是否产生了显著的疗效。

观察法在医学心理学中有着特殊的意义，它可以帮助观察者了解个体的心理行为规律和心理特征。在医学领域的心理评估中，观察法主要关注：①被观察者的目标行为。根据观察目的观察被评估者在自然情境和特定情境中的言谈举止、应对方式和人际交往方式等。②观察记录。在结构化观察中，观察者按照特定的记录项目在事前设计好的记录表格中进行记录，在观察结束后对记录资料还可进行进一步的分类、编码和分析。在非结构观察中，观察者没有特定的记录项目，而是根据经验对被评估者的行为表现进行描述性的记录，并作出专业的评定和判断。

观察法的优点是可以获得比较直接、客观和准确的数据。此外，观察法对于行为的记录是即时的，而且可以获得个体不愿或者不能报告的行为数据。但是观察法比较耗时耗力。此外，观察法在实施过程中存在一定的困难，例如，自然观察法无法保证目标行为在观察时段内出现；安装摄像录音器材又容易对被观察者的行为造成干扰；模拟观察法中的很多情境（如人际交往情境和儿童的生活情境）较难在实验室中真实重现。此外，观察法得到的数据质量很大程度上依赖于观察者的专业能力。

（二）会谈法

会谈法（interview method）是指评估者通过与被评估者面对面的言语交流搜集资料和数据的方法，也称"交谈法"或"晤谈法"等。会谈法是医学心理学中心理评估的一种基本方法，是评估者收集信息、诊断评估和治疗干预的重要方法。按照不同的分类方法，会谈可以分为不同的类别。

1. 按照会谈目的分类

根据会谈目的的不同，会谈法可以分为收集资料性会谈、心理诊断性会谈和心理治疗性会谈。

（1）收集资料性会谈。这种会谈的目的主要是帮助评估者了解被评估者的背景资料，通常包括以下几个方面的问题：①身份资料，如姓名、性别、年龄、出生地、出生日期等；②教育情况，教育经历和教育程度等；③工作情况，包括职业、工作单位、工作场所等；④家庭情况，婚姻状况和家庭关系等；⑤个人兴趣爱好和个人嗜好；⑥成长史资料，即从婴幼儿期至目前的成长经历及成长过程中的重大事件和个体对这些事件的评价；⑦现在和近期的情况，包括个体的身体状态和精神状况等；⑧人际关系和社会支持，个体与家人、朋友和同事之间的人际交往和人际关系等。

（2）心理诊断性会谈。这种会谈方法常常使用在心理治疗开始时和临床诊断中，主要目的是帮助评估者对被评估者做出心理正常或异常的诊断。因此，这类会谈主要围绕诊断需要的资料进行，评估者在会谈中可进行病史采集和检查个体的精神状况等。

（3）心理治疗性会谈。心理治疗性会谈是指评估者使用多种心理治疗的技术，如重述（verbatim play-back）、释义（paraphrase）、澄清（clarify）、概括（summarization）、通情（empathy）对来访者进行干预或者治疗的谈话。

2. 按照会谈形式分类

按照会谈形式分类，会谈法可以分为结构式会谈、半结构式会谈和非结构式会谈三类。

（1）结构式会谈。结构式会谈是指评估者根据特定的评估目的预先设定好会谈的问题，在会谈中按照固定程序进行提问，并在事先编制好的记录表格上进行记录和评分的会谈方法。结构式会谈的优点是：①会谈问题、提问程序和记录内容都是确定的，会谈标准化程度较高；②评估者可以根据统一的标准对多个被评估者的回答进行处理，因此，可以获得数量化的结果，所得资料便于统计分析和比较；③所得资料受评估者主观因素影响较小，资料的客观程度较高；④结构式会谈可以多次重复进行，因此，具有较高的信度。结构式会谈既可以用在治疗的开始阶段，帮助评估者做出准确的诊断；也可以用在治疗的结束阶段，用来评估治疗的有效性，如判断心理治疗、精神科药物或其他治疗方法的有效性。但是结构式会谈因为程序比较固定也有一些缺点：①需要按照固定的程序进行，因此灵活性较低，容易限制被评估者的回答和反应；②会谈者只能获得被评估者对于固定问题的答案，因此所得资料比较有限；③固定的提问程序使得评估者很难针对个体的某个问题进行深入了解，因此所得资料的深度可能不够。

（2）非结构式会谈。非结构式会谈也称自由式访谈。非结构式会谈没有事先确定的访谈问题和详细的访谈提纲，也没有固定的访谈程序，评估者按照粗略的访谈提纲或就某一个主题，与被评估者进行会谈。非结构式会谈的优点包括：①会谈的灵活性较高，评估者可以在会谈过程中对访谈提纲和问题进行修改和调整；②被评估者所受限制较小，评估者可以就某个问题进行深入访谈，因此所得资料比较丰富；③会谈的气氛比较轻松。但是非结构式会谈也存在缺点：①每个被评估者回答的问题都不相同，因此所得资料难以进行比较和分析；②所得资料受评估者主观因素影响较大；③如果评估者不善于控制会谈的进程，非结构式会谈容易偏离主题，会谈效率较低；④费时费力。

（3）半结构式会谈。半结构式会谈是介于结构式会谈和非结构式会谈之间的一种会谈方法。在这种会谈中，评估者按照事前确定好的访谈问题和访谈提纲进行提问，但在访谈过程中留给被评估者较大的表达自己观点和意见的空间。评估者在评估过程中也可以对比较感兴趣或者比较重要的问题进行深入的访谈。因此，半结构式会谈既有一定的灵活性，也具有一定的标准性和客观性。

（三）调查法

调查法（investigation method）是指评估者从被评估者身边的相关人士或者被评估者的各种资料当中间接获得信息的方法。心理评估中的调查法与心理学中常用的调查法有一定的区别。心理学中常用的调查法是指用心理学工具，如问卷、量表和测验等对个体进行调查获得信息的方法。而心理评估中的调查法则强调信息是通过间接方式获得的。

在某些情况下被评估者不愿意提供自己的真实信息或报告真实的情况，例如，当他们的有些行为违反了社会道德规范或者与社会常态不符合的时候。在某些个案中，被评估者不能提供心理评估所需的资料和信息，例如，患有精神分裂症的患者在失去自知力的情况下不能正确回答评估者的问题。当信息和资料无法直接从被评估者那里获得时，评估者可以使用调查法来获得心理评估所需的信息。

调查法按照所获得信息的时间性不同，可以分为历史调查和现状调查两类。历史调查主要是对被评估者过去情况包括成长经历、教育经历和工作经历等的了解和调查。从被评估者的各种资料，包括档案、书信、证书和履历表等当中，可以获得个体以前的经历和表现等信息。从被评估者身边的相关人士那里可以获得个体的成长、家庭经历和人际交往情况等信息。现状调查主要围绕与被评估者当前问题有关的内容进行，调查的对象主要是与当事人关系密切的人，如父母、亲友、伴侣、同事等。现状调查内容集中在被评估者当前的行为表现、人际交往和家庭状况等。通过调查法所得到的间接信息可以与其他方法中所得到的直接信息互相补充、相互印证，具有重要的价值。调查法的优点是可以从多个不同对象获得被评估者过去和现在的信息，所得资料比较全面。但是使用调查法需要注意信息提供者与被评估人之间的关系可能会对所得信息的客观性造成影响。如果信息提供者与被评估者的关系比较好，就会倾向于提供积极的、对被评估者有利的信息；相反，如果信息提供者与被评估者的关系不良，则会倾向于提供消极负面的、不利的信息。因此，评估者通过调查法所获得的信息需要通过谨慎的多人印证或者人与资料的相互印证后才能确保其准确性和客观性。

（四）心理测验法和临床评定量表

心理测验法（psychological test method）是指依据心理学原理，按照一定规则，借助标准化的心理测验工具对被评估者的心理现象的某些特定方面进行深入、系统评定的方法。心理测验的题目、施测的程序、记分方法和评分标准都是标准化的，对测验的信度和效度也有较高的要求。

心理测验法被广泛地应用在多领域的工作，如人才选拔、临床诊断，以及心理治疗和心理咨询中。心理测验的种类繁多，常见的心理测验可以分为成就测验、能力倾向测验和人格测验三类。医学心理学中经常使用的心理测验包括智力测验、人格测验、神经心理测验等。

与观察法等其他心理评估的方法相比，心理测验法具有明显的优点，如所得数据量化程度和标准化程度高；受主试主观因素影响较少；效率高，团体测验可以在短时间内获得大量信息。当然，心理测验法也存在着一些局限，如心理测验中被评估者的回答是对问题中假设情境的假设性反应，未必是真实的；心理测验结果的有效性受评估者专业水平的影响较大，使用者需要经过专业的训练，必须具有心理学专业知识和技能。

除了心理测验之外，目前在医学领域的心理评估中还使用许多精神症状及其他方面的评定量表。大多数的评定量表也采用问卷的形式进行测试，在测试后一般也有固定的记分方法和评分标准。但评定量表操作更简单、使用更方便，对编制的理论基础要求不甚严格。评定量表的测验材料不需要严格保密，允许出版发行。评定量表对使用者的专业性要求也比较低，使用者不需要经过特殊培训获得资格证明就可以使用量表。

（五）心理生理评估

心理生理评估（psycho-physiological assessment）是指通过测量个体在某个特定情境刺激中的心理生理反应，来了解个体心理过程的评估方法。心理生理评估法的理论假设是：个体的心理活动和心理变化都与神经系统有联系，都会引起个体激素分泌和免疫系统的变化。因此，通过测量与心理活动相关的心理生理系统参数来评估个体的心理过程是可行的。心理生理评估所评定的心理生理反应指标有很多，包括由自主神经系统控制的心跳、血压、呼吸、皮肤电阻、肌电及皮肤电活动等；由脑电图、功能性核磁共振成像技术和脑磁图等所反映出的大脑的功能和活动情况等。

心理生理评估所得的资料客观、直接，基本不受评估者的影响，同时，还可以利用这些资料进行量化的统计和分析。然而，不同的心理过程可能反映相同的生理变化，因此，在推论生理反应和心理过程的对应关系时最好结合其他心理评估方法所得的资料，综合得出结论。

三、心理评估的一般过程

心理评估的一般过程包括根据评估目的收集资料、对资料进行分析，根据分析结果得出判断，做出决策。

（一）确定评估内容和目标

根据被评估者的要求，以及被评估者所表现出来的问题确定评估的内容和目标，首先，评估来访者是否有明显的心理问题，心理问题的性质什么，是情感问题、思维问题还是行为问题；其次，评估来访者心理问题的严重程度，是否存在危险，如是否存在自伤自杀或伤害他人的观念或行为；最后，明确引发心理问题的原因及最佳的治疗方法等。

（二）确定评估方法及评估工具

根据评估的内容和目标确定评估中要使用的方法及工具。例如，对于学习困难的儿童，可以借助智力测验（如韦氏智力量表）进行评估，也可以采用调查法间接获得所需资料，因为儿童年龄较小，有时不能完全理解评估者的提问，或者提供评估者需要的信息；对处于抑郁状态的个体，可以使用抑郁自评量表了解其抑郁的严重程度等。总之，根据评估内容和目的选择评估方法。

（三）收集评估资料及信息

采用已确定的心理评估方法收集判断或诊断所需的资料和信息。例如，通过观察法、会谈法或者调查法获得被评估者问题的起因及发展，问题的影响因素，成长经历、家庭关系和人际关系等；通过心理测验或者心理评定量表获取被评估者心理品质和适应水平的信息。对于一些特殊问题、重点问题，应深入地了解和评估，评估者在收集资料时，可以采取多种评估手段以获得更全面和丰富的信息。

（四）做出判断和决策

在收集到足够信息之后，评估者要对信息进行统计和分析，借助自己的专业知识，对来访者的心理问题或者心理状态做出客观的判断或诊断，并对来访者未来行为做出预测。

（五）信息交流

评估者完成评估报告，并就评估的结果与被评估者及有关人员进行讨论和解释，以确定下一步应该采取的行动。评估报告一般包括四个部分的内容：①被评估者的一般信息，包括人口统计学资料等；②被评估者需要解决的问题和需求；③心理评估的实施过程；④心理评估的结果。

第二节 心理测验概述

一、心理测验的形成与发展

（一）中国古代的心理测验发展

中国被认为是心理测验的故乡，历史上很多思想家、政治家和我国人民都对心理测验的发展做出过重要的贡献。

我国的思想家很早就开始关注个体的个别差异，并提出了用心理测验来描述和测量个体心理品质的观点。在 2500 多年前的春秋时期，孔子就提出了"性相近也，习相远也"的观点，这是历史上最早提出的个体心理存在差异的观点。孔子还提出了"上智"和"下愚"的观点，认为个体的智力这一心理品质可以被分为不同的水平和等级。《孟子》中提到"权，然后知轻重；度，然后知长短。物皆然，心为甚"。这是历史上第一个明确指出个体的心理品质和物体的物理属性一样可以用测验进行测量的观点。2000 多年之后，西方心理学界才提出了相似的观点。例如，美国心理学家桑代克（E. L. Thorndike）认为："凡存在之物均有量。"麦柯尔（W. A. McCall）认为："凡有量之物均可测。"

我国古代在心理测量实践方面也居于世界前列。我国在西周时期就有选士制度，用"礼、乐、射、御、书"五个内容来挑选武士和文士。对每一项考核内容还规定了评分标准。例如，"射"的评分标准就有"白矢""参连""剡注""襄尺""井仪"五个。我国心理学家林传鼎认为这些有规范评价标准的考核方法应该是最早出现的操作测验的雏形。汉代用察举制和"策问"来选拔官员，汉代太学用"射策"即抽签回答问题来选拔学生。在这个时期，考核内容已经从之前的动作操作转变为文化知识、记忆能力和思维能力。隋末出现了科举考试，并在中国延续了一千多年的时间。科举考试通过文字测验的方式来选拔人才，试题的类型多样化且评分方法规范，被认为是世界上最早的心理测验，西方很多心理学著作都把科举考试看做心理测验发展史中最重要的事件之一。

中国民间也有许多心理测验的活动。例如，我国民间流传的"周岁试儿"是对儿童认知和运动控制能力的测量。人们还相信"周岁试儿"可以对个体未来的职业等进行预测。七巧板被看做智力测验中的拼图类测验的先驱，可以对个体的创造性思维、空间想象能力等进行测量，在西方被称为"唐图"。在民间流传的九连环传入西方后受到心理学家武德沃斯（R. S. Woodworth）的推崇，被称为"中国式的迷津"。

（二）近代科学心理测验的诞生和发展

古代人们对心理测量进行了探索和实践，但是科学心理测验是在现代随着科学心理学的诞生，在实验心理学的推动下产生的。

1879年，冯特在德国莱比锡大学建立了第一个心理学实验室，研究人的感知觉和反应时等心理过程。这标志着心理学作为一门独立学科的诞生。冯特在研究中对实验条件进行严格控制、尽量避免误差、强调研究的客观性的做法，推动了标准化心理测验的产生。

　　在心理测验的发展史上，有人曾经做过这样的总结："19世纪80年代是高尔顿的十年；90年代是卡特尔的十年；20世纪的头十年是比奈的十年。"这三位著名的心理学家对心理测验的诞生和发展做出了巨大的贡献。

　　英国人类学家和心理学家高尔顿（F. Galton）重视个体间的差异，是心理测量运动的重要推动者。他在遗传学方面进行了大量的研究，表明个体在智力、人格等重要的心理特质上确实存在差异，且个体的这些心理特质可以通过遗传对下一代产生影响，被誉为差异心理学之父。此外，高尔顿还非常重视使用测量工具对个体的生理和心理进行测量。1884年，他在国际博览会上建立了人体测量实验室，测了近万人的各种生理和心理特质，如视听觉敏感度、肌肉力量、反应时等。他还设计了很多测验工具，如测量视觉长度辨别的高尔顿棒、测量听觉最高音频的高尔顿笛等。除了研究个体差异之外，高尔顿对心理测验发展的另一个贡献是将统计的方法应用于心理测验。高尔顿首先将等级评定量表、问卷法和自由联想技术用在测量当中，提出了"测验"和"心理测量"等专业术语。

　　美国心理学家卡特尔致力于用心理测验来研究个体差异，对心理测验的发展做出了巨大贡献。1890年，他在《心理》杂志上发表了《心理测验与测量》一文，第一次提出了"心理测验"这个术语，并指出心理测验应当建立在实验和测量的基础上。

　　法国心理学家比奈编制了世界上第一个智力测验比奈-西蒙量表（Binet-Simon scale），这一量表的出现也标志着科学的标准化心理测验的诞生。1904年，法国公共教育部成立了一个委员会来解决智力落后儿童的教育问题。公共教育部要求委员们选择适合的方法对入学儿童进行筛选，甄别出智力落后的儿童。为了实现这一目的，比奈和他的助手西蒙合作编制了比奈-西蒙量表并于1905年发表。这个量表包括30个项目，试测过50名正常儿童及一些智力落后的儿童和成人，收集到的测验分数被用来确定各项目的难度。这一版本的量表尚无客观的方法来计算测验的总分。1908年，比奈-西蒙量表发表了修订版，对项目进行了增删，第一次提出了智龄（智力年龄）的概念，并确定了量表的记分方法。比奈-西蒙量表发表以后，迅速引起世界各国心理学家的广泛关注，并被翻译成多种语言，出现了各种修订版本，仅在美国就有5个修订版本。其中，最著名的是由美国斯坦福大学的推孟（L. M. Terman）及同事于1916年发表的斯坦福-比奈智力量表（Stanford-Binet intelligence scale，S-B）。这个量表第一次采用了智商（智力商数，IQ）来描述个体的智力水平。斯坦福-比奈智力量表的修订版和智商的概念到今天仍然被广泛应用。第一次世界大战当中，美国将智力测验用于士兵选拔，编制了陆军甲种测验和陆军乙种测验，这是团体智力测验第一次被大范围的使用。美国心理学家韦克斯勒（D. Wechsler）编制了韦克斯勒智力量表（Wechsler intelligence scale），并提出了离差智商的概念，使得智力测验的发展更加成熟。

　　除了智力测验之外，人格测验也有迅速的发展。心理学家武德沃斯于1920年编制了第一个正式的人格调查表——"个人资料表",是标准化人格测验的雏形。20世纪20年代出现了投射测验,罗夏(H. Rorschach)编制了罗夏墨迹测验(Rorschach inkblot test, RT),30年代出现了主题统觉测验。

在心理学的其他领域,如记忆、注意思维等方面,心理测验也有了长足的发展。到目前为止,国际上有超过千种的心理测验被应用。

二、标准化心理测验的基本要素

心理测验的标准化(standardization)是指测验的规范化、一致性和科学性,要求测验的内容、施测、记分和测验分数的解释程序都是高度规范和一致的。高质量的心理测验必须具有严格的标准化过程。

标准化的心理测验必须要尽量减少测验误差(error)对测验结果的影响。测验误差是指与测验目的无关的因素对测验结果的干扰。要编制高质量的标准化的心理测验必须首先了解心理测验中误差的可能来源。一般来讲,心理测验的误差主要来源于施测条件、主试因素和被试因素三个方面。

(一)施测条件

标准化测验要求所有被试都能在相同的施测条件中接受测验。施测环境的一致性会影响测验结果的可比性,即使是很小的细节变化也有可能造成测验结果的不同。例如,测试地点的温度、照明、安静程度,是否有人旁观和通风程度等都应该被严格的控制,确保一致。此外,施测环境的好坏会对测验结果造成影响,不良的施测环境会对被试的测试造成干扰。一般来说,适宜的测试地点应该温度适宜、宽敞明亮、安静、通风良好。除了施测环境之外,施测的程序也应该保持一致,如指导语、测验时间和作答方式等。

(二)主试因素

1. 主试的专业能力

主试作为心理测试的实施者,其专业能力可以直接影响被试测试的效果和结果。在测验开始之前,主试应该对施测环境和测验材料进行检查,确保施测环境达到测验手册的要求、条件适宜于被试进行测验、测验材料准备完整无误。此外,主试还应确保被试对测验有充分的准备,包括生理、心理和情绪等方面的准备。在测验过程中,主试应按照测验的要求宣读指导语、按照标准化的测验程序进行测验、控制测验的时限,以及尽量避免干扰和意外事件的发生。这些都要求主试具有良好的专业能力、对测验有全方位的把握、对情境有良好的控制能力。

2. 主试与被试的关系

在整个测验的过程中,主试和被试要协同合作,才能保证测验的顺利进行。主试和被试的关系会对测验的实施和结果都造成影响。如果主试能够和被试建立起友好、合作的关系,就能提高被试的动机和兴趣,保证被试认真地完成测验。但是如果主试与被试关系不良,则被试的应试动机会受到影响,被试还有可能因为对主试不满而不认真作答。因此,主试要与被试进行积极的沟通,保持友善的态度。

3. 主试本身的因素

主试本身的一些因素也有可能会对心理测验的结果造成影响,如主试的年龄、性别、种族、人格特点、外表、职业等。比如，在进行临床评估时年龄较长、外表较成熟的评估者就比年龄非常年轻的评估者更容易获得被评估者的信任。因为被评估者的刻板印象可能会让他们相信年龄较长的评估者经验更为丰富，专业能力更强。在标准化测验中，主试应该接受标准化培训以尽可能减少主观因素的影响。同时，主试也要对这些可能的影响因素进行主动的控制，降低其影响。

（三）被试因素

1. 测验技巧

被试的测试技巧包括被试掌握的测验策略和对一般性的测试程序等的了解。一些经常参加心理测验的被试可能积累较多的测试经验，在同等能力水平下，他们的测试成绩可能要比那些测试技巧较差的被试要好。标准化测验应该通过设计尽量降低测验技巧的影响，让被试对测验问题和测验程序的熟悉程度基本相同。

2. 练习效应

练习效应是指被试因为反复参加相同或者相似的测验，而造成测验成绩提高的现象。例如，被试如果做完心理测验之后又回答其复本测验就有可能存在练习效应。在测验中，可以通过合理安排休息、控制多次测验之间的时间间隔等方式降低练习效应带来的误差。

3. 测验焦虑

个体的情绪状态被许多研究证明会对其完成测验的效率和测验的成绩有影响。其中，个体的焦虑情绪被认为是作用最显著的情绪之一。一般来讲，适度的焦虑会提高被试的注意力集中水平、加快个体的反应速度、在一定程度上能提高被试的测验成绩。过度强烈的焦虑会造成被试注意力不能集中、记忆力下降、思维刻板，从而对测验成绩造成消极的影响。如果被试在测验中完全不焦虑则可能反映出被试对测验不重视或者不感兴趣，也会对测验结果产生影响。

4. 应试动机

被试应试动机的强弱会影响其态度、注意、反应速度和持久性等。应试动机较强的被试在测试过程中态度会比较认真、注意力集中的时间较长、反应速度较快且能接受较长的测试时间。例如，一些人格测验题目数较多，测试时间在一个小时甚至一个半小时以上，这时候被试的应试动机就显得特别重要。应试动机较弱的个体在测验中可能表现得毫无兴趣甚至是消极对抗，对测验成绩显然会有不良的影响。在测验之前让被试充分了解测验的意义，有助于提高被试的应试动机，保证测验的顺利进行。

5. 生理状态

测验中被试的生理状态如疲劳、饥饿和身体不适都会影响被试的发挥，导致测验误差。因此，测验应该选择在被试身体健康、精力充沛的时间进行。此外，还应对测验的时间进行控制，避免因测验时间太长造成被试疲倦和厌烦。若被试年龄较小尤其需要注意，一般而言儿童的心理测验时间不宜超过半个小时。

除了通过减少误差来提高心理测验的标准化程度之外，标准化的心理测验还必须满足以下技术指标。

（四）信度

信度（reliability）是指一个测验工具在对同一对象的几次测量中所得结果的一致程

度,反映测验的可靠性或可信性,它是心理测验稳定性水平的表征。检验测验量表的信度,一般常用信度系数表示,其数值为–1~+1。系数值越大,信度越高,表明测验的一致性越好。

根据不同的误差来源,常用的信度系数分为以下四种。

1. 重测信度

重测信度是指同一群体在不同时间完成了相同的测验,两次测验分数之间的相关系数。重测信度基于这样的理论假设:心理测验测量的心理特质是稳定的,因此,两次重复测量的分数应该是相同或者相近的。因此,重测信度又叫稳定性系数。重测信度的误差来源是不同的时间带来的随机因素的影响,如被试的身体状况、情绪状态、练习效应等对测验结果的影响。

2. 复本信度

复本信度是指同一群体在不同时间完成了两个等值但是题目不同的测验,两次测验分数之间的相关系数。等值测验又叫平行测验,是指项目内容、数量、形式、难度、区分度和测验程序都相似的测验。复本信度基于这样的理论假设:等值测验的各个方面都基本匹配,因此,被试在两个等值测验上得到的分数应该是基本相同的。复本信度是通过等值测验来计算信度系数的,因此,又叫等值性系数。复本信度主要受到等值测验匹配程度、练习效应和时间间隔带来的随机因素等的影响。

3. 同质性信度

同质性信度是指一个测验内部所有题目的一致性程度。与重测信度和复本信度相比,它的优点是可以避免时间间隔所造成的误差,被试只需要完成一次测验,就可以计算出同质性信度。同质性信度的误差主要来自测验内容的影响,如项目编制和选用等。

4. 评分者信度

评分者信度是指两个评分者对同样的答卷进行评分,所评分数之间的相关系数。评分者信度用在需要评分者对答案进行主观判断的测验或测验项目中,如名词解释、简答和论述等。评分者信度的误差来源主要是不同评分者的评分标准的差异。

(五)效度

效度(validity)是指测验结果的准确性或真实性程度,即某种测验对其要测量的心理项目测量到了什么程度,测验结果是否符合测量的目的。它是心理测验能否确实测到其所要测的心理特征或功能的表征。高信度是高效度的必要条件却不是充分条件。一个具有较高信度的测验有可能效度很低。例如,用成人版的智力测验来测量幼儿的智力,因为题目难度超过了幼儿的理解水平,测验分数并不能代表幼儿的智力水平。因此,测验结果的效度是很低的。但是幼儿多次完成这个测验都会得到很低的分数,分数的稳定性即信度确实很高的。效度比信度的要求更为严格,效度系数是在考察心理测验质量时首先应该考虑的指标。常用的检验心理测验的效度有以下三种。

1. 内容效度

内容效度是指心理测验实际测到的内容与想要测量的内容之间的一致性程度。例如,一个智力测验的项目如果涵盖了智力的各个领域,且项目的难度适合被试的水平,测验分数能真实的代表被试的智力水平,则这个智力测验被认为具有较高的内容效度。

2. 结构效度

结构效度是指心理测验测量到某个抽象的心理结构或者心理特质的程度。因为心理特质的抽象性和内在性,测验不能直接测量这些特质,只能通过测验项目间接地进行测量。例如,对个体人格的测量通常是通过考察个体的外在行为表现来实现的。

3. 效标效度

效标效度是指测验预测个体在特定情境中行为表现的有效程度。效标效度的判定是通过比较被试的测验分数和他们在另一个外在标准上面的行为表现,判断两者之间的一致性程度高低。例如,智力测验一般被认为能预测个体在学习上的表现,因此被试的某个智力测验分数和学习成绩的一致性就代表了这个智力测验的效标效度。又如,如果一个人格测验的效标效度较高,则被试的人格测验分数应该与其实际生活中的行为表现具有较高的一致性。在心理测验中,学业成绩、工作表现、训练成绩都是常用的效标。

(六)常模

常模(norm)是某种心理测验在某一人群中测查结果的标准量数,即可供比较的标准。被试者的某项测验结果只有与这一标准比较,才能确定测验结果的实际意义。而这一结果是否正确,在很大程度上取决于常模样本的代表性。

建立心理测验的常模是一个烦琐而复杂的过程。首先要依据取样原则选择有代表性的样本,也称为标准化样本,它是建立常模的依据。其次是采用心理测验工具对标准化样本进行测量,并对结果进行统计处理。

为保证常模样本的代表性,取样时必须考虑影响测验结果的主要因素,如样本的年龄范围、性别、地区、民族、教育程度、职业等,再根据人口资料中这些因素的构成比情况,采用随机抽样的方法获得常模样本。如果制定全国常模,样本要代表全国的特点;如果建立区域性常模,样本则要代表某一区域的特点。

1. 均数

最普通的一种常模形式,是标准化样本的平均值。被试者在测验中的直接得分(粗分或原始分)与之相比较时,才能确定其成绩的高低。

2. 标准分

原始分不具备可比性,应用价值有限,只有换算成标准分才具有可比性,才能说明被试者的测试成绩在标准化样本成绩中的相对位置。标准分(standard score)是将原始分数与平均数的距离以标准差为单位表示出来的量表。因为它的基本单位是标准差,所以叫标准分数。

标准分形式很多,其共同点都是基于统计学的正态分布理论衍化而来的,Z 分是最基本的标准分,其他各种形式的标准分都由 Z 分转换而来。

$$Z = (\bar{X} - X)/\mathrm{SD}$$

式中,X 为被试者在测验中的原始分;$\bar{X}$ 为常模样本在该测验中的平均原始分;SD 为常模样本在该测验中原始分的标准差。

这样,不仅可说明被试者的测验成绩在平均水平之上还是之下,而且还可以通过相差几个标准差来说明被试者成绩与平均水平的相差程度。

因为 Z 分存在负分,许多测验如人格测验、能力测验等结果用负分描述不合常理,因此，目前大多数测验均系改良后的标准分计算方法：

离差智商 IQ=100＋15（Z）　　　　　（韦氏智力量表）
T 分=50＋10（Z）　　　　　　　　（使用广泛，尤其人格测验）
"标准 20"=10＋3（Z）　　　　　　（韦氏智力量表中的各分测验成绩）
"标准 10"=5＋1.5（Z）

3. 百分位

根据成绩好坏，自上而下排列，成绩好的在上，差的在下，计算出常模样本分数的各百分位范围。将被试者成绩与常模比较。如果被试者成绩相当百分位为 25（P25），说明其成绩相当标准化样本的第 25 位，也就是说，样本中 25%的成绩在他之下，75%在他之上，以此类推。此方法的优点是不需要统计学的概念也可理解。

4. 划界分

在筛选测验和临床评定量表中常用。例如，教育上用 100 分制时，60 分为及格，60 即为划界分。在神经心理测验中，将正常人与患者的测验成绩进行比较，设立划界分来判断有无脑损伤。

5. 比率（或商数）

在离差智商出现之前，心理学家使用的比率智商即为商数常模。商数常模形式在发展量表中使用较多。比率是指某种测验在某种人群中测查结果的标准量数，是测验分数的参照、解释测验结果的依据。

三、心理测验的应用原则

心理测验是心理评估中最重要的工具和方法，与其他方法相比具有独特的优点。正确使用心理测验可以帮助我们更有效且更准确地进行心理评估，但如果心理测验被滥用或者误用则可能会造成非常严重的不良后果，因此，心理测验的使用需要受到严格的控制。心理测验的使用者需要经过专业培训，且具有一定的心理学专业知识。心理测验的选择要非常谨慎认真。心理测验在使用过程中，应该遵循以下三个原则。

（一）标准化原则

标准化原则是指心理测验在项目编制、测验实施、记分方法和分数解释上的一致性。心理测验是一种量化评估手段，标准化则使心理测验得到的量化数据更加可信和有效。

对于心理测验本身，要达到标准化的要求，要求项目在编制时应该有科学的理论基础、项目的构成应该符合所测内容的领域和结构、测验应该进行预测和反复修改、包含标准的指导语和记分方法、提供可供比较的常模、具有较高的信度和效度系数。

对于心理测验的使用者来说，要达到标准化的要求，则需要谨慎地选择公认的标准化测验、保证固定的施测条件、采用标准的施测方法和指导语、严格按照记分方法进行记录和评分、选择适合的常模进行分数解释。

标准化原则可以减少无关变量对测验结果的影响，避免误差，提高心理测验的信度和效度。

（二）保密原则

心理测验的保密原则涉及测验工具的保密和测验结果的保密。首先，心理测验是专业性的评估工具，只有专业人员才应获悉测验的内容、答案和记分标准。如果心理测验被泄露，则有可能被很多不具有专业能力和使用技能的人滥用，造成不良后果。此外，如果被试在参加测验之前就了解测验的内容和要求，就可以在测验过程中弄虚作假，操纵测验结果。因此，心理测验工具应该被严格保密，不允许随意传播，更不能公开发表。

（三）客观性原则

心理测验的客观性原则是指应该客观看待测验的结果。心理测验是对心理特质间接的、相对的测量。因此，心理测验的结果并不能完全真实地反映个体的心理特质，测量结果总是存在一定的误差。主试、被试和施测条件都会对测验结果造成影响。另外，心理测验结果只是反映了被试在特定环境中的一次特定反应，与他们在日常生活中的真实行为并不一定相同。因此，在解释测验结果时应该遵循客观性原则，不应仅凭一次的测验分数就做出绝对化的结论。评估者需要结合被试的生活经历、家庭、社会环境，以及通过不同评估方法所获得的各种资料全面分析，以做出准确的评估。

此外，人的心理特征随着时间的推移可能会发生一定的变化，因此，在下结论时要注意考虑测验结果的变化性，在对幼儿做智力障碍诊断时特别应该注意这一点。

四、心理测验的类型

迄今，世界上心理测验工具已逾千种，依据心理测验的功能、测量的方法，以及测验材料的性质可以分为不同的类型。

（一）按照测验目的分类

1. 智力测验（intelligence test）

智力测验是测量和评价人的智力水平和智力特征。在临床上主要用于鉴定儿童的智力发育水平和作为退行性病变及脑器质性病变临床诊断的参考指标。此外，智力测验的结果也可以用作学生筛选和人才选拔时的参考标准。常用的智力测验有斯坦福-比奈智力量表、韦克斯勒智力量表和瑞文标准推理测验（Raven's standard progressive matrices，SPM）等。

2. 人格测验（personality test）

人格测验是以测量性格、气质、兴趣、态度和信念等方面的个性心理特征为目标，用于临床上对某些心理障碍患者的诊断和预后参考，也可用于科研或心理咨询时对人格的评价等。常用的人格问卷有明尼苏达多项人格调查表（MMPI）、艾森克人格问卷（EPQ）、卡特尔16种人格因素问卷（16PF）、主题统觉测验（TAT）和罗夏墨迹测验等。

3. 神经心理测验

神经心理测验是研究大脑与行为关系的重要方法之一，通过测量可观察到的行为，评估大脑功能状况，如感知运动测验、记忆测验、联想思维测验等。这些测验可用于脑器质性损害的辅助诊断和脑与行为关系的研究，为脑损伤的临床诊断、治疗措施和康复计划的制订、疗效的评估等提供帮助。常见的神经心理测验分为单项测验和神经心理成套测验两类。常用的单项测试包括注意功能测试、知觉功能测试、记忆功能测试和执行功能测试等。常用的成套测试包括H-R成套神经心理测验（HRB）、L-N成套测验（LNB）等。

4. 评定量表

评定量表是用来测量个体心理状态或者当前症状的工具，在临床上常常用于心理障碍的辅助诊断。常用的评定量表包括 90 项症状自评量表（SCL-90）、抑郁自评量表（SDS）、焦虑自评量表（SAS）、生活事件量表（LES）等。

（二）按照测验方法分类

（1）问卷法。问卷法的测验多采用问题的形式，让被试对问题作出是否的判断，或在有限的选项中作出选择。问卷法的优点是评分容易，较适合进行统计分析和比较。

（2）作业法。测验形式是非文字的，测验项目多属于对图形、实物、工具、模型的辨认和操作，无需使用言语作答，可用于婴幼儿及受文化教育因素限制的受试者（如文盲、语言不通的人或有语言残障的人等）。例如，韦氏智力量表中的操作任务包括图画补缺、图片排列、物体拼凑等。

（3）投射法。测验材料无严谨的结构，没有明确意义，对被试的反应也没有明确规定。例如，一些意义不明的图像、一片模糊的墨迹或一句不完整的句子，要求受试者根据自己的理解随意作出回答，投射出被试者的思想、情感和经验。投射测验的评分标准往往并不明确，需要主试结合自己的专业经验和对被试的观察进行评分。投射测验种类较少，具有代表性的有罗夏测验、主题统觉测验、自由联想测验和句子完成测验。

（三）按照测验组织形式分类

（1）个别测验。个别测验是指主试每次只测试一个被试，以一对一的形式进行测验。个别测验的优点是主试可以比较深入地观察被试的行为；可以对被试的行为有较多的控制；对儿童和不能使用文字完成测验的被试（如文盲）特别适用。个别测验的缺点是耗时耗力，不能在短时间内获得大量的数据，且对主试的要求较高。

（2）团体测验。团体测验是指一个主试同时测量多个被试。例如，瑞文标准推理测验就是比较有代表性的团体测验。团体测验的优点是可以在短时间内获得大量的资料，缺点是对被试的行为不易观察和控制，因此容易产生测量误差。

（四）按照测验材料性质分类

（1）文字测验。文字测验是指用文字材料为主的测验工具对被试进行施测，要求被试用文字或语言进行回答。文字测验的优点是简单、容易操作，适合团体测验。但文字测验容易受到被试文化背景和文化水平的影响。

（2）操作测验。操作测验是指用非文字材料的测验工具进行测验，要求被试对图片、工具和模型等进行操作和运用。操作测验不容易受到文化因素的影响，但是费时费力，不太适合团体测验。

第三节 智力测验

智力测验是产生最早、应用最广泛的心理测验。在医学中，智力测验既可以帮助评估者了解个体的智力发育水平，也可以作为参考指标辅助诊断个体的大脑功能异常等。

一、智力与智力商数

智力（intelligence）是能力的核心，又被称为智能。目前，心理学家对智力的实质和结构并没有达成一致看法，但普遍认为智力是一种由多种成分包括知觉、分析和理解信息组合而成的复杂能力。智力没有统一的定义，因此心理学家在编制智力测验时是按照自己对智力结构和成分的理解来编制项目的，常用的智力测验的测量方法和项目构成都有较大的差异。

智力测验中对智力水平高低进行衡量的尺度叫做智力单位。目前，常用的智力单位有智龄、智商、百分位和智力等级等。其中，人们最熟悉的是智商的表达方式。

1. 智龄（intelligence age）

在比奈-西蒙量表的修订版（1908 年）中，第一次提出了客观衡量智力的指标，认为可以用智力年龄（mental age）或者称为心理年龄来衡量个体的智力发展水平，简称智龄或心龄。将被试的实际年龄与其智龄比较，就可以了解被试的智力水平高低。例如，一名 10 岁儿童的智龄是 10 岁，则说明他的智力发展正常；如果其智龄是 15 岁，则表明他的智力发展超常；如果其智龄只有 6 岁，则说明他的智力水平低下。智力年龄只能表示一个被试的智力水平，或者用于比较两个年龄相同的个体的智力，但不能用来比较不同年龄的个体谁更聪明或更愚笨，也不能表示个体的智力水平在同龄人中所处的等级。

2. 比率智商（ratio IQ）

为了克服智龄的限制，美国心理学家推孟在对比奈-西蒙量表进行修订时采用比率智商作为表示个体智力水平的指标。比率智商最早由德国心理学家斯滕（L. W. Stern）提出，是指心理年龄与实足年龄相除所得的商数，也就是智力商数。推孟在其编制的斯坦福-比奈智力量表中引入了智商的概念，并对其进行改进，确定比率智商的计算公式如下

$$IQ = MA（心理年龄）/CA（实足年龄） * 100$$

按照比率智商的计算公式，我们很容易获得个体的智商分数。例如，一个儿童的心理年龄和实足年龄如果都是 8 岁，则其智商是 100（8/8），如果其心理年龄是 10 岁，则智商应该为 125（10/8）。

比率智商的优点是意义容易理解，能够用来比较不同年龄个体的智力水平。但是比率智商的缺点是不适用于成年期的个体。个体的实足年龄不断增长，但是心理年龄在成年后却会稳定下来，随着年龄的增长甚至会有下降的趋势。因此，如果采用比率智商来表示成年人的智力水平，就会发现个体的智力随着年龄的增长不断下降，但这与实际情况并不符合。目前，常用的智力测验中已经很少采用比率智商来衡量智力水平了。

3. 离差智商（deviation IQ）

韦克斯勒在编制韦克斯勒智力量表时，提出了离差智商的概念，取代比率智商来衡量个体的智力水平。离差智商通过计算被试的测验分数偏离平均值多少个标准差来表示个体的智力在同龄群体中所处的位置。离差智商的计算公式如下

$$IQ = 100 + 15（X–M）/SD$$

式中，X 表示被试的实际得分，M 表示同龄常模团体的平均得分，SD 表示同龄常模团体测验成绩的标准差。公式中（$X–M$）/SD 是标准分（Z 分）的计算公式。因此，离差智商是标准分数的一种变换形式。

4. 智力水平的分级

目前，国际常用的分级方法为智商（IQ）分级法。研究表明，人类的智商呈现正态

分布。可以将智力水平根据 IQ 值进行分级,将智商平均值(IQ 为 100)和其上、下一个标准差(15)的范围定位为"平常智力",其余依据高于或低于平常智力水平依次分级,智力等级与智商的关系见表 5-1。

表 5-1　智力水平的等级名称与划分

智力水平	IQ 值	标准差范围
天才	145~160	+3~4
极超常	130~145	+2~3
超常	115~130	+1~2
平常	85~115	±1
边界	70~85	-1~-2
轻度智力低下	55~70	-2~-3
中度智力低下	40~55	-3~-4
重度智力低下	25~40	-4~-5
极重度智力低下	<25	-5 以下

以上为国际通用分级方法,当然也有的量表编制者使用自己的分级标准,如有的智力量表将标准差定为 16,这时的平常智商则为 84~116,其余级别类推。因此,运用时应仔细阅读智力量表的使用手册。

二、常用智力测验

智力测验是心理测验中最重要的一类测验,常用的智力测验有斯坦福-比奈智力量表和韦克斯勒智力量表。

(一)韦克斯勒智力量表

韦克斯勒智力量表是目前世界上应用最广泛的智力测验,也是公认最优秀的智力测验之一。韦克斯勒智力量表是由美国纽约精神病院心理学家韦克斯勒编制的一种个别智力测验量表,该量表经过先后几次修订,已经形成可适用于任何年龄对象的、相互衔接的三个版本量表,即韦氏学龄前儿童智力量表(Wechsler preschool and primary scale of intelligence,WPPSI),适用于 4~6 岁儿童;韦氏儿童智力量表(Wechsler intelligence scale for children,WISC),适用于 6~16 岁少年儿童;韦氏成人智力量表(Wechsler adult intelligence scale,WAIS),适用于 16 岁以上者。

韦氏智力量表的三个版本分别于 20 世纪 70 年代末、80 年代初由我国心理学家引进、修订,出了中国修订本,并根据我国国情分别制定了城市和农村两套常模。现以中国修订韦氏成人智力量表(WAIS-RC)为例对韦氏智力量表进行介绍。

20 世纪 70 年代末,我国心理学家开始引进、修订和出版韦氏智力量表,目前我国已有 WPPSI、WISC 和 WAIS 的中国修订本。现以 WAIS 为例进行介绍。

中国修订韦氏成人智力量表:全量表含 11 个分测验,其中 6 个分测验组成言语量表,5 个分测验组成操作量表。根据测验结果,按常模换算出三个智商,即全量表智商(FIQ)、言语智商（VIQ）和操作智商（PIQ）。各分测验主要内容及功能如下。

1. 言语量表的分测验及其主要功能

（1）知识测验（I）：由一些常识问题，如历史、天文、地理、文学、自然等题目组成。测量人们的知识、兴趣范围及长时记忆等能力。

（2）领悟测验（C）：由一些有关社会价值观念、社会习俗和法律法规等问题组成。测量对社会的适应和伦理道德的判断能力。

（3）算术测验（A）：由一些涉及加减乘除的心算题组成。可测量对数的概念和解决问题的能力，同时，可测查心算、注意力和短时记忆能力。

（4）相似性测验（S）：要求找出两物（词）的共同性，并用适当的语言加以表述。主要测量抽象思维和概括能力。

（5）背数测验（D）：分为顺背和倒背数字两种，即听到一读数后立即照样背出来（顺背）和听到读数后，按原来数字顺序的相反顺序背出来（倒背）。根据背数的数字长度来测量注意力和瞬时记忆或短时记忆能力。

（6）词汇测验（V）：由一系列词组成，要求被试者对呈现的词汇下定义。测量其词汇理解和表达能力，同时还能测量理解和掌握知识的广度。

2. 操作量表的分测验及其主要功能

（1）数字符号测验（DS）：在1~9个数字下面分别规定一个特别符号，要求受试者在规定时间内按样例在数字下面填上所缺的符号。主要测量手眼协调、注意集中能力和操作速度。

（2）填图测验（PC）：有一系列图片，每幅图画都不完整，要求被试者指出缺失部位和名称。测量视觉辨别力、对组成物体要素的认识能力及扫视后迅速抓住缺点的能力。

（3）积木图案测验（BD）：要求受试者按照图卡上所示图案再复制平面图案。测查空间图形的分析、视觉协调和知觉组织能力。

（4）图片排列测验（PA）：将3~6张无序、散乱的图片，按照图片内容的事件顺序，在规定的时间内排列正确，并讲述一个有意义的故事。测量逻辑思维、联想、部分与整体关系能力。

（5）图形拼凑测验（OA）：将物体分割成碎片并呈现给被试者，要求在规定的时间内拼成完整而正确的图形。测量想象力、抓住事物线索及手眼协调能力。

韦氏智力量表按手册规定，对各项分测验项目逐一进行，完成全部项目测试后，将各分测验中的项目得分相加，获得分测验原始分，然后根据各分测验的换算表，即可获得各分测验量表分及三种智商。其中FIQ代表受试者的总体智力水平，VIQ代表言语智力水平，PIQ代表操作智力水平。

（二）斯坦福-比奈智力量表

1905年，法国心理学家比奈和西蒙受法国当局委托，编制了"儿童智力量表"，又称比奈-西蒙量表，这是世界上第一个智力量表。比奈分别于1908年和1911年对该量表进行修订。1916年，美国斯坦福大学推孟在斯坦福大学对比奈-西蒙量表进行修订并作了很大的发展，提出IQ及其计算法（比率智商计算法），此量表被称为斯坦福-比奈智力量表。该量表的测验项目仍沿用比奈-西蒙量表的方法，难度按年龄组排列，每一年龄组包括 6 个项目,每通过一项计月龄 2 个月,6 项全部通过,说明被试者的智力达到该年龄水平。1960 年,该量表又引进离差智商计算法,测验项目修改为按功能相同的项目集中成分测验,不再按年龄组分段。目前已经出版了第四版斯坦福-比奈智力量表(S-B4),共有 15 个分测验组成 4 个领域,即词语推理、数量推理、抽象/视觉推理和短时记忆。

2003 年,罗伊德(G. H. Roid)出版了第五版斯坦福-比奈智力量表(S-B5)。S-B5 对量表中离差智商的计算公式进行了修改,修改后的计算公式与韦克斯勒量表一致,采用平均数 100,标准差为 15 的离差智商。S-B5 对 S-B4 的分测验和测验材料也进行了修订,修订之后的量表由 10 个分测验组成,分属于 5 个核心领域,即流体推理、数量推理、视空间加工、知识和工作记忆。S-B5 适用于 2~85 岁及以上年龄的被试。被试完成测验后可以得到 3 个智商分数和 5 个指标分数(即 5 个核心领域的分数)。3 个智商分数包括总智商(FSIQ)、言语智商(VIQ)和非言语智商(NVIQ)。

中国比奈测验源于比奈-西蒙智力测验,经过心理学家们的三次修订,形成了现在正使用的"中国比奈量表"。该量表包括语言文字、数字、解图和技巧 4 类,共有 51 个项目,主要侧重于考察人的言语判断、推理等抽象思维能力,是对人的总体智慧的测量。测验适用于 2~18 岁的被试,每个年龄组对应 3 个项目,测验时间较短,一般 30 分钟左右即可完成。中国比奈测验没有采用比率智商和离差智商的计算方式,而是用个人的测验分数与其所在的年龄常模团体的平均分数相比的方法来计算智商。

斯坦福-比奈智力量表目前的应用没有韦克斯勒智力量表广泛,但是在测量天才儿童方面更受到评估者和研究者的青睐。

第四节 人格测验

人格测验(personality test)主要用于测量性格、气质、兴趣、态度和信念等方面的个性心理特征。现有的人格测量工具种类很多,一般将最常用的人格测验分为两大类:一类是问卷或调查表,另一类是投射测验。问卷或调查表结构明确,被试在几个有限的选择中作出回答,常用的有艾森克人格问卷、明尼苏达多项人格问卷和卡特尔 16 种人格因素问卷。投射测验是采用投射的技术,用意义模糊、结构不明确的材料让被试作出解释。从中了解被试真正的人格特征。由于被试不知测验的目的,所以不易伪装,常用的投射测验包括罗夏墨迹测验和主题统觉测验。

一、艾森克人格问卷

艾森克人格问卷(Eysenck personality questionnaire,EPQ)是由英国心理学家艾森克(H. J. Eysenck)根据其人格三维度理论,即内倾-外倾、神经质和精神质三个维度编制而成的,在国际上被广为应用。英文版的 EPQ 分为成人和儿童两个版本。儿童版包括 97 个项目,适用于 7~15 岁的儿童。成人版包括 101 个项目,适用于 16 岁及以上的被试。EPQ 可以用个别施测和团体施测两种方式组织测试。

20世纪80年代，我国心理学家龚耀先教授、陈仲庚教授分别对EPQ进行了修订，编制修订了中国常模，是国内应用广泛的较为成熟的人格测验工具。龚耀先教授修订的EPQ目前有成人和儿童两种版本。成人版由三个人格维度即内-外倾、神经质、精神质和一个效度量表组成四个分量表，共88个项目。

1. E量表

E量表用于测量个体人格的内外倾向。分数越高表示被试越外向，分数越低表示被试越内向。外向者的特征主要表现为爱交际，朋友较多，喜欢热闹的场合，喜欢冒险，随和，乐观等。内向者的主要特征表现为安静，离群，好内省，保守，不冲动，遵守生活规律，处事严谨等。

2. N量表

N量表用于测量个体的情绪稳定性。分数越高表示被试的情绪越不稳定，高分者对外界刺激反应强烈，易产生焦虑、紧张、易怒和抑郁等情绪。低分者的情绪比较稳定，对外界刺激反应比较缓慢或者比较低，比较稳重，性情温和。

3. P量表

P量表用来测量个体潜在的精神特质，或者称为倔强。艾森克认为精神质在所有人身上都存在，只是高低水平不同。高分者的主要特征表现为孤独，社会适应性较低，有一定的攻击倾向，爱好奇特。低分者则表现为能与人较好的相处，社会适应性较强，温和，善解人意等。

4. L量表

L量表也称为测谎量表，用来测量被试的掩饰程度。L量表得分高则反映被试的防御倾向较强，掩饰程度高。如果在该量表上得分过高则表示被试在测试中可能没有如实作答。

EPQ结果采用标准分T分表示，根据各维度T分高低判断人格倾向和特征。T分超过61.5为高分者；低于38.5为低分者；38.5～61.5为中间分者。但若L量表得分超过70分，则测验结果无效。

EPQ实施方便，人格维度概念清楚，容易解释，在医疗、教育、科研和人事等诸多方面均有广泛的用途，是我国临床应用最为广泛的人格测验。其缺点是条目较少，反映的信息相对有限。

二、明尼苏达多项人格调查表

明尼苏达多项人格调查表（Minnesota multiphasic personality inventory，MMPI）是由美国明尼苏达大学教授哈撒韦（S. R. Hathaway）和麦金利（J. C. Mckinley）在1940年编制的。该调查表有4个效度量表和10个临床量表。1980年，我国宋维真等完成了该量表的修订工作，并制定了全国常模。1989年，明尼苏达大学教授布切尔（J. Butcher）等对MMPI进行修订，称MMPI-2。20世纪90年代我国张建新、宋维真等教授对MMPI-2进行了标准化工作，并制定了中国常模，2003年完成了该手册编制及计算机化操作。

MMPI-2更加适应现代人的心理特征，应用范围十分广泛，协助精神疾病的临床诊断，在司法鉴定、心理治疗和心理咨询、人才选拔、特殊技能军事人员的选拔与训练、社会问题、跨文化心理研究等领域广泛应用,并且其适用范围还在不断扩展之中。

MMPI-2 适用于 18～70 岁,文化程度在小学毕业以上的被试者。该量表既可个别施测,也可团体测查,测验形式有纸笔测验及计算机化测验两种。不论采用何种形式,均要求被试根据自己的实际情况在每个问题后选答"是"或"否"。MMPI-2 共有 567 个项目(MMPI 共有 566 个项目,且包括 16 个重复项目),从项目内容来看,MMPI-2 保留了 MMPI 中 83.6% 的项目,保留后的项目多集中在 MMPI-2 第 370 题以前的部分,第 370 题以后多为改动或新增加的项目。MMPI-2 除保留 MMPI 的 10 个临床量表和 4 个效度量表外,又增加了 3 个效度量表,它们是反向量表(Fb)、可变反应不一致量表(VRIN)和真实反应不一致量表(TRIN)。现就 MMPI-2 各量表简要介绍如下。

(一)效度量表

(1)未答项目数(Q)。可用"?"表示被试者不能回答的题目数。可能是由于被试者不理解题意,不能选择答案。未回答虽然不是故意行为,但也能反映被试者想回避承认自己所不希望的事情。一般来说,"?"只用原始分数,它是检验结果效度的一个简单指标,反映受试者对心理测验的合作态度。如分数大于或等于 30,测验结果则不可靠。

(2)掩饰量表(L)。测量被试者对该调查的态度,可反映是否愿意合作、是否愿意坦诚承认自己存在的缺点和不足。高分表示答案不真实,但也表示一定的人格特征。低分反映过分天真、缺乏心计,思维不灵活,自我认识不现实,具有神经症样自我防卫特点。

(3)伪装量表(F)。测量任意回答倾向。高分表示任意回答、诈病或确系偏执。

(4)校正量表(K)。测量过分防御或不现实倾向。高分表示被试者对测验持防卫性态度,不愿意认真讨论个人的问题;低分则是坦率的表现。正常人群中回答"是"或"否"的机遇大致为 50/50,只有在故意装好或装坏时才会出现偏向。因此,需要通过加 K 分来校正,以增加临床量表的可靠性。

(5)反向量表。主要用于测查 MMPI-2 后半部分项目的效度。

(6)真实反应不一致量表。考察被试者是否不按项目内容回答,而是以某种与项目内容无关的方式来选择答案。如倾向于选择"肯定"答案,或倾向于选择"否定"答案。高分表明被试者不加区别地随机对测验项目给予"肯定"回答的倾向;低分则相反,是进行"否定"回答倾向。

(7)可变反应不一致量表。与 TRIN 一样,VRIN 也是 MMPI-2 新增的效度量表,用以考察被试者以随机的、不一致的方式选择项目答案的倾向。高分表明被试者不加区别地随机回答测验项目。

(二)临床量表

(1)疑病量表(hypochondriasis,Hs):测量被试者疑病倾向及对身体健康的不正常关心。高分表示被试者有许多身体上的不适、不愉快、自我中心、敌意、需求、寻求注意等。

(2)抑郁量表(depression,D):测量情绪低落、焦虑问题。高分表示情绪低落,缺乏自信,有自杀观念,有轻度焦虑和激动。

(3)癔症量表(hysteria,Hy):测量被试者对心身症状的关注和敏感、自我中心等特点。高分反映被试者自我中心、自大、自私、期待别人给予更多的注意和爱抚,与他人的关系肤浅、幼稚。

（4）精神病态性偏倚量表（psychopathic deviate，Pd）：测量被试者的社会行为偏离特点。高分反映被试者脱离一般社会道德规范，无视社会习俗，社会适应差，冲动敌意，具有攻击性倾向。

（5）男性化或女性化量表（masculinity-femininity，Mf）：测量男子女性化、女子男性化倾向。男性高分反映敏感、爱美、被动等女性倾向；女性高分反映粗鲁、好攻击、自信、缺乏情感、不敏感等男性化倾向。

（6）偏执性人格量表（paranoia，Pa）：测量被试者是否具有病理性思维。高分提示被试者多疑、过分敏感，甚至有妄想存在。平时的思维方式是容易指责别人而很少内疚，有时可表现强词夺理、敌意、愤怒、甚至侵犯他人。

（7）精神衰弱量表（psychasthenia，Pt）：测量精神衰弱、强迫、恐怖或焦虑等神经症特点。高分提示有严重焦虑、强迫观念、高度紧张、恐怖等反应。

（8）精神分裂性人格量表（schizophrenia，Sc）：测量思维异常和古怪行为等精神分裂症的一些临床特点。高分提示被试者思维古怪，行为退缩，可能存在幻觉、妄想，情感不稳。

（9）躁狂症量表（hypomania，Ma）：测量被试者情绪紧张、过度兴奋、夸大、易激惹等轻躁狂症的特点。高分反映联想过多过快，夸大而情绪高昂、易激惹，活动过多，精力过分充沛、乐观、无拘束等特点。

（10）社会内向量表（social introversion，Si）：测量社会化倾向。高分提示被试者性格内向，胆小退缩，不善于社交活动，过分自我控制等；低分反映被试者性格外向。

MMPI-2 的记分方式采用与 MMPI 相同的 T 分数（T=50+10z），对结果的临床意义判断是根据测验分数与常模的差异程度来做出的。如果被试在某个量表上的得分超过 65 分，即超过常模约 1.5 个标准差，则一般可认为该量表得分具有临床意义。

MMPI 和 MMPI-2 的优点是项目丰富全面，覆盖了人格的多个方面，信效度指标较高。但是量表的题目多，测验较费时费力，且常用于患有精神疾病的患者，对正常人的测验结果不易解释。

三、卡特尔 16 种人格因素问卷

卡特尔 16 种人格因素问卷（16 personality factor questionnaire，16PF）是美国伊利诺伊大学教授卡特尔根据人格特质学说，采用因素分析方法于 1949 年编制而成的。卡特尔认为，特质是构成人格的基础因素，人格由许多特质构成，特质在一个人身上的不同组合，构成了一个人不同于他人的独特人格特征。他从个体的行为"表面特性"中抽出了 16 种"根源特质"，称为人格因素，并据此编制了 16 种人格因素问卷。

16PF 的英文版本有 A、B、C、D、E 五种形式，AB 两种形式是全版本，包括 187 个项目；CD 两个版本为简缩版，包括 106 个项目；前四种复本适用于 16 岁以上并有小学以上文化程度者；E 版本包括 128 个项目，专门为阅读水平低的被试者而设计。

我国心理学家戴忠恒等在 1988 年对 16PF 进行了修订，制定了中国不同年龄、职业和性别的常模，该修订版适用于 16 岁以上，有初三文化程度以上的被试。

我国常用的修订本将 A 和 B 本合并，共有 187 个项目。每个题目都备有"是的""不是的"和"介于两者之间"三种答案可供选择。每 12~13 个题目又组成一个分量表，测量某一方面的人格因素。每个因素用一个字母命名，根据得分高低又分为两极，高分和低分表现出不同的特征（表 5-2）。

表 5-2　16PF 各因素、名称及特征

因素	名称	低分特征	高分特征
A	乐群性	缄默、孤独、冷淡	外向、热情、乐群
B	聪慧性	思想迟钝、学识浅薄、抽象思维能力差	聪明、富有才识、善于抽象思维
C	稳定性	情绪激动，易烦恼	情绪稳定而成熟，能面对现实
E	恃强性	谦逊、顺从、通融、恭顺	好强、固执、独立、积极
F	兴奋性	严肃、审慎、冷静、寡言	轻松兴奋、随遇而安
G	有恒性	苟且敷衍，缺乏奉公守法的精神	有恒负责、做事尽职
H	敢为性	畏怯退缩、缺乏自信	冒险敢为、少有顾虑
I	敏感性	理智、重现实、自食其力	敏感、感情用事
L	怀疑性	依赖、随和、易相处	怀疑、刚愎、固执己见
M	幻想性	现实、合乎成规、力求妥善合理	幻想、狂放、任性
N	世故性	坦白、直率、天真	精明能干、世故
O	忧虑性	安详、沉着、自信	忧虑抑郁、烦恼自忧
Q_1	实验性	保守、尊重传统观念与行为标准	自由、批评激进、不拘泥于现实
Q_2	独立性	依赖、随群附和	自立自强、当机立断
Q_3	自律性	矛盾冲突、不顾大体	知己知彼、自律谨严
Q_4	紧张性	心平气和、闲散宁静	紧张困扰、激动挣扎

按照统一的指导语和实施测试，要求被试者在三个备选答案中选出一个，凡答案与记分标准相符记 2 分，相反记 0 分，中间给 1 分。

16PF 的记分采用标准 10 分，即平均数为 5.5，标准差为 1.5 的标准分数。通常认为<4 分为低分（1~3 分），>7 分为高分（8~10 分）。高、低分结果均有相应的人格特征说明。

需要注意，对 16 种人格因素的分数不能孤立进行解释，因为每种因素分数高低的意义及重要性均受到其他因素的高低或全部因素的组合方式的影响。因此，要根据个体的人格剖析图进行解释。

四、投射测验

投射测验（projective test）是指采用某种方法绕过受访者的心理防御，在他们不防备的情况下探测其真实想法。投射测验依据的理论是通过某种无确定意义的刺激情境可以引导人们将隐藏在内心深处的欲望、要求、动机冲突等内容不自觉地投射出来，经分析投射结果以了解一个人的真实人格特征。测验采用含糊、模棱两可的无结构刺激材料，让被试根据自己的认知和体验进行解释、说明和联想，得以了解被试者的人格特征和心理冲突，从而将其心理活动从内心深处暴露或投射出来。最常用的投射测验有洛夏墨迹

测验和主题统觉测验。

1. 罗夏墨迹测验

罗夏墨迹测验是由瑞士精神病学家罗夏在 1921 年编制而成的，目的是为了临床诊断，鉴别精神分裂症与其他精神病，也用于研究感知觉和想象能力，是现代心理测验中最主要的投射测验。1940 年后，作为人格测验的工具在临床上得到了广泛应用，1990 年龚耀先完成了该测验的修订工作，使我国有了正常人的常模。

罗夏墨迹测验的材料由 10 张结构模棱两可的墨迹图组成，其中 5 张为黑色，2 张为黑色和红色墨迹，3 张为彩色，每张图片都是将墨迹倒在纸上再加折叠形成的对称的浓淡不均的墨迹图（图 5-1）。

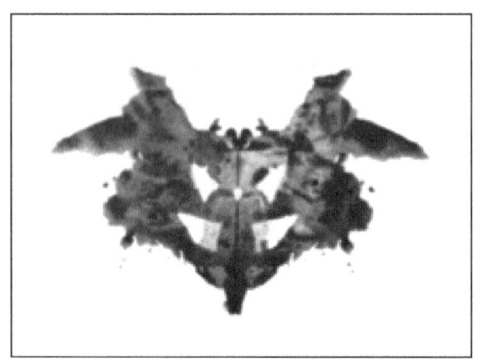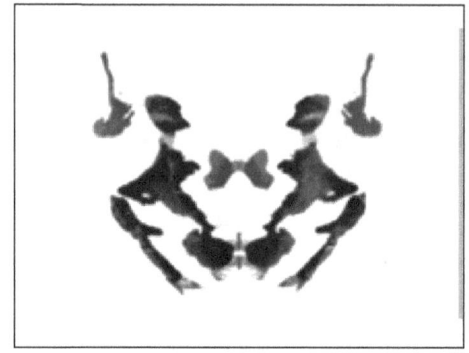

图 5-1 罗夏墨迹测验图例

测试时将 10 张图片按顺序一张张交给被试者，要求被试者说出在图中看到了什么，不限时间和回答数目，尽可能多地说出来，一直到回答不出时再换另一张，每张均如此进行；看完 10 张图片后，再从头对每一个回答询问，询问被试者看到的是整幅图还是图中的哪一个部分，为什么说这些部位像他所说的内容，将所指的部位和回答的原因一一记录下来，然后进行结果分析和评分。

罗夏墨迹测验结果主要反映个体的人格特征，其精神病理指标对临床诊断和治疗有重要意义。这些精神病理指标主要包括抑郁指数、精神分裂症指数、自杀指数、应付缺陷指数及强迫方式指数等。

罗夏墨迹测验在临床上有很高的应用价值，但其记分困难、解释方法复杂，结果判断时经验性成分多，带有主观性。主试者需要长期的训练和经验才能逐渐正确掌握。

2. 主题统觉测验

主题统觉测验（thematic apperception test，TAT）由美国哈佛大学教授默里（H. A. Murray）和摩根（C. D. Morgan）在 1935 年编制而成。后经多次修订，成为一种重要的投射测验。该测验把图片作为刺激材料，通过被试者对各画面的想象及心理投射所编辑的故事，来反映他们潜在的人格结构和人格内容。TAT 适用于各种年龄、不同种族的个体。

TAT 由 30 张黑白图片和 1 张空白图片组成，按被试者的性别和年龄分为成年男性（M）、成年女性（F）、儿童男性（B）、儿童女性（G）四套，每套又分 1 和 2 两个系列，每一系列有 10 张图片。施测时每一受试者测 20 张（包括一张空白片），分两次进行，因此，实际上每次只用 10 张图片。图片内容多为一个或数个人物处于某种模糊的场景中，要求被试者根据图片讲故事（图 5-2）。故事的叙述应该包含三个基本方面：图片描述了一个怎样的情境、图片中的情境是怎样发生的、结局会怎样。二次测试要间隔一天或一周完成。在对主题统觉测验结果进行分析时，要同时考虑到故事的内容（情节、心理背景等）和形式（长度和种类等）。

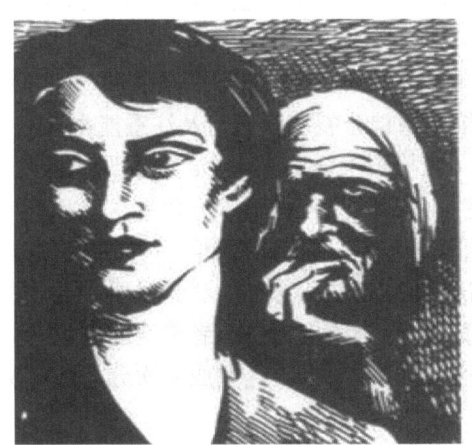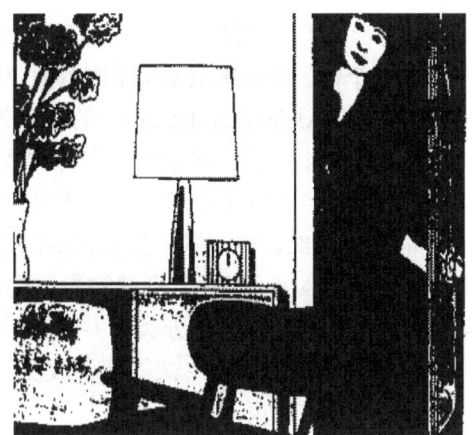

图 5-2　主题统觉测验图例

与罗夏墨迹测验相似，对 TAT 结果的解释也需要借助主试的经验和专业技能，且解释的方法并不统一，所以 TAT 在临床上不能作为诊断测验来使用。但 TAT 可以帮助心理学家和精神病学家了解个体的人格特征尤其是一些异常人格。

第五节　神经心理测验

神经心理测验是神经心理学研究的重要方法之一，按测验形式分单项测验和成套测验。单项测验重点测验某项心理功能，多用于测查患者有无神经病学问题，并初步判断患者的心理或行为问题是器质性的还是功能性的，以决定患者是否需要进行更加全面的神经心理功能和神经病学检查。成套测验则项目形式多样，能较全面地测量神经心理功能。

一、神经心理单项测验

（一）本顿视觉保持测验

本顿视觉保持测验（Benton vision retention test，BVRT）由研究者本顿（A. L. Benton）编制，适用年龄为 5 岁以上，共包括 30 张测验材料，可以分为 3 种形式。每种形式又可以有 4 种测试方式。第 1 种测试方式为给被试呈现一张图片 10 秒后要求被试立即回忆画图；第 2 种是图片呈现 5 秒后要求被试立即回忆画图；第 3 种是让被试临摹图形；第 4 种是图片呈现 10 秒后，延迟 15 秒让被试回忆画图。

评估者在测验过程中需要记录被试的正确回答数量和错误回答数量。每个正确回答得 1 分，而错误则可以细分为 6 种错误类型。本顿视觉保持测验主要用于脑损伤后视知觉、视觉记忆、视觉空间结构能力的评估，可以测查个体视觉记忆广度损害和视觉忽视。

（二）威斯康星卡片分类测验

威斯康星卡片分类测验（Wisconsion card sorting test，WCST）是应用较为广泛的执行功能测验，由霍顿（Heaton）在 1981 年编制而成，所测查的是抽象思维能力，即根据以往经验进行分类、概括、工作记忆和认知转移的能力。威斯康星卡片分类测验适用于 6.5~89 岁的个体。在临床上常用于测查被评估者因额叶和前额叶损伤导致的脑功能异常、阿尔茨海默病（Alzheimer disease）的治疗效果、精神分裂症和学习及注意能力缺陷。

检查工具由 4 张模板和 128 张卡片构成。4 张模板上分别为 1 个红三角形、2 个绿五角星、3 个黄十字形和 4 个蓝圆形，卡片上有不同形状（三角形、五角星、十字形、圆形）、不同颜色（红、黄、绿、蓝）和不同数量（1、2、3、4）的图形。测验之前主试要先确定一种分类原则（颜色、形状和数量的结合），但不告诉被试。测验时要求被试根据四张模板对 128 张卡片进行分类，并对被试每一次分类给出正确或者错误的反馈。如果被试连续 10 次分类正确，主试就需要改变一种新的分类原则，当完成 6 次分类或将所有卡片分类完则测试结束。

评分的指标包括总正确数量、总错误数量、持续错误数量、非持续错误数量和完成分类数量等。目前威斯康星卡片分类测验在我国应用广泛。

二、成套神经心理测验

成套神经心理测验种类较多，其中由霍尔斯特德（W. C. Halstead）编制、雷坦（R. M. Reitan）发展的 H-R 成套神经心理测验（Halstead-Reitan neuropsychological battery，HRB）最为常用。该测验用于测查被试多方面的心理功能或能力状况，包括感知觉、运动、注意力、记忆力、抽象思维能力和言语功能等。测验分成人、儿童和幼儿三种版本。我国心理学家龚耀先对成人和幼儿两个测验进行了修订。中文成人修订版（HRB（A）-RC）包括 6 个重要的测验和 4 个检查，简述如下。

（1）范畴测验。该测验要求被试者通过尝试错误，发现一系列图片中隐含的数字规律，并在反应仪上做出应答；主要测查被试者分析、概括和推理等能力。该测验有助于反映被试者额叶功能。

（2）触摸操作测验。该测验要求被试者在蒙着双眼的情况下，凭感知觉将不同形状的木块放入相应的木槽中。分利手、非利手和双手三次操作，最后请被试者回忆这些木块的形状和位置。该测验主要测查被试者触知觉、运动觉、记忆和手的协同与灵活性，左右侧操作成绩有助于反映被试者左右脑半球功能的差异。

（3）节律测验。该测验要求被试者听 30 对音乐节律录音，辨别每对节律是否相同。以测查被试者注意力、瞬间记忆力和节律辨别能力。此测验有助于了解被试者右半球的功能。

（4）手指敲击测验。该测验要求被试者分别用左右手食指快速敲击计算器的按键，测查精细运动能力。比较左右手敲击快慢的差异有助于反映被试者左右脑半球精细运动控制功能差异。

（5）Halstead-Wepman 失语甄别测验。该测验要求被试者回答问题、复述问题、临摹图形和执行简单的命令，以测查被试者的言语接受功能、言语表达功能及有无失语。结果根据有无错误、错误的多少和类型来判断。

（6）语声知觉测验。该测验要求被试者在听到一个单词或一对单词的发音（录音）后，从4个备选词中找出相应的词，共有30个（对）词。测查被试者的注意力和语音知觉能力。

（7）侧性优势检查。该检查通过对被试者写字、投球、拿东西等动作的询问和观察，判断其利手或利侧，进一步判断言语优势半球。

（8）握力测验。该测验要求被试者尽其最大力量，分别用左右手紧握握力计。测查运动功能，比较左右手握力，有助于了解被试者左右脑半球功能和运动功能差异。

（9）连线测验。该测验有甲乙两种形式，甲式要求被试者将一张16开大小纸上散在的25个阿拉伯数字按顺序连接；乙式除数字系列外，还有英文字母系列，要求被试者按顺序交替连接阿拉伯数字和英文字母。测查被试者的空间知觉、眼手协调、思维灵活性等能力。

（10）感知觉障碍检查。该检查包括听觉检查、视野检测、脸手触觉辨认、手指符号辨认和形状辨认等，测查被试者有无周边视野缺损、听觉障碍、触觉和知觉障碍，以及了解被试者大脑两半球功能的差别。

每一分测验都有不同的划界分常模，即区分有无病理的临界分。根据划入病理范围的分测验数可计算出损伤指数（病理的测验数/总测验数），临床上依据损伤指数的大小来辅助判断脑损伤的严重程度。

三、神经心理测验的目的与选择

神经心理测验在临床上主要用于神经心理评估。神经心理评估（neuropsychological assessment）主要是指对大脑功能受损者的心理行为和功能进行评估的过程。神经心理评估可以帮助医生进行诊断、评价治疗的效果等，在医学领域具有重要的意义。

神经心理测验在临床使用中常常有两种选择方法：第一种是根据被评估者的病变性质和部位，选用相应的测验；第二种是对所有被评估者采用相同的测验。这两种方法各有优缺点，第一种可以节省时间，减轻被评估者的负担，但是有可能遗漏一些重要的症状。第二种方法可以全面地检测被评估者的心理功能，防止遗漏，但是耗时耗力，可能对评估者造成较大的压力和负担。

选择神经心理测验的一般性原则是尽可能地暴露被评估者的大脑功能异常和缺陷，尽可能多地提供有助于诊断的信息。在实际运用中，可以根据个体的病史、神经病学检查结果和评估者的专业经验来选择合适的测验。具体来说，测验的目的可以分为如下三类。

（一）一般性检查

这类检查主要是帮助我们获得对大脑总体功能的信息。常使用的测验包括各种智力量表（如韦氏智力量表）、记忆量表（如临床记忆量表）等。

（二）提供定侧信息的测验

这类测验主要帮助我们了解是哪一侧大脑半球的功能出现了异常。常用的测查左半球技能的测验包括言语测验、语文作业和各类测定抽象思维的测验，如威斯康星卡片分类测验等。常用的测查右半球技能的测验包括与空间知觉、空间定位、具体思维有关的测验，如本顿视觉保持测验、迷津测验、人面认知测验等。

（三）提供定位信息的测验

这类测验主要用于获得跟具体病变部位有关的信息。例如，额叶功能测验可选择威斯康星卡片分类测验、言语流畅性测验、范畴测验、迷津测验等；颞叶功能测验可选择本顿视觉保持测验、人面再认测验、语音知觉测验、视觉记忆测验等；顶叶功能测验可选择本顿视觉保持测验、小木棒测验、H-R 成套神经心理测验中的触摸操作测验等；枕叶功能测验可选择颜色命名测验、人面再认测验等。

第六节 评定量表

评定量表（rating scale）是用于量化性的评价个体的心理特征和行为特征的评估工具。评定量表简单易操作，在精神病学领域中被广泛应用，采用他评和自评的形式。它与心理测验有一些共同点，都具有量化的功能，一些量表也具有标准化的特征。但是评定量表并非严格意义上的心理测验，它们缺乏理论基础，没有标准化的常模，甚至可以用原始分数直接评定，没有严格的信效度要求，常作为筛查工具而非诊断工具。

一、症状评定量表

（一）90 项症状自评量表

90 项症状自评量表（symptom checklist 90，SCL-90）因量表由 90 个项目组成而得名（表 5-3），90 个项目测查 10 个心理症状因子：躯体化、强迫症状、人际关系敏感、抑郁、焦虑、敌对、恐怖、偏执、精神病性及附加项。因子分反映有无各种心理症状及其严重程度。SCL-90 采用 5 级（1～5 级或 0～4 级）评分制，被试根据自己最近的情况和感受，按照"没有、很轻、中等、偏重、严重" 5 级对各项目进行恰当选择评分。

表 5-3 90 项症状自评量表

1. 头痛	9. 忘记性大
2. 神经过敏，心中不踏实	10. 担心自己的衣饰是否整齐及仪态是否端正
3. 头脑中有不必要的想法或字句盘旋	11. 容易烦恼和激动
4. 头昏或昏倒	12. 胸痛
5. 对异性的兴趣减退	13. 害怕空旷的场所或街道
6. 对旁人责备求全	14. 感到自己的精力下降，活动减慢
7. 感到别人能控制自己的思想	15. 想结束自己的生命
8. 责怪别人制造麻烦	16. 能听到旁人听不到的声音

续表

17. 发抖	54. 感到前途没有希望
18. 感到大多数人都不可信任	55. 不能集中注意
19. 胃口不好	56. 感到身体的某一部分软弱无力
20. 容易哭泣	57. 感到紧张或容易紧张
21. 同异性相处时感到害羞不自在	58. 感到手或脚发重
22. 感到受骗，中了圈套或有人想抓住您	59. 想到死亡的事
23. 无缘无故地突然感到害怕	60. 吃得太多
24. 自己不能控制地大发脾气	61. 当别人看着自己或谈论自己时感到不自在
25. 怕单独出门	62. 有一些不属于自己的想法
26. 经常责怪自己	63. 有想打人或伤害他人的冲动
27. 腰痛	64. 醒得太早
28. 感到难以完成任务	65. 必须反复洗手、点数目或触摸某些东西
29. 感到孤独	66. 睡得不稳不深
30. 感到苦闷	67. 有想摔坏或破坏东西的冲动
31. 过分担忧	68. 有一些别人没有的想法或念头
32. 对事物不感兴趣	69. 感到对别人神经过敏
33. 感到害怕	70. 在商店或电影院等人多的地方感到不自在
34. 感情容易受到伤害	71. 感到任何事情都很困难
35. 旁人能知道自己的私下想法	72. 一阵阵恐惧或惊恐
36. 感到别人不理解自己、不同情自己	73. 感到在公共场合吃东西很不舒服
37. 感到人们对自己不友好，不喜欢自己	74. 经常与人争论
38. 做事必须做得很慢以保证做得正确	75. 单独一个人时神经很紧张
39. 心跳得很厉害	76. 别人对自己的成绩没有作出恰当的评价
40. 恶心或胃部不舒服	77. 即使和别人在一起也感到孤单
41. 感觉比不上他人	78. 感到坐立不安心神不定
42. 肌肉酸痛	79. 感到自己没有什么价值
43. 感觉有人在监视自己、谈论自己	80. 感到熟悉的东西变成陌生或不像是真的
44. 难以入睡	81. 大叫或摔东西
45. 做事必须反复检查	82. 害怕会在公共场合昏倒
46. 难以作出决定	83. 感到别人想占自己的便宜
47. 怕乘电车、公共汽车、地铁或火车	84. 为一些有关性的想法而很苦恼
48. 呼吸有困难	85. 认为应该因为自己的过错而受到惩罚
49. 一阵阵发冷或发热	86. 感到要很快把事情做完
50. 因为感到害怕而避开某些东西、场合或活动	87. 感到自己的身体有严重问题
51. 脑子变空了	88. 从未感到和其他人很亲近
52. 身体发麻或刺痛	89. 感到自己有罪
53. 喉咙有梗塞感	90. 感到自己的脑子有毛病

10 个心理症状因子的定义、项目数及含义如下。

（1）躯体化。该因子包括 1、4、12、27、40、42、48、49、52、53、56、58 共 12 个项目，主要反映主观的躯体不舒适感，包括呼吸、消化、心血管等系统的不适及头痛、肌肉酸痛和焦虑等其他身体表现。

（2）强迫症状。该因子包括 3、9、10、28、38、45、46、51、55、65 共 10 个项目，主要反映强迫症状。

（3）人际关系敏感。该因子包括 6、21、34、36、37、41、61、69、73 共 9 个项目，主要反映个体的不自在感和自卑感。

（4）抑郁。该因子包括 5、14、15、20、22、26、29、30、31、32、54、71、79 共 13 个项目，主要反映抑郁症状。

（5）焦虑。该因子包括 2、17、23、33、39、57、72、78、80、86 共 10 个项目，主要反映焦虑症状。

（6）敌对。该因子包括 11、24、63、67、74、81 共 6 个项目，主要从思想、感情及行为三个方面反映敌对表现。

（7）恐怖。该因子包括 13、25、47、50、70、75、82 共 7 个项目，主要反映恐怖症状。

（8）偏执。该因子包括 8、18、43、68、76、83 共 7 个项目，主要围绕偏执性思维的基本特征而编制，如投射性思维、猜疑、关系妄想、被动体验和夸大等。

（9）精神病性。该因子包括 7、16、35、62、77、84、85、87、88、90 共 10 个项目，主要反映幻听、被控制感、思维被插入等与精神分裂症有关的项目。

（10）附加项。该因子包括 13、25、47、50、70、75、82 共 7 个项目，反映睡眠和饮食情况。

90 项症状自评量表有多个统计指标：①总分：90 个项目所得分数之和；②总均分（症状指数）：总均分=总分/90；③阳性项目数：大于或等于 2 的项目数；④因子数：将各因子的项目评分相加得因子粗分，再将因子粗分除以因子项目数，即得到因子分。

根据总分、阳性项目数、因子分等评分结果情况，可判断被试者是否有阳性症状、心理障碍或是否需要进一步检查。因子分越高，反映症状越多，障碍越严重。

（二）抑郁自评量表

抑郁自评量表（self-rating depression scale，SDS）由美国杜克大学的 W. K. Zung 在 1965 年编制而成。抑郁自评量表由 20 个与抑郁症状有关的条目组成（表 5-4），能够直观的反应被评估者抑郁的主观感受及严重程度，量表使用简便，采用四级评分方式，使用者不需特殊训练，目前多用于门诊患者粗筛、流行病学调查、科研等。

表 5-4　抑郁自评量表

1. 我感到情绪沮丧、郁闷	*5. 我吃饭像平常一样多
*2. 我感到早晨心情最好	*6. 我的性功能正常
3. 我要哭或想哭	7. 我感到体重减轻
4. 我夜间睡眠不好	8. 我为便秘而烦恼

9. 我的心跳比平时快	15. 我比平时更容易激怒
10. 我无故感到疲乏	*16. 我觉得决定什么事很容易
*11. 我的头脑像平常一样清楚	*17. 我感到自己是有用的和不可缺少的人
*12. 我做事情像平常一样不感到困难	*18. 我的生活很有意思
13. 我坐卧难安，难以保持平静	19. 假若我死了，别人会过得更好
*14. 我对未来感到有希望	*20. 我仍旧喜欢自己平时喜欢的东西

*为反向评分项

评分：每一条目按 1~4 四级评分。1 分：从无或偶尔有该症状；2 分：有时有该项症状；3 分：大部分时间有该项症状；4 分：绝大部分时间有该项症状。但项目 2、5、6、11、12、14、16、17、18、20 为反向评分题，按 4~1 反向计分。

统计指标包括总分和抑郁严重指数。总分：所有项目得分相加，即为总分。若总分超过 41 分可考虑筛查阳性，即可能有抑郁存在，需要进一步检查。抑郁严重指数：抑郁严重指数=总分/80。指数范围为 0.25~1.0，指数越高，反映抑郁程度越重。

（三）焦虑自评量表

焦虑自评量表（self-rating anxiety scale，SAS）由抑郁自评量表的编制者 W. K. Zung 在 1971 年编制而成。焦虑自评量表由 20 个与焦虑症状相关的条目组成（表 5-5），用于反映有无焦虑症状及其严重程度，适用于有焦虑症状的成年人，也可用于流行病学调查。

表 5-5 焦虑自评量表

1. 我觉得比平时容易紧张或着急	11. 我因为一阵阵头晕而苦恼
2. 我无缘无故在感到害怕	12. 我有晕倒发作，或觉得要晕倒似的
3. 我容易心里烦乱或感到惊恐	*13. 我吸气呼气都感到很容易
4. 我觉得我可能将要发疯	14. 我的手脚麻木和刺痛
*5. 我觉得一切都很好	15. 我因为胃痛和消化不良而苦恼
6. 我手脚发抖打战	16. 我常常要小便
7. 我因为头疼、颈痛和背痛而苦恼	*17. 我的手脚常常是干燥温暖的
8. 我觉得容易衰弱和疲乏	18. 我脸红发热
*9. 我觉得心平气和，并且容易安静坐着	*19. 我容易入睡并且一夜睡得很好
10. 我觉得心跳得很快	20. 我做噩梦

*为反向评分项

评分：每一条目按 1~4 四级评分。1 分：从无或偶尔有该项症状；2 分：有时有该项症状；3 分：大部分时间有该项症状；4 分：绝大部分时间有该项症状。项目 5、9、13、17、19 为反向计分，即按 4~1 计分。

总分：将所有项目得分相加，即得到总分。总分超过 40 分可考虑筛查阳性，即可能有焦虑存在，需要进一步检查。分数越高，焦虑程度越严重。需要注意的是，焦虑自评量表与抑郁自评量表一样，都只能用于疗效评估，不能用于诊断。

二、生活事件量表

生活事件量表（life events scale，LES）是由中国研究者杨德森等在1986年编制而成的，该量表项目是在社会再适应量表（social readjustment rating scale，SRRS）的基础上根据我国的实际情况修订而成的。生活事件量表适用于16岁以上的正常个体，患有神经症、心身疾病、躯体疾病的患者，以及自知力恢复的精神病患者。

生活事件量表共有48个项目（表5-6），分为三个方面：家庭生活方面（28项）、工作学习方面（13项）和社交及其他方面（7项）。另外还有两项空白项目，可供个体填写表中未列出但实际生活中经历过的事件。生活事件量表调查的是个体在一段时间内（通常为1年）经历的事件及其影响。事件的影响程度分为5个等级，分别是无影响、轻度、中度、重度和影响极重。在记分时依次赋值为0、1、2、3、4分。事件的持续时间分为4个等级，分别为三个月内、半年内、一年内、一年以上，在记分时依次赋值为1、2、3、4分。

生活事件量表的统计指标为生活事件刺激量，具体的计算方法如下：

（1）单项事件刺激量=该事件发生次数×该事件持续时间分×该事件影响程度分。

（2）正性事件刺激量=所有好事刺激量之和。

（3）负性事件刺激量=所有坏事刺激量之和。

（4）生活事件总刺激量=正性事件刺激量+负性事件刺激量。

生活事件量表的总分高低反映了个体承受的心理压力大小，总分越高则表示个体承受的心理压力越大。

表5-6　生活事件量表

家庭生活方面的问题	15. 本人（爱人）做绝育手术
1. 恋爱或订婚	16. 配偶死亡
2. 恋爱失败、破裂	17. 离婚
3. 结婚	18. 子女升学（就业）失败
4. 自己（爱人）怀孕	19. 子女管教困难
5. 自己（爱人）流产	20. 子女长期离家
6. 家庭增添新成员	21. 父母不和
7. 与爱人父母不和	22. 家庭经济困难
8. 夫妻感情不好	23. 欠债
9. 夫妻分居（因不和）	24. 经济情况显著改善
10. 夫妻两地分居（工作需要）	25. 家庭成员重病、重伤
11. 性生活不满意或独身	26. 家庭成员死亡
12. 配偶一方有外遇	27. 本人重病或重伤
13. 夫妻重归于好	28. 住房紧张
14. 超指标生育	

续表

工作学习方面的问题	39. 第一次远走他乡异国
29. 待业、无业	40. 生活规律重大变动（饮食睡眠规律改变）
30. 开始就业	41. 本人退休离休或未安排具体工作
31. 高考失败	社交与其他方面的问题
32. 扣发奖金或罚款	42. 好友重病或重伤
33. 突出的个人成就	43. 好友死亡
34. 晋升、提级	44. 被人误会、错怪、诬告、议论
35. 对现职工作不满意	45. 介入民事法律纠纷
36. 工作学习中压力大（如成绩不好）	46. 被拘留、受审
37. 与上级关系紧张	47. 失窃、财产损失
38. 与同事邻居不和	48. 意外惊吓、发生事故、自然灾害

三、特质应对方式问卷

特质应对方式问卷（trait coping style questionnaire，TCSQ）是调查个体应对方式的自评量表。该量表共包括 20 个项目（表 5-7），可分为积极应对和消极应对两个方面，每个方面各包含 10 个项目。该量表的内容可反映被试面对困难和挫折情境时的积极和消极的态度与行为表现。项目采用五级评分，从"肯定是"到"肯定不是"按照等级不同，赋值为 5、4、3、2、1 分。

特质应对方式问卷的记分方式是将积极应对和消极应对的项目分别记分，最后可以得到两个分数即积极应对分（所有积极应对项目的总分）和消极应对分（所有消极应对项目的总分）。一般人均积极应对的平均分为 30.22±8.72，消极应对的平均分为 23.58±8.41。如果个体的得分高于群体平均分，则说明积极或者消极应对特征明显。

表 5-7 特质应对方式问卷

1. 能尽快地将不愉快忘掉	11. 旁人很容易使你重新高兴起来
2. 陷入对事件的回忆和幻想之中而不能摆脱	12. 如果与人发生冲突，宁可长期不理对方
3. 当作事情根本未发生过	13. 对重大困难往往举棋不定，想不出办法
4. 易迁怒于别人而经常发脾气	14. 对困难和痛苦很快适应
5. 通常向好的方面想，想开些	15. 相信困难和挫折可以锻炼人
6. 不愉快的事很容易引起情绪波动	16. 在很长的时间里回忆所遇到的不愉快事
7. 将情绪压在心底里不表现出来，但又忘不掉	17. 遇到难题往往责怪自己无能而怨恨自己
8. 通常与类似的人比较，就觉得算不了什么	18. 认为天底下没有什么大不了的事
9. 将消极因素化为积极因素，如参加活动	19. 遇苦恼事喜欢一人独处
10. 遇烦恼的事很容易想悄悄地哭一场	20. 通常以幽默的方式化解尴尬局面

【本章小结】

心理评估是依据心理学的理论和方法，对人的心理品质及行为特征作出全面的、系统的和深入的鉴定及评价。本章重点介绍了心理评估的基本程序及用途，常用心理评估的方法，标准化心理测验的技术指标，不同类型的心理测验的特点，包括智力测验、人格测验、神经心理测验和评定量表等。

【讨论题】

1. 标准化心理测验的基本要素有哪些？
2. 韦氏智力量表的发展过程和不同版本的结构是什么？
3. 标准化的人格测验和投射测验各自具有什么样的优缺点？

【推荐读物】

1. 季建林. 医学心理学. 4版. 上海：复旦大学出版社，2005.
2. 钱明，刘畅，崔光成. 医学心理学. 2版. 天津：南开出版社，2010.
3. 姚树桥. 心理评估. 2版. 北京：人民卫生出版社，2013.

（重庆医科大学　唐　珊）

第六章 心理应激

【本章学习要点】

1. 应激的概念与理论模型。
2. 应激源的概念与研究。
3. 应激的心理、生理中介机制。
4. 应激的心理、生理反应。
5. 应激的管理。

随着生物医学的发展,过去严重威胁人类健康的传染病、营养不良等生物因素为主所致的疾病已逐渐被控制,而由心理社会因素引起的过度紧张与适应不良却逐渐成为主要的致病原因。心理应激作为一种系统理论,有助于我们认识心理社会因素在疾病发生发展过程中的作用规律,从而降低心理社会因素对个体的负面影响,维护心理健康,预防和减少心身疾病的发生,有重要的理论与实践意义。

第一节 心理应激概述

一、应激的概念与发展

应激(stress)这一概念的使用非常广泛,它是医学、心理学、社会学、管理学、人类学等学科研究的重要课题。不同的学科、不同的研究领域及不同的历史时期,对应激的理解也有所不同。

"stress"最初的含义是"困苦"或"逆境"。后来这个词被引入物理学领域,在物理学中被解释为作用于某物之上的足够使其弯曲或折断的拉力或力量,而后 stress 在生理学、心理学、医学领域被广泛研究。在应激概念的历史演进过程中,法国生理学家伯纳德(C. Bernard)、美国生理学家坎农、加拿大生理学家塞里、美国心理学家拉扎勒斯(R. S. Lazarus)几位学者做出了重大贡献。

(一)伯纳德的内环境适应说

19世纪中期,伯纳德致力于生命的适应性研究。他认为,在周围环境变化的情况下,生物个体都会采取适当的方法维持生命,保持内部环境的稳定。对机体完整性和稳定性的挑战或刺激，会诱发身体做出各种反应，以抗衡其所造成的威胁。这是现代应激概念的基础。

（二）坎农的稳态应急说

20世纪20年代，美国哈佛大学的生理学家坎农在研究中继承了伯纳德的思想，他认为，机体的每一部分功能活动都是在一定范围内波动，并通过自我调节机制，在变化的内、外环境中保持着动态平衡，坎农将机体在面对环境变化时保持内环境稳定的过程称作"内平衡"或"内稳态"。

"内平衡"或"内稳态"与自主神经系统有关。自主神经系统包括交感神经和副交感神经，交感神经可使全身机能紧张，副交感神经可使全身机能缓和，二者保持协调以维持机体的稳定性。但当机体遭遇严重的内外环境刺激时，交感神经发挥作用，兴奋性增高，肾上腺髓质激素分泌增加（即交感-肾上腺髓质系统被激活），动员全身力量以应对外界刺激，表现为心率加快，血压升高，心肌收缩力增强，呼吸频率加快，脑和骨骼肌的血流量增加，而皮肤、黏膜和消化道的血流量减少，脂肪动员，肝糖原分解，瞳孔扩大，出汗等。这些反应为下一步采取行为活动提供能量资源，做出"战或逃"的反应，以便重新达到最佳的内部状态。当然，如果机体不能通过适当的反应来应对内外刺激对内稳态的挑战或者交感-肾上腺髓质系统过度活动，从而导致机体不能恢复到正常的内部状态，那么便会使组织损害或死亡。坎农将这种严重内外环境刺激时所出现的机体反应称为"应急"（emergency）。

（三）塞里的生理应激说

20世纪30年代，在坎农的稳态应急说的影响下，加拿大生理学家塞里首次将应激的概念引入医学领域并提出了"一般适应综合征"，标志着现代应激研究的开始。塞里被公认为是现代应激理论的早期开拓者之一。

1936年，塞里在 Nature 杂志上发表了第一篇题目为"由于广泛的致病因子引起的一种综合征"的有关应激的学术文章，文章中描述了在利用热刺激、冷刺激、感染和毒物作为刺激的动物实验中，都会引发病理三联征，即肾上腺肥大和颜色变深，胃肠道溃疡或出血，胸腺、脾及淋巴结萎缩等。塞里认为，在各种疾病或有害刺激下，机体都会有相同的、非特异性的、涉及全身的生理病理反应过程。塞里将机体在不同刺激作用下产生的一系列非特异性反应称为应激，将这些非特异性反应称为一般适应综合征（general adaptation syndrome，GAS），一般适应综合征是机体通过下丘脑-垂体-肾上腺（HPA）轴对有害刺激所做出的防御反应的普遍形式。塞里将一般适应综合征分为警戒期（alarm stage）、抵抗期（resistance stage）和衰竭期（exhaustion stage）三个阶段。①警戒期：机体识别出遇到来自内部或外部的有害刺激，便唤起体内的防御能力，增强力量，保持最佳态势，进入"战或逃"的反应，表现为肾上腺皮质增大，肾上腺素分泌增加，血压升高，脉搏和呼吸加快，心脑血流量增加，血糖升高等。②抵抗期：如果有害刺激持续存在，机体会进一步提高体内的结构和功能水平来增强应对刺激的能力，表现为肾上腺皮质变小，淋巴结恢复正常，激素水平恒定，此期机体仍在尽力应对挑战，但如果有害刺激持续时间太长和刺激强度过大，生理资源则会逐渐趋向枯竭而丧失抵抗能力。③衰竭期：有害刺激持续时间太长或有害刺激过于严重，机体丧失了抵抗能力，最终耗竭，表现为肾上腺皮质增大，淋巴系统功能紊乱，免疫系统严重受损，副交感神经系统异常兴奋，个体出现抑郁、疾病甚至死亡。

此外，塞里认为，应激具有双重性：一方面，应激反应对于个体生存和适应都是必要的，重复遭遇中等强度的刺激可以增强机体抵抗应激的时间和强度，在应激过程中机体增强了应对能力，提高了适应和作业能力，使人精神振奋，增强动力，这是应激的积极作用；另一方面，强度过大或持续时间过长的应激超过了机体的应对和适应能力，消耗机体的体力和精力，增加机体的负担，造成组织损害，诱发疾病，这是应激的消极作用。

（四）拉扎勒斯的心理应激说

随着心理学界对应激研究的深入，心理学家越来深刻地越认识到诸多中间的心理社会因素在应激中的意义。20世纪60年代，以拉扎勒斯为代表的心理学家提出认知评价和应对方式在应激中的重要中介作用。拉扎勒斯指出，应激的发生并不伴随着特定的刺激或特定的反应，而是发生于个体察觉或估价一种有威胁的情境之时，也就是说虽然有生活事件或刺激的发生，但应激反应是否发生及如何发生，取决于当事人对事件或刺激的认识。比如，丧偶的当事人的应激反应可以是悲伤，或是平静，甚或是喜悦，这取决于当事人对丧偶事件的认识。

综上所述，虽然不同的研究从不同的角度解释应激，但应激的概念不外乎涉及三个方面：刺激（内部或外部、物理性刺激或象征符号刺激），个体（认知评价、应对方式、人格等）和结果（生理反应、心理反应）。因此，现代应激理论将应激定义为个体面临或觉察到内外环境刺激时做出的适应性与应对性的身心反应的过程。

二、应激的理论模型

应激理论在历史的发展过程中，涉及不同的学科和领域，心理学家分别对应激提出了不同的理解和理论模型，不同学科领域在应激的理论模型上存在较大差异。

（一）应激反应模型

应激反应模型（response-based model of stress）强调不同刺激引起共同的应激反应，包括生理反应、心理反应和行为反应。该模型对应激反应以外的其他因素关注较少。塞里的应激理论是应激反应模型的代表，塞里应激说关注的重点是在不同刺激下所产生的一系列的非特异性反应，他主要从医学或病理生理学的角度来关注应激反应。受早期生物医学模式及医学本身的学科性质影响，应激反应模型特别适合临床医学工作的开展，该模型在医学领域一直受到重视。但随着生物-心理-社会医学模式的到来，以及应激本身包含了应激源、中介因素和应激反应等多个因素，仅考虑应激反应一个因素是不全面的。

（二）应激刺激模型

应激刺激模型（stimulus-based model of stress）强调引起应激反应的不同刺激，包括刺激物的性质、种类、作用机制等。该模型对刺激物所导致的应激反应，尤其是生理反应关注较少。应激刺激模型主要是心理学界关注和研究的重点，由于受心理学学科特点的影响，应激刺激模型更侧重于关注刺激中的心理社会刺激，以拉扎勒斯为代表的心理学家也关注与应激有关的中介因素如认知评价、应对方式等。这种模型比较符合人们的常识性思维习惯，易被接受。但该模型较少考虑应激反应，将应激刺激等同于应激，从生物-心理-社会医学模式的角度来看，也是不全面的。

（三）应激过程模型

受国外应激理论的影响，以及结合我国的有关研究成果，20世纪90年代，姜乾金等学者逐渐提出应激过程模型（process-based model of stress）的理论，即心理应激是由应激源（生活事件）经由中介因素（认知评价、应对方式、社会支持、人格等）的作用到应激反应的发生的多因素作用的过程。该模型将心理应激（psychological stress）定义为，个体在应激源的作用下，通过认知评价、应对方式、社会支持、人格等心理社会中介因素的影响，最终表现出生理或心理反应的多因素作用的过程。应激过程模型指出，应激的原因是应激源（生活事件）的刺激，应激的过程是个体对应激源的一种适应过程（受中介因素的影响），应激的结果是个体适应或不适应的生理心理反应（图6-1）。

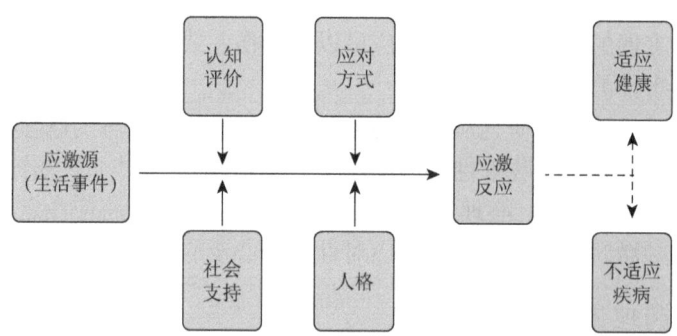

图 6-1　应激过程模型示意图

应激过程模型比较全面地解释了应激的发生，符合人们因果逻辑思维习惯，易被接受，也便于临床医学工作对某些疾病的病因做出解释，但在认识论上还是单维度的。

（四）应激系统模型

按照应激过程模型的理解，应激是多因素作用的结果，但该模型对此是从单维度、单方向的角度解释的。但实际上，各个应激因素之间存在相互影响的情况。比如，认知评价、应对方式、社会支持、人格特点和应激反应会反过来影响生活事件的发生、发展、性质和程度；社会支持、应对方式、人格特征、应激反应也会影响认知过程；生活事件的属性、认知评价、人格特征和行为类型、应激反应都会带来应对方式的不同；生活事件、认知因素、人格特征、应对方式也会影响到社会支持的获得；过多过重的生活事件、负性自动思维、消极应对方式、社会支持缺乏和严重应激反应等情况的长期存在最终会影响人格的健全。由此可以看出，各种应激因素之间存在着交互影响作用，它们既可以是因，也可以是果。因此，姜乾金等学者发展了原有的应激过程模型，形成了应激系统模型（system-based model of stress）（图6-2）。

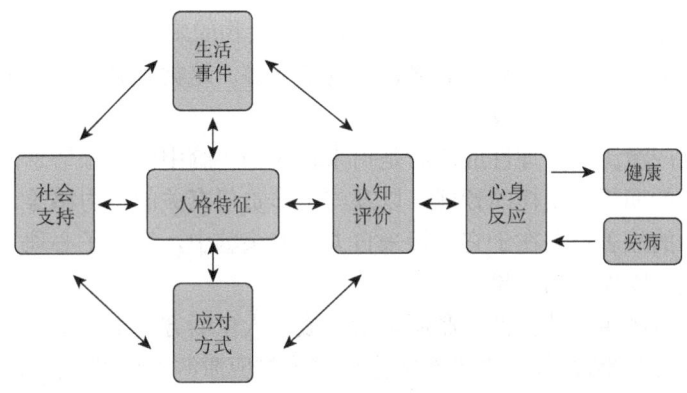

图 6-2 应激系统模型示意图

应激系统模型认为，应激是多因素交互作用多维度发展的系统，作用的结果可以是适应并保持健康，也可以是不适应而导致疾病，在进行应激评估和应激干预时，都需要从多种应激因素入手，系统地分析多因素之间的综合作用规律并进行综合的干预。该模型将心理应激定义为：个体的应激源（生活事件）、认知评价、人格特征、应对方式、社会支持和应激反应等生物、心理、社会多因素构成相互作用的动态平衡系统，如果系统失衡，则是心理应激。

应激系统模型的基本特征包括：①应激是多因素的系统；②各因素之间相互作用；③各因素之间动态的平衡或失衡，决定个体的健康或疾病；④认知因素是平衡或失衡中的关键因素；⑤人格特征是平衡或失衡中的核心因素。

第二节 应 激 源

一、应激源的定义与分类

（一）应激源的定义

应激源（stressors）是引起应激的刺激，也就是应激发生的原因。应激源是指向机体提出适应和应对的要求进而导致充满紧张性的生理和心理反应的刺激物。凡能引起应激反应的各种刺激物都可以成为应激源，但一种刺激物能否成为应激源，除了该刺激物本身的特点和性质外，还取决于当事人的认知评价、应对能力、社会支持等主观因素和环境特点。

在人类社会中，应激源主要表现为各种生活事件（life events），包括来自生理、心理、社会和文化的各种事件。因此，在许多医学心理学的文献中，常常将生活事件和应激源作为同义词看待。

（二）应激源的分类

关于应激源的分类，目前学术界尚未形成一致意见，常见的分类如下。

1. 按应激源的性质分类

（1）躯体性应激源。躯体性应激源是指通过对人的躯体直接发生刺激作用而引起身心紧张状态的刺激物，包括各种物理的、化学的和生物的刺激物，如高温、低温、辐射、电击、噪声、污染、损伤、疾病、衰老、生物节律等。这类刺激物不仅可引起生理的应激反应，还可引起心理的应激反应。

（2）心理性应激源。心理性应激源是指来自人们头脑中的紧张信息，如心理冲突与挫折、不切实际的期望、不祥的预感，以及与工作责任有关的压力感等。心理性应激源与其他类应激源的显著不同在于它直接来自人们的头脑中，反映了心理方面的困难，但也常常是外界刺激物作用的结果。

（3）社会性应激源。社会性应激源是指造成个人生活方式上的变化并要求对其做出调整和适应的情境与事件。能够改变个人生活方式的应激源不仅可以是重大的生活变化，如社会动荡、战争、灾荒、社会经济制度的重大变化，也可以是日常生活琐事，如频繁接待生人、处理各种家庭事务、为孩子的学习操心等。

（4）文化性应激源。文化性应激源是指因语言、风俗和习惯的改变而引起的应激，它要求个人适应和应对生活的文化方面。这里的"文化"不是指受教育程度，而是指不同的民族或地区的人们在长期的社会生活中创造和形成的语言、文字、生活方式、风俗习惯及民族性格等。文化性应激源中最常见的是文化性迁移，即从一种语言环境或文化背景进入到另一种语言环境或文化背景中，小到社区、城市，大到民族、种族、区域或国家。文化环境的影响，使人面临全新的生活环境、陌生的风俗习惯、不同的生活方式，从而不得不做出改变以适应新的情况。

2. 按生活事件的现象学分类

（1）工作事件。工作事件是指与工作有关的职业性应激源，造成个体与工作岗位的要求不相适应。包括不良的作业环境和恶劣的工作条件，如长期在高温、低温、噪音、污染的环境下工作；特殊的工作性质，如要求超负荷、注意力高度集中、过度消耗脑力、责任过多的工作，或者长期远离人群（远洋、高山、沙漠）、高度消耗体力、威胁生命安全、生活节奏无章可循及单调重复的流水线工作；超出工作者实际能力限度的工作，致使本人不能适应工作要求；组织结构改革、裁员、调动或转岗，要求员工再调整和适应。

（2）恋爱、婚姻和家庭事件。这是日常生活中最常见的应激源，包括多次恋爱不成功、失恋、夫妻矛盾、分居、外遇、离异、结婚、再婚；配偶或亲人患病、亡故、外伤、手术、分娩；子女教养困难、老人患病长期需要照顾、住房拥挤及家人关系紧张等。

（3）人际关系事件。人际关系事件是指个人与领导、同事、邻里、朋友之间产生意见分歧和矛盾冲突。研究证明，在和平稳定时期，个人与他人的人际矛盾与冲突是很重要的生活事件。

（4）经济事件。经济事件是指在经济上的困难或变故，包括负债、失窃、亏损和失业下岗等。

（5）个人健康事件。个人健康事件是指疾病或健康变故给个人造成的心理威胁，如癌症诊断、心身不适、病情恶化等。

（6）自我实现和自尊方面事件。个人在事业和学业上的失败或挫折，以及涉案、被审查、被判罚和遭人诽谤、陷害等。

（7）社会和环境事件。个体生活的自然环境和社会环境的变化，包括各种自然灾害、环境污染、战争和社会动荡、社会政治经济制度变革、人口过度集中、交通堵塞、住房拥挤等,这些都可以成为某些人的应激源。

3. 按生活事件对个体的影响分类

(1) 正性生活事件 (positive events)。正性生活事件亦称获得性或满足性事件,指个人认为对自己的身心健康具有积极作用的事件。这些事件具有明显的积极意义,使人产生积极体验,如晋升晋级、立功嘉奖、新婚再婚等。

(2) 负性生活事件 (negative events)。负性生活事件多为丧失性事件,指个人认为对自己产生消极作用的不愉快事件。这些事件具有明显的厌恶性质,使人产生消极体验,如降职、失业、患病、死亡、离婚等。

研究发现,负性生活事件与心身健康的相关性明显高于正性生活事件。这是由于负性生活事件对人具有威胁性,会带来明显而持久的消极情绪体验,从而导致机体出现病感或患病。此外,正性生活事件和负性生活事件只是相对而言。一些在一般人看来是正性的事件,也可能让某些人产生消极体验,成为负性事件。

4. 按生活事件的主客观属性分类

(1) 客观事件 (objective events)。客观事件是指不以人们的主观意志为转移,无法自己掌握和控制的事件。这些事件他人也能明显体验到,基本由个体以外因素的作用引起。它包括生老病死,以及地震、洪水、车祸、空难、海难、空袭、战争等天灾人祸。这些事件可以引起强烈的急性精神创伤或延缓应激反应或创伤后应激障碍。除身受者外,也可发生于目击者、受害者的亲人。

(2) 主观事件 (subjective events)。主观事件可以是个体纯粹主观因素的产物,亦可以是个体主观因素与外界因素相互作用的产物。主观事件有时难以被其他人所体会和认同,可包括事业不顺、人际矛盾、婚姻不幸、负担过重等事件。主观事件与个体需求、欲望(生理与心理)、价值观等因素有关。

二、应激源的研究

(一) 生活事件与健康的关系

首先,生活事件并不总是消极和有害的。从某种意义上来说,一定程度的生活事件有助于个体发展良好的社会适应能力,正所谓"穷人的孩子早当家""千锤百炼终成才"。"温室里的花朵"不是良好的个人生活环境,"碌碌无为"也不是健康的表现。然而,如果生活事件过大、过多、过快、持续过久,就会造成个体的适应困难,造成过强过久的应激反应,就会损害人的健康,诱发疾病甚至死亡。

其次,生活事件的致病性与其性质有关。国内外大量研究证明,那些伴有心理丧失感的生活事件对健康的危害最大,如配偶死亡、家庭成员死亡。国内早期有原北京医科大学和中国科学院心理研究所分别通过大样本调查显示,三类生活事件对疾病的发生影响最大:①过度紧张的学习或工作,并伴不愉快情绪;②工作中或家庭中人际关系不协调;③亲人意外死亡或意外事故。1987年,姜乾金等通过对癌症患者的临床对照研究显示,"家庭不幸事件""工作学习过度"和"人际关系不协调"三者在癌症患者的发病上有重要意义,负性生活事件与健康和疾病的关系最密切。

最后，在生活事件的数量上，单一刺激与复合刺激相比，后者的致病性更大。当个体在一定的时期内连续遭遇多个重大生活事件，即所谓祸不单行时，其对个体的身心适应能力都提出了更大的挑战，往往容易导致对健康的损害而诱发疾病。除了重大生活事件的累积效应外，研究表明，日常生活困扰的频率也与心身健康密切相关，尤其是与心理障碍或应激相关疾病有关。许多心身疾病、神经症都是在慢性持续存在的生活事件作用下逐渐发生的，这提示量在时间上的延续，最后导致质的变化。

此外，生活事件对健康的影响还要考虑到个体的认知差异。一种刺激对某人是应激性的，但对另一个人可能不是，如摇滚乐对一些人是愉快的，但对另一些人则是噪声刺激。不同的个体其应激阈值也有差异性，一些人稍遇困难便一蹶不振，而另一些人却能越挫越勇。

（二）生活事件的量化研究

1967年，美国华盛顿大学医学院的精神病学专家Holmes及Rahe对5000余人进行社会调查和实验后，将日常的生活变故编制成著名的社会再适应量表（表6-1）。该量表中列出了43种生活事件，并以生活变化单位（life change units，LCU）定量，用以表示事件对个体的刺激强度。其中，配偶死亡的刺激强度最高，为100LCU，其他有关事件按次递减，微小违规最低，为11LCU。

表6-1 社会再适应量表

生活事件	LCU	生活事件	LCU
1. 配偶去世	100	23. 子女离家	29
2. 离婚	73	24. 姻亲纠纷	29
3. 夫妻分居	65	25. 个人杰出的成就	28
4. 亲密家人去世	63	26. 配偶参加或停止工作	26
5. 坐牢	63	27. 学业的开始或结束	26
6. 自己受伤或生病	53	28. 生活条件变化	25
7. 结婚	50	29. 个人习惯改变	24
8. 被解雇	47	30. 与上级的矛盾	23
9. 复婚	45	31. 工作时数或条件的变化	20
10. 退休	45	32. 搬家	20
11. 家人健康的变化	44	33. 转学	19
12. 怀孕	40	34. 宗教活动的变化	19
13. 性功能障碍	39	35. 娱乐活动的变化	19
14. 增加新的家庭成员（如出生、过继、老人迁入）	39	36. 社交活动的变化	18
15. 工作岗位变动	39	37. 少量债务（少于1万美元）	17
16. 经济状况改变（更好或更坏）	38	38. 睡眠习惯改变	16
17. 好友去世	37	39. 生活一起的家庭人数变化	15
18. 改变工作性质（改行）	36	40. 饮食习惯改变	15
19. 夫妻多次吵架	35	41. 休假	13
20. 中等债务（超过1万美元）	31	42. 圣诞节	12
21. 丧失抵押品的赎取权	30	43. 微小违法（如违章）	11
22. 职别转变	29		

Holmes 的研究发现，遭受的生活变故越大，患病可能性越大。一个人一年累计 LCU 得分与第二年的身体健康有关。例如，如果一个人在一年内 LCU 累计超过 300 分时，来年有 86%的概率患病；一年内 LCU 为 150～300 分时，来年有 50%的概率患病；若一年 LCU 小于 150 分，第二年可能平安无事，身体健康。1976 年，Rabkin 研究发现 LCU 的升高与突然的心源性死亡、心肌梗死、结核、白血病、多发性硬化、糖尿病、运动创伤和交通事故也有类似的相关性。

社会再适应量表是对生活事件在整个人群中影响程度的评估，反映了对整个人群影响的平均水平。该量表为医学心理学、精神医学、心理卫生及心身医学的流行病学及病因学等方面的研究提供了一个客观的评价工具和重要的研究手段。但是，国内外的一些研究发现，类似社会再适应量表这种客观定量的生活事件单位与疾病的相关程度较低（$r=0.30\sim0.40$），这说明评定生活事件所致的应激强度还应考虑许多其他因素的影响，如个体的人格特征、认知评价、应对方式、所处环境和生理因素等，其中尤其是认知评价因素的影响。

第三节 心理应激的中介机制

应激的中介机制（mediating mechanism）是指机体将应激源（生活事件）的输入信息转化为输出信息（应激反应）的加工过程，是应激过程的中间环节。介于应激源和应激反应之间起调节作用的因素称中介因素。中介因素可分成两大类：第一类为生物中介因素，包括身体素质、生理状态、遗传特性和自然环境等，它们或者造成个体器官的脆弱倾向，或者提供潜在的致病因素；第二类为心理社会中介因素，其主要影响因素有认知、应对、人格和社会支持等中介因素。

一、应激的心理中介机制

（一）认知评价

1. 认知评价的概念

认知评价（cognitive appraisal）是指个体对遇到的生活事件的性质、程度和可能的危害情况做出的估计。对生活事件的认知评价直接影响个体的应对活动和心身反应，因而是生活事件是造成个体应激反应的关键中介因素之一。

Folkman 和 Lazarus 认为，应激下的认知评价是一个过程，包括初级评价、次级评价，以及后来补充的认知再评价。

（1）初级评价。初级评价（primary appraisal）是指个体对生活事件进行的最初估计，即判断某一生活事件与自己是否有利害关系，是否构成威胁。这里所谓的"利害关系"，不是完全指物质需要方面的关系，更多的是指精神需要方面的关系。如果判断事件与自己无关，则不采取任何行动；如果评价事件积极有利，则会导致愉快、振奋的情绪；如果评价为威胁，存在潜在危害，个体出现紧张。

（2）次级评价。次级评价（secondary appraisal）是指一旦初级评价得到事件与已有利害关系的判断，个体立即会对事件是否可以改变即对自己的能力作出估计。次级评价所关注的是当事人自己是否具备应对事件或情境所需要的技能和环境资源。伴随着次级评价，个体会同时进行相应的应对活动。如果一个事件经初级评价被视作对个人至关重要而且充满紧张性和压力感，但次级评价判定它是可以有效应对的，那么个体便会做出"问题关注应对"，在这种情况下，紧张性事件不会引起应激反应或者不会引起强烈的应激反应。相反，如果次级评价当事人判定自己无法有效地应对事件，则往往引起"情绪关注应对"，可导致应激反应的发生（图6-3）。

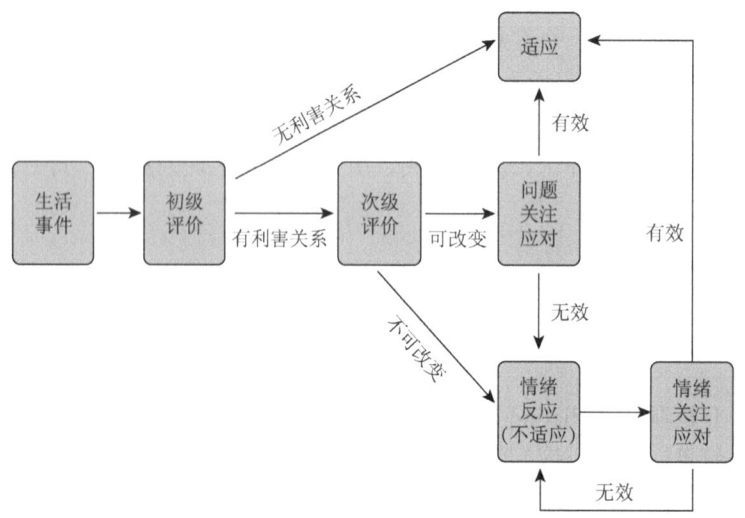

图 6-3　认知、应对与应激过程示意图

（3）认知再评价（cognitive reappraisal）。"再评价"是于1993年Folkman和Lazarus补充的概念，再评价是指在初级评价和次级评价的基础上，对现实情境做出再度认知评价，判断这种潜在的应激源是否具有现实意义及其性质。认知性再评价的结果是有应激反应或者无应激反应。对事件刺激的察觉可分为威胁、危害/丧失、挑战，其中挑战最富有积极意义。一般而言，挑战的评价所引发的应激反应通常包含了兴奋、期待和努力应对的成分，其对健康的消极影响较少，而丧失-伤害和威胁的评价则易引发如抑郁、愤怒、焦虑、敌对、怨恨和恐惧等消极情绪反应。还有的将评价结果区分为"积极应激"（eustress）及"不良应激"（distress），前者可以适当提高大脑皮层的唤醒水平、集中注意，调动积极情绪和理性思维，正确使用应对防御机制；而后者则过度唤醒大脑导致焦虑，注意分散，自我意识模糊，情绪反应过度或低下，思维非理性，应对策略运用不当。

2. 认知评价的研究

Lazarus早期从认知论的角度认为，应激发生于个体察觉或评估一种有威胁的情景之时，具体即是对需求及处理需求的能力的察觉和评估，甚至认为应激不决定于具体的刺激和反应。后来随着研究的进展，Folkman和Lazarus将认知评价与应对方式一起作为应激的重要中介因素。应激过程模型认为，对生活事件的认知评价会直接或间接地影响个体的应对活动和心身反应。应激系统模型指出，认知因素是应激系统中的一个重要因素。

认知评价作为系统中的重要因素，自身也受其他各种应激相关因素的影响。例如，认知评价因生活事件属性的不同而不同；社会支持在一定程度上可以改变个体的认知过程；应对方式也可以直接或间接地改变认知评价；个性特征也可以间接地影响个体对某些事件的认知评价，从而影响应激结果。

然而，认知评价在应激过程中的重要性与其在量化研究中的发展水平并不相称，即如何对认知评价进行有效的量化研究，目前仍存在不少困难。尽管 Folkman 等学者对认知评价进行过定量研究，但至今仍缺乏公认的经典的认知评价定量测量工具。目前，一些自我估分的生活事件量表，实际上已部分结合个人认知评价的因素；临床心理研究工作中，采用的问卷法或访谈法，让被试对有关事件的认知特点做出等级评估，这些方式一定程度上均是定量化尝试。

（二）应对方式

1. 应对的概念

应对（coping）又称应付，是个体解决生活事件和减轻事件对自身影响的各种策略，故又称为应对策略（coping strategies）。目前，一般认为应对是个体为缓冲应激源的影响，应付心理压力或挫折，减轻或摆脱自身不平衡的紧张状态而产生的认知和行为适应过程。

2. 应对的分类

应对是多维度的概念，其分类较为复杂。

从应对的指向目标，可将应对分为问题关注应对（problem-focused coping）和情绪关注应对（emotion-focused coping）。问题关注应对其应对方式是指向应激源，包括事先应对，获得信息，规划策略，寻求社会支持，调动平时不常使用的资源和力量，驾驭环境，着重调整人与环境的关系，对抗应激源。情绪关注应对其应对方式是指向自身，是对应激性情绪或生理性唤醒的控制，进行情绪调节以减轻事件的冲击，通过降低烦恼并维持一个适当的内部状态。

从应对是否有利于缓冲应激的作用，从而对健康产生有利或者不利的影响，可将应对分为积极应对和消极应对，目前这方面的理论和研究较少。

从应对策略与个性的关系，可能存在一些与个性特质有关的、相对稳定的和习惯化了的应对风格或称特质应对。例如，生活中一些人习惯于幽默，而另一些人习惯于回避。

3. 应对方式的研究

应激过程模型认为，应对是应激事件和应激心身反应的重要中介变量，或者说，认知评价和应对方式都是应激过程的重要中介因素，这一观点目前已被广泛接受。有关应对在应激过程中的作用的研究还延伸到研究应对在心理病因学中的意义，研究证明，应对方式与多种健康状态和各种疾病有关，应对是健康和疾病的重要影响和调节因素。因此，认识应对方式，有利于认识应激，改变应对策略，也就改变了应激的结果。例如，癌症作为一种严重危害人类身体健康的心身疾病，其发生、发展明显受到包括应对因素在内的心理社会因素的影响。Monis 等将癌症患者的主要应对方式分为五种：否认、抗争精神、平淡地接受、抑郁地接受、失助绝望。研究发现，采用失助绝望应对方式的个体存活时间，要比采用抗争精神或否认应对方式的存活时间短。Greer 等研究显示，采用否认或抗争精神应对的癌症患者生存时间比表现为无望和失助绝望的癌症患者要长。

由此可见，罹患癌症本身作为一种严重的生活事件，对患者又起到心理应激的作用，使癌症患者往往采用更多的应对策略。癌症的转归、预后，患者的生活质量、康复等也就明显受患者各种应对策略的影响。

国内外学者编制了较多的应对量表，试图对应对方式进行量化研究。Folkman 和 Lazarus 于 1980 年编制、1985 年修订的应对方式量表（ways of coping）将应对分为 8 种，即对抗、淡化、自控、求助、自责、逃避、计划和自评，分别被划归为问题关注应对和情绪关注应对两大类。这是经典的应对过程研究问卷。国内肖计划等（1995）筛选出包括解决问题、自责、求助、幻想、退避和合理化六种应对方式的应付方式问卷（coping style questionnaire, CSQ）。卢抗生等（2000）修订自 Folkman 等的老年应对问卷（ways of coping for senile, WOCS），包含五种应对方式，即面对、淡化、探索、幻想、回避，分别被划归为积极应对和消极应对两类。姜乾金等以特质应对的思路，采用因素筛选与校标考核相结合的方法，将一组与一定的人格特质有内在联系的应对条目分成消极应对和积极应对两类，形成了特质应对方式问卷（trait coping style questionnaire, TCSQ）。沈晓红等修订自 Feifel 的医学应对问卷（medical coping modes questionnaire, MCMQ），包含患者的三种疾病应对策略：面对、回避和屈服。由于对应对的研究和认识还在不断深入，所以，目前在临床和研究领域提倡从多角度入手，建议分别采用不同的应对量表。

（三）社会支持

1. 社会支持的概念

社会支持（social support）是指个体与社会各方面包括亲属、朋友、同事、伙伴等社会人，以及家庭、单位、党团、工会等组织所产生的精神上和物质上的联系，具有缓冲应激的作用，能减缓心身疾病的发生和发展。它作为个体可利用的外部资源，是影响个体应激反应的外部中介变量。

2. 社会支持的分类

社会支持包含的内容很广泛，常以多维方式进行分类，并编制相应的社会支持量表对其作出评估。社会支持常见的分类如下。

（1）客观支持、主观支持和支持的利用度：客观支持是指个体与社会所发生的客观或实际的联系，如物质上的直接援助和社会网络关系，包括有无支持性机构或组织，有多少人参与支持活动和所采用的支持方式等。主观支持指主观上或情绪上体验到的支持，即个体体验到在社会中被尊重和理解的满意程度。社会支持利用度，指有效调动社会网络，充分利用他人支持的程度。利用度受个体的社会交往能力及人格特征等多重自身条件的影响。肖水源编制的社会支持评定量表将社会支持分为主观支持、客观支持和利用度三项因子。

（2）社会支持的来源：国内姜乾金等引进 Blumenthal 的领悟社会支持量表（perceived social support scale, PSSS），将社会支持的不同来源分为家庭内支持和家庭外支持（含朋友支持和其他人支持）。

（3）社会支持的数量和满意程度：这指个体从他人或群体中获得社会支持的多少及对支持的满意程度。Sarason 等的社会支持问卷（social support questionnaire, SSQ）有两个维度：社会支持的数量和对获得社会支持的满意程度。

（4）提供社会支持的类型：如信息、情感、被接纳和实质性支持。Wilcox 的社会支持调查表（social support investigation，SSI），将支持分为情绪支持、归属支持和实质支持三个因子。

3. 社会支持的研究

对于社会支持的认识，不论是常识上还是理论上，都认为社会支持具有减轻应激的作用，是应激作用过程中个体"可利用的外部资源"，即社会支持越高，个体抗应激能力越强，应激反应越低，健康保持越好。个体在面临重大压力时，有向周围群体获取社会支持的天性。

社会支持对应激的缓冲和保护作用机制主要有两种理论解释：一是缓冲作用假说，该假说认为社会支持本身对健康无直接影响，而是通过提高个人对现实刺激的应对能力和顺应性，从而缓冲生活事件对健康的影响；二是独立作用假说，该假说认为社会支持不一定要在心理应激存在下才发挥作用，而是通过社会支持本身的作用以维持个体良好的情绪进而促进健康。

社会支持程度与多种应激因素之间存在交互作用。许多生活事件本身就存在社会支持方面的问题；认知因素影响社会支持的获得特别是影响主观支持质量；社会支持与应激反应程度往往成负相关。社会支持与个性也有一定关系，性格孤僻内向者不容易及时获得并充分利用社会支持。Sarason 等研究表明，社会支持的数量与艾森克人格问卷的外向分呈正相关，而社会支持的数量和社会支持满意度二者均与神经质分呈负相关，说明社会支持与个性有一定的关系。

（四）人格特征

1. 应激相关人格类型

人格特征即个体的心理特征，包括如个体的人格倾向（包括世界观、价值观、理想信念、需求、动机、兴趣等）、气质特点、性格、社会类型、应对能力、行为方式和习惯、自我意识等。人格影响个体对应激源的认知评价、情绪的产生和生理反应性，人格还影响和决定了个体对外界挑战的适应和应对策略方式、能力与效应，以及个体的人际关系，从而决定了获得和利用社会支持的质量。因此，个体在面临各种生活事件与日常困扰时其应激反应各异。多项研究认为，人格影响个体的应激反应的程度及意义与其人格行为类型有关。有人按人格对应激源易感或抵抗倾向程度进行分类，归纳出应激易感人格（stress-prone personality）及抗应激人格（stress-resistant personality）。

1）应激易感人格的类型

（1）A 型行为类型（type A behavioral pattern，TABP）。A 型行为特征包括争强好胜、时间紧迫感、追求成就、易激惹、不耐烦、急于求成、无端的敌意。A 型行为个体表现为应激高反应状态（中枢神经高唤醒状态、低习惯化水平、心血管高反应性）。吴爱勤研究发现 A 型行为者冠心病患病率高，A 型行为类型（CH 因子）被认为是冠心病易罹性行为模式。因此，A 型行为类型显然是一种应激易感人格。

（2）C 型行为类型（type C behavioral pattern，TCBP）。C 型行为特征的主要特征为克制愤怒、过分忍耐、回避矛盾、调和行为、抑制情绪表达、焦虑、应激反应强等。有报告胃癌患者 C 型行为者的交感张力明显高于对照组，免疫功能出现障碍。C 型行为也被视为应激易感人格，属癌症易感性行为模式。

（3）非理性的不合逻辑的人格（irrational and illogical personality）。艾里斯提出在不合逻辑的信念中，也包含一些应激易感的人格特质，概括起来包括"全或无"、以偏概全、过度泛化思维倾向；对积极事物视而不见，灾难性推想；人格牵连，自寻烦恼；情绪化推理、庸人自扰、杞人忧天等非理性信念系统。个体不能正确地评价解释潜在的应激源，看不见事物的光明或美好前景，自我重复应激事件的负性信息，容易将轻微的刺激视为应激源，因此，他们常常在无应激源情境之时自身却陷入应激状态之中。

2）抗应激人格的类型

（1）B 型行为类型（type B behavioral pattern，TBBP）。B 型行为类型的特征与 A 型行为类型恰恰相反，一般表现得比较安静，好脾气，与世无争，动作比较迟缓。所以 A 型行为类型个体表现为应激高反应状态，B 型则相反。

（2）坚韧人格（hardy personality）。坚韧人格是一种由奉献（commitment）、挑战（challenge）及控制（control）三种组分构成的抗应激人格特征，有助于对抗应激与疾病。奉献是指一种心理倾向，认识到生活和人际关系具有一定目的和意义，积极参与生活，吃苦耐劳，在应激环境中精力充沛而富有生机。控制是指控制个人生活的一种心理活动，具有高度内在控制情感的个体是生活的主动者而不是被生活所驱动，对影响自己生活的事件有决定权，并能经受工作中的压力。挑战是指将察觉转变为挑战，迎接生活变化，主动面对不回避，灵活地适应变化的生活，将挑战视为生活的一部分。

2. 人格特征与应激关系的研究

人格作为应激反应过程中的中介因素之一，与生活事件、认知评价、应对方式、社会支持和应激反应等因素之间存在显著相关性。

人格-情绪（应激）-疾病之间存在联系。人格特征影响应激反应的程度，特定的人格的确容易导致特定的负性情绪反应，进而与心身症状发生联系。这说明，人格是生活事件与应激反应的中介纽带，情绪是人格与疾病之间的桥梁。在应激作用过程中，人格与各种应激相关因素之间存在广泛的联系，人格通过与各因素间的相互作用，最终影响应激心身反应的性质和程度。

对人格的定量化，一些人格量表如明尼苏达多项人格调查表等是临床上测量患者人格的重要工具，该量表不仅用于精神疾病的辅助诊断和疗效评价，而且也可用于非精神病患者和正常人。但由于明尼苏达多项人格调查表及艾森克人格问卷、卡特尔 16 种人格因素问卷等各种常用的人格量表往往条目过多，一般不适合用于医学临床工作，可代之以通过晤谈、观察和调查来评估患者的人格特点。

二、应激的生理中介机制

（一）应激系统

Chrousos 和 Gold 提出应激系统（stress system）的概念，认为应激系统是应激综合征的效应器。应激系统包括下丘脑室旁核-促皮质素释放激素系统、蓝斑-去甲肾上腺素/交感为主的自主神经系统，以及它们的外周效应器（垂体-肾上腺皮质轴和自主神经系统支配的组织)。应激系统强调应激相关的生理基础是一个复杂的、互动的整体,应激反应通常是通过神经系统、内分泌系统和免疫系统的中介途径发生的。

(二)应激生理中介相关成分

除了经典的应激系统外,其他研究还发现应激的生理中介还包括更多的成分和内容。

(1)交感-肾上腺髓质系统。它是机体面对急性应激时,尤其是个体认为具有威胁性的情形时发生反应的功能系统。此时,交感神经末梢释放去甲肾上腺素,肾上腺髓质释放肾上腺素,后者与受体结合引起器官功能和激活水平的变化。

(2)自主神经系统。自主神经系统有下丘脑调节,通过交感神经和副交感神经的平衡来调节机体的放松和应激水平。没有紧急情况时副交感神经活动处于优势,机体处于"休养"状态。紧急情况时交感神经活动处于优势,出现如心率加快来保证防御时骨骼肌所需的血液供应、瞳孔扩大来改善视觉等的生理反应。

(3)下丘脑-垂体-肾上腺皮质轴。这个系统受中枢神经系统调控。对来自中枢神经系统的刺激的反应,下丘脑释放促肾上腺皮质激素(ACTH)释放激素,传送到腺垂体,引起腺垂体分泌促肾上腺皮质激素,进入血液循环,引起肾上腺皮质分泌肾上腺皮质激素。在无应激情况下,肾上腺皮质激素对下丘脑释放促肾上腺皮质激素释放激素有直接的负反馈效应而达到稳态,而在应激情况下这种负反馈效应和稳态受到破坏。应激情况下肾上腺皮质激素的分泌对于某些代谢性的应激反应(如发热、炎症等)有启动作用,构成一种减少应激源危害的机制。

(4)内源性阿片系统。内源性阿片系统可能在应激时起到积极应对的作用,通过减少恐惧、镇痛,以及抑制和疼痛有关的退缩行为,对搏击和其他应对反应有一定意义。但这个系统可能与经历不可控的应激刺激后的行为消沉有关。

(5)性腺轴。应激时下丘脑-垂体-肾上腺皮质轴被激活,来自这个轴系的反馈作用于下丘脑,对性腺轴的功能产生影响,可导致促性腺激素释放的减少,繁殖能力受损。

(6)肾素-血管紧张素-醛固酮系统(RAAS)。应激时肾脏可分泌肾素,肾素-血管紧张素-醛固酮系统激活,使血压升高,通过肾脏排泄,使水、钠减少。

(7)免疫系统。该系统包括免疫器官、细胞和免疫分子。免疫系统对不同应激的反应有所差别。例如,当暴露于不可控制的应激刺激(如丧偶、睡眠剥夺)时,一开始人体的免疫功能被抑制,对疾病的易感性提高,而随后可能反应为免疫功能增强或紊乱。

第四节 应激反应

应激反应(stress reaction),应激反应是指个体因为应激源所致的生物、心理、社会、行为方面的变化,常称为应激的心身反应(psychosomatic response)。机体应激过程中是以整体方式做出反应的,既有心理反应,又有生理反应,两者密切联系不可分割。

一、应激的心理反应

应激的心理反应可以涉及心理现象的各个方面,如应激可使个体出现认知偏差、情绪激动、行为刻板,甚至可以涉及人格的深层部分如影响到自尊、自信等。下面从情绪反应、认知反应和行为反应三个方面进行阐述,这三方面的反应不是孤立的,通常是相互作用,构成一个反馈系统。

(一)情绪性应激反应

应激的心理反应中与健康和疾病关系最直接的是应激的情绪反应。焦虑、愤怒、恐惧和抑郁是应激情境下的主要情绪反应,有人将情绪反应称为"情绪应激"(emotional stress)。

1. 焦虑

焦虑(anxiety)是应激反应中最常见的情绪反应,是个体预期将要发生危险或不良后果时主观上感受的紧张、恐惧和担心的情绪状态。它是一种无明确对象、持续性或发作性、强度多变,伴有紧张、害怕及心悸、多汗、肢体颤抖等交感神经激活的反应。适度的焦虑可提高人的警觉水平,促使个体投入行动,可提高人对环境的适应能力,是一种保护性反应。但是,过度的焦虑会干扰认知功能活动,妨碍个体做出适宜的判断,严重削弱个体的应对能力。焦虑通常被分为状态焦虑(state anxiety)和特质焦虑(trait anxiety)。状态焦虑是一种较短暂多变的紧张和害怕的心理状态;特质焦虑是一类人格特质,容易把本来没有威胁的事件看成是危险事件,总是紧张烦恼、惶恐不安,容易陷入应激状态。

2. 抑郁

抑郁(depression)是一组消极、悲观的情绪状态,常与"丧失"有关,由亲人死亡、失业、失学、失恋、遭受重大挫折和长期病痛等原因引起。抑郁常表现为悲观失望、无动力、无活力、无精力、无兴趣、寂寞、孤独、自责、绝望、自我评价降低等消极情绪状态,并伴有失眠、食欲障碍、性欲降低等。抑郁严重者还能导致自杀,故对这样的个体应保持警惕,并采取适当的防范措施。

3. 恐惧

恐惧(fear)是一种面临危险,企图摆脱已经明确的有特定危险的对象和情景的情绪反应状态。恐惧时交感神经兴奋、肾上腺髓质分泌增加,处于过度警觉状态,但个体缺乏战胜危险的信心和能力,伴有回避或逃避行为。

4. 愤怒

愤怒(anger)是与挫折和威胁有关的情绪反应状态。由于有目标活动受到阻碍,自尊心受到伤害,为了排除这种阻碍或恢复自尊,常可激起愤怒。愤怒时交感神经兴奋,肾上腺素分泌增加,出现心率和呼吸加快,血压上升,心输出量增加,血液重新分配,肝糖原分解,并多伴有攻击行为。愤怒是一种破坏性的发泄情绪的形式,有损心身健康,反复、重复的发生容易助长不良的习惯性行为模式,妨碍人际关系的建立,往往成为医患关系紧张与恶化的原因之一。

(二)行为性应激反应

应激反应中的外显行为常与情绪反应同时出现,这是个体为缓冲应激对自身的影响,摆脱心身紧张状态而采取的应对行为策略,以顺应环境的需要。

1. 逃避与回避

逃避(escape)是指遭遇应激源后而做出远离应激源的行动。回避(avoidance)是指事先知道应激源会出现,在未遭遇应激源之前采取措施,避免接触应激源。两者都是为了远离应激源的行为,其目的都是摆脱情绪应激,排除紧张烦恼。但在实际病例中常成为行为问题的一部分。

2. 敌对与攻击

敌对（hostility）是内心有攻击的欲望而表现出来的不友好、对抗、憎恨和谩骂等。攻击（attack）则是在应激刺激下将愤怒等情绪导向人或物，常伴有行为，攻击的对象可以是直接原因者，也可以是替代物，可以针对别人也可以针对自己，如某些患者拒绝接受治疗，表现出自损自伤行为。敌对和攻击的共同心理基础是愤怒。

3. 退化与依赖

退化（regression）指个体遭遇应激或受到挫折时，放弃成年人的应对方式而表现出幼童期不成熟的行为方式以应对环境变化或满足自己的欲望，获得他人的同情、保护和关注，借以减轻内心的压力和痛苦。退化常伴随依赖（dependence）心理和行为，即个人解除意志努力，放弃责任与义务，完全依靠他人的关心与照顾。退化与依赖多见于慢性病患者、癌症和危重急症患者康复期。

4. 无助与自怜

无助（helplessness）是一种无能为力、无所适从、听天由命、被动挨打的行为状态，通常是经过反复应对不能奏效，对应激情境无法控制时的行为反应，其心理基础包含一定的抑郁成分。无助使人不能主动摆脱不利的情境，从而对个体造成伤害性影响，故须加以引导和矫正。自怜（self-pity）是自己可怜自己，对自己怜悯惋惜，其心理基础包含对自身的焦虑和愤怒成分。自怜多见于独居、对外界环境缺乏兴趣者，当他们遭遇应激时往往独自哀叹、缺乏安全感和自尊心，倾听他们的倾诉并提供一定的社会支持可改善自怜行为。

5. 物质滥用

物质滥用（substance abuse）是个体在心理冲突或应激状态下，用饮酒、吸烟、滥用毒品和药物来缓解紧张压力，逃避现实的行为反应方式。物质滥用有害心身，但使用者常借此来暂时麻痹自己，达到摆脱自我烦恼、缓解心理紧张和困境的目的。

（三）认知性应激反应

轻度的应激刺激可以使个体适度唤起，此时个体的认知能力，如注意力、记忆力和思维能力增强，以适应和应对外界环境的变化，这在一定程度上是积极的认知性应激反应。强烈的应激刺激由于唤起过度，可使个体产生消极的认知性应激反应，可表现为意识障碍，如意识蒙眬、意识范围狭小；注意力受损，如注意集中困难、注意范围变窄；记忆力、思维能力、想象力减退等。认知能力的下降或受损又促使个体产生动机冲突，挫折增多，激发不良情绪，形成负性情绪与认知功能下降的恶性循环。长此以往，会影响自我评价，导致自我价值感降低，表现自卑、悲观、丧失自信、忧虑、多疑、缺乏自我控制与自我调节，应用不成熟的心理防御应对刺激，通过歪曲现实改变认知。

二、应激的生理反应

应激的生理反应通过神经系统、内分泌系统和免疫系统的中介途径，即心身中介机制（psychosomatic mediating mechanism），对躯体各器官产生影响。这三条中介途径其实是一个整体，如应激原长期持续过强地作用于人体，则可引起持续的、严重的生理活动紊乱，最终导致心身病症的发生。

（一）应激与自主神经反应

自主神经系统由中枢神经系统结构和分布于心脏、血管、腺体和平滑肌的神经纤维组成，与情绪反应时内分泌活动和内脏功能有密切的联系。下丘脑通过自主神经系统以调节交感和副交感神经系统的功能。心理生理应激反应在神经系统的调控下，通过两个对立而又相互作用的神经生物系统的动态平衡来调节自主神经系统与躯体内脏功能，即非特应性系统（ergotropic system）和向营养性系统（trophotropic system）。根据应激的程度、时间，应激源的性质，个体的认知评价，应对类型、防御反应，个人经验、遗传背景和情绪反应，两大系统出现明显不同的兴奋效应（表 6-2）。

表 6-2　非特应性系统和向营养性系统的兴奋效应

	非特应性系统（递质：NE、DA）	向营养性系统（递质：5-HT、Ach）
自主神经效应	交感神经活动加强，包括：心率加快、心输出量增加、汗腺分泌、瞳孔扩大、胃肠运动和分泌减少	副交感神经活动加强，包括：心率减慢、血压降低、汗腺分泌停止、瞳孔缩小、胃肠运动和分泌增加
躯体效应	包括：EEG 去同步、肌肉张力增强、提高分解代谢与其有关的激素分泌（肾上腺素、去甲肾上腺素、皮质醇、甲状腺素，以及生长素、抗利尿素等）	包括：EEG 同步、肌肉张力降低、促进合成代谢与其有关的激素分泌（胰岛素、性激素等）
行为效应	包括：觉醒、警戒、情绪反应和活动加强等	包括：减少活动、睡眠等

注：NE：去甲肾上腺素；DA：多巴胺；5-HT：5-羟色胺；Ach：乙酰胆碱；EEG：脑电图

通常这两大反应系统在心理生理范围内相互协调，保持机体处在动态平衡之中，以维持机体正常的生理功能，这是保持心身健康的最基本条件。当机体处于强烈应激状态时，应激刺激被中枢神经系统感知、加工和整合，神经冲动作用于下丘脑，激活交感-肾上腺髓质轴系，交感神经兴奋，释放儿茶酚胺，引起肾上腺素和去甲肾上腺素的大量分泌导致中枢兴奋性增高，从而导致心理的、身体的和内脏功能的改变。非特应性系统的兴奋性增强，而向营养性系统兴奋性相对降低。结果，网状结构的兴奋增强了心理上的警觉性和敏感性；骨骼肌系统的兴奋导致躯体张力增强；交感神经的激活，引起一系列内脏生理变化，诸如心率、心肌收缩力和心输出量增加，血压升高、瞳孔扩大、汗腺分泌，胃肠运动减弱，EEG 去同步，血液重新分布，促进分解代谢加速，肝糖原分解、血糖升高，血中游离脂肪酸增多，血小板分泌与释放功能改变等，使机体处于积极的觉醒或警戒状态，以应付刺激。适当的应激有助于提高机体功能，为机体适应和应对应激源提供充足的机能和能量准备。持续而强烈的生理反应，可导致某些系统和器官的耗损而致病。如果应激源刺激过强或持续过长，也可造成副交感神经活动相对增强或紊乱，从而表现心率减慢，心输出量和血压下降、血糖降低、胃肠活动和分泌增加，促进合成代谢及有关激素（如 5-羟色胺、Ach、胰岛素、性激素等）的分泌，使能量蓄积，耗损的系统或器官得以修复。

（二）应激与内分泌反应

内分泌系统在维护机体内稳态及机体适应环境中起着重要作用，应激激素分泌的变化都能引起机体生理代谢作用的改变。内分泌系统包括人体内分泌腺及某些脏器中内分泌组织所形成的体液系统，在不同外界刺激下，维持个体内环境的稳定性。

目前，比较明确的下丘脑-垂体-靶腺轴调节系统有三类：下丘脑-垂体-肾上腺轴、下丘脑-垂体-甲状腺轴、下丘脑-垂体-性腺轴。这三大类内分泌轴不仅存在着靶腺之间的复杂关系，相互调节、相互作用，而且通过腺体分泌与中枢神经系统的正负反馈的机制，调节释放激素及促激素的抑制或兴奋作用，靶腺激素不仅能抑制相应的促激素分泌，还可抑制垂体的其他激素，以维持体内平衡。在应激状态下，肾上腺皮质激素、肾上腺素、去甲肾上腺素、甲状腺素、生长激素及抗利尿激素增高。在机体处于非应激状态下，胰岛素、性激素趋于升高，这些内分泌活动的变化与应激源种类、强度及持续时间有关。

（三）应激与免疫系统反应

心理社会因素通过免疫系统反应与躯体健康和疾病相联系，可能涉及以下三条途径。

1. 下丘脑-垂体-肾上腺轴

应激通过激活下丘脑-垂体-肾上腺皮质轴过量分泌皮质醇抑制免疫系统功能。糖皮质激素对多种免疫细胞都有抑制作用，包括淋巴细胞、巨噬细胞、中性粒细胞和肥大细胞等。此为急性应激对免疫功能产生抑制作用的主要途径之一。持久而强烈的应激造成肾上腺皮质激素分泌过多，致使机体内环境紊乱，从而导致胸腺和淋巴组织退化或萎缩，影响 T 细胞的成熟，减弱其免疫能力。此外，皮质醇降低巨噬细胞的吞噬能力，使许多免疫活性细胞的应答失效，致使机体对疾病的易感性增强。皮质类固醇还可抑制白细胞介素-1（1L-1）和白细胞介素-2（IL-2）的释放，引起血清免疫蛋白降低。但持久与短期应激对免疫系统的影响效果不同，有时可使细胞免疫功能增强。

2. 通过自主神经系统的递质作用

神经内分泌系统在应激状态下释放的神经递质或激素，如促肾上腺皮质激素、阿片肽类、P 物质、去甲肾上腺素、5-羟色胺等，可直接作用于淋巴细胞受体，对淋巴细胞转化、自然杀伤细胞（NK）的活性、多形核白细胞及巨噬细胞功能、干扰素的生成等都有向下调节作用。曾有报道，个体自然杀伤细胞的活性与近一年生活事件的评分及抑郁情绪状态密切相关。

3. 中枢神经与免疫系统的直接联系

近年来已证明了中枢神经系统、内分泌系统、中枢神经递质与免疫系统间存在着复杂的双向反馈调节关系。人类重要的免疫器官，如胸腺、脾脏、淋巴结和骨髓都受自主神经支配。例如，淋巴器官受交感神经支配，免疫抑制可造成条件反射，改变免疫功能。免疫后的大鼠下丘脑腹内侧核电活动增加，推测抗原刺激与下丘脑功能之间存在着传入联系。实验性破坏下丘脑可以阻止变态反应。视丘下部损伤可使原先对 PHA 敏感的动物淋巴细胞刺激反应抑制。相反，杏仁核和海马受损，则可增强有丝分裂原的反应。视丘下部前部损害可影响小鼠脾脏自然杀伤细胞的活性。

激活的免疫细胞可通过活性免疫细胞释放的信使物质[IL-1、干扰素、促肾上腺皮质激素（ACTH）等]向大脑传递信息，反馈性地影响中枢神经系统功能，还可通过分泌细胞因子，刺激促肾上腺皮质激素等机制，影响内分泌系统功能。通过上述调节机制，使应激的生理反应维持在正常的生理稳态范围内。如果应激和威胁反复持续存在，不断增加新的应激事件，机体应激调节功能出现反应过度或减弱，从而可以导致各种疾病。

第五节 心理应激对健康的影响

应激是机体与环境之间相互作用的过程。应激不但会引起一系列不同的生理、心理反应，而且对机体的健康也有不同程度的影响。

一、心理应激与健康

（一）心理应激对健康的积极影响

1. 适度的心理应激是人类成长和发展的必要条件

心理应激是一种特殊的环境，若个体在幼年和青少年期经受适度的心理应激，可增强其应对困难、挫折并提高对社会生活的适应能力，能更好地耐受各种紧张性刺激，促进其形成健全的人格和良好的适应能力。那些艰苦环境中努力奋斗的孩子，往往能形成坚强的意志和毅力，成年后有较强的独立性、创造性和社会适应能力。而被家长过度呵护的孩子，成年后往往独立生活能力差，容易发生人际关系障碍和环境适应障碍，难以应对各种应激刺激。

2. 适度的心理应激是维持心理和生理功能的必要条件

个体在社会生活实践中，通过应对各种紧张性刺激，使生活富有挑战性，生活内容充实，能体验成功的喜悦和欢乐，激发兴趣，锻炼意志，提高效率。感觉剥夺实验、单调状态实验、退休综合征及高楼综合征等都说明缺乏适当刺激会损害个体的身心健康。学习、工作和生活上有一定的压力和紧迫感有利于身心健康，能增强个体的生存发展和适应能力。

（二）心理应激对健康的消极影响

1. 生理功能的损害

持久或强烈的心理应激能损害个体的生理功能，可以导致生理功能障碍和心身疾病的发生，如高血压、冠心病、消化性溃疡、支气管哮喘及恶性肿瘤等。

2. 心理功能的损害

持久或强烈的心理应激可损害个体的心理功能，如影响儿童及青少年的心理发展、发生心理障碍、人格发展异常、不良行为和精神疾病；使成人出现各种心理障碍、心身疾病和精神疾病；加重老人的孤独感，导致一些老年性疾病的发生等。

3. 社会功能的损害

持久或强烈的心理应激可改变个体正常的社会文化角色、期望水平、价值观念及社会功能，甚至可能改变个体对生活、对他人、对社会甚至对世界的看法，导致思想和行为走极端，成为一个与社会格格不入的人。

二、应激所致的生理变化

1. 神经系统的生理变化

研究表明，应激可影响大脑的认知功能，对海马介导的联想记忆有明显损害，其作用机制为糖皮质激素通过兴奋性氨基酸引起海马的衰退。研究还发现，应激状态可诱导神经元的凋亡，各种理化刺激如氧化应激、生长因子剥夺均可导致神经元凋亡。中枢神经递质也受应激的影响，如去甲肾上腺素能神经元及多巴胺能神经元在应激反应中均可被激活。

2. 内分泌系统的生理变化

应激反应可激活下丘脑-垂体-肾上腺轴，引起血浆糖皮质激素水平升高。下丘脑-垂体-肾上腺轴对中等强度的刺激最敏感，应激主要引起交感神经兴奋，偶尔也导致副交感神经兴奋。应激时，交感神经-肾上腺髓质可引起外周小血管收缩，减少微循环血流量，出现组织缺血，儿茶酚胺促使血小板聚集也可导致组织缺血，产生过多的能量消耗，增加心肌耗氧量。

3. 免疫系统的生理变化

研究发现，应激可抑制免疫系统功能，如淋巴细胞有丝分裂原反应下降，吞噬作用下降；辅助性T细胞（TH）和抑制性T细胞（TS）细胞百分数及比率降低；干扰素生成减少，自然杀伤细胞活性减低；唾液免疫球蛋白A（IgA）活性下降。临床研究也证实，应激抑制免疫功能，癌症的发病与复发、自身免疫系统疾病的发病等均与应激的发生有关。

4. 心血管系统的生理变化

应激可激活交感神经-肾上腺髓质系统，引起心率加快，心肌收缩力加强，外周阻力增加，血液重新分布，从而提高心输出量，升高血压，保证重要器官如心、脑、骨骼肌的血液供应，同时引起心肌耗氧量增加，皮肤、腹腔脏器缺血缺氧。

5. 呼吸系统的生理变化

应激状态时，呼吸频率增加，呼吸变快导致过度通气，进而呼吸费力，引起人的恐慌。此时全身耗氧量增加，机体儿茶酚胺分泌增多，引起肺动脉压升高，肺毛细血管通透性增高。由于血液凝固性增高，肺微血栓形成等多种因素可致急性呼吸窘迫综合征。

6. 消化系统的生理变化

应激引起的消化系统生理变化中以消化道溃疡最受关注，也称为应激性溃疡（stress ulcer）。应激状态下，交感神经过度兴奋，造成血中儿茶酚胺水平升高，致使胃黏膜微血管痉挛及胃黏膜下动静脉短路开放和血液分流，导致黏膜缺血，缺血可进一步使毛细血管扩张，淤血，血管通透性增加，从而发生黏膜水肿、坏死，最终导致黏膜出血、糜烂及溃疡形成。

7. 泌尿系统的生理变化

应激状态时，交感-肾上腺髓质兴奋，肾素-血管紧张素-醛固酮系统激活。肾小球小动脉收缩明显，肾血流量减少，肾小球滤过率减少；醛固酮分泌增多，肾小管钠、水排除减少；抗利尿激素分泌增多，肾远曲小管和集合管对水的通透性增加，水重吸收增加。故而表现为尿少，尿比重高，钠水排出减少。

8. 生殖系统的生理变化

应激时生殖内分泌紊乱，性激素功能低下或紊乱，可导致月经失调、闭经、功能失调性子宫出血、不孕、性功能障碍、高雄性激素血症等。在某些慢性应激状态下可引起乳腺细胞和子宫内膜细胞增生。

三、心理应激所致的心理障碍

（一）急性应激障碍

1. 概述

急性应激障碍（acute stress disorder，ASD）是指以急剧、严重的精神打击（如自然灾害、严重攻击、战争、亲人离丧、性侵犯）作为直接原因，患者在受到刺激后立即（1小时之内）发病，出现应激反应，大多历时短暂。急性应激障碍的发生不仅与患者经历的生活事件有关，还与人格特征、认知评价（包括文化背景、教育程度及智力水平）、社会支持有关。急性应激障碍表现有强烈恐惧体验的精神运动性兴奋，包括警觉性增高、冲动、激越等，并伴有情绪反应，行为有一定的盲目性；或者为精神运动性抑制，如目光呆滞、情感迟钝、不言不语，对外界刺激无反应，甚至木僵。可伴有创伤后遗忘。如果应激源被消除，症状往往历时短暂，可在一周内恢复，预后良好，缓解完全。急性应激障碍在创伤后人群中发生率较高，对社会经济生活影响较大。如果处理不当，可有20%~50%的人由急性转为创伤后应激障碍，长期存在痛苦，难以矫治。

2. 临床表现

（1）意识障碍。患者表现为不同程度的意识障碍，但以精神错乱状态较常见。可有定向力障碍，注意力狭窄，难以进行言语交流；自言自语、表情紧张、恐怖、语句零乱或不连贯，令人难以理解；动作杂乱无目的，偶有躁动不安、冲动行为。恢复后少数患者可有遗忘现象。

（2）精神障碍。患者表现为伴强烈情感体验的精神运动兴奋或抑制。精神运动性兴奋呈不协调性、激越、叫喊、乱动、无目的地漫游，言语内容与发病因素或个人经历有关。有时表现情感暴发、四肢抽搐，类似于癔症。精神运动性抑制较少见，表现为退缩、缄默少语、情感淡漠、呆若木鸡，可长时间呆坐或卧床，无情感流露。还可伴心动过速、出汗、皮肤潮红等神经系统的症状。

（二）创伤后应激障碍

1. 概述

创伤后应激障碍（post traumatic stress disorder，PTSD）指个体受到异常威胁性或灾难性的事件所引发的强烈的无助、恐惧、焦虑或厌恶等心理反应，常延迟出现并长期持续，通常延迟在事后1个月发生，有些则在创伤后数月至数年延迟发作，病程可长达数年，少数患者可持续多年不愈，而成为持久的精神病态。创伤后应激障碍最初被认为是战争创伤所引起的，现在已经扩展至更多的生活事件，如暴力、性侵犯、虐待、重大交通事故，以及洪水、地震、海啸等自然灾害。创伤后应激障碍的症状表现为反复重现创伤体验，控制不住的反复回想创伤经历或反复出现创伤性内容的梦境，伴有明显的生理反应；有持续性的警觉性增高，失眠或易惊醒；持续回避对以往创伤处境的回忆，社会功能受损。创伤后应激障碍还会和物质滥用、人格障碍、精神病等共病。随着时间的推移，相当比例的创伤后应激障碍患者的症状会逐渐缓解，少数患者的创伤状态会渗透进其认知模式和行为模式，产生长远的负面影响，可持续数年甚至延续终身。

2. 临床表现

（1）反复重现创伤性体验，即对应激事件重现的生动体验（闪回），如反复出现创伤性梦境和噩梦，儿童则在游戏中反复模拟。面临与创伤性情境类似或有关的事物，可引起强烈情绪体验和不由自主地反复回想。有时患者可出现短暂"重演"性发作，恍如身临其境，而出现错觉、幻觉和强烈情感反应。个别患者也可对创伤性情境出现心因性遗忘。

（2）持续性地回避与创伤有关的人、物及环境等，回避对既往创伤处境或活动的回忆。不与他人接触，对周围环境无反应，愉快感缺失，对未来悲观、缺乏信心。

（3）自发性高度警觉状态、惊跳反应，易激惹，易受惊，注意力不集中，往往伴有焦虑、抑郁情绪和睡眠障碍，少数人会出现消极意念或有自杀企图。

病程有波动性，持续1个月以上，可长达数月或数年，但多数患者能自行恢复，少数可表现为多年不愈的慢性病程，并可伴有人格改变、物质滥用等。

（三）适应障碍

1. 概述

适应障碍（adjustment disorder，AD）是由于某一明显的生活变化或应激的生活事件引起的、以情绪障碍为主、伴有适应不良行为或生理功能障碍以致明显影响社会功能的一种反应。成人常见情绪障碍，如焦虑、抑郁及与之有关的躯体症状，但尚未达到抑郁症或焦虑症的诊断标准；青少年以品行障碍为主，如出现逃学、盗窃、说谎、斗殴、酗酒、破坏公物、过早开始出现性行为等；儿童可出现退行表现，如尿床、吸吮拇指等。患者病前有一定的人格缺陷，适应力差，常在遭遇生活事件后1个月发病，病程一般不超过6个月。

2. 临床表现

适应障碍的临床表现多种多样，主要表现为情绪障碍，如焦虑、抑郁、惶恐不知所措、害怕等；同时也可因行为适应不良而影响到日常活动。适应障碍的临床表现一般可分为以下几种类型。

（1）抑郁心境的适应障碍：是在成人中最常见的心境障碍。临床表现以抑郁症状为主，出现无望感、哭泣、沮丧等，但比抑郁症轻。

（2）焦虑心境的适应障碍：以神经过敏、心烦、紧张不安为主要表现。

（3）混合性情绪表现的适应障碍：表现为抑郁和焦虑心境及其他情绪异常的综合症状，从严重程度来看，又比抑郁症及焦虑症轻。

（4）品行异常的适应障碍：如逃学、破坏公物、打架、不履行法律责任等对他人权利的侵犯或不遵守社会准则和规章的暴力行为。

（5）情绪和品行混合的适应障碍：既有情绪异常，又有上述品行异常的表现。

（6）躯体性主诉的适应障碍：表现为头痛、疲乏、背痛等全身不适，经医学检查排除器质性疾病的可能。

（7）工作抑制的适应障碍：如原来工作能力良好，近来突然表现难以正常工作，不能学习或不能写东西、作报告等。而患者在情绪上并无抑郁、焦虑、恐怖等症状。

第六节 应激管理

从医学心理学的角度，应激是一个多因素的集合。不论应激过程模型还是应激系统模型，都认为应激涉及应激刺激、应激反应、认知评价、应对方式、社会支持、个性特征等因素。所谓应激管理（stress management）是指通过促进应激各有关因素之间的良性互动，将因素间的可能的恶性循环关系转化为良性循环，最终维护整个系统的动态平衡，达到减轻、预防和应付应激的目的。

一、应激管理的切入点

（一）针对应激刺激的管理

应激刺激（应激源或生活事件）包括生物、心理、社会和文化等方面的刺激。"适度的"应激刺激对提高个体面对应激刺激的适应能力是有益的。当考虑什么样的人对应激相关健康问题易感时，是否具有一种很强的整合感是关键因素。Antonovsky 指出，整合是一种个人倾向，具有整合感的个体对世界有信心感，相信事件的可预测性，个体是通过应对过去人生经历中遇到的种种挑战和刺激的结果来获得这种整合感的，从而具有应对更大的应激刺激的能力；相反，那些生活经历非常平稳、常规、可预测的个体遇到生活事件时应对能力是差的，从而对应激引起的健康问题更加易感。

很多应激刺激受自然、社会规律支配，如自然灾害、生老病死，其存在是客观的，对个体和特定群体而言都具有很大程度上的不可控制性。虽然这些不可控制的应激刺激是不可避免的甚至可能是有益的，但一些可控制的应激刺激在一定程度上是能够减少的，如工作时间制度相关的慢性紧张、与家人共处的活动减少等。

此外，发生在一个个体身上的生活事件通常不是单个的生活事件，而是一系列的生活事件，或一个生活事件之后的一系列相关生活事件。研究显示，生活事件在时间上的累积效应对健康是有害的，而且，持续时间很长的慢性压力可以对个体的身心健康产生严重影响。所以在个人层面上的应激管理，要能够看到应激刺激的全貌和全程，而不是孤立地只看到某一个生活事件或忽视慢性压力的存在，这就首先需要对一个人的生活现状有系统的了解和全面的理解，将个体的人置于大的生活框架中，获得包括家庭生活、工作情况、人际关系、经济状况和健康状况等方面的详细信息。

（二）针对认知评价的管理

对生活事件的认知评价直接影响个体的应对活动和最终的心身反应性质和程度，是生活事件到应激反应的关键中间因素之一，但目前尚缺乏经典的用于对生活事件做出认知评价的测量工具，前述的各种以被试者主观估计应激强度的生活事件量表已部分结合了个人认知评价因素的量化，也可以采用问卷或访谈的方法，让被试对有关事件的认知特点一一作出等级评估。由于个体的认知层面相对容易评价，在很大程度上成为具有可操作性的对应激易感个体的筛选窗口之一。而且，个体的认知层面相对易干预，对于筛选出来的应激易感个体，可进行认知层面的干预，以减少应激给个体带来的危害。因此，针对认知层面进行的筛选和干预对应激管理有重要意义。

（三）针对应对方式的管理

应对方式是多维度的，涉及应激作用过程的各个环节，包括生理反应、认知评价、情绪反应、社会支持等层面。某些应对方式是建设性的，如获得社会支持、寻求意义、使用幽默、保持活跃、转移注意力、宽恕等；而某些应对方式是破坏性的，如反复沉思、过度的自我关注、拖延、敌对体验等。个体通常具有相对稳定的和习惯化了的应对风格，如果其应对风格是破坏性的，则应激更有可能对该个体带来破坏性的影响，换言之，该个体具有应激易感性。针对应对方式的管理在于，虽然应对方式作为一种特质或习惯是不易改变的，但是个体的应对风格是可以改变的。利用特质应对问卷一类的量化工具筛选出习惯于破坏性应对方式的个体，通过有针对性的干预使他们用建设性的应对方式代替破坏性的应对方式，能够降低个体的应激易感性，达到预防应激相关心身疾病的目的。

（四）针对社会支持的管理

社会支持是个体与社会各方面的联系程度，是应激作用过程中个体可利用的外部资源。社会支持系统好的个体倾向于比没有社会支持或很少社会支持的个体健康问题少。一方面，社会支持，包括主观体验到的支持，具有减轻应激的作用；另一方面，社会隔离、缺少社会联系或社会规范控制本身可以成为非常强大的应激刺激。针对社会支持的管理，可以筛选出缺少社会支持的应激易感者作为重点干预对象；架构针对特定应激刺激的社会支持平台，如乳腺癌患者互助小组、特定职业相关应激互助小组、提高心理咨询服务的可获得性等；侧重于社会技能技巧训练的团体治疗（如应用于大一新生中缺少社交技能和社会支持的个体）、针对特定危机事件的团体治疗（如应用于自杀者自杀后周围相关小群体的团体治疗）。

（五）针对人格特征的管理

人格特征与应激管理有着千丝万缕的联系，人格特征是应激管理模型中的核心因素，是个体层面的应激管理需要考虑的重要内容。由于人格与各种应激相关因素之间存在广泛的联系，人格影响到认知评价的模式，以致影响到习惯化的应对方式，包括是否能够获得有足够质量的社会支持等。因此，针对人格特征的管理，一方面，应尽量帮助个体在人格形成的关键时期塑造健全的人格；另一方面，如果个体呈现出应激易感人格倾向，可通过心理治疗加以一定程度的矫正。

（六）针对应激反应的管理

Moss 研究指出，处理应激性信息的过程能够带来中枢神经系统、自主神经系统和神经内分泌系统的改变，这些改变使某些个体对疾病的易感性增加，而最脆弱的是那些生理反应很容易唤起并且反应较强烈深入和持久的个体。从生理层面的易感性入手，可以利用客观的测量，如心率、血压、手掌皮肤湿度、尿 17-羟基皮质酮水平等，来筛选出在实验条件下处理应激性信息的过程中生理反应较强烈深入和持久的个体，为干预创造条件。刘破资等通过临床实践发现，对平静状态下的心率变异度的客观测量能非常好地反映出自主神经功能状态，与临床观察到的个体对应激的"心理承受能力"有很好的相关性。

二、不同层面的应激管理

(一)群体层面的应激管理

群体层面的应激管理是指识别特定问题和需要干预的特定群体(如易感者)并进行有针对性的干预,以及从物理环境、制度环境、资源环境等途径进行的宏观干预。群体层面的应激管理作为一个系统工程,超出了精神卫生和心理治疗工作者的常规工作范围,参与者还应包括政策制定者、其他医学工作者、社会工作者等。

(二)个体层面的应激管理

个体层面的应激管理包括"医学干预"和"自我调节"两个层次。其中,医学干预是对"个案"的处理,如症状识别、评估诊断、药物治疗、个体心理治疗、小组治疗等。对每个个案的处理应该是系统的、全面的。刘破资等通过临床经验指出,医学干预从精神科临床管理角度可分为"医学指导性咨询"和"医学干预性咨询"两种模式,二者的区别在于前者给予患者和家属较大范围的自主性,而后者则建立和维持在高质量的治疗关系基础之上,对患者和家属的依从性要求较高。根据个体的具体情况选择进入何种临床管理模式。此外,自我调节是没有专业人士介入的个体层面管理。应激相关的自我调节方法很多,如合理休息、饮食,通过运动缓解焦虑、抑郁情绪,利用社会支持等。应激相关的自我调节对于非精神障碍者和处于稳定期和康复期的精神障碍者的身心健康有重要意义。

【本章小结】

应激是个体面临或觉察到内外环境刺激时做出的适应性与应对性的身心反应的过程。对于应激的解释科学家提出了不同的学说和几种典型的应激理论模型。应激源,也称生活事件,其分类心理学界没有公认的分类体系,故从不同角度进行分类。美国精神病学专家 Holmes 及 Rahe 对生活事件进行量化研究并编制了社会再适应量表,以生活变化单位定量,并认为生活事件的数量与健康有关。应激的中介机制是应激发生的中间环节,心理中介机制主要包括认知评价、应对方式、社会支持和人格特征,生理中介机制包括应激系统,以及交感-肾上腺髓质系统、自主神经系统、下丘脑-垂体-肾上腺皮质轴等应激生理中介相关成分。应激引起的心理反应主要为情绪性应激反应、行为性应激反应和认知性应激反应;应激的生理反应主要包括自主神经反应、内分泌反应和免疫系统反应。应激对健康有积极影响也有消极影响,它可导致各器官系统的生理变化,以及某些心理障碍的发生。通过应激管理可促进应激各有关因素之间的良性互动,形成良性循环,最终实现系统动态平衡。

【讨论题】

1. 应激的一般适应综合征的过程是怎样的?
2. 如何评价社会再适应量表?
3. 认知评价的过程是怎样的?
4. 应激有哪些心理反应?

5. 应激管理可以从哪些方面进行切入?

【推荐读物】

1. 陈青萍. 现代临床心理学. 北京:中国社会科学出版社,2012.
2. 〔美〕瓦尔·莫里森,保罗·班尼特. 健康心理学导论. 邵文实译. 南京:江苏教育出版社,2012.
3. 顾瑜琦,孙宏伟. 心理危机干预. 北京:人民卫生出版社,2013.
4. 施琪嘉. 创伤心理学. 北京:人民卫生出版社,2013.

(重庆医科大学 马 珺)

第七章 心身疾病

【本章学习要点】

1. 心身疾病的概念、特点和诊疗原则。
2. 常见的心身疾病的病因及防治原则。
3. 心身疾病的发病机制及其流行病学特征。
4. 经典的心身疾病的心理机制与心理干预。

随着现代化、都市化进程的加快，社会竞争的加剧，以及人们生活方式的巨变，心身疾病的发病率越来越高，已成为当前威胁人类健康的首要因素。医学心理学运用生物-心理-社会医学模式去揭示心身疾病的发病原因及机制，并为其诊治和预防提供综合措施。本章将介绍心身疾病的概念、分类、发病机制及诊治原则，并结合几种常见的心身疾病，重点介绍心理社会因素在心身疾病的发生、发展及其转归中的作用，进而加深对心身关系的理解。

第一节 心身疾病的概述

一、与心身疾病相关的概念

（一）心身疾病概念的演变

广义的心身疾病（psychosomatic disease），又称为心理生理疾病（psychophysiological disease），其涵盖的范围较为广泛，是指心理社会因素在疾病的发生、发展及其转归过程中起着重要作用的躯体器质性疾病和躯体功能性障碍。因此，广义的心身疾病既包括了狭义的心身疾病，也包含了心身障碍（即功能性障碍）。狭义的心身疾病是指心理社会因素在疾病发生、发展过程中起重要作用的器质性疾病，如冠心病、原发性高血压、糖尿病、消化性溃疡病、肿瘤等疾病。受传统的生物医学模式的影响，由于狭义的心身疾病在临床上能够通过现有的检测手段找到确凿的生物学证据，一直以来备受临床医学的关注；而那些仅有功能性障碍的疾病，由于在临床检查中很难找到确凿的生物学证据，没有得到临床医学的足够重视。受生物-心理-社会医学模式的影响，今天的心身医学已开始把视角放在了广义的心身疾病上。

过去，人们根据心理社会因素引起的躯体反应后果不同，将其分为三类：第一类为心身反应（psychosomatic response），指心理社会因素引起的生理反应，当刺激因素消除后，反应也就随之恢复了。这一类现象常见于生活事件引发的适应性反应，如紧急情况下的呼吸加深加快、心跳加快、血压升高、出汗等生理反应。第二类为心身障碍（psychosomatic disorder），指心理社会因素作用下引起的生理反应较为强烈、持久，出现了器官、系统的功能性障碍，但尚无器质性病变；个体会有身体的不适感，即表现出一定的心理、躯体的症状。以往临床称之为"自主神经功能紊乱"或"神经官能症"，国外学者称之为"躯体形式障碍"。第三类为心身疾病（psychosomatic disease），指心理社会因素作用强烈或持久，不仅引起功能性障碍，还导致了组织细胞的形态学（器质性）改变。可见，狭义的心身疾病特指第三类反应，而广义的心身疾病包含了第二、三类反应。这种分类尽管从理论上比较好理解，但在实际操作中很难将第二、三类区分开。

随着心身疾病的概念的不断演变，造成了临床上疾病分类的混乱状态。不同的历史时期，以及不同国家对心身疾病的界定也不相同。例如，美国《精神疾病诊断和统计手册》第一版（DSM-Ⅰ）（1952年）将其称为"心身疾病"。第二版（DSM-Ⅱ）（1968年）将这类疾病称为"心理生理性自主神经与内脏反应"，强调心理社会因素引起单一器官、系统的躯体症状，故以病变累及的器官系统来分类，如心血管系统的心身疾病、消化系统的心身疾病、眼科的心身疾病、口腔科的心身疾病等。第三版（DSM-Ⅲ）（1980年、1987年）将这类疾病称为"影响身体状况的心理因素"，强调该类疾病有三个特点：①发病与心理因素有密切关系，即心理社会因素和躯体症状的出现有时间上的关联；②躯体症状是主要临床表现，即躯体有明显的器质性变化或明确的病理生理过程；③累及部位是自主神经系统控制下的单一器官或系统。第四版（DSM-Ⅳ）（1994年）将与心身疾患有关的内容纳入到"影响身体状况的心理因素"之中，强调影响医学疾患的心理、社会、行为因素，认为这些因素可能是引起或加重躯体疾病的原因，也可能影响到疾病的治疗和康复，甚至是促进发病或提高死亡率的原因。显然，这一定义已将心身疾病的概念推广到"心身疾病是指凡是在疾病的发生、发展、康复及其转归过程中心理社会或行为因素起了重要作用的躯体器质性疾病和躯体功能障碍"。由此可见，DSM对"心身疾病"概念的理解经历了"心身疾病"（DSM-Ⅰ）→"心理生理性自主神经与内脏反应"（DSM-Ⅱ）→"影响身体状况的心理因素"（DSM-Ⅲ）→"影响医学情况的心理因素"（DSM-Ⅳ）的演变过程。又如，1992年日本心身医学会将心身疾病定义为"其发病及经过是与心理社会因素密切相关的躯体疾病，伴有器质或功能障碍的病理过程，神经症等其他精神障碍伴随的躯体症状除外"。1993年，世界卫生组织在《疾病和有关健康问题的国际统计分类》第十版（ICD-10）中将传统的"心身疾病"分别纳入"神经质、应激相关的及躯体形式障碍、伴有生理及躯体因素的行为综合征、其他分类"之中。中国于1981年才在疾病的分类中列出了"心身疾病"，排在第十三类；1995年《中国精神疾病分类与诊断标准》第二版修订版（CCMD-2-R）又取消了"心身疾病"的分类，而将相关内容分别纳入到"神经质及其与心理因素有关的精神障碍"（分类4）、"与心理因素有关的生理障碍"（分类5）、"儿童少年期精神障碍"之中；《中国精神疾病分类与诊断标准》第三版（CCMD-3）仍然延续这种分类。从各国对心身疾病的定义可见，对这类疾病的认识在不断地深入与发展，却非常地不统一，甚至容易引起歧义。随着新的医学模式的转变，目前心身障碍的分类体系普遍被其他分类取代,被划归到临床医学的其他体系之下,在精神疾病分类中已经没有"心身疾病"这一概念了。

(二)心身疾病与心身医学

心身医学,又称为心理生理医学,是生物医学、心理学、社会学等多学科交叉的边缘学科,是医学的分支学科之一,主要探讨生物、心理、社会因素在健康及其疾病中的相互作用和影响。目前,心身医学主要研究心身疾病的范围及界定,以及病因、致病机理、诊断、防治与转归。因此,心身疾病是心身医学研究的主要对象。随着心身医学的发展,人们对心身疾病的认识也在进一步地深入。

心身医学起源于德国,兴起于美国。1818年,德国精神病学家J. Heinroth在研究睡眠障碍时首次提出"心身医学"一词。1844年,法国精神病学家Jacobi使用"心身的",用于强调心理因素在疾病发生过程中的作用。1873年,英国精神病学家D. Tuke出版《在健康与疾病中心理对躯体的影响的解释》一书,被认为是心身医学的第一本专著,奠定了心身医学的发展。

尽管部分学者早在19世纪就已经关注到了"心身相关"的问题,强调医学应该研究心身的相互作用和影响,然而,由于传统的生物医学模式占据着统治地位,临床医学仅仅关注了生物因素对健康和疾病的影响,而忽视了心身相关的研究,导致了临床医学中"重病轻人"的倾向。推动心身医学研究的直接动因是第一次世界大战。作为人类最大的精神应激的战争,引发了如"神经循环衰弱症""黏液性结肠炎"等大量的心身反应和疾病。20世纪30年代,德国科学家Wittkower在心理生理学的研究中,运用催眠术观察到心理刺激及思维活动对躯体功能具有相对特异性的影响。

自20世纪三四十年代以后,心身医学在美国得以更大的发展。现代心身医学的成立和发展主要归功于美国的精神分析学家阿历史山大和佟巴。首先,阿历史山大开创了心身疾病的研究,他选择了当时不明原因但有典型的躯体症状的几种疾病(后人称为"经典的心身疾病"),运用弗洛伊德的心理动力学的理论和观点来研究健康与疾病问题,认为是某些潜意识冲突引起慢性情绪紧张,当与生物易感因素结合时轻则导致生理功能的紊乱,重则导致心身疾病的发生。其次,佟巴促进了现代心身医学的发展。1935年佟巴出版了 *Emotion and Bodily Changes* 一书,提出某些疾病的发生应归因于特异的人格因素;她于1939年创办 *Journal Psychosomatic Medicine*,被认为是现代心身医学的起点,标志着心身医学已成为一门独立学科;1944年她牵头成立"American Psychosomatic Society"。此外,1957年E. Weiss和Q. English出版了 *Psychosomatic Medicine* 一书,对现代心身医学的发展也做出了突出贡献;1960年阿历史山大所著 *Psychosomatic Medicine* 一书,也对心身医学的发展起到了促进作用。

现代心身医学的研究主要从生理学、心理学、社会文化学、临床心理生理学四大方面入手,取得了丰硕的成果,并带动了一批相关学科刊物的出版,如《心理生理学》《应激》《心身研究》《发展心理生物学》《心理神经内分泌学》《脑、行为及免疫学》等。心身医学的发展大致可以分为初创时期(1939~1961年)、中期发展(1962~1981年)、近期(1980~)三阶段。初期研究主要包括坎农的"应急"理论和S. Hans(1907—1982)的"应激"学说的建立、阿历史山大对经典的心身疾病的心理动力学研究,以及沃尔夫对临床患者进行的系统观察研究。中期研究更多地在心理神经免疫学和心理神经内分泌学方面取得了大量的成果。近期的研究视野更加广泛，关注一些被医学忽略的独立疾病，从而扩大了心身疾病的范围。

（三）心身疾病与身心疾病及其他疾病的关系

由于心身疾病和身心疾病两个词看起来很相似，加之，身心疾病也会出现心理、行为的改变，甚至伴有精神症状，所以人们常常把两者混为一谈。但实际上由于它们各自涉及的因果关系不同，研究和处理的手段和方法自然就有区别。心理、社会、行为因素作为心身疾病发生的原因或主要影响因素，在这些因素影响下出现生理的改变和躯体的症状，即"心理为因，生理为果"的心身转化问题，因此，心身疾病的研究更多采用心理生理学的研究方法，探讨"心→身"的关系。而身心疾病刚好相反，它们是由机体的生理病理改变而引起的心理、行为上的变化，"生理为因，心理为果"，身心疾病探讨"身→心"的关系，故常采用临床医学的手段和方法来处理。

尽管心身疾病和其他躯体疾病都有组织的损伤或器官、系统功能的异常，会有临床症状和体征，但它们也有很大的区别。心身疾病的发生、发展、治疗与转归都与心理社会因素密切相关；而尽管躯体疾病患者在病后也会出现一些心理问题，这些心理问题反过来会影响到疾病的转归和康复，但它们在疾病的发生、发展中所起的作用很微弱，主要受生物因素、理化因素的影响。

心身疾病和神经症、精神疾病之间也有质的差别。神经症（如焦虑症、神经衰弱症等）与心身疾病具有某些相同的特点，如情绪状态与躯体反应关系密切，容易混淆。但神经症和心身疾病的区别在于：首先，心理社会因素在疾病发生中的作用不同。心理社会因素作为神经症的唯一病因，然而，它只是心身疾病的发病原因之一，参与或影响了疾病的发生、发展与转归。其次，前者有明显的精神痛苦，并能感知到持久的内心冲突，而后者的精神痛苦及内心冲突体验远没有前者强烈。最后，前者一般无器质性病变，而后者有明确的器质性病变。神经症患者常伴有某些自主神经功能的紊乱（如神经衰弱症患者常伴有心血管和胃肠道神经功能的紊乱），会有一些躯体症状，如心悸、嗳气、腹胀、腹泻等表现。然而，这类患者经医学客观检查无阳性发现，即找不到器质性病变的证据，这也是神经症与心身疾病最大的区别之处。可见，这两类疾病是有区别的，在临床诊断、治疗措施上应该区别对待，不可混为一谈。不过，神经症是介于心身疾病和精神疾病之间的一类临床问题，彼此之间有交叉重叠关系。

（四）心身疾病的特点

心身疾病具有以下特点：

（1）以躯体症状为主，有明显的病理生理过程；

（2）疾病的发生、发展与心理社会性应激有关，发病前有明显的情绪反应；

（3）生物或躯体因素是某些心身疾病的发病基础，心理社会因素只起"扳机"作用；

（4）某些个性特征是心身疾病的易患素质；

（5）心身疾病通常发生在自主神经支配的器官或系统；

（6）心身综合治疗效果优于单一生物学治疗。

（五）心身疾病的流行病学特征

（1）患病率。国内外有关心身疾病的流行病学资料显示，当前心身疾病已成为威胁人类健康的首要因素。心身疾病遍布临床各科，临床门诊就诊患者中，心身疾病患者约占1/3，其中，心血管科、肺科、内分泌科的门诊患者中，心身疾病患者人数可高达50%～70%以上。可见，心身疾病是影响现代人健康的常见病和多发病。

（2）年龄特征。以青壮年多见，发病率高峰在更年期，15岁以下及65岁以上者较少。

（3）性别特征。总体而言，心身疾病中女性多于男性，其比例为2～3:1。但在冠心病、消化性溃疡、支气管哮喘等疾病中，男性的患病率高于女性。

（4）职业特征。一般而言，脑力劳动者患病率高于体力劳动者；从事高压力、高风险的职业者高于一般职业者，如医生、警察、教师中心身疾病的发生率高于其他职业者。

（5）地区分布特征。心身疾病的患病率在城市高于农村，工业化水平高的国家高于工业化水平低的国家。以冠心病为例，有研究显示，美国和芬兰的发病率较高，而尼日利亚的发病率最低。

（六）心身疾病的分类

如前所述，对心身疾病概念的理解不同，分类上会有较大的差异。中华心身医学学会按照系统或器官进行划分，将心身疾病分为14类。

（1）循环系统。冠心病、原发性高血压、原发性低血压、心律不齐、阵发性心动过速、原发性心动过缓、偏头痛、雷诺病等。

（2）呼吸系统。心因性呼吸困难、过度换气综合征、支气管哮喘、神经性咳嗽、喉头痉挛等。

（3）消化系统。消化性溃疡病（胃、十二指肠溃疡、溃疡性结肠炎）、肠道易激惹综合征、神经性厌食、神经性呕吐、神经性嗳气等。

（4）内分泌、代谢系统。肥胖症、甲状腺功能亢进、糖尿病、低血糖等。

（5）泌尿生殖系统。阳痿、早泄、勃起障碍、性欲低下、夜尿症、过敏性膀胱炎、慢性前列腺炎等。

（6）骨骼肌肉系统。肌肉疼痛、类风湿性关节炎、面肌痉挛、书写痉挛、痉挛性斜颈等。

（7）神经系统。紧张性头痛、血管神经性头痛、眩晕症、慢性疲劳症、睡眠障碍等。

（8）妇产科。月经失调、功能性子宫出血、原发性痛经、闭经、经前期紧张综合征、更年期综合征、功能性不孕症、性功能障碍、乳腺小叶增生症等。

（9）外科。手术后神经症、整形术后综合征、肠粘连症、器官移植后综合征等。

（10）儿科。遗尿症、夜惊症、多动症、哮喘、口吃等。

（11）皮肤科。神经性皮炎、慢性荨麻疹、过敏性皮炎、皮肤瘙痒症、银屑病、斑秃、白癜风、多汗症、湿疹、酒糟鼻等。

（12）耳鼻喉科。突发性耳聋、神经性耳鸣、咽喉异感症、慢性鼻（窦）炎、慢性咽喉炎、失音等。

（13）眼科。原发性青光眼、白内障、中心性视网膜病、眼睑痉挛、眼肌疲劳症、癔症性失明等。

（14）口腔科。复发性口腔溃疡、慢性神经性牙疼、口腔干燥症、特发性舌痛症、颞颌关节紊乱综合征等。

二、心身疾病的发病机制

心身疾病的发病机制比较复杂，其理论研究也存在各学派之争。

（一）与心身疾病发病相关的因素

1. 生物因素

生物因素又称体质因素，是指躯体的器官组织结构和功能状态。生物因素主要包括由遗传因素所致的个体某些器官或系统具有脆弱易患性，生物和理化因素导致器官的损害，以及性别和年龄等。心身医学认为，生物因素是心身疾病发病的生物学基础，决定着对某种心身疾病的易感性，心理社会因素只有在生物因素的基础上，通过过于强烈或持久的生理反应才会导致或加重躯体的疾病。例如，同样的灾难事件发生后，为何有的人会生病，有的人却不会生病，即便是生病，不同的个体所患疾病也会不同，其原因除了心理社会因素（认知、评价、个性、社会支持）之外，主要是个体的生物学基础不同。原发性高血压、冠心病、消化性溃疡等心身疾病的发生主要反映在遗传易感因素方面，它们总带有明显的家族聚集现象。又如，病前器官的功能状态也会影响到疾病的发生。根据 Hinkle 的"器官选择理论"，在心理社会因素的影响下，发育脆弱或以往受损过的器官将首先受到伤害。个体生长发育处于不同的年龄阶段，内分泌系统的变化将导致不同器官、系统对生物致病因子的易感性不同，使心身疾病的发生体现出年龄特征和性别差异。例如，个体在儿童期易患哮喘病；青春期易患精神分裂症和抑郁症，中青年男性更易患高血压、冠心病和溃疡病。

2. 心理因素

心理因素是指个体的心理活动对躯体生理功能的影响，包括个性因素、情绪状态、内心冲突和创伤，以及心理应激源等。从心身医学的角度讲，心理因素主要指个性特征和应激源引起的情绪反应两个方面。人格是指一个人整体的精神面貌，是具有一定倾向性的心理特征的总和。不同个性类型的个体，面对应激会有不同的内心体验和不同的应对方式，表现出个体差异性。心理学研究表明，不同的心理素质可能易患不同的心身疾病，而某些心身疾病患者具有特殊的人格特征。

与心身疾病相关的人格特征，又称个性缺陷，主要指那些会增强心理应激反应的不良因素或特点，这些因素或特点促使个体心理应激反应过于强烈或持久，从而产生了一定的躯体症状。1979 年，日本学者池见酒次郎提出了 9 种常见的个性缺陷类型，包括不适应个性、无力个性、偏执个性、反社会个性、分裂个性、攻击个性、被动个性、强迫个性、表演个性等。

个性缺陷是许多心身疾病的重要发病基础，甚至比诱发疾病发生的生活事件所起的作用更大，决定着疾病的临床表现。个体总是受个性特征的影响去体验疾病，并采取相应的应激反应模式。例如，"A 型行为特征"（具有时间紧迫感、过分竞争性和敌意）的人，他们总想在最短的时间里完成更多的事情，面对竞争时容易"恼火、激动、发怒、急躁"（M. Friedman 称之为"AIAI 反应"），这类个体就容易患原发性高血压、冠心病、脑血管病等。"C 型行为特征"的人表现为过分压抑、忍耐与合作，屈从于权威，不表达负性情绪（特别是愤怒），对应激反应有很高的社会期望和焦虑，因此，这类行为特征又称"癌症易患型行为"。而"D 型行为特征"，又称为糖尿病易感性行为特征。有研究通过对糖尿病患者人格特征的调查发现，他们普遍具有以下心理行为特征：高抑郁、低焦虑，善于寻找有趣的事情、避免痛苦，不善于延迟满足，不善于使用心理防御机制来保护和伪装自己，注意力分散，对应激的唤醒水平低等特点。

在心身疾病的发生中，个性因素通过以下途径产生影响：①影响个体对应激源的认知与评价，从而产生不同的应激反应；②影响个体对应激的应对方式及其应对效果；③决定着一个人的生活方式和行为习惯，使之更易发展为某些特殊的行为类型，如 A 型、C 型、D 型行为；④影响人际关系的形成，从而影响其建立社会支持系统的质与量，最终影响到应激反应。

心身疾病的发生常常与焦虑、恐惧、愤怒、悲伤、痛苦等消极情绪有密切的关系。以焦虑这种负性情绪为例，由于焦虑情绪使交感神经系统过度兴奋，交感神经末梢释放大量的去甲肾上腺素，同时使肾上腺髓质分泌的肾素增加。这些因素使外周小血管收缩，血压升高；儿茶酚胺使血脂含量增高，沉积在小动脉管壁的平滑肌下，导致动脉粥样硬化；儿茶酚胺还能使血小板黏附性增加，易于形成小血栓堵塞小动脉。交感神经过度兴奋还可导致胃酸分泌增加，使个体易患消化道溃疡病。

3. 社会因素

社会因素是指个体生存的社会环境条件发生变化，对个体形成威胁，使个体产生了应激反应并引发心身疾病。这些条件包括政治制度、经济状况、文化变迁、社会动荡、自然灾荒、战争、交通问题及人际关系等。2008 年 8 月 29 日，世界卫生组织公布的一份报告中指出，人的出生、成长和衰老期间所处的社会条件决定着人的健康状况；不公正的社会环境和贫困的社会条件的可怕结合正在杀死大批人。富国与穷国比较中，仅以妇女的预期寿命为例，日本为 86 岁，而赞比亚仅有 43 岁；在同一国家的富人与穷人的比较中，澳大利亚的非土著人男女预期寿命分别为 76.6 岁和 83 岁，而本国的土著居民男女的预期寿命仅为 59.4 岁和 64.8 岁。作为社会因素之一的贫富问题，主要通过不同的教育、医疗、居住环境和生活方式等方面影响人的健康。除此之外，社会因素通过社会竞争与压力对人的健康产生影响。心身疾病的地区分布特征显示，城市的心身疾病的发病率高于农村，发达国家高于欠发达国家。又据流行病学调查发现，第二次世界大战时期，欧洲市民高血压、冠心病和溃疡病的发病率大大增加。20 世纪 50 年代以前，溃疡病和高血压病的患者中，男女比例约 4∶1，而近年来，男女比例各为 3∶2 和 1∶1。可能是近几十年来越来越多的女性平等地参加工作和社会生活，因而增加了心理社会性刺激的结果。

社会因素对心身疾病的发生需要通过个体的认知、评价作为中介，当个体觉察到环境要求与个人应对能力之间不平衡时就会成为社会性应激源。社会性应激源作为生活事件，一般导致个体产生威胁感、不安全感、丧失感，伴随焦虑、恐惧、愤怒、忧虑、悲伤、沮丧、绝望等负性情绪反应。这些反应过于强烈或持续过久，会导致心理失衡、自主神经功能紊乱、内分泌失调、免疫功能下降等病理改变。社会性应激源通过个体产生的情绪反应来影响健康，换句话说，社会因素仅仅作为心身疾病发生的诱因或外部条件起着"扳机"作用，个体是否发生心身疾病，关键还要取决于作为内因的心理因素和作为物质基础的生物因素。这也进一步说明了为什么同样面临着战争或社会动荡，有人发病，有人却不发病。

在社会因素中，个人社会支持系统的质和量的好坏，也会影响个体面对应激源时产生的心理反应强弱，使心身疾病的发生存在着很大的个体差异。社会支持系统是指个体与社会各方面（包括亲朋好友、同事邻里等，以及家庭、单位、社团等）所产生的物质上和精神上的联系程度。社会支持可以分为客观支持和主观支持两大类。前者可以是物质上的直接援助，或社会网络的获得；后者是个体主观体验到的被他人理解、尊重、关心和支持的程度。一般来讲，社会支持系统是个体在应对环境刺激时可以利用的外部资源。面对同样的生活事件，如地震、车祸、亲人亡故等，个体如果受到良好的社会支持，其应激反应则相对较弱，这样会大大降低心身疾病的发生率。

社会因素还包括了个人不良的生活方式和行为方式，这些因素既受个体所处环境的影响，更受个性特征的影响。现代人的生活方式的改变、生活节奏的加快，体现在饮食习惯的改变，摄入大量高糖、高脂、高胆固醇、高添加剂的食品，以及行为方式的变化如运动少、饮食及起居缺乏规律性等，导致了肥胖病、糖尿病、高血压、动脉硬化、肿瘤等心身疾病的发生率增高。互联网的广泛运用，带来人们生活方式的剧变，"信息污染综合征"、社交恐惧症等新问题不可忽视。

综上所述，心身疾病的发病原因中，生物、心理、社会因素三者相互交织，多因素协同作用导致了心身疾病的发生。因此，心身疾病的发病机制与疾病的防治方面均应从生物-心理-社会多角度入手，多管齐下，方可奏效。

（二）有关心身疾病的发病机制

1. 心理动力学理论

心理动力学理论率先系统地对心身疾病的发病机制进行研究，其代表人物包括阿历史山大和佟巴。该理论强调潜意识中的心理冲突在心身疾病发生中的作用，认为个体潜意识中的特征性心理冲突决定特异性的心身疾病。阿历史山大认为，心身疾病的发病必须同时具备三个条件：①潜意识中压抑的尚未解决的心理冲突；这些冲突大多来源于童年时期；②遗传性器官易感倾向；③自主神经系统的过度活动性。根据阿历史山大的理解，心身疾病的发生是由于童年期的心理创伤尚未解决，被个体压抑到了潜意识中，当成年后的生活事件作为一种诱因，原有的心理冲突重新出现；如果这些心理冲突找不到合适的途径宣泄，便会导致自主神经的过度活动，引起它所支配的器官出现相应的功能障碍，并损害发育脆弱的器官。自主神经的活动受交感-副交感神经双重支配，两者相互拮抗。交感神经被过度激活常与焦虑、紧张、愤怒、恐惧等应激反应有关，若个体存在着生物学上的器官易患性，当成年后受应激影响，交感神经被激活而产生高血压、冠心病、脑血管病、糖尿病、甲状腺功能亢进等心身疾病；副交感神经被过度激活常与需要、依赖和希望等心理活动有关，从而产生溃疡病、哮喘病、皮肤病、肿瘤病、心脏猝死等心身疾病。从心理动力学观点出发，要弄清楚心身疾病的发病机制，必先弄清楚潜意识的冲突及其性质。这一理论尽管可以解释许多经典的心身疾病的发病机制，但其缺陷在于过分夸大了潜意识的作用。

2. 心理生理学理论

心理生理学的研究不同于心理动力学理论，侧重于心身疾病的发病过程，努力揭示心理社会因素是通过何种生物学机制作用于何种状态的个体,产生何种疾病等问题。该学派的代表人物包括坎农、塞里、沃尔夫、恩格尔等,他们认为心身疾病的发生需要以生物易感性为基础,在心理社会因素诱导下产生的生理过程作为中介。所以,该理论强调心身疾病发病的三要素,第一是生理始基,即易患病的器官;第二是心理冲突或心理应激;第三,通过心理和生理中介机制,前者受认知、评价的影响,后者包括神经中介机制、心理神经内分泌机制、心理神经免疫学机制。

(1) 神经生理中介机制:当个体面对应激事件,大脑皮层通过分析加工后产生紧张的情绪反应,并在边缘系统和下丘脑的调节下,通过自主神经系统的活动直接作用于靶器官,大脑与靶器官之间的这种联系由神经系统介导,故称为神经生理中介。心理社会因素通过"下丘脑—垂体—肾上腺轴"途径引起心身疾病。应激源通过大脑皮层和皮下中枢、自主神经系统的作用直接影响靶器官,也可以通过交感-肾上腺髓质系统活动增强,释放儿茶酚胺增多,影响靶器官的生理功能。心身疾病的产生在于应激反应过于强烈,或持续时间过长,或反复出现,导致自主神经系统功能紊乱,表现为器官功能性障碍;当这种紊乱持续存在,相应脏器和组织便产生器质性病变。

(2) 神经内分泌中介机制:心理社会性因素刺激下,个体通过"大脑皮层-边缘系统-下丘脑-垂体-靶腺轴"调节机体的情绪反应和生理过程。神经内分泌系统是一个非常复杂的系统,其中下丘脑为关键环节,它既有典型的神经细胞的作用,又有内分泌细胞的功能。当大脑皮层传来不同的信息,下丘脑便会分泌不同的肽类激素,如促肾上腺皮质激素释放激素、促甲状腺素释放激素等。这些激素作用于垂体的特定细胞,促进或抑制某种促靶腺分泌的特定激素,如促肾上腺皮质激素、促甲状腺素等,它们进一步作用于靶器官,使其功能发生改变,表现出一系列症状。垂体的分泌受下丘脑的调节和控制,下丘脑又受边缘系统的影响,同时也会受血液中激素水平的反馈调节。它们之间相互调节和影响,使机体保持着内稳态,当这种内稳态遭到了破坏就会产生心身疾病。

(3) 神经免疫中介机制:神经免疫中介是指心理社会因素刺激下,通过"神经—内分泌—免疫系统"这一途径影响免疫系统的功能,使其功能增强或减弱,进而影响到靶器官的生理功能。有研究显示,心理应激通过分泌过多的肾上腺皮质激素抑制免疫功能。长期的应激对免疫系统的影响极大,免疫功能受到抑制,易导致感染、肿瘤等疾病的发生。

由此可见,在心身疾病的形成过程中,上述三条途径相互作用、相互影响,共同影响着心身疾病的发生、发展和转归。

3. 学习理论

行为学习理论认为,心理社会性刺激通过条件反射机制,使个体习得某些心理和生理反应,受到某些特殊的环境因素强化作用,甚至因此泛化,这些心、身的反应被固定下来,进而演变为症状和疾病。自主神经系统的各种特殊反应都可以在不同的强化基础上习得,即便是个体已经脱离了紧张刺激情景,这种习得的反应在类似情景下会再度出现或者症状持续下去,这种现象称为自主反应学习,或称为内脏学习。例如,阿德(Ader)和库恩(Cohen)于1985年运用巴甫洛夫的条件反射原理,设计了改变免疫系统的活力的实验。他们给白鼠提供一种含有糖精的水(条件刺激),随后,他们给白鼠注射一种可以减弱免疫系统能力(非条件反应)的药物——环磷酰胺(非条件刺激)。多次试验之后在糖精水与免疫反应减弱（条件反应）之间建立了联系。然后，当给这些建立了条件反射的白鼠提供这种糖精水，虽然不再注射药物，白鼠也会出现免疫力减弱的反应。

这一理论假设也可以解释患者角色强化和角色固着产生的机制。当各种类型的转换症和心身疾病患者因疾病而获得了家庭成员或社会的特别关照、爱护、免除一定的义务等益处时，患者的症状将持续存在，难以消退。这些益处称为继发性获益。这些获益作为强化物，强化了患者的症状和病态行为。因此，若要消除患者的这些症状及其病态行为，必须先去除继发性获益，即对症状不予以强化。

米勒等提出的内脏学习理论认为，大脑通过条件反射的方法可以调控任何一个内脏或器官，也就可以通过条件反射的方法引起或控制心身疾病的发生。根据这一原理开发的生物反馈疗法，运用于多种心身疾病（如高血压、冠心病、糖尿病、哮喘病、溃疡病、类风湿性关节炎、脑卒中后康复等）的治疗，均取得了较满意的效果，其疗效并不亚于药物治疗。研究显示，许多心身疾病的形成都与不良的生活方式和行为习惯有关，根据内脏学习理论，可以帮助人们建立健康的行为（形成固定的条件反射）和养成良好的生活习惯（建立自动化的条件反射）来预防心身疾病的发生；或通过矫治不良行为、习惯来治疗心身疾病。

4. 综合的心身疾病的发病机制

一直以来，对心身疾病的发病机制的研究是医学界的热点问题。如前所述，不同学派对心身疾病的发病机制有不同的看法，有些领域尚待进一步深入、系统地研究。目前，医学心理学对心身疾病的发病及中介机制持整合观点（图 7-1）。

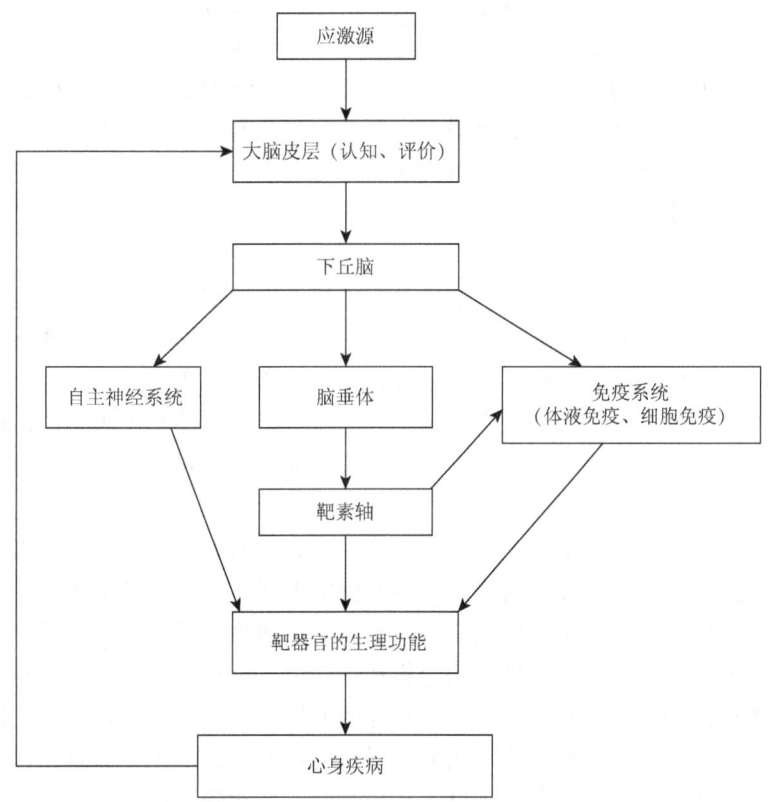

图 7-1　综合的心身疾病的发病机制

（1）心理社会刺激传入大脑：心理社会刺激传入大脑，经大脑皮层信息加工处理和储存。此阶段受个人的经验、认知观念、人格特征、社会支持系统和应对能力的影响。

（2）大脑皮层联合区的信息加工：大脑皮层分析加工后将神经信号传递到联合区，联合区通过与边缘系统的联络，转化为带有情绪色彩的内脏活动。

（3）传出信息触发应激系统引起生理反应：通过神经、内分泌、免疫途径引起靶器官的生理功能改变。

（4）心身疾病的发生：过于强烈的、持久的心理社会因素作用下导致靶器官生理功能的紊乱，进而发展到器质性病损，导致心身疾病的发生。何种器官、组织上出现病损取决于遗传因素和环境因素。

三、心身疾病的诊断与防治原则

（一）心身疾病的诊断原则

1. 诊断程序

尽管心身疾病的种类很多，不同的疾病有不同的特点和诊断要点，但是作为与心理社会因素有密切关系的心身疾病，其诊断包括了躯体诊断和心理诊断两大方面。

（1）躯体诊断。心身疾病的躯体诊断应遵循一般疾病的诊断程序，包括病史采集、体格检查、实验室检查，排除单纯由生物因素引起的器质性疾病。

心身疾病患者一般有较强的神经症倾向，在病史采集中应尽可能地查明疾病的起因，特别是心理社会性应激事件，以及伴随的情绪情感反应和行为方面的变化情况。在病因查询中还需重点询问个人的成长史，特别是幼年、童年时期的心理冲突或创伤事件。除此之外，还需了解个体的家庭环境、人际关系、受教育情况、职业、婚姻状况等情况。在全面了解个体的心理社会因素的前提下，分析疾病的心身相互关系，弄清楚患者面对应激时习惯采取的应对方式，以及其对疾病的发生发展的影响。

体格检查和实验室检查在心身疾病的诊断中非常重要。通过细致的体检，一般可以发现一些客观体征。但因心身疾病的特殊性，有时其症状与体征不太相符，这就需要实验室检查以确定病变的部位、性质，并排除其他器质性疾病。实验室检查包括必要的化验、影像学检查和心理生理学检查（如自主神经功能检查）。实验室检查的目的是辅助心身疾病的诊断，因此，在诊断时不可太过依赖于这些检查结果，要结合身、心两个方面的信息做全面分析和诊断，否则只会加重患者的过分担忧，不利于疾病的治疗。

（2）心理诊断。心理诊断包括两方面的内容，即医生通过观察、晤谈等直接接触而获得的第一手资料，以及通过心理测验、心理社会因素调查结果对心理行为特征加以评定。常用的心理测验包括人格测验、心身健康评定、应激有关评定量表三大类，侧重于对患者的情绪异常的检测，以及对患者应对应激的方式、能力和社会支持系统等方面的了解；心理社会因素调查是了解发病前是否存在生活事件，以及其影响的严重程度，对疾病的发生、发展和转归做出个性化的分析和评定。心理诊断会伴随在心身疾病治疗的全过程，如治疗前的诊断，治疗中、后期对疗效的评估，便于对治疗方案加以调整。

综合躯体诊断和心理诊断所收集到的材料，运用心身疾病的基本理论，对患者是否患心身疾病、疾病的性质及其严重程度等做出判断，并对哪些心理社会因素起了作用及其作用机制做恰当的评估。

2. 诊断要点

(1) 疾病的发生包括心理社会因素，其与躯体症状有明确的时间关联；

(2) 躯体症状有明确的器质性病变，或存在已知的病理生理学改变；

(3) 排除神经症性障碍或精神疾病。

(二) 心身疾病的治疗原则

心身疾病是一组由心理社会因素导致的躯体器质性疾病或躯体功能性障碍，因此，单纯使用生物学治疗或心理治疗都难以收到理想的效果，这就需要从心、身两方面相结合的原则，采取联合治疗的方案。心身疾病的治疗要遵循以下原则：①心、身同治，治疗尽早、剂量恰当、疗效充分；②躯体治疗与心理治疗并重；③心理治疗方案要个性化。

1. 心理干预

(1) 针对心理社会刺激的心理干预。心身疾病的发生和躯体症状的出现常常与生活事件有密切关系。这些因素需要通过个体的认知评价做出反应，其反应的强度也直接影响到疾病的严重程度。因此，心理干预可以采取认知疗法、行为疗法、支持性心理治疗、暗示疗法，针对个体的认知因素、应对方式、应对能力等进行干预，以减轻患者的情绪反应和生理反应，达到缓解疾病、促进康复的作用。也可以使用精神分析疗法处理患者潜意识里的心理冲突和幼年期的心理创伤，减少疾病发病的心理因素，达到预防、缓解或治愈心身疾病的作用。

(2) 针对人格因素的心理干预。如前所述，某些心身疾病的发生与特定的人格特征相关，预防心身疾病的发生，需要针对患者的病前人格特征、不良的生活方式、行为习惯加以矫治，以消除其心理学病因。例如，A型行为与冠心病发病关系的研究提示，要减少冠心病的发生、复发等问题，就需要针对患者的不良行为方式进行矫治，重塑其人格。

(3) 针对躯体反应的心理干预。通过放松疗法、暗示治疗、生物反馈技术等心理干预技术直接影响患者对应激的心理、生理反应过程，以减轻或消除躯体症状，促进患者心身疾病的康复。

2. 躯体治疗

心身疾病虽然由心理社会因素引发，但患者有躯体的症状，并因症状带来精神上的痛苦，进而加重躯体的症状。患者就医的目的是渴望消除躯体症状，因此躯体治疗尤为重要。特别是对于冠心病、心肌梗死等急性发病且躯体症状严重的患者，应以躯体治疗为主，辅以心理干预。通过对躯体的治疗，缓解躯体症状，也可以减轻患者对疾病过分担忧的心理反应，有助于患者疾病的康复。对于躯体症状较轻而以心理反应为主的功能性障碍，以及以躯体症状为主的慢性心身疾病，如原发性高血压、消化性溃疡病、糖尿病等，在实施躯体治疗常规化的同时，重点应放在心理行为的干预方面。

躯体治疗包括药物治疗、物理治疗、音乐治疗等技术。针对不同的疾病，临床上可选用不同的药物以消除躯体的症状，例如，选择降压药物治疗原发性高血压患者，降糖药物治疗糖尿病患者，制酸剂和胃黏膜保护剂以治疗消化性溃疡患者的疼痛和促进溃疡的愈合。某些心身疾病患者存在严重的焦虑、抑郁情绪，针对焦虑、抑郁情绪选用抗焦虑药物、抗抑郁药物、情绪稳定剂，可以明显缓解心理反应，进而缓解患者的躯体症状。物理治疗包括运动疗法、生物反馈疗法、自然物理因子疗法等，强调通过调动患者的主观能动性，在一定程度上减轻躯体的症状、转移不良感受，促进患者心理调整的作用。音乐治疗具有帮助患者放松、释放压力和消极情感、增强自信心、改善心理状态等积极作用。此疗法在临床中已被证明其实用性，具有安全、有效、经济、便利等优点。当然，音乐治疗中强调患者的主动参与和体验，其疗效也贵在坚持。

（三）心身疾病的预防原则

心身疾病的发生是生物、心理行为因素、社会因素共同作用的结果，导致大量的心身疾病具有慢性、迁延或反复等特点，加之现有的治疗方法疗效不尽如人意，疾病的预防就显得更为重要。在制定预防工作时，需要从多层次、多角度出发，着重从心理学的角度加强，制定综合的防治措施。例如，对于有明显的病前人格（如 A 型、C 型、D 型性格）者，以重塑人格为主要内容；对于因不良生活方式（如缺乏运动者、酗酒、吸烟等）导致发病的患者，应采用以建立良好的生活方式为主的行为训练；对于工作压力过大的职业者，可以采用体育锻炼、放松训练、瑜伽、气功、音乐等方式调节；对于习惯采用消极应对方式的患者，可以学会使用积极应对策略；对于缺乏社会支持系统影响应对效果者，社会应给予更多的支持与关注；对有强烈的心理冲突或应激事件者，宜及早采取心理干预，减轻情绪反应的程度，减少发展为器质性病变或功能性障碍的可能。

第二节　常见的心身疾病

心身疾病的种类很多，本节重点介绍原发性高血压、冠心病、消化性溃疡病、糖尿病、癌症、支气管哮喘六种经典的心理疾病。

一、原发性高血压

高血压一般是指收缩压≥140mmHg[①]和（或）舒张压≥90mmHg。一般将高血压分为原发性和继发性两大类，其中 90%为原发性高血压。原发性高血压是一种与心身因素有关的世界性常见疾病，发病率为 10%～20%，并有逐年攀升的趋势。流行病学调查显示，不同国家、地区或种族中高血压的发病率和患病率有所差异，发达国家和地区高于欠发达国家和地区，脑力劳动者多于体力劳动者，男女之间发病率差异不大，发病率随着年龄的增长而增高。

（一）发病原因

原发性高血压是个体遗传易感性和心理行为因素、社会环境因素多因素相互作用的结果。

1. 遗传因素

大量流行病学研究已证实，高血压的发生与遗传因素有密切的关系，表现出明显的

---

① 1mmHg=0.133kPa。

家族聚集性。在高血压的表型（即血压高度、并发症及其他相关因素方面）上也表现出了遗传性。若父母均为高血压患者，子女患病率是正常双亲子女的近 5 倍，同卵双生的高血压相关性高于异卵双生者。不同种族血压分布的研究也证实了遗传因素在高血压发生中的作用。

2. 心理行为因素

有研究显示，高血压患者的血压高低常与个体的情绪变化有密切相关。各种引起精神紧张的情绪因素，特别是焦虑、愤怒、恐惧均能引起血压的升高。不同的情绪对血压的影响不同，焦虑主要使收缩压升高，而愤怒和敌意则以舒张压的升高为主。当个体表达焦虑和愤怒情绪时，血液中只有去甲肾上腺素浓度升高，若压制敌意情绪表达时，个体血液中的去甲肾上腺素和肾上腺素的浓度均明显升高。因此，焦虑、愤怒和被压抑的敌意是导致原发性高血压的重要心理因素。

多数学者认为，原发性高血压的发生与个性心理特征之间有密切相关，具有病前性格特征。佟巴认为，原发性高血压患者具有害羞、沉默、追求完美和自我控制的特点，但当与权威发生冲突时，则会有"火山爆发式"的情绪反应。沃尔夫认为，原发性高血压患者具有好斗倾向和过分谨慎的特征。阿历史山大认为，原发性高血压患者具有双重矛盾心理，即表达自己的需要和消极迎合他人的需要之间的冲突。多数学者认为，A 型行为、敌意、神经质、过度焦虑和抑郁，以及缺乏应对能力可能都与高血压的发病有关。不过，也有报道并不支持原发性高血压存在病前性格，如 Friedman 等通过对高血压患者与健康对照组之间的比较研究，认为原发性高血压与 A 型行为、焦虑、心理社会性应激、归因模式等方面无差异。

原发性高血压的发病与不良行为因素之间也存在密切相关。这些不良行为因素包括肥胖、高盐饮食、缺乏运动、吸烟、大量饮酒等。对于高盐问题的研究提示，个体基因对于盐的敏感性不同，敏感者更易受高盐的影响而血压升高，使原发性高血压表现出遗传差异性。

3. 社会因素

社会因素是原发性高血压的重要发病原因。遭遇生活的变故、不良的家庭经济状况和婚姻状况、社会生活环境的恶劣，以及人际矛盾等因素，都可以作为应激因素引起患者产生精神痛苦、心理冲突和情绪紧张，成为原发性高血压的发病原因。例如，第二次世界大战期间，列宁格勒被围困长达 3 年之久，高血压的发病率从战前的 4% 上升到 64%，即便是战争后，多数人的血压也不能恢复到正常水平。有研究表明，丧偶者的血压高于配偶健在者；空中交通管制人员比空勤人员的原发性高血压患病率高出 4 倍；高血压的发病率在发达国家高于欠发达国家，城市高于农村，脑力劳动者高于体力劳动者。这些流行病学资料都有力地证明了社会因素作为慢性应激在高血压的发病中起重要作用。

（二）发病机制

原发性高血压是一个复杂的疾病，至今仍没有确凿的证据科学地揭示从精神紧张和情绪体验到高血压病理改变之间的病理生理过程。目前，有几种机制解释原发性高血压的发病。

（1）心理机制：个性因素、心理社会因素和情绪障碍是导致高血压的三大基本心理基础，其中，个性因素是内因，心理因素是外因。外因作用下产生什么样的情绪反应关键取决于个体的认知、评价。个体的认知评价受个性、需要、经验、思维模式等主观因素的影响。当个体认为环境需求与应对能力之间不平衡时，机体内部平衡被打乱，出现一系列的情绪反应和病理生理变化。

（2）神经生理机制：情绪变化通过"下丘脑—自主神经"途径使自主神经功能紊乱，进而导致靶器官功能的紊乱。

（3）神经内分泌机制：应激导致"下丘脑-垂体-靶腺轴"的分泌失调，肾素-血管紧张素-醛固酮系统被激活，使血压升高。

（4）神经生化机制：应激因素使大脑皮层中枢功能发生变化，导致包括肾上腺素、去甲肾上腺素、多巴胺、神经肽、5-羟色胺、血管加压素、脑啡肽等多种神经递质的浓度与活性异常。这些神经递质使交感神经系统活性亢进，血中儿茶酚胺浓度升高，小动脉收缩加强导致血压升高。中枢神经系统中 5-羟色胺还可以直接激活下丘脑室旁核的促肾上腺皮质激素释放激素细胞，释放促肾上腺皮质激素，该激素作用于肾上腺皮质释放盐皮质激素，引起水钠潴留、血压升高。

综合几种解释原发性高血压的发病机制，参见图 7-2。

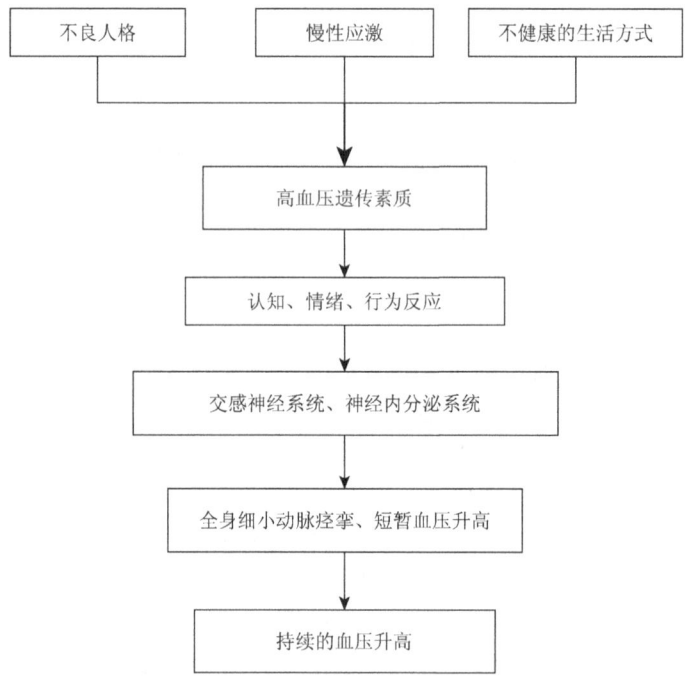

图 7-2 原发性高血压的心理生物学机制示意图

（三）临床表现

1. 躯体症状

原发性高血压起病隐匿、进展缓慢，且缺乏特殊的临床表现，约 1/5 的患者没有临床症状。因此，许多患者是在体检时才发现血压高，也有的患者是在出现了心、脑、肾等重要脏器的并发症时才被发现。常见临床症状有轻度持续性的头晕、头痛、颈项部僵硬、疲劳、心悸等，紧张或劳累后上述症状加重，休息后有所缓解。部分患者有心跳加快和心前区不适感，也可出现视力模糊、鼻出血等症状。

2. 心理症状

心理症状包括以下几个方面：

（1）脑衰弱综合征：部分患者在高血压患病初期出现心情烦躁、情绪易激动、易紧张、入睡困难、噩梦、易惊醒、易疲劳、记忆力减退、注意力不集中、工作效率下降等脑衰弱症状。部分患者对疾病保持否定、怀疑、不在乎等态度，认为高血压不是什么大毛病。研究表明，高血压患者智力活动受到影响，智力测验发现，患者在知识、计算、数字广度、词汇、填图等多方面的成绩均低于健康对照组，且病情越重，智能减退越明显，认知障碍越重。

（2）焦虑、抑郁状态：焦虑、抑郁是高血压的促发因素，反过来，高血压也易使患者焦虑、抑郁情绪加重，形成恶性循环。焦虑、抑郁情绪导致自主神经系统功能紊乱，交感神经系统活动亢进，患者心跳加快、血压升高、睡眠障碍等心血管系统功能失常的症状。患者对头晕、头疼、胸闷、呼吸困难等临床症状的担忧加重了焦虑反应；因睡眠障碍、疲劳、记忆减退、工作效率下降等因素又会加重抑郁情绪。

（3）高血压危象及高血压脑病的精神症状：患者在紧张、疲劳、寒冷、突然停药等诱因下出现小动脉强烈痉挛，血压急剧升高，导致重要脏器血供不足而产生危急症状，这种状况称为高血压危象。患者表现出烦躁、头疼、眩晕、心悸、呼吸困难、恶心、呕吐、视力模糊、震颤等症状。高血压脑病是在血压显著升高的情况下，脑部动脉发生持久而严重的痉挛后，或被动性或强制性扩张，发生脑循环急剧障碍，导致脑水肿和颅内压升高，从而出现一系列临床表现。患者出现弥漫性头疼、恶心、呕吐、意识障碍、抽搐，甚至昏迷。

（四）临床干预

原发性高血压是一种慢性疾病，需要长期治疗。治疗措施包括一般治疗、心理治疗、精神药物治疗。

1. 一般治疗

在高血压的一般治疗中，首先，改善患者生活方式和行为习惯。肥胖和运动量少是高血压的促发因素，因此，控制体重、增强运动是降压的首选方案。高血压患者要控制高盐、高脂饮食的摄入，并且需要限制饮酒。通过改变不良生活方式和习惯，多数患者的高血压可以控制或缓解，并减少并发症的发生。其次，选择降压药物治疗。一般主张将血压控制在 140/90mmHg 的标准范围内，老年患者收缩压可以降到 140～150mmHg、舒张压降到 90mmHg 以下，但不宜低于 65～70mmHg。

2. 心理治疗

心理治疗在高血压的治疗中作为基础疗法，其疗效是肯定的。

（1）支持性心理治疗：原发性高血压是慢性疾病，患者容易对疾病过分焦虑、担忧，甚至对治疗丧失信心。因此，需要用倾听、支持与鼓励、解释、指导技术，以培养患者战胜疾病的信心与期望。此外，提供健康教育信息，帮助患者认识和了解高血压的相关知识，并指导建立健康的生活方式。

（2）松弛训练：松弛训练是治疗高血压较为常用的基础治疗。长期的松弛训练可以降低外周交感神经活动的张力，达到降压的目的。有研究表明，将放松训练与药物治疗结合使用，其疗效优于单纯药物治疗。松弛训练的方法很多，包括肌肉渐进放松练习、自律训练法、瑜伽、太极、气功等（详见第十二章心理干预各论）。

（3）生物反馈疗法：生物反馈疗法是利用仪器将人体某些生物学信息（如肌电、皮温、心率、血压、脑电等）加以处理，以视觉或听觉方式呈现给患者，训练他们认识这些信号，并有意识地控制自身的生理活动，达到调整机体机能状态的目的。临床常用肌电仪、皮温仪、电子血压显示仪等，每次训练45分钟，治疗初期每周3次，之后减少到1～2次。该疗法适用于高血压各期的患者（详见第十二章心理干预各论）。

（4）音乐治疗：音乐可以舒缓患者精神上的紧张与疲惫，改善患者的压抑与敌对情绪，缓解焦虑、抑郁，有利于降低血压。音乐还可以陶冶情操、净化心灵、振奋人心，并增强自信心。在音乐曲目的选择上因人而异，可以选择一些中外经典名曲，以及大自然音乐。

（5）暗示治疗与催眠治疗（详见第十二章心理干预各论）。

3. 药物治疗

对于有明显焦虑情绪、抑郁者，可以选用抗焦虑、抗抑郁的药物。

二、冠状动脉粥样硬化性心脏病

冠状动脉粥样硬化性心脏病（coronary atherosclerotic heart disease），简称冠心病，是指冠状动脉粥样硬化导致血管狭窄后心肌供血、供氧不足，临床上表现为胸闷、胸痛为主的症状群，也有人称之为"缺血性心脏病"。临床上有隐匿性、心绞痛、心肌梗死、缺血性心肌病和猝死五种类型。大量研究表明，心理社会因素在冠心病的发生和发展中起着重要作用，且冠心病患者的心理反应较重，因此，综合的心理社会干预成为冠心病防治的重要途径和措施。

（一）心理社会因素在冠心病的发生、发展中的作用

冠心病的病因很复杂，目前公认的因素包括遗传因素、心理行为因素、社会因素。其中，心理社会性应激、精神紧张、高血压、肥胖、高胆固醇血症、吸烟、环境污染等都是冠心病的重要诱因。本章重点探讨心理社会因素对冠心病的发生、发展和转归的影响。

1. A型行为与冠心病

大量研究表明，A型行为与冠心病的发生有密切的关系，并且公认A型人格是引起冠心病的一个独立的危险因素，其影响并不亚于高血压、高胆固醇和重度吸烟。Friedman与Rosenman于1959年首次提出，A型行为类型者容易患冠心病。A型行为类型者具有好胜心强、雄心勃勃、努力工作、急躁、易怒等行为特征，概括为时间紧迫感强、竞争和敌意。这种行为类型的人容易恼火（aggravation）、激动（irritation）、发怒（anger）和不耐烦（impatience），Friedman称之为"AIAI反应"。与A型行为相对应的是B型行为

类型，具有性情温和、从容不迫、按部就班、安于现状、不争强好胜等行为特点。Friedman 等 1960～1969 年长达 8 年半的系统追踪观察结果显示，在控制了血脂、血压、吸烟等因素后，冠心病的死亡者中 A 型行为类型者是 B 型行为类型者的两倍以上。

在对冠心病的病原学研究中发现，A 型行为中的愤怒和敌意特质在冠心病的发病中可能具有更为重要的作用。Ragland 和 Brand 于 1988 年指出，对环境和他人保持敌视态度的 A 型行为类型者发生冠心病的危险性增大。A 型行为诱发冠心病的主要机制是导致脂代谢紊乱，血清胆固醇持续升高，成为冠心病的发病诱因。此外，A 型行为类型者的交感肾上腺系统长期处于高唤醒状态，儿茶酚胺浓度升高，导致血压升高、冠状动脉痉挛、血小板和红细胞聚集、血液黏稠度增高、血流动力学改变等变化，促使冠状动脉粥样硬化，并加重心肌的缺血、缺氧，甚至还会导致心律失常。因此，A 型行为容易形成冠心病，并易诱发冠心病患者出现心绞痛和心肌梗死，乃至于突发心室纤颤而猝死。Friedman 等提出改变 A 型行为类型者的行为可以防止冠心病的发展，并用实践验证其假说，为冠心病的防治提供了理论的指导。

除 A 型行为类型外，冠心病患者还具有神经质、紧张、过分担忧、疑病、独立、怀疑等人格特点；也有报道显示，社交回避、抑郁、躯体化、长期服用苯二氮卓类药物，都是冠心病患者死亡的显著危险因素。

2. 慢性压力

慢性压力与冠心病的发病有密切的关系。慢性压力包括社会经济状态、工作压力、家庭婚姻压力、社会支持系统等因素造成的慢性应激成为冠心病的诱发因素。有调查研究证实，社会经济状况与冠心病的发病呈负相关。低收入的社会群体面临更多的经济负担和生活压力，伴随社交活动少、居住条件恶劣、吸烟和不健康饮食等问题，成为冠心病的高危人群。

3. 情绪障碍

个体的情绪变化与冠心病的发生、发展密切相关。抑郁是冠心病的一个独立预测性危险因素，也将影响到冠心病的预后。由于动脉粥样硬化是一种慢性炎性过程，抑郁可以促发炎症过程而诱发冠心病。抑郁障碍患者的冠心病患病率是正常人的 2～3 倍，而冠心病患者中抑郁障碍的时点患病率为 17%～22%，为普通人的 3～4 倍。在对心肌梗死的一项前瞻性研究中发现，重型抑郁是心肌梗死患者半年内死亡的独立危险因素。对心肌梗死住院患者的 18 个月的追踪研究发现，抑郁障碍的发作可以作为因心脏病而死亡的预测指标。焦虑障碍是心脏疾病中常见的心理障碍，在冠心病的患者中更为显著。有人对冠心病预后的前瞻性队列研究发现，焦虑与冠心病患者的长期预后呈显著正相关。焦虑使交感神经活动亢进，易诱发急性心肌梗死或心源性猝死，心肌梗死后焦虑反应严重者其死亡率是无焦虑障碍的 5 倍。此外，愤怒和敌意作为 A 型行为类型的特征之一，也是导致冠心病常见的情绪障碍。

4. 不良的生活方式

吸烟、过食、过度饮酒、缺乏运动、肥胖等因素是冠心病重要的危险因素。这些不良行为常常是社会环境和个性因素共同影响而形成的。现代人的生活方式正在发生巨变，肥胖、缺乏运动等不健康行为和生活方式的人越来越多，促使冠心病的患病率升高。

（二）冠心病患者常见的心理反应

1. 对症状和诊断的反应

对于隐匿型患者而言，由于无临床症状，多数患者并无心理反应。在心绞痛发作并被诊断后，患者的心理反应与其个性特征和对疾病的认识有关。多数患者会对预期死亡充满了焦虑、过分担忧、悲观、绝望，致使整个生活方式发生巨变，并成为加重冠心病、诱发心肌梗死的危险因素。部分患者对疾病采取"否认"的心理防御机制而延误诊治。

2. 心肌梗死急性期的反应

观察发现，心肌梗死发生后，在监护室里80%的患者出现焦虑，58%的患者出现抑郁，20%的患者出现敌对，16%的患者出现烦躁不安。患者也会随时间出现不同的心理反应，大体可分为以下四期。

（1）焦虑期：发病前1~2天，患者常因对死亡的恐惧和对躯体症状的反应，出现焦虑不安、多汗、失眠、心慌、呼吸急促等症状，严重者出现惊恐发作。这种强烈的焦虑反应可能导致患者猝死。

（2）否认期：发病第2~4天，约50%的患者会出现对疾病的"否认"反应。这种心理应对机制一方面有利于患者缓解对死亡的焦虑、恐惧，适应心身的反应，另一方面可能导致救治延误，或妨碍后期的康复治疗。

（3）抑郁期：入院后第3~5天逐渐明显。表现为对治疗缺乏信心，不愿与人交流，生活也不能自理。发病第5天，约30%的患者出现以抑郁为主的心理反应。

（4）再度焦虑：患者因对监护室的依赖，当离开监护室时患者会因缺乏安全感而再度焦虑。

（三）冠心病的心理社会干预

1. 支持性心理治疗

由于冠心病患者发作时常伴有严重的心理反应，还因这些心理反应会导致心肌梗死或猝死，所以对急性期患者的支持性心理治疗具有重要意义。在临床不同阶段，依据患者不同的心理反应给予相应的心理干预。焦虑期和再度焦虑期，针对患者的恐惧心理，使用鼓励、安慰、解释、保证等技术帮助患者克服对死亡的恐惧，产生安全感至关重要；同时，可以使用暗示治疗、催眠治疗、放松治疗等方法缓解患者的焦虑、恐惧心理。针对患者的抑郁情绪、否认反应，特别是在康复期的否认，采用认知疗法、精神分析疗法等技术，帮助患者接受现实并积极康复。总之，对冠心病患者急性期的心理干预，是临床治疗的重要内容。

2. A型行为矫治

一般采用认知行为疗法，对患者实施健康教育，使其认识到A型行为（特别是愤怒、敌意）对健康的不利影响，帮助患者认知重建和实施自我控制。通过认知重建，降低患者的竞争性、紧迫感、敌意。使用松弛训练、行为演练、意象疗法、音乐疗法、体育锻炼等，帮助患者形成遇事从容不迫，不再争强好胜的特点，有助于缓解患者的焦虑、紧张、抑郁等负性情绪。

3. 不良生活方式的矫正

通过强化、消退等行为技术，帮助患者改掉吸烟、酗酒、过食、缺乏运动等不良生活习惯，有助于冠心病的治疗、康复和预防。只不过任何旧习惯的改变和新习惯的养成都需要一个循序渐进的过程。在训练中，强调遵循个性化原则，即针对不同患者及疾病的不同时期制定相应的干预方案。

三、消化性溃疡病

消化性溃疡主要是指发生在胃、十二指肠的慢性溃疡。它是临床上的常见病、多发病，也是经典的心身疾病之一。大量的研究证明，消化性溃疡的发病是多种因素协同作用的结果，其中，心理社会因素在该疾病的发生、发展、预后和转归中起着至关重要的作用。遗传易感因素作为消化性溃疡发病的生物学基础，性格因素为其发病的心理基础，生活事件作为发病的诱因或促发因素，情绪因素便是疾病发生的中介因素。

（一）消化性溃疡的心理社会因素

阿历史山大提出消化性溃疡病的易患因素包括三个：遗传易感倾向、长期的人际冲突、社会应激的激活作用。Engel 指出，成长因素、人际关系和情绪状态均会影响到胃肠功能。消化系统主要受自主神经系统支配，对内外界环境刺激比较敏感，成为反映心理因素对躯体功能影响最为敏感的器官。在某种个性特征（或易患素质）的基础上以情绪反应为中介，诱导溃疡病的发生。当个体受到不良因素的刺激，产生强烈、持久的情绪反应，引起胃肠动力学和内外分泌功能的改变，严重者导致胃肠神经功能紊乱，甚至是器质性病变。

1. 情绪因素

研究表明，不良情绪反应与溃疡的发病或复发有密切关系，存在着时间上的关联。不良刺激引起焦虑、愤怒、痛苦、羞辱和罪恶感时，迷走神经兴奋性过强，胃液分泌量和胃酸的含量增高。其中，恐惧、愤怒情绪使交感神经功能亢进，而悲观、失望、沮丧等情绪状态下，交感和副交感神经均受到抑制。Willian 通过实验发现，情绪兴奋时胃瘘患者的胃黏膜充血、分泌增多，胃运动功能增强；情绪忧虑时，胃黏膜苍白、分泌减少、胃运动减弱。美国心理医生沃尔夫研究发现，胃瘘患者在抑郁时胃运动减慢、胃液分泌减少；焦虑状态下，胃动力减弱而胃酸分泌增加。临床上也发现，多数消化性溃疡患者伴有抑郁症状，且溃疡的病程、严重程度均与抑郁程度呈正相关。

2. 人格因素

佟巴认为，溃疡患者具有较强的进取心、工作认真负责、强烈的依赖性、易愤懑不满和常压抑愤怒等特点。Piper 等使用艾森克人格问卷做的消化性溃疡患者与健康对照研究发现，前者常具有内向和神经质人格特征，表现为孤僻、好静、过度思虑、悲观、情绪波动大、易怒而不形于色、做事井井有条、事无巨细等特点。也有研究指出，消化性溃疡患者具有怀疑、保守、固执、墨守成规、情绪性稳定性差、易焦虑和紧张等特点。概括起来，消化性溃疡患者具有以下的人格特征：①雄心勃勃、竞争性强。这种特征使个体时常处于焦虑、紧张的情绪状态，难以放松。②存在着独立性与依赖性之间的矛盾。生活中个体希望独立，却又缺乏独立性，行动中被动、依赖性强，因而内心冲突较大。③情绪稳定性差。当遭遇环境刺激时，个体焦虑、担忧、愤怒、恐惧沮丧等情绪反应常常强烈而持久，不易平复。④惯于自我压抑情绪的表达。当遭遇生活事件时个体习惯于压制焦虑、愤怒等负性情绪,这些负性情绪导致迷走神经功能紊乱和胃酸分泌异常。⑤过于关注自我、敏感、不善交往、缺乏热情;部分患者具有外向、急躁、做事认真、追求完美的个性特征。

3. 行为因素

研究显示,溃疡病与不良饮食习惯和不健康行为有密切关系。这些不健康行为习惯包括:①烟酒嗜好;②进食缺乏规律,三餐不定时,甚至不吃早饭;或喜欢进食辛、辣、冷、硬食物;③工作压力大而导致睡眠不规律、质量不高。

4. 负性生活事件

生活事件作为心理社会性应激源,可以引起心理反应和情绪反应。负性生活事件是指那些个人认为会对自己产生消极影响的不愉快的事件,如亲人亡故、离婚、失业、事业（学业）受挫、患病等。负性生活事件作为主要的心理社会因素,引起个体显著而持久的消极情绪体验,诱发消化性溃疡发作或复发。临床观察研究发现,在初诊或复发的消化性溃疡患者中,分别有84%和80%的人在症状出现前一周内有过严重的负性生活事件发生。Shioka等分别对74名胃溃疡和30名十二指肠溃疡病患者病前6月的生活事件进行调查发现,溃疡病患者的生活变化单位显著高于正常人,活动期患者的生活变化单位高于恢复期患者。此外,战地士兵的消化性溃疡患病率明显升高,以及临床上的多种重型疾病（如大面积烧伤、复合型损害等）患者易发生应激性消化性溃疡病。

5. 职业因素

工作压力与溃疡病的发生之间呈正相关。高风险、高压力的行业,如警察、医生、教师等职业,其溃疡病的发病率较高。Brodsky研究发现,监狱警察和教师的胃肠功能障碍和溃疡病的发生率较高。其原因是这些职业的工作压力大、心理负担过重,造成心理应激持续存在,其远期效应明显。Rose等对应激与疾病关系的前瞻性研究中发现,空中交通管理员的溃疡病是空勤人员的2～3倍。

在溃疡病的发生中,性格特征更为重要。不同性格的人,在面对负性生活事件时,所采用的认知模式和应对策略不同,情绪反应的程度及其持续时间不同,对自主神经系统的影响也就截然不同。因此,性格因素是溃疡病发生的心理基础,负性生活事件引起消极情绪体验作为诱因参与发病。

（二）消化性溃疡病的心理症状与心理干预

1. 心理症状

患者除表现为长期反复的、周期性的和季节性的上腹部疼痛等临床症状外,常表现出一定的心理症状,包括注意力不集中、情绪不稳定、易兴奋、过分担心疾病的转归和恶化而反复求医,并伴有多疑、焦虑、烦躁、抑郁等情绪表现,还常合并有头疼、倦怠、眩晕、耳鸣、失眠、食欲下降等躯体症状,这些症状与病变的严重程度有关。

2. 心理干预

由于消化性溃疡病的发生与心理社会因素有密切关系,故单纯运用药物进行躯体治疗的效果并不理想,复发率较高,易转化为慢性,迁延不愈。药物治疗辅以心理干预者,症状消退快,且复发率明显下降。采用支持性心理治疗,减少心理应激。使用认知行为疗法,改变不良认知,以矫正患者的不健康行为,以及应对紧张、压力的方式;或通过行为放松训练、意象疗法,以消除焦虑、紧张、恐惧、愤怒、压抑等消极情绪反应,降低复发率。运用生物反馈疗法,使患者学会控制胃酸分泌,降低胃酸的浓度。对于有明显应激和强烈的情绪反应者,可以选用抗焦虑、抗抑郁药物。

四、糖尿病

糖尿病(diabetes mellitus)是临床上常见的以糖代谢紊乱为主要表现的一组疾病,典型表现为"三多一少"症状:多饮、多食、多尿和体重减少,并易引发血管和神经的病变。糖尿病的发病是由遗传和环境因素共同作用的结果,心理社会因素促使了糖尿病的发生。

(一)心理社会因素与糖尿病

1. 人格特征

国内外大量研究揭示出人格特征与糖尿病之间存在着关联。佟巴提出,糖尿病患者缺乏安全感和自信心、做事优柔寡断、犹豫不决、被动依赖、有受虐狂的特征,她将这些人格特点称为"糖尿病人格"。Menter 选取年龄、性别、文化程度相当的糖尿病患者和健康者对照各 500 名,把他们的心理和个性特征方面做了比较研究,发现糖尿病患者普遍具有较少的攻击性和情感冲动性、缺乏自主性、少有公开性和自我批评,遇事多倾向于抱怨,伴有较多的躯体不适感。我国学者调查显示,糖尿病患者缺乏应对紧张和压力的耐性,倾向于采用否认和压抑机制来处理外部压力,对健康过分关注,以自我为中心,躯体不适主诉多,常企图博得同情。

2. 生活事件

对糖尿病患者进行的前瞻性和回顾性研究发现,负性生活事件与糖尿病的严重程度有关。这些负性生活事件包括了亲人亡故、家庭破裂、贫困、生活上的动荡、失业等。Hinkle 等最早使用人工诱发实验研究紧张感对人类血糖的影响,发现部分患者的血糖随紧张感的加剧而逐渐升高。Robinsen 等使用生活事件量表调查胰岛细胞抗体阳性家庭成员中 I 型糖尿病患者的心理社会因素,发现有一半以上的家庭成员在诊断糖尿病之前 5 年经历过严重的生活事件,并且他们一般都经历过长期的、严峻的困难。Goetsch 等研究糖尿病患者在心算等应激情境下血糖的改变情况,发现心算期间血糖浓度显著升高,且与应激强度呈正相关。应激消除之后,糖尿病患者的血糖浓度不能像正常人那样快速地恢复。

3. 情绪障碍

糖尿病与情绪障碍之间关系密切。它们之间的关系可以体现在以下两个方面。第一,糖尿病患者常伴有焦虑、抑郁、激惹、疲劳、郁闷和不安全感等心理反应。Hirsch 研究提示,I 型糖尿病患者常以沮丧作为应付糖尿病的方式,消极情绪体验明显,表现出较重的抑郁反应。第二,紧张、愤怒、抑郁等消极情绪常导致病情的加重,稳定情绪可使病情缓解。Stein 等配对研究发现,青少年糖尿病患者中较普遍存在亲人丧失或重病、情绪冲突等严重的生活事件。抑郁可能增加了血糖控制的困难和糖尿病的并发症,而抑郁的改善与糖尿病患者的血糖控制结果相关联。在精神疾病患者中,伴发糖尿病的比例是普通人群的 6 倍。精神分裂症患者中 II 型糖尿病的发病率显著高于正常人群,且随年龄的增长而增长，70岁以后才有所下降。

4. 生活方式

研究发现，生活方式特别是饮食结构的改变是糖尿病发病的主要环境因素。不良生活方式，如烟酒过度、经常摄入高脂高糖食物所致的肥胖、缺乏运动等因素促使糖尿病的发生。抑郁障碍患者对血糖控制的依从性下降，无法及时按量服药，以及饮食控制困难、运动减少等心理行为方面的问题，可能使糖尿病病情加重，难以控制。伴有精神分裂症的糖尿病患者因药物导致的肥胖、运动过少、不健康的饮食习惯，以及较差的卫生保健条件，也使其病情难以控制。

（二）糖尿病患者常见的心理反应

糖尿病患者表现出焦虑、抑郁、注意力不集中、记忆力减退、疑病、烦躁、失眠、疲倦、乏力等心理症状。Ⅰ型糖尿病患者为青少年，面对严格的饮食限制和痛苦的药物治疗很难适应；他们对于亲密关系感到恐惧，不愿与同龄人交往，形成孤僻的性格；情绪表达更为强烈，易焦虑、激动、愤怒、抑郁与沮丧。Ⅱ型糖尿病患者早期并无自觉症状，有些人甚至不把糖尿病当回事，一般无明显的焦虑、抑郁反应。对于有明显的临床症状和并发症的Ⅱ型糖尿病患者，紧张、恐惧、焦虑、抑郁等情绪反应较重。例如，糖尿病患者中抑郁症的发生率为61%，显著高于普通人群。患者情绪不稳，对周围的刺激（包括与糖尿病相关的各种信息）过于敏感，对周围的人要求也增高而常常导致人际冲突增加。紧张、恐惧心理会加重糖尿病的病情。

（三）糖尿病患者的心理社会干预

对糖尿病患者实施心理社会干预的目的在于改善患者的情绪反应和提高他们对糖尿病治疗方案的依从性。

1. 支持性心理治疗

糖尿病患者对疾病及其并发症的担忧、恐惧、焦虑、抑郁反应较重。支持性心理治疗要遵循以下原则：①使用解释、理解、同情、安慰、关怀、鼓励等技术，为患者提供心理安慰，并增强战胜疾病的信心；②调整对疾病的看法，并帮助他们使用合理的应对策略，恰当地宣泄情绪，消除焦虑、抑郁等不良情绪；③为糖尿病患者及其家属耐心讲解糖尿病的相关知识，帮助患者改掉不良的生活习惯，科学地安排生活、饮食和运动锻炼。

2. 生物反馈疗法

借助于生物反馈仪，通过训练帮助患者掌握控制情绪和血糖浓度的方法。

3. 认知行为疗法

运用认知行为疗法，帮助患者矫正引起不良情绪反应的歪曲的认知信念、认知模式，消除负性情绪。采用理性情绪疗法，让患者学会管理工作和生活的压力，保持良好的情绪状态。通过社交技巧训练，帮助患者改善人际交往技巧，建立良好的人际关系，并善于利用环境中的各种"有利资源"。

五、癌症

癌症（cancer）是当前威胁人类健康、导致死亡的最主要疾病之一。迄今为止，癌症的病因及其发病机制尚不完全清楚，但已有研究表明，除生物、理化因素外，心理社会因素在癌症的发生、发展及其转归中起一定作用，特别是患者的精神和心理状态在癌症的治疗与康复中的作用日益凸显。据报道，癌症患者普遍存在明显的心理应激反应或心理障碍，其中，约66%的患有抑郁症，10%的处于精神亚健康状态，精神崩溃导致约25%的患者治疗后存在复发、转移，80%的患者并非死于治疗期，而是死于康复期。这些证据说明癌症的治疗是一项综合干预的系统工程，需要在生物医学治疗措施之外，加大心理、社会方面的干预力度，在康复期心理社会干预尤显重要。

（一）心理社会因素与癌症

癌症的生长和抑制与机体的内分泌和免疫功能有密切关系。心理社会因素通过对内分泌和免疫功能的影响而影响着癌症的发生、发展。Holland对癌症的心理社会因素方面的文献加以总结，并提出癌症的危险因素及其影响存活的主要心理社会因素包括生活方式与行为、情绪状态、应对方式、个性特征、社会环境五大方面。概括起来，影响癌症发生、发展的心理社会因素如下。

1. 个性心理特征

个性心理特征与癌症的关系是明确的。古罗马医生盖伦（Galen，约130—200）曾指出，抑郁质妇女容易患乳腺癌。Hagnel曾对2550名瑞典人进行的长达10年的前瞻性研究发现，许多患者具有情绪不稳定、不表达负性情绪、内向、退缩等共同的个性特征，并称之为癌前期个性。C型行为是英国学者Greer等结合大量研究后提出的癌症易感行为概念。这种行为类型具有以下特征：①童年期形成的压抑、克制、不善表达痛苦情绪的性格；②过于合作、谦虚、谨慎、妥协、过分忍耐、压抑自己的情绪、生闷气、缺乏自信心、回避矛盾、屈服于权势、应激反应强烈。这种类型的人，情绪上易愤怒，但不表达内心的愤怒体验，甚至否认愤怒的存在；总是以满足别人的要求作为自己的行为准则；在人际交往中缺乏主见、不拒绝、过分忍耐与合作、回避冲突，给人以"好人"印象。

2. 负性生活事件

负性生活事件是威胁人类健康的重要因素。大量研究表明，癌症的发生与负性生活事件有关，个体遭遇的负性生活事件越多，生活变化单位越大，患癌的风险越大，患者的临床存活时间越短。Jacobs等对丧偶者进行了大规模的前瞻性研究，发现未亡一方者的死亡率是配偶健在的同龄人的2~10倍。有人对阿尔茨海默病患者的配偶的前瞻性研究发现，其患恶性肿瘤的可能性是对照组的2~3倍。许华山等对癌症患者进行病例对照研究，发现癌症组发病前的生活变化单位明显高于非癌症组。负性生活事件（亲人亡故、离婚、丧偶、经济困难、家中有慢性病患者等）对健康的影响主要通过"重要情感的丧失"引起慢性精神压力和强烈的情绪反应。强烈的消极情绪反应引起机体内分泌和免疫系统的改变，从而导致癌症的发生、发展。

3. 负性情绪

焦虑、抑郁、无助、失望等负性情绪是促发癌症的因素之一。一项对245名癌症患者的调查研究发现，66.9%的人初诊前有负性情绪。Shekelle等对2022名男性员工追踪随访17年，发现高度抑郁者死于癌症的危险度是对照组的3倍。压抑和不表达负性情绪是C型人格的特征之一。研究显示，负性情绪的压抑或不表达，即低水平的焦虑，高水平的防卫与癌症的发生、发展关系更为密切。有人认为,"好生闷气""吃饭时生气"两项指标与胃癌的发生明显相关。目前,对于抑郁情绪与癌症的相关性分歧较大,尚无统一说法。有学者认为,抑郁情绪与无助、无望可以作为今后发展为癌症的危险因素,也有人认为它们之间无相关性。

4. 生活方式和行为

生活方式与癌症的关系是当前行为医学研究的重要课题。许多癌症的发生与危险行为因素有关,其中,饮食、吸烟、酗酒与癌症之间关系密切。特别是当吸烟与饮酒结合在一起,两者协同作用,将成为癌症的重要危险因素。一些影响癌症的食品,如黄曲霉菌可以引起肝癌,腌制食品引发消化系统肿瘤,蛋白摄入过多增加患乳癌、肠癌的风险。不良饮食习惯,如暴饮暴食、营养不均衡、吸烟、酗酒等,均与消化道癌症的发病相关。1988年,国际癌症机构指出,口腔、咽喉、食道、肝脏等消化系统肿瘤的发生都与饮酒有关。与酗酒者相比,不酗酒者癌发率高出10倍,前者患食道癌的几率高出后者25倍。世界卫生组织的一项研究发现,吸烟者与不吸烟者各种癌症的发生率为 10∶1;除肺癌之外,其余约 1/3 的癌症与吸烟有关,且危险程度与吸烟量呈正比。妊娠及生育可以减少乳腺、卵巢和子宫内膜患癌的风险,性生活紊乱与性器官肿瘤的发生有关。

5. 应对方式

应对是个体为解决生活事件和减轻事件对自身影响所采用的各种措施。个体对生活事件引发的应激反应受到应对方式的影响。癌症患者的应对方式会影响到癌症的发生、发展。积极的应对方式有利于缓解个体的应激反应;消极的应对方式不利于个体的适应,使应激反应更加强烈或持久,并参与某些癌症的发生、发展过程。张灿珍等的研究显示,采用不成熟的心理防御机制和掩饰的应对方式是患癌的危险因素。有人对乳腺癌术后患者的存活时间研究发现,那些具有斗争精神和积极应对风格的患者比内心无助和被动应对的患者存活时间更长。Dunkel 和 Schetter 研究发现,癌症患者常用以下五种应对方式:①关注积极方面;②寻求社会支持;③使用社会支持;④认知性逃逸-回避;⑤分散注意力。前三种类型是针对癌症的治疗所采取的问题关注性应对,属于积极的应对方式;后两种虽然有利于缓解内心的恐慌,但不利于癌症问题的改善,为消极的情绪关注性应对。患者所采取的应对方式常受个性特征和经验的影响,在疾病的不同时期采取的策略也可以有变化。

6. 不良社会因素

不良社会因素包括环境污染和职业两个方面。法国的癌症计划项目负责人贝尔波姆认为,大多数癌症是由于环境质量下降所致。环境与健康、环境与癌症息息相关。以肺癌为例,大气污染与肺癌的发生有明显关系,城市的发达程度与肺癌的发病率之间成正比关系。工作环境中的致癌因素引起劳动者发生各种职业性癌症。最常发生职业性癌症的是皮肤、肺和膀胱。例如,接触砷(矿石、杀虫剂等化学化工产品),以及煤焦油、沥青等物质的劳动者容易患皮肤癌和膀胱癌和肺癌;经常接触苯、X 射线和放射性物质的劳动者易患白血病。

7. 社会支持

社会支持影响个体对生活事件的反应。社会支持总分与癌症患者的心身症状呈负相关，癌症患者能否获得来自社会各方面的直接和间接支持，将影响到疾病的转归。获得较多的社会支持者，癌症发生率和死亡率较低，无症状生存期较长。不同的应对方式影响个体寻求和适应社会支持的效果，对社会支持的认知评价结果受个性因素的影响。生活态度积极、乐观的人，倾向于采取积极的应对方式和社会支持，更有利于缓解高应激状态，对保护健康有积极意义。

综上所述，心理社会因素作为癌症发病的重要因素，影响了癌症的发生、发展及其转归。不过，心理社会因素对癌症的影响取决于性质、强度、作用时间、应对方式和应对能力、社会支持等因素。具有以下行为特征的癌症患者，其平均生存期明显延长：①始终怀有希望和信心；②能及时发泄、表达负性情绪；③能与周围保持密切接触；④积极开展有益和快乐的活动。

（二）癌症患者的心理行为反应与心理调适

1. 心理行为反应

在癌症的诊断和治疗过程中，患者会出现各种强烈的心理行为反应。常见的有焦虑、抑郁、掩饰、恶心、呕吐，甚至精神错乱。其中焦虑、抑郁的发病率较高。

（1）确诊前的心理反应：确诊前患者具有很强的矛盾心理。一方面很想知道结果：是不是癌症？情况严不严重？另一方面又很害怕知道结果，患者焦躁不安、失眠、食欲缺乏。

（2）确诊后的心理反应：确诊后，包括治疗中患者会经历较为复杂的心理旅程。癌症患者的心理行为反应大致分为以下四期：①休克-恐惧期。患者突然得知自己患癌的消息对心理产生极大的冲击，患者常有强烈的心理反应：眩晕、心慌、惊恐、绝望，大脑一片空白，甚至出现木僵状态，即心理休克反应。②否认-怀疑期。当患者从心理震荡中冷静下来，便开始怀疑诊断结果，甚至否认诊断结果，"医生会不会搞错了？"于是开始四处求医，期待能有否定癌症的诊断。此期患者对检查诊断表现得十分积极、配合。③愤怒-沮丧期。当患者发现癌症已是无法改变的事实时，便感到愤怒、暴躁，容易激动，对周围人过于挑剔，爱发脾气，甚至出现攻击性行为。当患者发现发火也无济于事时，便出现抑郁、悲哀、沮丧、绝望。此期患者不愿配合治疗，甚至有的出现自杀倾向和行为。④接受-适应期。此期患者逐渐接受癌症的事实，情绪反应减弱，但难以平复到患病之前，大多伴随抑郁情绪。患者可能"过度社会化"，一方面怕给他人添麻烦，尽量掩饰自己，压抑负性情绪，积极配合医生的治疗；另一方面当病情恶化时，内心的悲哀、绝望情绪失控，患者在"希望-绝望"的交替中痛苦地挣扎。

2. 心理干预

积极的心理情绪反应有利于延长癌症患者的生存时间和提高其生活质量，消极的心理行为反应会加重癌症的恶化过程。癌症患者的心理反应比较复杂，需要结合患者具体的心理行为问题，选择恰当的技术和方法实施干预，以增强他们治病的心理，缓解心身反应过程，提高生活的治疗。

目前，国外对癌症患者的心理干预比较普遍，疗效是肯定的。一般可采用支持性心理治疗（运用个体性和集体性心理治疗）、生物反馈治疗、暗示治疗、自我放松治疗（包括意象疗法、宣泄疗法、音乐疗法、工娱疗法、阅读疗法、运动疗法）等。通过心理干预帮助患者建立自信心，树立乐观的生活态度，缓解对癌症的紧张、恐惧，消除负性情绪的影响，保持良好的情绪，调动机体的潜能，延缓病程，促进康复（详见第十二章心理干预各论）。

六、支气管哮喘

支气管哮喘（bronchial asthma）是一种多因素参与的气道变态反应性疾病。临床表现为发作性伴有哮鸣音的呼气性呼吸困难或发作性胸闷、咳嗽，具有夜间及凌晨发作或加重的特征。哮喘发作时患者表现为过分紧张、恐惧、忧虑、敏感，甚至伴有濒死感；此外，常伴有心悸、震颤、多汗等交感神经兴奋症状。反复发作的哮喘，会使患者丧失信心、消极悲观、疑病、抑郁、孤僻、恐惧运动、不愿与人交往、社会功能降低、对他人的依赖性增强，严重者有自杀观念或自杀行为。

该病通常起病于幼儿或儿童期，进入青年期缓解，老年期发病率有所上升。约40%的患者有家族史。哮喘的病因复杂，目前认为感染、免疫、自主神经、内分泌、生物化学和心理因素可能都参与了发病。心理社会因素是疾病的重要促发因素，单独的心理社会因素一般不至于引起疾病。

（一）心理社会因素与哮喘

哮喘患者常有典型的个性心理特征。哮喘患者大都具有内向、被动、依赖、自我中心、自我克制、情绪压抑、情绪不稳、强迫倾向、好高骛远、易受暗示等个性心理特征。

一般认为，哮喘的发作与母亲的过分娇宠溺爱有关。约50%的患者有乞求他人（特别是母亲及其替代者）保护的潜意识愿望，这使患者对母子分离特别敏感。患者的母亲通常具有过分牵挂、助人的、统治的、审美的个性特点。当患者的需要得不到及时满足，就可能出现哮喘发作。阿历史山大将患者的哮鸣音和气道的分泌物解释为"对母亲压抑的哭声"，认为特定的潜意识冲突和特定的人格特征是导致哮喘发病的重要原因。母亲的关怀和爱护是一种奖励性强化物，强化了患者的病态反应，因此哮喘被看作一种通过内脏学习获得的行为反应。母亲对患儿疾病的消极悲观认知会使其更加过分关注病症，给予过多关注，进一步强化了患者的病症而使哮喘发作频繁、迁延难愈。

生活事件及其引起的负性情绪会加重哮喘发作，如亲人亡故、家庭不和、母子关系冲突、意外事故等引起的不愉快情绪，成为促发哮喘发作的因素。合并有焦虑或惊恐障碍可能会使哮喘恶化；对呼吸困难和死亡的恐惧可直接诱发哮喘，并导致住院率和死亡率的增加。因哮喘反复发作，慢性病患者常会产生自卑、羞耻、抑郁等负性情绪。这些负性情绪会导致病情加重。

（二）心理干预

目前，哮喘无特效治疗方法。对哮喘患者的心理干预需要结合哮喘的病因、发作规律、防治措施和预后来进行。通过健康教育与管理，让患者及其家属了解哮喘病发病的本质和发病机制、激发因素、先兆表现；学会避免诱因及发作时相应的紧急处理方法。通过对患者的心理干预，帮助他们形成对哮喘的正确态度，建立自信心，促进人格的成熟和完善；学会压力管理策略与自我放松的方法，缓解压力，减轻症状，矫正不良行为反应。常用的心理治疗方法包括：支持性心理治疗、团体辅导、催眠治疗、生物反馈疗法、认知行为疗法、松弛疗法等。这些技术可以单独运用，也可以结合使用。

【本章小结】

　　心身疾病是当前威胁人类健康，导致死亡的首要原因。由于心身疾病的概念在不断地演变，不同历史时期，以及不同国家和地区对心身疾病的理解也不相同，导致人们对心身疾病的分类较为混乱。广义的心身疾病是指心理社会因素在疾病的发生、发展及其转归过程中起着重要作用的躯体器质性疾病和躯体功能性障碍。随着医学模式的转变，人们对心身疾病更加重视，对其认识也在进一步加深，特别是关于心身疾病的心理生理机制方面的研究取得了许多新的进展。此外，人们更加重视对常见的心身疾病的心理、社会层面的预防与干预。

【讨论题】

1. 心身疾病的特点有哪些？
2. 试述心身疾病的防治原则。
3. 试论述心身疾病的发病率呈逐年上升的原因。

【推荐读物】

1. 张瑞岭. 心身疾病的临床心理康复. 郑州：郑州大学出版社，2010.
2. 许兰萍，郎森阳，姜凤英. 心身疾病的诊断与治理. 北京：2006.
3. 杨放如. 心身疾病的病因、分类、诊断及其综合防治. 中国医刊，2005，（07）：57-59.

（重庆医科大学　黄小兰）

第八章 异 常 心 理

【本章学习要点】

1. 异常心理的概念和判断标准。
2. 常见神经症的临床特点。
3. 常见人格障碍的临床特点。
4. 人格障碍形成的原因。
5. 引起自杀的原因。

随着社会的变迁,以及竞争的加剧,人们思想观念和生活方式发生了重大改变,心理困扰已成为当代人无法回避的现实问题。

第一节 异常心理的概述

正常的心理活动能帮助人正确地认识和反映客观世界,顺应环境变化,担当社会角色。然而,受内外环境有害因素的影响,人的心理活动会产生不同程度的损害,甚至出现异常心理活动。

一、异常心理的概念

关于异常心理(abnormal psychology)的概念,迄今尚未达成共识。目前,国内多数学者认为异常心理是指个体无法按社会规范或以适宜的方式来适应日常生活要求,而表现出的心理或行为偏离。

异常心理或行为有过多种称谓,如变态心理、变态行为、精神障碍、病理心理和心理障碍等,因其含义相互重叠而被混杂使用。但不同的称谓代表着研究问题的不同角度和范围,也代表着不同的历史和文化背景。病理心理学、变态心理学和精神病学都是研究异常心理的学科。只不过病理心理学重点研究病态心理现象,研究范围主要集中于精神病的异常心理问题,为苏联学者所惯用;而欧美各国则倾向于使用变态心理学这一名称,变态心理学主要研究变态心理和行为的发生、发展的原因及其规律,其研究对象和范围十分广泛;精神病学则是从医学的角度来研究异常心理,特别是严重精神病的病因、发病机理和临床表现,重在临床诊断、治疗和预防。变态心理学与精神病学是有严格区别的,其侧重面在于:变态心理学更多地从人的个性异常、行为异常的角度阐述各种异常心理问题;在涉及异常心理的原因和机制等方面,更多地考虑社会文化等因素的影响;而精神病学则注重研究各种异常心理的诊断和治疗。

异常心理是对多种心理、行为异常的统称,这些异常现象产生的原因涉及生物学、心理学和社会学方面诸多的因素,是这些因素综合作用的结果。异常心理有如下特点:第一,异常心理的发生可能是因为个体没有能力按社会认为适宜的方式行事。之所以"没有能力",是因为有器质性损害,或功能性缺陷或两者兼而有之,如脑器质性损伤、认知功能缺陷、能力或动机缺乏等。第二,对异常心理的理解不能脱离社会价值的判断,而价值判断标准和评价尺度取决于当时人们所处的社会文化背景,并随时代的变迁而发生相应的变化。换言之,对同一种行为的衡量标准,在不同文化背景中可以迥然不同,即使在同一种文化中也会随时间不同而有所改变。例如,同性恋,在古代文明中,无论东方还是西方,它都曾是男子生活中得到认可并被希求的一部分。中国古代同性恋曾风行一时,《说难篇》和《后汉书》中就分别记载了卫灵公和弥子瑕、汉哀帝与董贤的同性恋关系。但是,同样的行为如果发生在当今的中国文化背景下,会被认为是与社会性道德规范明显不一致的异常性行为。第三,异常心理者常有明显偏离社会常模或规范的行为,但不能认为违反社会常模的人都"有病"。例如,强奸犯、凶杀犯的行为是违反社会规范的,但他们不是患者。异常心理者是因为"没有能力"按社会认为适宜的方式行事,以致其行为不适应社会,而罪犯并非是因为"没有能力"这样做,故应与异常心理者加以区别。

拓展 8-1

西方国家对同性恋认识的演变

同性恋在很多工业化国家经历了罪行化—病理化—正常化的演变过程。

1. 同性恋罪行化

古希腊崇尚男性美,爱慕同性被视为强烈男子气概的表现,古罗马帝国也宽容同性恋,但基督教的兴起使同性恋开始受到严厉谴责。作为西方文明的重要基础,《圣经》中的生殖崇拜是反对同性恋的最根本理由,至今如此。

2. 同性恋病理化

19世纪中期,随着行为科学的产生,一些医学专家开始关注人类性行为。1849年,瑞士医生克洛德·弗朗索瓦·米基亚提出同性恋是一种天生的生理缺陷。奥地利精神病医生理查·冯·克拉夫特-埃宾(Richard von Krafft-Ebing)在《性心理疾病》一书中论述同性恋者来自父母一方或者双方都有疾病的家庭。20世纪初,奥地利精神病学家弗洛伊德精神分析学认为"恋母情结"是男同性恋的情感起源。

3. 同性恋正常化

1948年,美国阿尔弗莱德·金赛(Alfred Charles Kinsey,1894—1956)研究发现有37%的人在青少年至老年时期有过同性性行为,10%的人在一生中至少有三年存在单纯的同性性行为。金赛的研究报告指出:同性恋行为的普遍存在并没有产生什么不良的社会影响，不应该将同性恋列为病态，即使将同性恋列为病态而加以压制，也不能阻止下一代同性恋者的产生。心理学家艾弗伦·胡克（Evelyn Hooker）研究发现同性恋者的心理健康程度丝毫不亚于异性恋者，同性恋的"病态"其实是社会压制的结果。金赛、胡克等的研究结果质疑了同性恋病理化的医学根据。

目前，尽管关于同性恋是正常还是异常的争论仍在继续，但对同性恋者秉承包容、理解和尊重的态度在学界已成共识。然而，尊重同性恋者的选择却并不意味着鼓励和倡导同性性取向，因为社会主流的性取向应该仍然是异性恋。

二、异常心理的判断标准

心理活动正常和异常是相对的，是一个渐变的连续谱，其间没有绝对的界限。严重者判断比较容易，但轻微的、潜在的或早期的异常，鉴别起来十分困难。判断一个人的心理是否异常，只有把他的心理状态和行为表现放到当时的客观环境、社会文化背景中加以考虑，通过与社会认可的行为模式比较，以及和其本人一贯的心理状态和人格特征加以比较，多方面分析，才能得出较为可靠的结论。此外，由于不同的理论学派对心理异常的研究途径不同、理解不同，很难有统一的为大家公认的标准。因此，对心理异常的判断也就形成了多侧面、多层次的格局。其中以经验标准、社会适应性标准、生物学标准、统计学标准的影响最为广泛。

（一）经验标准

经验标准是评判者凭借自身的经历和体验评价他人心理活动的特点和规律，以判断其心理活动是否正常，或者经验标准是以一般人对正常心理和行为的经验为参照，判断他人的行为是否正常。这种标准易受评判者的经验、知识水平、观察角度、情感倾向等因素的影响，具有较大的主观性和局限性，其可比性和一致性较差。

（二）社会适应性标准

社会适应性标准是指个体在人际交往中是否遵循社会伦理道德准则和社会公德、顺应社会规范、与社会环境保持一致，以及当出现违背上述准则或规范的言行时，是否能做出为公众所理解和认可的解释等，以此来判定个体心理是否异常。具体表现在与周围社会环境的协调一致、人际关系的妥善处理、工作能力的正常发挥、社会道德规范的遵守和风俗习惯的顺应等方面。由于社会适应性标准受时间、地域、习俗、文化等因素的影响而差异很大，难以进行跨地区、跨文化的比较研究。

（三）生物学标准

生物学标准将异常心理当作躯体疾病看待，以是否存在症状和病因为判断心理异常与否的标准。即通过比较和分析确认是否存在异常的心理现象或行为，同时，经躯体检查能否找到相应的生物学改变，以此确定心理是否异常。这种判断标准是病理心理学家追求的理想境界，并被一般的临床医生广泛采用。然而，对那些社会心理因素起主导作用而产生的异常心理如神经症、人格障碍等，该标准则无法进行判别。迄今为止，只有 1/10 左右的异常心理病因被明确，绝大部分异常心理无法以症状与病因学标准做出正确判断。

（四）统计学标准

对普通人群测量的结果显示，心理特征成正态分布，绝大多数人都在均值附近，只有极少数人（约 5%）处在正态分布曲线的两端，被视为"异常"。因此，统计学判断一个人心理正常与否，是以其心理特征偏离平均值的程度来决定的。统计学标准提供了心理特征的数量资料，比较客观，便于操作和对比。但这种标准也存在着缺陷，例如，智力超常或有非凡创造力的人在人群中是极少数的，处在正态分布曲线的一端，然而，却不能认为这些人是异常或变态的。

三、异常心理的分类

据世界卫生组织估计，在同一时期，人群中大约有 20% 的人存在着不同程度的心理异常。对数量如此巨大的异常心理人群进行分类十分重要。但迄今为止，尚没有统一的分类系统，许多分类方法都有各自的侧重，并仍在不断完善之中。

（一）现象学分类

（1）认知过程障碍：包括感觉障碍、知觉障碍、思维障碍、注意障碍、记忆障碍、智能障碍、定向力障碍等。

（2）情感过程障碍：包括情感高涨、情感低落、情感脆弱、情感迟钝、情感淡漠、情感倒错、焦虑与抑郁性情感、矛盾情感、病理性激情和病理性心境恶劣等。

（3）意志行为障碍：①意志障碍包括：意志增强、意志减退、意志缺乏、意向倒错和矛盾意向等；②行为障碍包括：兴奋状态、木僵状态、违拗症、被动性服从、刻板动作、模仿症、离奇行为、持续动作、强制性动作和强迫动作等。

（4）意识障碍：包括周围意识障碍、自我意识障碍。

（二）病因和症状学分类

目前，国际上有两个心理异常分类系统较为权威，一个是由世界卫生组织（1990年）制定的《疾病和有关健康问题的国际统计分类》第十版，另一个是由美国精神病学会（American Psychological Association，APA，1994年）制定的《精神疾病诊断和统计手册》第四版。中华医学会在充分考虑与国际疾病分类接轨的同时，采纳了《精神疾病诊断和统计手册》第四版的某些优点，于 2001 年制定了《中国精神疾病分类与诊断标准》第三版，现将《疾病和有关健康问题的国际统计分类》第十版、《精神疾病诊断和统计手册》第四版和《中国精神疾病分类与诊断标准》第三版的分类列表如下，可见三种分类系统的疾病类别并不完全相同（表 8-1）。

表 8-1 《中国精神疾病分类与诊断标准》第三版、《疾病和有关健康问题的国际统计分类》第十版与《精神疾病诊断和统计手册》第四版的比较

《中国精神疾病分类与诊断标准》第三版	《疾病和有关健康问题的国际统计分类》第十版	《精神疾病诊断和统计手册》第四版（轴Ⅰ）
1. 脑器质性精神障碍	1. 器质性，包括症状性精神障碍	1. 通常在儿童与少年期首次诊断的障碍
2. 精神活性物质或非成瘾物质所致精神障碍	2. 使用精神活性物质所致的精神和行为障碍	2. 谵妄、痴呆、遗忘及其他认知障碍
3. 精神分裂症（分裂症）和其他精神病性障碍	3. 精神分裂症、分裂型障碍及妄想型障碍	3. 由躯体情况引起，未在他处提及的精神障碍

续表

《中国精神疾病分类与诊断标准》第三版	《疾病和有关健康问题的国际统计分类》第十版	《精神疾病诊断和统计手册》第四版（轴Ⅰ）
4. 心境障碍（情感性精神障碍）	4. 心境（情绪）障碍	4. 与物质有关的障碍
5. 癔症、应激相关障碍、神经症	5. 神经症性、应激相关及躯体形式障碍	5. 精神分裂症及其他精神病性障碍
6. 心理因素相关心理障碍	6. 伴有生理功能紊乱及躯体因素的行为综合征	6. 心境障碍
7. 人格障碍、习惯与冲动控制障碍、与性心理有关障碍	7. 成人的人格与行为障碍	7. 焦虑障碍
8. 精神发育迟滞与童年和少年期心理发育障碍	8. 精神发育迟滞	8. 躯体形式障碍
9. 童年和少年期的多动障碍、品行障碍、情绪障碍	9. 心理发育障碍	9. 人为障碍
10. 其他精神障碍和心理卫生情况	10. 通常发生于童年与少年期的行为与情绪障碍	10. 分离障碍
		11. 性及性身份障碍
		12. 进食障碍
		13. 睡眠障碍
		14. 未在他处分类的冲动控制障碍
		15. 适应障碍
		16. 人格障碍
		17. 可能成为临床注意焦点的其他情况
		18. 补充编码
		19. 多轴系统

第二节 常见的异常心理

一、抑郁障碍

（一）抑郁障碍概述

抑郁障碍（depressive disorder）又称抑郁症（depression），是由各种原因引起的一组以显著而持久的心境低落为主要临床特征的综合征，部分患者有明显的焦虑和运动性激越；严重者可出现幻觉、妄想等精神病性症状，甚至发生自杀。往往反复发作，发作后多数患者病情缓解，部分可残留某些症状或转为慢性。

尽管早期由于诊断标准和调查方法不一，不同国家和地区抑郁障碍的患病率有较大的差异，但总体上患病率高毋庸置疑。1984年、1994年美国国立卫生研究院两次调查结果显示，抑郁障碍的终身患病率分别为4.9%、17.15%。女性比男性更易罹患抑郁症，其患病率是男性的两倍。世界卫生组织有关全球疾病总负担的统计显示，抑郁症列全球疾病负担第5位（1990年），并预测到2020年抑郁症将成为继冠心病之后的世界第二大疾病负担源。

(二) 病因与发病机制

迄今为止，抑郁障碍的病因及发病机制尚不完全清楚，大量研究表明遗传因素、神经生化因素和心理社会因素与抑郁障碍的发生可能有关。

1. 遗传因素

抑郁障碍有一定的遗传倾向，家系研究发现，抑郁障碍先证者的生物学亲属的患病概率远高于一般人群，血缘关系越近，患病概率越高，约50%的抑郁障碍患者有家族史。双生子研究发现抑郁障碍单卵双生子同病率（46%）明显高于双卵双生子（20%）。这些研究说明遗传因素在抑郁障碍发病中起着重要的作用。至于本病的遗传方式，目前多倾向于多基因遗传模式。

2. 神经生化因素

一些研究证实中枢神经递质代谢异常及相应受体功能改变，可能与抑郁障碍的发生有关，证据主要来源于精神药理学研究和神经递质代谢研究。

（1）5-羟色胺假说。该假说认为抑郁障碍的发生与5-羟色胺水平降低或功能异常有关。阻滞5-羟色胺回收的药物（如选择性5-羟色胺再摄取抑制剂）、抑制5-羟色胺降解的药（如单胺氧化酶抑制剂）、5-羟色胺的前体色氨酸和5-羟色胺酸均具有抗抑郁的作用；而选择性或非选择性5-羟色胺耗竭剂（对氯苯丙氨酸与利舍平）可导致抑郁。一些抑郁发作患者脑脊液中5-羟色胺的代谢产物5-羟吲哚乙酸（5-HIAA）含量降低；且含量越低，抑郁程度越重，伴自杀行为者较无自杀行为者低。

（2）去甲肾上腺素假说。该假说认为抑郁障碍可能与去甲肾上腺素水平降低或代谢障碍有关。阻滞去甲肾上腺素回收的药物（如选择性去甲肾上腺素再摄取抑制剂）具有抗抑郁作用；利舍平可以耗竭突触间隙的去甲肾上腺素导致抑郁；抑郁发作患者中枢去甲肾上腺素浓度降低，去甲肾上腺素代谢产物3-甲氧基-4-羟基-苯乙二醇（MHPG）浓度增加。这些都在一定程度上说明去甲肾上腺素在抑郁障碍的发病中起着某些作用。

（3）多巴胺假说。研究表明，部分抑郁障碍患者存在多巴胺功能低下，或中脑边缘系统多巴胺功能失调。阻断多巴胺回收的药物（安非他酮）、多巴胺受体激动剂（溴隐亭、普拉克索等）、多巴胺前体（L-多巴）具有抗抑郁作用；抑郁发作患者尿中多巴胺主要降解产物高香草酸（HVA）水平降低。这表明多巴胺在抑郁障碍的发病中也起着一定的作用。

另外，还有一些研究提示，抑郁障碍的发病可能与谷氨酸、γ-氨基丁酸、乙酰胆碱等多种神经递质的功能失调有关。

3. 神经内分泌功能异常

许多研究发现，抑郁障碍患者有下丘脑-垂体-肾上腺轴、下丘脑-垂体-甲状腺轴、下丘脑-垂体-生长素轴的功能异常。研究发现，部分抑郁障碍患者血浆皮质醇分泌过多，分泌昼夜节律有所改变，无晚间自发性皮质醇分泌抑制，地塞米松抑制试验阳性。有报道称，抑郁障碍患者血浆甲状腺释放激素降低，游离T_4显著增加。据此得知，抑郁障碍的发病可能涉及多方面神经内分泌的改变。

4. 脑电生理及神经影像改变

睡眠脑电图研究发现，抑郁症患者总睡眠时间减少，觉醒次数增多，快速眼动睡眠（REM）潜伏期短（与抑郁严重程度呈正相关）。脑 CT 及磁共振成像研究发现，部分抑郁障碍患者有脑室扩大、脑沟增宽、小脑萎缩等影像学改变。功能性影像学提示大部分抑郁障碍患者存在不同程度或部位的脑血流灌注减低区。

5. 心理社会因素

研究表明，抑制性气质及内向人格是抑郁症的易感因素。抑郁症患者比正常人有更多的负性想法和功能失调态度。抑郁越严重，负性自动想法出现越频繁。这说明气质和认知模式在抑郁症的发生发展中起着重要作用。

负性社会生活事件与抑郁症的发作关系密切。有研究表明，负性生活事件（丧偶、离婚、失业、严重躯体疾病、家庭成员去世等）发生的 6 个月内，抑郁症发病危险系数增加 6 倍。且负性生活事件越多，性质越严重，抑郁症发病率越高，抑郁症状越严重。遭遇负性生活事件后，若能及时接受社会支持系统的帮助，遂可减轻或消除负性生活事件的影响，减弱或消除其心理、生理反应，避免抑郁症的发生。即使发生抑郁症，良好的社会支持系统亦能对抑郁症的康复起到促进作用并防止复发。

可以认为，人的高级神经活动类型（气质）和认知模式是抑郁症发病的基础，负性生活事件是抑郁症发作的诱因，而社会支持系统是影响抑郁症发生发展及预后的重要因素。

（三）临床表现

抑郁发作的主要表现为情绪低落、思维迟缓、意志活动减少、自杀和躯体症状，严重者可出现幻觉、妄想等精神病性症状。

1. 情绪低落

情绪症状是抑郁障碍最显著、最普遍的症状。患者闷闷不乐，忧心忡忡，愁眉苦脸，郁郁寡欢，整日长吁短叹，对生活充满无助与绝望之感，自觉拖累家人，重者甚至出现自罪妄想或自杀观念。典型病例，抑郁情绪常有晨重夜轻的表现，抑郁症状在早上尤为突出，患者往往觉得几乎没有力量从床上起来，随着时间的推移，情绪会慢慢好转一些，到晚上心情相对最好。抑郁症患者往往体会不到生活的乐趣，过去感兴趣的事物，喜欢参加的活动，现在一点兴趣都没有。部分患者可伴有焦虑、激越症状，特别是更年期和老年期抑郁症状更明显，时常表现出"心烦""烦闷"。有的患者在诊视时强作笑颜，虽然内心抑郁，但是表情上加以修饰，应引起重视。

2. 思维迟缓

患者思维联想速度缓慢，自觉变笨了，"脑子像生了锈的机器，不灵活"，思考问题困难，表现反应迟钝，思路闭塞，主动语言减少，语速减慢，声音低沉，对答困难，严重者无法进行有效交流。

3. 意志活动减少

患者活动减少，动作缓慢，生活被动，明知应该做什么，但由于缺乏动力，显得疏懒，力不从心，不想做事，不愿和周围人交往接触，常闭门不出，疏远亲友，回避社交。严重时置个人卫生于不顾，整日蓬头垢面、不修边幅，甚至不语、不动、不食，即木僵状态。

4. 自杀

自杀是抑郁障碍患者最危险、最严重的症状，也是患者死亡的主要原因。患者自我评价低，无价值感，消极悲观，自责自罪，自感"活在世上是多余的人"，"结束生命才能解脱"。研究表明，约2/3的抑郁障碍患者曾有自杀企图或行为，约15%的患者最终死于自杀。

5. 躯体症状

抑郁发作时常有食欲下降、体重减轻、睡眠障碍、性欲减退等躯体症状，部分患者躯体症状甚至掩盖了情绪症状而成为主要表现。患者睡眠障碍主要表现为早醒，比平时早2~3小时，醒后不能再入睡。部分患者表现入睡困难，睡眠不深。躯体不适体诉与文化背景、受教育程度和经济状况等有关。

6. 精神病性症状

部分较严重的抑郁障碍患者可在情绪低落的基础上出现幻觉、妄想（如疑病、罪恶、被害妄想）等精神病性症状，内容可与抑郁心境协调，也可与抑郁心境不协调，但这些继发症状会随着抑郁情绪的好转逐渐消失。

（四）诊断与鉴别诊断

1. 诊断要点

抑郁症的诊断应结合病史、临床症状、病程特征、体格检查和实验室检查的结果进行综合判断，应满足四个标准，即症状标准、严重程度标准、病程标准和排除标准。

症状以心境低落为主，并伴有兴趣丧失，精力减退，自我评价过低或自责，联想困难，反复出现想死的念头或有自杀、自伤行为，病情持续2周以上，患者深感痛苦且社会功能受损，并排除了器质性精神障碍、精神活性物质和非成瘾物质所致抑郁。

2. 鉴别诊断

（1）焦虑障碍：抑郁与焦虑常相伴存在，鉴别较为困难。主要根据病史、临床特征、症状出现的先后顺序及严重程度等进行鉴别。如果确实难以判断则优先考虑抑郁障碍，因为抑郁症的后果更为严重，或者诊断为抑郁焦虑共病。

（2）精神分裂症：抑郁症伴发的精神病性症状往往与抑郁情绪有关、与内心体验基本协调，同时随着情绪的好转而逐渐消失；而分裂症的精神病性症状则是原发的，妄想内容荒谬离奇，同时伴有思维逻辑障碍和情绪反应不协调。抑郁症具有发作性的特点，分裂症则为发作进展或持续进展病程。另外，病前性格、家族史、预后及药物治疗反应等均有助于两者的鉴别。

（3）创伤后应激障碍：心因性精神障碍中创伤后应激障碍常伴抑郁情绪，需与抑郁症进行鉴别。前者在严重的、灾难性的、对生命有威胁的创伤性事件（如地震、被强奸等）发生后出现，以焦虑、易激惹表现为主，情绪波动性大，无晨重夜轻的节律变化；创伤后应激障碍无明显精神运动性迟缓，睡眠障碍多为入睡困难，有与创伤有关的噩梦、梦魇的发生。

（4）继发性抑郁：脑器质性疾病、躯体疾病、精神活性物质或某些药物均可引起继发性抑郁，须与抑郁障碍鉴别。继发性抑郁有明确的器质性疾病或服用某种药物或使用精神活性物质史，躯体检查有阳性体征，实验室等辅助检查有相应的疾病证据；继发性抑郁往往有意识障碍、遗忘综合征和智能障碍，而抑郁症则无；继发性抑郁随原发疾病病情变化而消长或波动。

（五）病程及预后

抑郁症大多以急性或亚急性起病，好发季节为秋冬季。抑郁症发病年龄一般在30岁以后，平均病程为6~8个月，单次发作较少见，约80%的患者会再次发作。首次发作治愈率约为70%，以后随着复发次数的增加治愈率下降，部分患者有慢性化倾向。约15%的患者死于自杀。

影响预后的因素包括病前人格特征、有无家族史、病程的长短、病情严重程度、发病次数，以及是否接受适当的维持治疗、是否遭遇应激性生活事件和是否缺乏社会及家庭的支持等。

（六）治疗

抑郁症以药物治疗为主，特殊情况下采用电抽搐或改良电抽搐治疗，心理治疗则贯穿治疗的始终。

1. 药物治疗

抑郁症的治疗关键在于尽早消除症状，最大限度地减少病残率和自杀率，预防复发，恢复社会功能，提高生存质量。由于抑郁症为高复发性疾病，目前倡导全病程治疗策略。急性期治疗时间为6~8周，控制症状，争取临床痊愈；巩固治疗期为4~6个月，继续使用药物巩固疗效防止症状复发；维持期治疗目的是防止症状复发，对于首次发作的患者应维持治疗6~8个月，复发2次以上的患者，尤其是起病早、病情重、伴有精神病性症状、自杀风险大并有家族史的患者，维持治疗至少2~3年。多次复发的患者应长期维持治疗。

抗抑郁药是治疗抑郁症的主要手段，有效率为60%~70%，治疗中应贯彻早期治疗、系统治疗、全程治疗和充分治疗的原则。

目前，临床上应用最广的一线抗抑郁药是选择性5-羟色胺再摄取抑制剂（SSRI），包括氟西汀、帕罗西汀、舍曲林、氟伏沙明、西酞普兰。SSRI不良反应较少且轻微，尤其是抗胆碱能及心脏的不良反应少。常见的不良反应有恶心、呕吐、厌食、便秘、腹泻、口干、震颤、失眠、焦虑及性功能障碍，偶尔出现皮疹。但由于价格因素，在我国不少地区阿米替林、氯米帕明、马普替林等仍作为治疗抑郁症的首选药物。

2. 电抽搐治疗或改良电抽搐治疗

对于有严重自杀倾向或抑郁性木僵的患者，电抽搐治疗应是首选治疗；对使用抗抑郁药物治疗无效的患者也可采用电抽搐治疗。电抽搐治疗见效快，疗效好。6~10次为一个疗程。电抽搐治疗后仍需要用药物维持治疗。

改良电抽搐治疗（无抽搐电休克治疗）适用范围较广，除可用于有严重自杀倾向、抑郁性木僵等患者外，还可以适用于患有躯体性疾病又不适于抗抑郁药的患者，有骨折史或骨质疏松、年老体弱的患者，甚至部分心血管疾病者也适用。

3. 心理治疗

对有明显心理社会因素影响的抑郁症患者，在药物治疗的同时应合并心理治疗。支持性心理治疗是通过倾听、解释、指导、鼓励和安慰等帮助患者正确认识和对待自身疾病，主动配合治疗。认知治疗、行为治疗、人际心理治疗、婚姻及家庭治疗等治疗技术，能帮助患者识别和改变歪曲的认知，重建健康的认知结构，矫正患者适应不良的行为，改善患者人际交往能力和心理适应功能，提高患者家庭和生活的满意度，从而减轻或缓解患者的抑郁症状，调动患者的积极性，纠正其不良人格，提高患者解决问题的能力和处理应激的能力，节省患者的医疗费用，促进康复，预防复发。

二、神经症

神经症（neuroses），旧称神经官能症，是一组心理障碍的总称。其共同特征为：发病常与心理社会因素有关；病前常具有一定的素质和人格特征；症状主要表现为脑功能失调、焦虑、抑郁、恐惧、强迫、疑病及躯体不适感等症状，无相应器质性病变的基础；患者无精神病性症状；对疾病有相当的自知力，疾病痛苦感明显，有求治要求；社会功能相对完好，行为一般保持在社会规范允许的范围之内；病程大多持续迁延。

神经症的总患病率国外报告为5%左右，我国1982年流行病学调查资料报告为2.2%，1990年全国抽样调查总患病率为1.5%，显然神经症是一组高发疾病，女性高于男性，40~44岁年龄段患病率最高，但初发年龄多见于20~29岁。

（一）诊断与鉴别诊断

神经症的诊断标准包括总标准和各亚型标准，总标准和各亚型标准均是按照症状标准、严重标准、病程标准和排除标准而制定的。在做出各亚型的诊断之前，首先必须符合总的诊断标准。

（1）症状标准。至少有下列中的一项：①恐惧；②强迫症状；③惊恐发作；④焦虑；⑤躯体形式症状；⑥躯体化症状；⑦疑病症状；⑧神经衰弱症状。

（2）严重标准。社会功能受损或无法摆脱的精神痛苦，促使其主动求医。

（3）病程标准。符合症状标准至少已3个月。

（4）排除标准。排除器质性精神障碍、精神活性物质与非成瘾物质所致精神障碍、各种精神病性障碍，如精神分裂症、偏执性精神病及心境障碍等。

（二）治疗

神经症性障碍治疗的主要措施是药物治疗加上心理治疗。药物治疗能较快控制靶症状，增强患者对治疗的信心，并促进心理治疗的效果和患者的遵医行为。治疗神经症性障碍的药物种类较多，如抗焦虑药、抗抑郁药及促大脑代谢药。

近些年，心理学各流派已摈弃门户之见，心理治疗的理论和技术已逐渐整合、折中，形成了较为广泛、综合和实用的模式，认知行为治疗和人际关系治疗是较为常用和有效的方法。心理治疗不但可以缓解症状，而且还能帮助患者学会新的应对应激的策略和技巧，这对消除病因、巩固疗效至关重要。

(三)常见神经症性障碍

1. 恐惧症

恐惧症(phobia),指患者对某种客体或情境产生异乎寻常的恐惧和紧张,并伴有脸红、手抖、出汗、心慌甚至晕厥等自主神经症状。患者明知这种恐惧反应是过分的或不合理的,所恐惧的客体对自己并不构成真正的威胁,但患者在相同的场合仍然反复出现恐惧反应,难以控制,以致极力回避恐惧的客体或情境,影响正常活动。常见的恐惧症包括社交恐惧症、场所恐惧症和单一恐惧症。

(1)社交恐惧症:主要表现害怕被人注视,害怕成为别人关注的中心,在社交场合表现害羞、脸红、局促不安、尴尬、笨拙、不敢抬头、不敢与人对视,甚至觉得无地自容,因而回避社交场合,以致影响社会功能。若被迫进入社交场合,则产生严重的焦虑反应。

(2)场所恐惧症:又称为广场恐惧症、旷野恐惧症、幽闭恐惧症等。主要表现为对某些特定环境的恐惧,如广场、密闭的环境和拥挤的公共场所等,在这些场所患者产生极度的恐惧和焦虑,害怕得不到帮助,无法逃避,因此刻意回避这些环境,甚至不敢出门,严重影响日常生活。

(3)单一恐惧症:又称特定恐惧症,患者对某一特定的物体或情景产生不合理的恐惧。例如,动物、鲜血、尖锐锋利的物品和高空、雷电等,患者常因过度恐惧而回避,严重者不敢看到和听到与恐惧对象有关的事物。单一恐惧症的症状恒定,多只限于某一特殊对象。

恐惧症的治疗常用行为治疗和药物治疗。药物治疗可消除和缓解恐惧症的恐惧焦虑情绪,常选用抗焦虑药地西泮,三环类抗抑郁剂丙米嗪、氯丙帕明,SSRIs 如氟西汀、舍曲林等。

行为疗法是治疗恐惧症的首选方法,其基本原则有二:一是消除恐惧对象与焦虑恐惧反应的条件联系;二是对抗回避反应。常用系统脱敏疗法和暴露疗法,疗效肯定。

2. 焦虑症

焦虑症(anxiety)是神经症中较为常见的一种,患者以焦虑情绪反应为主要症状,同时伴有明显的自主神经系统功能紊乱。临床表现为急性焦虑和慢性焦虑两种主要形式。

(1)急性焦虑:又称惊恐发作,患者常在无特殊恐惧性处境时,发生突如其来的惊恐体验,伴濒死感或失控感,以及严重的自主神经功能紊乱。患者似乎感到死亡将至,遂惊恐万分、四处呼救,伴胸闷、呼吸困难、头痛、眩晕、四肢麻木、全身发抖等自主神经症状。惊恐发作起病急骤,终止迅速,一般持续数十分钟自然缓解,发作期间意识清楚,高度警觉,发作后仍心有余悸,担心再度发作,因而产生回避行为,可发展为场所恐惧症。

(2)慢性焦虑:又称广泛性焦虑障碍,是焦虑症常见的表现形式。患者长期感到紧张不安,总担心会有不利的事情发生,心烦意乱,但这些忧虑并非客观存在的实际威胁所致,同时伴有自主神经功能失调的表现,如呼吸急促、口干、便秘、心悸、出汗等,以及肌肉紧张和运动性不安的症状。

焦虑症的药物治疗可消除和缓解焦虑症的焦虑紧张情绪并松弛肌肉,减轻自主神经系统症状。苯二氮䓬类是应用最为广泛的抗焦虑药，目前新一代抗抑郁药 SSRIs 有作为治疗焦虑症首选药物的趋势。

常用的心理治疗有行为治疗和认知治疗。放松治疗对急、慢性焦虑均有效，当全身松弛时，可有效降低生理唤醒水平，缓解因焦虑导致的自主神经系统症状，同时降低主观的恐慌不安感。认知治疗通过矫正患者不合理和歪曲的认知，可有效缓解患者由于对威胁的过度估计而导致的惊恐不安感，从而缓解焦虑症状。

3. 强迫症

强迫症（obsessive compulsive disorder）是以强迫观念、强迫意向或强迫行为等强迫症状为主要表现的一种神经症。临床表现可以一种症状为主，也可几种症状兼而有之，但以强迫观念最多见，强迫行为多是为减轻强迫观念所致的焦虑而采取的顺应行为。其特点是有意识的自我强迫和自我反强迫同时存在，两者的尖锐冲突使患者异常痛苦。患者体验到观念或冲突系来源于自我本身，却违反自身意愿，遂极力抵抗和排斥，但无法控制。患者明知强迫症状是异常的，但却无法摆脱，因而十分焦虑和痛苦。

强迫症的药物治疗最常选用的为三环类抗抑郁药，如氯丙帕明，以及 SSRIs 如氟西汀、帕罗西汀等。

行为疗法适用于各种强迫动作和强迫性仪式行为的治疗。系统性脱敏疗法不但可以减少患者强迫性行为还可以缓解由强迫行为导致的焦虑情绪。厌恶疗法可以帮助患者控制强迫观念。

4. 躯体形式障碍

躯体形式障碍（somatoform disorder）是一类以持久地担心或相信各种躯体症状的观念为特征的神经症。患者因这些症状反复就医，要求进行各种检查，并无视各种阴性的医学检测结果，虽然医师反复进行解释但仍不能打消患者的疑虑。即使患者确实存在某些躯体疾病，但躯体疾病和患者表现出的症状性质、严重程度及痛苦程度并不符合。

躯体形式障碍包括躯体化障碍、未分化躯体形式障碍、疑病障碍、躯体形式自主神经紊乱和持续性躯体形式疼痛障碍等。其中，疑病障碍的诊断我国学者应用较多，故本节仅介绍疑病障碍。

疑病障碍又称疑病症（hypochondriasis），是指患者担心或相信自己患有某种严重的身体疾病，患者对自身健康过分关注，其关注程度与实际健康状况很不相称，经常诉说不适，四处求医，但各种检查的阴性结果和医师的反复解释均不能打消患者的疑虑，常伴有焦虑或抑郁的情绪。

患者对外界兴趣消失，整天过度关注自己的身体状况，躯体不适的主诉繁多，若偶然出现一次期前收缩遂怀疑自己有心脏病，要求各种检查，终日生活在担心害怕之中。患者喋喋不休地诉说不适常常引起他人的反感，故而埋怨别人对自己关心不够，变得自怜，以自我为中心，只关心自己的健康，难以履行自己对家庭和社会的义务，社会功能受到一定的损害。

疑病症的药物治疗有助于缓解患者的焦虑和抑郁情绪，常选用苯二氮䓬类抗焦虑药、三环类抗抑郁药或 SSRIs 类药物。

心理治疗是疑病症的主要治疗形式，其目的是帮助患者了解其所患疾病的性质，改变其错误的观念，使患者对自己的身体情况和健康状况有一个相对正确的评估。常用的方法有精神分析治疗、认知治疗、行为治疗及森田疗法等。

5. 神经衰弱

神经衰弱（neurasthenia）是一种以精神易兴奋和易疲劳为特征的神经症。临床主要表现为以下三大类症状。

（1）脑功能衰弱的症状：表现为精神易兴奋与易疲劳。易兴奋主要表现为联想与回忆增多且杂乱，注意力不能集中或专注于某一主题。由于患者的兴奋阈值降低，周围轻微的刺激就可能导致较强烈和持久的反应。脑力容易疲乏，自感记忆力下降，反应不似过去敏锐，全身困倦乏力等。

（2）情绪症状：主要表现为情绪易激惹、易紧张和易烦恼。常为小事烦恼，易怒，难以自控，发怒后又常常后悔，深感痛苦。缺乏安全感，容易担心和不安，情感脆弱，容易伤感、抱怨。

（3）心理生理症状：大量躯体不适的症状，但各种检查均无法找到相关的病理性改变的证据。这些生理功能障碍多与患者的心理状态有关，常见的有紧张性疼痛、腰背部疼痛、消化不良、多汗、尿频和睡眠障碍等。

神经衰弱的药物治疗可酌情选用抗焦虑药，以改善患者的紧张情绪，减轻激惹水平，使肌肉松弛，改善患者睡眠。

认知治疗可以帮助患者矫正其歪曲的认知，改善情绪症状和不安全感；放松疗法有助于促进患者放松，缓解紧张情绪，改善患者睡眠，减轻疼痛等。

三、人格障碍

人格障碍（personality disorder）是指在没有认知过程障碍或智力障碍的情况下，人格特征明显偏离正常。其突出表现为在特定的文化教育背景下，自童年或青少年起就开始的一种适应不良的行为模式，这些行为模式相对稳定，明显影响其社会功能与职业功能，造成社会环境适应不良，常常伴有主观的苦恼，并难以矫正，一直持续到成年甚至终生。

迄今为止，学界对人格障碍的本质还存在不同的认识。有的学者把正常人格-人格障碍-精神疾病之间看成是连续谱带，即人格障碍与正常人，人格障碍与精神病患者之间没有截然界限；也有的学者认为人格障碍与神经症的人格难以区别，只不过神经症患者是使自己痛苦，而有人格障碍的人影响或危害社会而已。

人格障碍不同于人格改变，两者在发生的时间及方式上有所不同。人格障碍是在人的发育及早期发展过程中形成的，多在儿童期或青春期出现并延续到成年。人格改变是获得性的，通常出现在成年期并具有特定的原因，如严重的或持久的应激、极度的环境被剥夺、严重的精神疾病、脑部疾病或颅脑外伤等。

人格障碍具有以下特征：①早年开始，一般在儿童期或青春期开始。②严重的人格缺陷。人格严重偏离正常，不协调，与他人格格不入，在性格的某些方面非常突出和过分发展。③严重的情感障碍。情感不稳定，易激惹，易于增强或低落。有的患者对他人情感肤浅，甚至冷酷无情。④行为的目的和动机不明确。行为大多受冲动情绪、偶然动机或本能愿望所支配，行为缺乏目的性、计划性和完整性。自制力一般较差，容易发生冲突和不正常的意向活动，结果不仅使周围人蒙受损害，往往也危害自己。⑤对其人格缺陷缺乏自知力。由于缺乏自知力，以致不能从过去的生活经历中吸取教训。⑥人格偏离的相对稳定性。人格障碍一旦形成就比较恒定，不易改变，而且矫正困难，药物治疗、环境影响和教育措施对这类人往往收效甚微。⑦知觉和思维方式不合常理。人格障碍者好怀疑和仇视他人，不能从经验中吸取教训。

(一) 常见类型与临床表现

(1) 偏执性人格障碍。偏执性人格障碍 (paranoid personality disorder) 是一种以猜疑和偏执为主要特点的人格障碍。常有广泛猜疑，易将别人无意的或友好的行为误解为敌意或轻蔑而产生歪曲的体验。有时把周围事物解释成不符合实际的"阴谋"，并可形成超价观念。对自己估计过高，过分自负，对批评和挫折过分敏感，常把错误和失败归咎于他人。脱离实际地争强好胜，固执地追求一些不合理的权利或利益。看问题主观片面，工作和学习往往言过其实。

(2) 分裂样人格障碍。分裂样人格障碍 (schizoid personality disorder) 是以观念、外貌和行为奇特，人际关系有明显缺陷及情感冷淡为主要特点的人格障碍。具有奇异的信念，或与社会文化背景不相称的行为；有时服饰奇特或不修边幅；言语怪异，令人费解；对人情感冷淡，缺乏亲切感，对赞扬批评都无动于衷，没有愉快的情感体验。常过分沉溺于幻想，孤独自处，行为怪癖。

(3) 反社会性人格障碍。反社会性人格障碍 (antisocial personality disorder) 是最常见的人格障碍，以行为不符合社会规范，经常违法乱纪，对人冷酷无情为主要特点。这类人往往在童年或少年期就出现品行问题。其社交紊乱，行为与整个社会规范相背离，对他人的感受漠不关心，缺乏同情心；忽视社会道德规范、行为准则和义务，对自己的行为不负责任，认识完好，但行为轻率，不考虑后果，常因微小的刺激引发攻击、冲动或暴力行为。无内疚感，不能从挫折中吸取教训，一犯再犯不知悔改。不能与他人维持长久关系，容易责怪别人，或为其粗暴行为进行辩解。

(4) 冲动性人格障碍。冲动性人格障碍 (impulsive personality disorder) 是以情感爆发，伴明显行为冲动为其特征。此类人对事物往往做出暴发性反应，稍不如意就火冒三丈，易于暴发愤怒冲动或与此相应的激情，行为有不可预测和不计后果的倾向，不能在行动之前做好计划，具有无法预测和反复无常的心境，行为暴发时不可遏制。易与他人冲突和争吵，特别是在行动受阻或被批评时。

(5) 表演性人格障碍。表演性人格障碍 (histrionic personality disorder) 也称癔症性人格障碍，是一种以过分感情用事或夸张言行吸引他人注意为主要特点的人格障碍。这种人常戏剧性地、过分夸张地自我表现。暗示性高，行为易受他人影响。情感表浅，极易波动。自我为中心，自我放纵，不为他人着想。好夸耀自己，不断渴望受人赞赏，感情易受伤害。常寻求刺激，富于幻想，说话常带欺骗性，操纵他人为自己的需要服务。

(6) 强迫性人格障碍。强迫性人格障碍 (compulsive personality disorder) 的特点是刻板固执，做事循规蹈矩，墨守成规，不会随机应变。遇事优柔寡断，由于个人内心深处的不安全感导致怀疑和过分谨慎。做事要求十全十美，但又缺乏自信，因而过度地反复核对。过分注意细节，以致忽视全局。由于过分谨慎多虑，过分注重工作成效而不顾人际关系，所以这种人易产生强迫症状和焦虑抑郁反应。

（7）焦虑性人格障碍。焦虑性人格障碍（anxious personality disorder）其特点是懦弱胆怯，胆小怕事；易惊恐，有持续和广泛的紧张和忧虑的感觉；敏感羞涩，对任何事物都表现出忐忑不安，有自卑感，追求别人对自己的认可和接受，对排斥和批评过分敏感；日常生活中惯于夸大潜在的危险，达到回避某些活动的程度；个人交往十分有限，对与他人建立关系缺乏勇气。

（8）依赖性人格障碍。依赖性人格障碍（dependent personality disorder）其特点为缺乏独立性，感到自己无助、无能，缺乏精力，害怕被人遗弃；将自己的需要依附于别人身上，过分顺从于他人的意志；要求并容忍他人安排自己的生活，当亲密关系终结时则有被毁灭和无助的体验；有一种将责任推卸给他人来对付逆境的倾向。

（二）形成原因

人格障碍形成的原因尚不明确。与人格障碍形成有关的事件常发生于童年早期，而人格障碍被注意时已是成年，其间的关系很难辨明。与其他心理障碍一样，形成人格障碍的因素不是单一的，可能是生物、心理和社会文化诸因素共同作用的结果。

（1）生物学因素。Cadoret曾研究了190例生后就与其具有反社会行为的父母分离并被寄养在正常家庭中的孩子，结果发现仍有22%的寄养子后来被诊断为反社会性人格障碍，而亲生父母无反社会行为的对照组，无一例后来被诊断为反社会性人格障碍，说明遗传因素在反社会性人格形成中可能存在作用。大量研究表明，部分人格障碍存在一定的遗传基础；边缘性人格障碍有脑影像学方面的改变；部分反社会性人格障碍存在脑功能损害的征象；分裂性人格障碍患者血浆中多巴胺增多；反社会性人格障碍和边缘性人格障碍患者脑电图检查常出现慢波活动的变化。

（2）心理因素。儿童早期经验对人格的发展有深远的影响。例如，儿童早期母爱被剥夺；强烈的精神创伤；家庭成员之间尤其是父母之间关系不和谐，父母感情破裂或离异；父母有酗酒、吸毒、斗殴、偷盗、淫乱行为或有精神病、人格障碍与刑事犯罪记录；父母对子女遗弃、虐待、专制或溺爱、放纵，均易于形成儿童的异常人格。

（3）社会文化因素。社会文化因素对人格障碍的形成也有重要作用。儿童时期不良的教育环境、不良伙伴与亚文化方面的熏陶，以及接受了不同于大多数人的社会意识与价值观念，接受大量淫秽、凶杀等内容的小说、影像等文化媒介的诱惑，社会解体、法律松弛等，都是造成异常人格发展与犯罪行为的温床。特别是青少年，容易通过观察、模仿、被教唆而习得不良人格与行为，他们情绪波动性大，行为自制力差，伦理道德与法制观念未充分形成，易出现越轨行为。

（三）诊断要点

（1）人格障碍始于童年、青少年，并一直持续至成年乃至终生。没有明确的起病时间。

（2）并非由广泛性大脑损伤、躯体疾病或精神障碍直接引起，缺乏明显的神经系统形态学病理变化的证据。

（3）人格显著、持久偏离所在社会文化环境应有的范围，从而形成与众不同的行为模式。个性上有情绪不稳、自制力差、与人合作能力和自我超越能力差等特征。

（4）人格障碍主要表现为情感和行为的异常，但其意识状态、智力均无明显缺陷。一般没有幻觉和妄想，可与精神病性障碍相鉴别。

（5）人格障碍者对自身人格缺陷常无自知之明，难以从失败中吸取教训，屡犯同样的错误，因而在人际交往、职业和感情生活中常常受挫，以致害人害己。

（6）人格障碍者一般能应付日常工作和生活，能理解自己的行为后果，也能在一定程度上理解社会对其行为的评价，但主观上往往感到痛苦。

（7）各种治疗手段效果均欠佳，医疗措施难以奏效。

（四）治疗和预后

人格障碍一旦形成很难改变。药物治疗对人格障碍收效甚微，但在人格障碍伴发异常情绪反应时，药物可以改善情绪，减少可能产生的不良后果。常用的心理治疗有支持性心理治疗、认知治疗、分析性心理治疗等，通过与患者建立稳定的咨访关系、营造安全的氛围，让患者认识到自己性格的缺陷，以逐步改善其认知和行为模式。然而，心理治疗的效果并不确定。总体而言，人格障碍的治疗效果有限，预后欠佳。

四、性心理障碍

（一）性心理障碍的概述

性心理障碍（psychosexual disorder）又称性变态（sexual perversion）、性欲倒错（paraphilia）等，是指与社会性道德规范明显不一致的异常性行为，表现为寻求性欲满足对象的歪曲与性行为方式的异常。

有关性心理障碍的概念包含以下四个方面：一是满足性冲动的行为不符合社会认可的标准或违背社会道德；二是歪曲的性冲动付诸行动时多对他人造成侵犯或伤害，如严重的性施虐症；三是本人可体验到痛苦，这种痛苦与其对待生活的态度密切有关；四是患者一般具有完全责任能力或限定责任能力。

对性心理障碍的认识经历了较长时间的争论。1886年，奥地利学者埃宾在其所著的《性精神病态》一书中首次描述了性变态与人格障碍的关系。后来的大量研究表明，性心理障碍主要表现为寻找性欲满足对象和性行为方式异常，而在其他方面的缺陷并不突出。因此，有必要说明以下几点。

（1）性心理障碍者一般没有突出的人格障碍。虽然性心理及性行为属于人格内容之一，但性心理障碍者在其他广泛的人格方面一般不具备人格障碍的特征。

（2）大多数性心理障碍者并非性欲亢进的淫乱之徒，相反，他们中间多数人性欲低下，甚至没有或不能正常地进行性交往活动。

（3）性心理障碍者不一定是道德败坏的流氓分子或犯罪分子。其大多数人社会适应良好，工作尽职尽责，个性内向、文雅、害羞，除性行为外，具备正常人的伦理道德观念。

（4）性心理障碍者对自己违反社会道德规范的行为有充分的认识能力。事后多有悔过之心，也想改变却力不从心。

（5）性心理障碍不包括心理生理障碍时的性功能障碍，也不包括由于境遇造成的替代性生活的行为。

（二）性心理障碍的常见形式

性心理障碍大致分为三种类型：①性指向障碍：同性恋、双性恋等；②性偏好障碍：露阴症、窥淫症、性器摩擦症、恋物症、性施虐症、性受虐症等；③性身份障碍：易性症等。

1. 性指向障碍

性指向障碍有多种形式，常见形式为同性恋（homosexuality）。同性恋是在正常生活条件下，从少年时期就开始对同性成员持续表现性爱倾向，包括思想、感情和性爱行为。男性多于女性，西方国家多于东方国家，由于同性恋行为一般比较隐蔽，其发生率很难统计。同性恋病因至今未明，遗传学、神经解剖学、神经内分泌学研究均无肯定证据。有学者发现同性恋在同卵双生子中远比异卵双生子多，显示出遗传倾向，但未被其他学者证实。

同性恋的表现程度有所不同，有的自幼只对同性个体在思想及行为上产生性爱而对异性对象不产生性爱，这类人被视为真正的同性恋；而有的则对同性和异性对象都产生性爱，只是有所偏重而已。尽管多数同性恋人之间发生性行为，但也有少数仅存在精神相爱并无肉体接触。男同性恋者的性伙伴多不固定，而女同性恋者之间的关系相对稳定，感情较为专一，因失恋而发生"情杀"的绝大多数是女同性恋。多数同性恋者在社会生活中能表现出与其性别相称的言行，部分同性恋者兼有异性性爱关系并结婚生育，但多与配偶相处不和，较少家庭乐趣。同性恋人之间私下交好，若不损害他人利益，多数国家不予过问。但若因同性恋行为导致刑事或民事纠纷，则将受到法律的追究。

近些年，部分西方国家对同性恋持较为宽容的态度。在欧洲，如芬兰、挪威、瑞典、法国、德国等国家，以及美国的一些州，都有关于对同性恋者权利的保护条文及对同性恋婚姻或类似婚姻关系的法律规定。内容涉及同性恋人间彼此的法律权利和义务，身后财产继承，共同领养孩子等方面。运用最广泛的两个精神疾病诊断分类方案《疾病和有关健康问题的国际统计分类》第十版和《精神疾病诊断和统计手册》第四版均已不再将同性恋划归精神疾病分类单元。

部分同性恋者由于无法认同自己的同性性取向，担心被他人排斥，从而出现焦虑、忧郁、失眠、恐惧等症状，有的甚至选择自杀。这是《中国精神疾病分类与诊断标准》第三版仍将同性恋纳入性心理障碍范畴的主要原因。

多数同性恋者除了性取向不同于异性恋以外，并不存在其他心理和行为问题，甚至有的非常出众，他们理应得到包容和尊重。但尊重同性恋者的选择并不意味着鼓励和倡导同性性取向，因为社会主流的性取向应该仍然是异性恋。

关于同性恋的治疗存在争议。同性恋者到底需不需要治疗，关于这点不同学者持不同的观点。即使同意治疗的学者也有不同的看法，有的把治疗目标确定为改变同性恋"不合常规"的性取向；有的则把目标确定为帮助同性恋者适应其性取向。目前，多数学者主张对自我和谐性同性恋者是否应予治疗取决于个人的需要；而对于自我不和谐的同性恋者，由于常表现出焦虑、内疚和困惑，则应给予治疗。

2. 性偏好障碍

（1）恋物症。受强烈的性欲望与性兴奋联想驱使，反复出现收集异性使用的某种无生命物体的企图和行为称作恋物症。所恋物体均为与异性体肤或性器官接触的物品，如乳罩、内裤、头巾、丝袜、毛发、发夹等。通过触摸、闻嗅这些物品或伴以手淫，以获得性满足。恋物症者大多数性功能低下，对正常的性生活冷淡、胆怯。为了获得异性物品，他们常不惜采取偷窃手段，以致触犯刑律。虽受处罚，但仍不能纠正，并为此而深感苦恼。

（2）异装症。这是以反复穿着异性服装而得到性满足为特征的变态心理，是性心理障碍的一种表现形式。异装症男女均可发生，而以男性多见，其发生原因与同性恋相似。多数研究者认为，幼年家庭环境的影响起着重要作用，即与儿童早期受到不良性诱惑或不良性经验有关。异装症在性心理障碍中所占比例较高，仅次于同性恋，占第二位。异装症大多数在儿童或少年期开始。有的只穿异性的内衣，或在夜深人静时穿着异性装束，并穿异性妆饰。重者整日全部异性装扮，唯此感到舒适、有快感；并可因此而引起性冲动。

（3）露阴症。这是以在异性面前显露自己的生殖器而求得性欲满足为特征的性心理障碍。几乎全为男性，一般20岁左右初发，40岁以后趋于缓解。常出没于昏暗的街道角落、厕所附近、公园僻静处或田野小径。每遇女性就迅速显露其生殖器，说下流话，或打手势示意性行为，或进行手淫，从对方的惊叫、逃跑或厌恶反应中获得性满足，通常无进一步的侵犯行为。但由于其危害社会，又屡教不改，故常受到惩处。

（4）窥淫症。窥淫症又称窥阴症或目淫症，是以偷看他人的性生活、异性性器官或裸露的身体以求得性满足的一种性变态。大多数为男性，一般20～40岁者居多。这类人在生活中的其他方面多是胆怯的，但窥淫的欲望异常强烈，成为满足性欲要求的惯用方式，且屡罚不改。其窥淫方式多种多样，如偷看异性洗澡、排便，从暗处窥视别人的性交过程，并伴有手淫。这类人对正常的性生活往往表现得十分冷淡。

（5）恋童症和恋老症。属于性对象障碍，前者是以儿童为性活动对象；后者则是以老年人为性活动对象，两者均可针对同性或异性，但以同性为主。这两种性变态都以男性居多。其行为有抚摸儿童身体或生殖器，或露阴、鸡奸等表现。恋老症者则表现为在同性老人面前有上述表现，有的甚至在看到老年人裸体照片时，也产生性冲动，希望与之有性交往。

（6）摩擦症。摩擦症是指男性在拥挤的场合或乘对方不备之际，伺机以身体的某一部位（常为阴茎）摩擦或触摸陌生异性身体的某一部分（常为女性臀部），以达到性兴奋或快感。

（7）性施虐症与性受虐症。性施虐症是指通过在异性身上造成痛苦或屈辱以获得满足的变态心理。施虐的方式和程度不一，可以是肉体上的折磨也可以是精神上的侮辱，严重的包括咬、打、拧、针刺、鞭抽、火烫、刀割等。当异性因受虐而痛苦、呻吟、哭叫、求饶或挣扎时才会有性高潮并能得到极大的性满足。性受虐症则相反，是一种通过受到异性施予的痛苦和凌辱而发泄其性欲并获得性满足的性变态。患者会主动要求性伴侣对自己施虐，有时有自虐行为。这类人虽然也能理解其行为的危害性及对别人造成的精神和肉体上的痛苦，但当其变态性欲出现时却难以自我控制。

3. 性身份障碍

性身份障碍主要指易性症（transsexualism），这是一种性别认同障碍。表现为对自己的性别身份不满和否定，患者不仅在装扮上刻意变成异性，而且还强烈地谋求在解剖生理结构上也转换成异性，其性爱倾向为纯粹同性恋。

易性症存在于世界各地，发病者可见于不同民族和职业。病因不明，起病于青春期前，患者为自己的性别深感痛苦，渴望自己是异性或坚持自己是异性。发病率为1/30万～1/10万。以往的研究显示男性多于女性，但近些年的研究发现男女发病率接近。男性患者常化妆、留女士发型、模仿女性姿势和语调，出入女性的社交场合，做女性从事的工作，尽可能使自己更像女性角色；女性患者则相反，尽力把自己塑造得更像男人。他（她）们常常要求做性别改变手术或通过服用激素改变性别外貌特征。变性手术虽然可以满足患者的性心理愿望，但却引发一系列的家庭问题、社会问题、伦理问题和法律问题，为此专家们持极为谨慎的态度。

五、睡眠障碍

睡眠障碍（sleep disorder）既可表现为睡眠量不正常、睡眠中出现异常行为，又可表现为睡眠和觉醒正常节律性交替紊乱。它既可见于正常人，又可以是各种疾病的伴随症状。英国的一项调查表明，有1/6～1/4的成年人被睡眠问题所苦恼。美国精神医学会的《精神疾病诊断和统计手册》第四版对睡眠障碍的定义包括两个要点：①连续睡眠障碍时间长达一个月以上；②睡眠障碍的程度足以造成主观的疲累、焦虑或客观的工作效率下降、角色功能损害。

失眠（insomnia）是临床上最常见的睡眠障碍。失眠是指患者对睡眠时间和/或质量不满足并影响白天社会功能的一种主观体验。常见的失眠形式有三种：①入睡困难型：上床后久久不能入睡；②保持睡眠困难型：夜间易醒，或醒后不能再入睡；③早醒型：清晨觉醒过早，多于凌晨3～4点醒来。失眠患者白天常表现出精神不振、疲乏、易激惹、困倦和抑郁等症状。

造成失眠的原因很多，常见的有：①心理社会因素：过度疲劳或紧张或对健康过度关心，尤其是个人的不良自我暗示是导致失眠和使失眠长久不愈的重要心理因素；②环境与外在因素：光线过强、异常噪声、睡眠环境改变、睡眠规律改变或入睡前饮用兴奋性饮料（茶、咖啡等）可导致失眠；③疾病和药物因素：各种躯体性疾病所造成的呼吸困难、哮喘、频繁咳嗽或服用中枢神经系统兴奋剂等都可能影响睡眠。

关于失眠的治疗，首先应对失眠患者进行躯体和心理的检查，明确其失眠的原因并针对其原因选用相应的治疗方法。①针对原发病的治疗：对于躯体疾病所致的失眠，重点治疗躯体疾病；②药物治疗：合理服用安眠药是治疗失眠的最佳方法，但要避免长期服用；③养成良好的睡眠习惯；④心理治疗：对于心因性失眠，药物只能起辅助作用，心理治疗才能解决根本问题。例如，通过认知行为疗法，调整认识态度，消除不良自我暗示，减轻心理压力，消除紧张情绪等。

六、进食障碍

进食障碍（eating disorder）是与进食有关的一组症状群或综合征，是指在心理因素、社会因素与特定的文化压力等因素交互作用下导致的进食行为异常,包括神经性厌食、神经性贪食和神经性呕吐。

(一)神经性厌食

神经性厌食(anorexia nervosa)是指有意节制饮食,导致体重明显低于正常标准的一种进食障碍。患者对体重增加和肥胖过度恐惧,因而过度控制进食以达到使体重下降的目的。

在过去的几十年里神经性厌食发病率明显增加,据报道90%以上的患者是青少年女性,青春期少女的发病率高达0.5%~1%,较成年人的发病率高5~10倍,男性患者少见。发达国家发病率较高,我国的发病率不详,但近些年随着生活水平的提高,人们观念的改变,以及对"以瘦为美"目标的追求,发病率有增高的趋势。

神经性厌食的确切病因未明,可能涉及生物学因素、心理因素和社会因素。①生物学因素:神经性厌食的家系研究表明这种疾病有较大的家族聚集性。研究显示单卵双生子的同病率明显高于双卵双生子。②社会因素:神经性厌食患者往往有支持她们减轻体重的社会和家庭背景,或是所处的社会存在以瘦为美的文化氛围,一旦这样的审美意识转化为某些人刻意追求的目标,就可能导致神经性厌食的发生。③心理因素:发病前往往有某些生活事件的发生;有的患者存在易感的人格素质,如强迫性人格、敏感性人格等。

神经性厌食的主要临床特征是患者故意限制饮食,甚至极端限制饮食,尤其是拒绝高能量的饮食。患者对自身体像的认知发生严重歪曲,即使体重已明显降到正常标准以下,仍然认为自己太胖,拒绝承认自己是瘦弱的。患者表现严重的营养不良,并伴有内分泌和代谢的紊乱。停经是女性神经性厌食患者重要的临床表现之一,在厌食的早期,体重尚无明显下降时就可以出现。

神经性厌食的病程和预后差异很大。约50%的患者经治疗后效果较好,表现为体重增加,躯体状况得以改善,社会适应能力得到增强;20%的患者病情时好时坏;25%的患者病情迁延不愈;5%~10%的患者死于极度营养不良或其他并发症或心境障碍所致的自杀等。

神经性厌食的治疗比较困难,由于患者往往否认自己有病而不配合治疗,所以应强调在维护躯体功能正常的基础上突出心理治疗。①纠正营养不良:提供高热量饮食,必要时通过静脉补充营养及纠正电解质紊乱,并采用各种办法帮助患者恢复正常的饮食习惯。②心理治疗:常采用认知治疗、行为治疗、家庭治疗等方法。通过认知治疗消除患者过分怕胖的观念;采用系统性脱敏疗法、标记奖励疗法等矫正患者不良的进食行为等。③药物治疗:针对抑郁情绪、强迫观念等症状的对症治疗。抗抑郁药物应用较多,常用的有SSRIs。

(二)神经性贪食

神经性贪食(bulimia nervosa)是一种常见的进食障碍,表现为反复出现的、不可控制的、大量进食的冲动和行为,进食后又因担心发胖而常采用一些不适当的方法来防止体重增加,如催吐、导泻等。神经性贪食发作时,患者有失去自我控制的感觉,在短时间内吃掉大量高热量的食物,直到出现躯体不适或受到社会干涉时贪食行为才停止。刚开始,这种贪食行为可能有助于减轻患者所承受的压力,但随后即感到后悔,出现负罪感、抑郁情绪和自我厌恶的感觉,遂通过催吐等方法清除食物。一般没有严重的体重减轻状况。

神经性贪食至今没有令人满意的流行病学资料,已有的研究表明,神经性贪食多于神经性厌食,发病人群主要是女性,发病年龄多在18~20岁,男性少见。此病常与神经性厌食交替出现,多数患者是神经性厌食的延续者,两者可能具有相似的病理心理机制,以及性别、年龄的分布。

神经性贪食的病因不明,多数研究认为心理社会因素是主要原因。"以瘦为美"的审美观念在神经性贪食患者的发病中同样起到重要的作用。也有研究者提出可能有生物学基础,与中枢神经系统中单胺类神经递质代谢异常及内啡肽失调等因素有关。

神经性贪食突出的临床表现是反复发作的暴饮暴食,患者一次进食大量食物,通常是在秘密的情况下快速进食,吃得又多又快,故称之为暴食。自己明知不对却无法控制,为避免长胖、体重增加常反复采用不适当的代偿行为,包括自我诱发呕吐、滥用泻药等。暴食与代偿行为一起出现,长时间持续可能会造成水电解质紊乱。

神经性贪食以心理治疗为主,辅以药物治疗。心理治疗可采用认知疗法、行为疗法等。认知疗法主要是改变患者过分关注自己的体形及过分怕胖的想法,使之对进食规则有正确的认识;行为疗法常采用系统脱敏、暴露、正强化等,促使其每餐食量按预定计划控制。抗抑郁剂能减少部分患者贪食的发作,改善患者的心境。

拓展 8-2

神经性贪食

患者,女,16岁,中学生。因发作性大量进食与呕吐3年就诊。患者3年前为保持体形苗条开始有意减少进食,但节食一段时间后因觉饥饿而出现强烈的进食欲望,并在很短的时间内进食大量食物,直至实在无法吃下为止,一般进食面包、蛋糕等甜食,常常选择在晚上或周围没有人的时候进食,大量进食后又感到非常后悔,担心会变胖,所以自行用手指刺激咽喉部催吐,这种行为反复出现,一周可有3~4次,以至于最近半年患者不需用手指刺激咽喉部就能自行呕吐。发病以来患者体重没有明显变化,但社会功能受损,不愿意上学。

精神状况检查:神志清楚,衣着整齐,交谈尚合作,承认自己存在贪食和呕吐行为,但是自己无法控制,并为此苦恼。未发现幻觉、妄想等精神病性症状。

诊断:神经性贪食

(三)神经性呕吐

神经性呕吐(nervous vomiting)是一种慢性的、反复出现的、不自主的呕吐发作,没有器质性的病变,常见于女性。起病通常在成年早期和中期,多由于不愉快的环境和心理紧张而发作。部分患者具有癔症性人格,表现为以自我中心、易受暗示等特点。

神经性呕吐缺乏确切的流行病学资料。其临床主要表现为呕吐往往在进食后突然发生,不影响食欲和食量,多数患者没有明显营养障碍和内分泌紊乱。神经性呕吐患者的症状表现夸张、做作、易受暗示，症状常突然发作，间歇期完全正常。

心理治疗对神经性呕吐的患者有效，药物治疗主要用于对症，如缓解焦虑情绪等。

七、自杀行为

（一）自杀行为概述

自杀（suicide）是个体有意采取各种手段结束自己生命的行为。一般将自杀分为自杀意念（suicide idea）、自杀未遂（attempted suicide）和自杀死亡（committed suicide）三种。自杀意念是有寻死的愿望，但没采取任何实际行动；自杀未遂是指有自杀行为但未导致死亡，即决心自杀但未成功；自杀死亡是指有意采取毁灭自己的行为，并导致死亡。

据世界卫生组织估计，全球约每3秒钟就有一例自杀未遂事件发生，每1分钟有一例自杀死亡案例出现，每年死于自杀的人数在50万以上，而自杀未遂者大约是自杀死亡者的20倍。自杀在世界各国被列为前十位死因之一。1993年，我国部分地区流行病学调查显示，自杀率为22/10万，也就是说，在我国每年至少有25万人自杀死亡，200万人自杀未遂，自杀已位列我国人群死因第五位。

（二）发生自杀的原因

自杀是由多因素决定的社会行为，其确切病理机制还不甚明了。与自杀相关的因素包括一般特征和生物学、心理、社会文化因素。

1. 一般特征

自杀罕见于儿童，发生率随年龄增加而增加。有资料表明，最近25年来青少年自杀率增加了3倍，成为青少年主要死亡原因之一。自杀死亡率男女之比为3:1，自杀未遂男女之比为1:3~1:2，我国男女自杀率接近。既往有自杀未遂史的人再发生自杀的可能性是普通人群的64倍。离婚者、分居者、丧偶者、独居者、失业者和病残者自杀率较高。

2. 自杀的社会文化因素

Durkheim将自杀行为归纳为反常性自杀、利己性自杀和利他性自杀三种类型。他认为个人与所属社会集体之间联系的削弱是造成自杀的重要原因。

宗教禁忌及社会对待死亡的态度是影响自杀率的重要因素。例如，天主教和伊斯兰教都强烈谴责自杀行为，因此，天主教徒和伊斯兰教徒的自杀率很低。我国的自杀率较高与传统文化有一定的关系。在中国历史上，最高尚的政治道德原则是杀身成仁、舍生取义；最高尚的友谊是刎颈之交；最凄美的爱情是自杀殉情。中国传统文化提倡献身性的"利他型""殉国型"自杀，宽容和同情一些迫不得已的自杀行为，这给自杀提供了丰厚的文化土壤。当然，日本文化更加崇尚自杀，这也是现代日本的自杀率居高不下的重要原因。

3. 自杀的心理因素

自杀者有无独特的个性特征目前尚无定论，有些学者提出以下个性特征可能与自杀有关：①对社会，特别是对周围人群抱有深刻的敌意，喜欢从阴暗面看问题；②从思想上、感情上把自己与社会隔离开来，社会交往少；③缺乏决断力，即犹豫不决，没有主见；④认识范围狭窄，采用非此即彼和以偏概全的思维方式，看不到解决问题的多种途径，在挫折和困难面前不能对自己和周围环境做出客观的评价；⑤行为具有冲动性；⑥情绪不成熟，神经质。

4. 自杀的生物学因素

双生子研究显示，单卵双生子的自杀观念和自杀行为的一致率高于双卵双生子。家系调查发现，自杀者的第一级亲属有较高的自杀或自杀未遂风险。

研究发现，神经递质和神经内分泌的变化与自杀行为的发生有关，如脑脊液中 5-羟色胺、多巴胺、去甲肾上腺素、肾上腺素等的改变与自杀行为的发生有关。

西方的一些研究表明，在自杀者中精神疾病患者占 90% 以上，其中，抑郁症患者自杀的可能性最大，是普通人群的 80 倍。另有报道认为，在有精神疾病自杀死亡和自杀未遂者中，抑郁性障碍占 84.2%，精神分裂症占 10.5%，痴呆或谵妄占 5.3%。Beck 的研究发现，抑郁性疾病与自杀行为相关，但抑郁的严重程度并不能预测自杀的行为，而绝望是自杀行为最佳的预测指标。

（三）自杀产生的动机和心理过程

研究表明，自杀者自杀前的心理动机表现为以下几方面：①摆脱痛苦、逃避现实；②为了某种目的或信仰牺牲自己；③自我惩罚，即惩罚自己的罪恶；④追求完美，通过自杀达到自己道德上和人格上的完满；⑤呼救求助，通过自杀来向外界寻求帮助和同情。

有的自杀并非突然发生，尤其是理智型自杀，有一个明显的发展过程和具体的心理表现，研究自杀过程及心理表现，可以为预防自杀提供重要的依据。

我国学者对理智型自杀分析的结果认为可以把自杀分为以下三个阶段。

（1）自杀观念或自杀动机形成阶段。对遇到的挫折和难以克服的困难，发生了认知偏差，以绝对化的思维方式分析所面临的情境，产生悲观、沮丧、内疚自责、绝望厌世等消极情绪，得出"唯有一死才能解脱"的结论，从而产生自杀企图。

（2）矛盾冲突阶段。虽然自杀者有了自杀念头，但求生的本能和对死亡的恐惧，使之处于极度矛盾的心理状态之中。他们常常会谈论与自杀有关的话题，暗示自杀，或以自杀威胁相关的人，表现出明显的自杀意图，这实际上也是自杀者有意无意发出的引起别人注意的求助信号，若此时能及时得到帮助，他们很可能打消或减轻自杀的企图，转而以积极的态度解决面临的困境。

（3）自杀平静阶段。自杀者似乎从心理困扰中解脱出来，表现异常平静，不再谈论或暗示自杀，情绪显得较为乐观，主动与人接触，有的人开始向好友分发心爱的纪念品，对有隔阂的人表示宽容或寻求谅解。有一种看透一切的感悟及没有必要再为生与死的抉择而苦恼的体验。

（四）自杀干预

研究发现，一个人自杀至少会使周围 5 个人的情绪和生活受到严重的、长期的影响，而且及时的干预能有效阻止自杀者的自杀行为或自杀死亡的发生。大约 2/3 的自杀成功者，是由于在自杀前期和最后阶段没有得到应有的救助，才发生了无可挽回的结局。因此，建立危机干预中心，实行紧急救助对于自杀的防止非常重要。自杀预防中心或者心理热线应 24 小时有专人值班，一旦发生紧急情况，可以先通过电话接触，与当事人建立联络和初步信任关系，运用心理诱导方法，实施紧急救助；同时，社会和家庭心理支持系统的参与，对于干预自杀能起到非常重要的作用。亲属、朋友、邻里对其给予的关爱、安慰和保证，经常性的接触，可以消除其孤独无助感，使其产生对家庭、亲友和生活的留念，增强生存的信心。

扩展 8-3

中国人群自杀行为的研究进展

在我国人群中，自杀死亡居第五位。在 15～34 岁人群中自杀死亡居第一位。中国自杀死亡的绝对数字居世界第一位，全世界每年大约 42% 的自杀死亡发生在占世界人口 25% 的中国，其中女性自杀人数占世界女性自杀人数的 56%。目前，我国总的自杀率为 22.99/10 万，每年自杀死亡人数达 25 万～30 万，如按联合国的估算方式，即每出现一个自杀成功者，就可能有 10～20 个自杀未遂者，则我国每年自杀未遂的可能人数为 287 万～574 万人。另外，根据世界卫生组织的报告，我国因自杀和自伤而导致的伤残调整生存年的损失占疾病总负担的 4.2%，在疾病负担排位中居第四位，自杀已成为影响我国公众健康的主要问题之一，对社会和经济的发展存在极大的消极影响。

中国是世界上唯一一个报道女性自杀率高于男性的国家，且集中表现在农村青年女性群体。中国的自杀率女性（25.9/10 万）高于男性（20.7/10 万）。在自杀未遂方面的研究结果与国外一致，我国女性自杀未遂发生率高于男性，女性自杀未遂率是男性的 3 倍，以年轻女性年龄在 25～35 岁最多。

中国自杀有两个高峰年龄段：一个与世界上大多数国家和地区一致，60 岁及以上老年人的自杀死亡率最高；另一个与其他国家不同，即在 25～35 岁年龄段出现一小高峰，女性尤为突出。

在职业特征方面，农民及农民工的自杀率最高，下岗及待业者次之，学生（中学生、大学生）自杀率近几年呈逐年上升趋势，高收入者的自杀率最低。据统计自杀死亡的人群中至少有 70% 的人未受过教育或学历很低。

与发达国家不同，中国农村居民的自杀死亡率比城市居民高 3～5 倍，80% 以上的自杀死亡者和自杀未遂者都是农民。我国多数居民采取服毒的自杀方式，农药成为农民最常用的自杀工具，城市居民则多服用安眠药自杀。有研究表明，农村有 86.4% 的自杀者使用了高致死性农药，服农药自杀者中 2/3 救治失败。

八、成瘾行为

成瘾行为有以下一些特征：成瘾者有做某种行为的强烈欲望，其行为的结果却害人害己，但若控制不做，则会产生紧张、焦虑的情绪并逐渐加重，一旦此行为发生，则焦虑、紧张的情绪迅速得以解脱。一段时间后，又会重新燃起实施这一行为的欲望。尽管成瘾者有时希望能控制这种冲动，但屡屡失败。

（一）酒瘾

酒瘾（alcohol dependence）亦酒精依赖，是指反复饮酒导致其对酒精产生心理和生理的依赖和耐受性增强。心理依赖是由于长期饮酒对酒精产生了心理上的嗜好，强烈地渴望饮酒。生理依赖或躯体依赖，是指长期大量饮酒后，中枢神经系统发生了某些生理、生理方面的改变，一旦体内的酒精浓度降到一定水平之下，就会产生不适的躯体反应，出现戒断症状。虽然本人明知过量饮酒对自己有害，主观上也希望戒酒或减少饮酒，但实际上做不到。因为一旦戒酒就会出现戒断症状，故依赖者不得不经常饮酒，严重影响其社会交往，以及工作和家庭责任的承担。

酒瘾的原因尚在研究之中。有证据表明单卵双生子酒瘾的同病率是双卵双生子的两倍；酒瘾的发生与成瘾者的气质、应急反应性、冲动控制能力等有关；家庭环境、同辈影响和榜样示范作用等因素也与此有关。

酒瘾主要表现为对自身健康的危害、家庭和社会功能的受损，急性酒中毒可因抑制延髓呼吸中枢而直接导致死亡。

对酒瘾的心理干预主要是戒酒，一般多采用行为治疗中的厌恶疗法，用药物戒酒硫对酒瘾者实施的药物厌恶疗法效果较好。

（二）烟瘾

烟瘾又称烟草依赖（tobacco dependence）是一种对健康有害的不良行为。《精神疾病诊断和统计手册》第三版对烟草依赖的诊断标准是：①持续地吸用烟草至少一个月；②至少有下述中的一项：郑重地企图停用或显著减少烟草使用量，但未能成功；停止吸烟而导致停吸反应；置严重的躯体疾病于不顾，虽自知吸用烟草会使疾病加剧，但仍然继续吸烟。

吸烟的危害很大，有资料显示，大约21%死于心脏病的人其直接死亡原因是吸烟。大约80%的肺癌死亡者可归因于吸烟。研究结果表明，吸烟时烟雾中含有2000多种物质，其中尼古丁可以改变机体代谢过程，破坏巨噬细胞结构，还可以产生致命的一氧化碳。一氧化碳增加心血管系统的脂肪沉积率，刺激肾上腺素的释放，引起全身脂肪细胞变化使脂肪酸进入血流增加动脉硬化的危险。

对于烟瘾的心理干预尽管有一些方法，如认知疗法、行为治疗等，但效果并不令人满意。预防是最可行、最有效的方法，广泛宣传吸烟的危害，特别是对青少年吸烟行为的限制，以及公共场合的禁烟规定，都是心理干预最有效的手段。

（三）网络成瘾

网络成瘾，又称为网络成瘾综合征（Internet addiction disorder）是指在无成瘾物质作用下的上网行为失控，表现为由于过度使用互联网而导致明显的社会、心理功能损害。网络成瘾是对网络的一种过度依赖，表现为对现实生活失去兴趣；网上操作时间超过一般限度，以此来获得心理满足。根据成瘾的内容，网络成瘾分为网络游戏成瘾、网络交友成瘾、网络色情成瘾、网上信息收集成瘾和计算机成瘾等。

到目前为止，还没有一个标准的疾病分类系统正式地将网络成瘾列为心理障碍之一，也没有公认的诊断标准。

有关研究表明，我国有5%～10%的互联网使用者存在网络依赖倾向，网络成瘾的主体是受到良好教育的20～30岁的人群，主要是学生，以男性居多，特别是那些内向、敏感、人际交往困难、兴趣爱好单一、自控能力较差的人，易沉迷于网络，尤其是当其遭遇挫折，希望得到外界帮助但害怕被拒绝时，很容易沉溺于网络而忘掉现实生活中的烦恼。迄今为止的研究发现网络成瘾者在对互联网上瘾之前，常常已经患有其他的心理障碍，特别是忧郁症和焦虑症。

网络成瘾者初期由于对现实生活失去兴趣或遭受挫折，故沉溺于网络以此获得心理满足。但由于长时间面对电脑，造成疲乏无力、食欲缺乏、记忆力减退、视力下降、睡眠障碍等，严重者无法完成自己的学业，放弃现实社会中自己对家庭和社会应尽的责任。长期沉溺于网络中，会导致自主神经功能紊乱、激素水平失衡、免疫功能下降，甚至导致死亡。

网络成瘾的主要原因是心理因素，因此，家庭、社会、学校应重视青少年的心理需要，及时帮助他们摆脱心理困境。家长应有目的地努力培养青少年的自我控制能力和良好的上网习惯；提高青少年在现实社会中的交流沟通能力，重塑自信，同时，学校应加强心理卫生和心理健康教育和宣传，当青少年出现心理困惑时，能及时得到专业人士的帮助，避免其上网寻求心理安慰。

拓展 8-4

美国心理学年会建议的网络成瘾诊断标准

如果网络用户在 12 个月中的任何时期有多于所列的三种症状出现，即为网络成瘾。
1. 耐受性增强；
2. 成瘾症状；
3. 上网频率总是比事先计划得要高，上网时间总是比事先计划得要长；
4. 企图缩短上网时间的努力，总是以失败告终；
5. 花费大量时间在和互联网有关的活动上；
6. 上网使患者的社交、职业和家庭生活受到严重影响；
7. 虽然能够意识到上网带来的严重问题，仍然继续花大量时间上网。

【本章小结】

异常心理是个体无法按社会规范或以适宜的方式来适应日常生活要求，而表现出的心理或行为偏离。不同的理论学派对心理异常的判断形成了多侧面、多层次的格局，其中以经验标准、社会适应标准、症状与病因学标准、统计学标准的影响最为广泛。迄今为止，对异常心理大致有两大分类系统，各有侧重：一类为现象学分类，即将异常心理分为认知过程障碍、情感过程障碍、意志行为障碍、意识障碍；另一类为病因和症状学分类，其中较为权威的是《疾病和有关健康问题的国际统计分类》第十版和《精神疾病诊断和统计手册》第四版。抑郁障碍、神经症、人格障碍、性心理障碍、睡眠障碍、进食障碍、自杀行为和成瘾行为是最常见的异常心理。

【讨论题】

1. 什么是异常心理？常用的异常心理判断标准有哪些？

2. 神经症性障碍的临床表现和常用治疗。
3. 常见人格障碍的主要临床特征。
4. 自杀发生的常见原因。

【推荐读物】

1. 钱铭怡. 变态心理学. 北京：北京大学出版社，2013.
2. 〔美〕贝德尔等. 变态心理学. 袁立壮译. 北京：机械工业出版社，2013.
3. 〔美〕劳伦·B. 阿洛伊等. 变态心理学. 9版. 汤震宇等译. 上海：上海社会科学院出版社，2005.
4. 刘新明. 变态心理学. 北京：人民卫生出版社，2008.

（重庆医科大学　杨小丽）

第九章 患者心理

【本章要点】

1. 患者概念与患者角色。
2. 患者就医与遵医行为。
3. 患者的心理需要及一般心理特征。
4. 不同病期患者的心理特征。
5. 不同类型患者的心理问题。

希波克拉底曾说:"了解什么样的人得了病,比了解一个人得了什么病更重要。"患者是医疗服务的对象和主体。医务工作者只有深入了解"患者"角色的特征,了解其就医及遵医行为的特点,理解他们在不同疾病类型、不同疾病阶段的心理需要及心理特征,才能真正做到"以患者为中心"。

第一节 患者心理概述

一、患者概念与患者角色

（一）患者概念

患者（patient），顾名思义即患病的人。患病通常包括组织器官器质性病变和生理功能的损害、个体主观体验的病感，以及心理社会功能异常等几个方面。

传统医学模式认为只有组织器官发生器质性病变并有就医行为或处于医疗救治中的人才称为患者。这种对患者概念的理解是从纯生物医学角度来认识的，是片面的，忽视了心理社会因素的影响。因为一个人要确定自己是否患病，是否需要就医和接受治疗，不仅取决于对自身躯体状况的知觉，而且也取决于心理社会因素的影响。

患病对一个人来说，不仅意味着生理功能的损害和器质性病变，而且意味着社会地位、所担负的社会角色发生改变。因为患病，他可能会得到家庭和社会的照顾，也可能会因为患病而失去家庭和社会的信任，如某些患性病、精神病及传染性疾病的人可能没有就医行为，但却是事实上的患者。

因此，对患者的概念较为全面的理解是：患有各种躯体疾病、心身疾病、心理障碍和神经精神疾病的人，不论其就医与否，均应视为患者。

（二）患者角色

1. 患者角色的概念及其特点

"角色"（role）一词源于戏剧中的一个专有名词，指戏剧舞台上所扮演的剧中人物及其行为模式。社会学家把戏剧中的"角色"概念借用到社会学和社会心理学中来，就产生了"社会角色"的概念。社会角色（social role）是人们对具有特定身份的人的行为期望，指与人们的某种社会地位、身份相一致的行为模式、心理状态及相应的权利和义务。

患者角色（patient role）又称患者身份，是一种特殊的社会角色，是处于患病状态中同时有就医要求和医疗行为的社会角色。患病时的个体被疾病的痛苦所折磨，有治疗和康复的需要及行为，个体需要从其他社会角色转换到患者角色。1951年，美国社会学家帕森斯（T. Parsons）提出了患者的四种角色特征：①免除或部分免除社会责任。患病后，由于精力和体力的原因，患者可以减免其社会责任和义务，减免的程度取决于疾病的性质及严重程度；②患者对陷入疾病状态没有责任。患病超出个人的控制能力，也非患者所愿，患者无需对患病负责。当然，有许多心身疾病的发病常与个体某些不良的行为和生活方式有关，为了健康，患者有必要矫正其不良的行为及其不健康的生活方式；③负有恢复健康的责任。患病不符合社会需要，也不符合患者意愿，因此，患者必须有使自己尽快恢复健康的动机和行动；④负有寻求医疗帮助的责任。患者必须依赖周围人的帮助，包括接受家庭和社会必要的照料和帮助，才能使恢复身体健康的愿望得以实现；同时，患者还必须寻求医学技术的帮助，必须同医务人员密切合作，尽快恢复健康。

2. 患者角色的适应和类型

由于病痛的折磨，以及患者需要治疗等原因，患者应该从其他社会角色转换到患者角色，但在转换过程中，就会产生角色行为适应和角色行为适应不良两种类型。角色行为适应是指患者行为符合患者角色的特征，如承认自己患病，冷静、客观地对待现实，积极寻求医疗帮助，采取积极的措施恢复健康等。然而，受某些因素影响，患者可能出现角色适应不良，不能很好地从病前的社会角色顺利进入当前的患者角色。患者常见的角色行为适应不良有以下几种情况。

（1）角色行为缺如。角色行为缺如是指未能正常进入患者角色。虽然医生已明确诊断其患有某种疾病，但患者不承认自己有病，或认为医生诊断有误，或否认病情的严重程度，其原因可能是患病会影响其求学、工作、婚姻等，因而患者处于某种现实的矛盾中而不愿意接受患者角色；也可能是患者采用"否认"的心理防御机制，以减轻心理压力。这类患者往往不易配合医务人员的医疗护理，不利于疾病的治疗与康复。

（2）角色行为冲突。个体在适应患者角色过程中与其病前所扮演的各种社会角色发生心理冲突，使患者产生焦虑、愤怒、悲伤、恐惧等负性情绪，甚至发生行为矛盾等。每个人在社会中都扮演着多种社会角色，患病意味着必须从正常的社会角色向患者角色转换，但当某种社会角色极为重要，超过了就医动机时，患者就容易发生心理冲突，而不能从正常的社会角色转换为患者角色。原有社会角色的重要性、紧迫性及患者的个性特征均会影响其冲突的激烈程度。

（3）角色行为减退。患者适应患者角色后，由于环境、家庭、工作等因素影响，一些患者不得不走出已适应的患者角色，重新承担起本应免除的其他社会角色的责任和义务，导致患者角色行为减退。例如，一些患者在治疗疾病过程中，由于家庭经济拮据而中断治疗，重新回到工作岗位等。

（4）角色行为强化。多见于患者病情好转，患者角色向正常社会角色转换过程中。这类患者"安于"已适应的患者生活模式，不愿重返病前的生活和工作环境，对恢复承担正常社会角色缺乏信心，以"退化"机制来应对心理上的不平衡。

（5）角色行为异常。多见于慢性病需长期住院治疗或患不治之症的患者。患者无法承受患病的压力和挫折，对患者角色感到厌倦、悲观，从而导致行为异常，表现为冷漠、绝望、拒绝治疗，甚至自杀，对医务人员采取攻击性行为等。

3. 影响患者角色适应的因素

患者角色适应与否直接关系到疾病的发展及转归，大多数患者患病初期不能适应患者角色，但一般情况下，在病情的演变和治疗护理过程中患者会逐渐适应这一角色。医务人员应分析影响患者角色适应的因素，适时给予指导和帮助，使其尽快适应患者角色。影响患者角色适应的因素主要有三个方面：①疾病因素的影响。疾病的性质、严重程度、病程发展及疗效等，病情严重、症状明显、疾病治疗疗效好的患者，其患者角色适应较快。②患者的社会心理特征的影响。患者的年龄、性别、文化程度、职业、个性特征等因素影响患者角色适应。③医疗卫生机构的影响。医务人员良好的服务态度、精湛的医疗技术，以及整洁、舒适的医疗环境等有助于患者角色的适应。因此，医务人员应努力提高医疗服务水平，帮助患者熟悉医疗环境，以促进患者尽快从正常人角色向患者角色的转换。

二、患者就医与遵医行为

（一）患者的就医行为

1. 就医行为的概念

就医行为是指人们在感到不适或心身痛苦时寻求医疗帮助的行为。引起人们不适或心身痛苦的因素主要有三个方面：①躯体因素。由于生物学方面的各种原因促使患者寻求医疗帮助，如人体器官组织结构或功能的改变导致人们感觉不适，出现呕吐、腹泻、高热等症状，根据个人的经验和逻辑判断自己无法解除症状时，遂产生前往医院寻求医疗帮助的行为。②心理因素。由于某些生活事件，使个体遭受精神刺激导致紧张、焦虑、抑郁、恐惧等过度的和持续的心理反应，为缓解负性情绪反应而寻求医疗帮助。③社会因素。社会转型过程中，社会秩序、社会地位、经济状况、文化氛围等社会因素，均可能引发人们的负性情绪和生理功能的改变，从而产生就医行为。

2. 就医的类型

根据人们在感到不适或心身痛苦时如何寻求医疗帮助而将就医行为分为以下三种类型。

（1）主动就医型：当个体感觉不适后，为缓解疾病痛苦而主动寻求医疗帮助的行为，大多数就医行为是主动就医行为。随着社会的发展，人们生活水平的提高，个体健康保健意识逐渐增强，人们更加追求生活品质，关注自身健康，主动就医问药者越来越多。

（2）被动就医型：患者自身无法和无能力作出就医决定和实施就医行为，而由第三者代为作出决定而产生的就医行为，如婴幼儿、瘫痪、昏迷、阿尔茨海默病等患者都属于这一群体。

（3）强制就医型：某些对社会人群健康有严重危害的患者，尽管本人不愿就医，但社会必须对其给予强制性医治或隔离的行为，如对某些烈性传染病、性传播性疾病、艾滋病和某些具有冲动伤人行为的精神障碍患者实施强制性医治或隔离，其目的是维护社会其他人群的利益不受侵害。

3. 影响就医行为的因素

就医行为是一复杂的社会行为，人们患病后是否就医取决于许多因素，如患者的年龄、性别、社会经济状况、对疾病的认识、获得医疗帮助的便捷程度等，概括起来，影响患者采取就医行为的因素主要有以下几个方面。

（1）对疾病的认识水平。患者对疾病性质和严重程度等方面的认识是影响患者就医行为的主要因素。人们大多根据疾病的症状和严重程度，以及对正常社会活动的影响程度来判断是否应该去医院就诊，如患者认为疾病严重，对生命威胁大，其就医行为就会增加。

（2）个体人格特征。敏感多疑、依赖性较强的个体就医行为相对较多，孤僻、独立性较强的个体就医行为相对较少。

（3）受教育的程度。受教育程度高的人对疾病的性质、严重程度有更充分的认识，更能认识到疾病可能带来的危害，就医行为往往较文化程度低的人更多；而文化程度低者，由于缺乏医学常识，对疾病可能带来的危害认识不足，往往讳疾忌医。

（4）社会地位经济状况。经济富裕、社会地位高的人，往往更关注自己的身体健康，就医率较高；而经济状况差、社会地位低的人，为生存所困往往放弃就医。

另外，健康保险覆盖程度及就医时交通便利程度也影响着人们的就医行为。

（二）患者的遵医行为

1. 遵医行为的概念

遵医行为是指患者遵从医务人员开列的处方和遵照医嘱进行检查、治疗和预防疾病复发的行为。

遵医行为的内涵包括两个方面：一是治疗过程中患者对医疗措施的遵从；二是预防过程中患者对预防疾病的发生、对健康教育及行为的指导、避免危险因素的措施等方面的遵从。

2. 影响遵医行为的因素

患者的遵医行为是实现预期治疗效果的首要前提，决定着疾病的发展与转归。影响患者遵医行为的因素很多，其中最主要因素有以下三个方面。

（1）对治疗方案认识程度的影响。患者对疾病相关信息的理解及掌握程度影响其遵医行为。例如，患者对治疗方案缺乏了解，对其有疑虑，担心引起其他不良反应，则遵医性就会降低；若医嘱过于复杂，患者执行起来困难较大，遵医性也较差，而易理解、易记忆和较简单的治疗方式遵医率高；如果能让患者及其家属参与治疗方案的制定，使其真正理解和接受医嘱，有利于增强患者的遵医行为。

（2）疾病及治疗效果的影响。疾病性质、严重程度及治疗效果等影响患者的遵医行为。一般情况下，急症、重症、住院患者遵医性较好，而慢性病、轻症、门诊患者遵医性较差。患者前期的治疗效果也会影响患者的遵医行为，如前期的治疗效果不明显，治疗措施与患者的心理期望差别较大，都易导致患者失去继续遵医的信心，降低遵医行为。例如，抗精神药物、抗结核药物、抗癌药物等药物的副作用，也是影响患者遵医行为的常见原因。

（3）医患关系的影响。医师知名度、服务态度和服务质量，直接影响着患者对医师发出信息和劝告等医嘱的遵守程度；医患关系的好坏影响患者对医务人员的信任度，从而影响患者对医嘱的执行力。有研究表明，医务人员尊重、理解患者，患者信任医务人员，则有利于提高患者的治疗遵医性。例如，医务人员在操作过程中给患者造成不能接受的痛苦，得不到患者的信任，会影响患者的遵医行为。因此，改善医患关系是提高患者遵医性最为重要的措施之一。

三、患者的心理需要

需要是个体对某种目标的渴求和欲望。患者的需要虽然各具特色、因人而异，但也有共同规律可循，归纳起来常见的共同需要包括以下几个方面。

（一）被认识和被尊重的需要

在人际交往中，一个人如果得到社会认同，受到他人的尊重，就会产生自信、自强的心理体验，感觉到自身价值的存在。而患者由于原有社会角色减弱，以往能够满足需要的途径暂时中断，在新的人际群体中迫切期望被认识、被重视、被尊重。患者往往认为，若被医务人员认识，可以赢得医护人员更多的尊重和重视，从而得到更多的关怀和更好的治疗。因此，有的患者可能会有意无意地显露自己较高的社会地位，有的患者则会主动接触医护人员进行情感交流，以便得到医护人员的特别关注和较好的医疗待遇。因此，医护人员必须以高尚的医德、精湛的技能和良好的态度为患者提供服务，满足患者的心理需要。

（二）被接纳的需要

对于住院的患者来讲，远离家人和朋友，进入到一个完全陌生的医疗环境，加之疾病的痛苦和折磨，他们会产生尽快融入这个特殊环境的强烈愿望。因此，大多数患者都会主动协调与周围病友的关系，特别是会努力建立与医护人员之间的良好关系，以便被病友和医护人员所接纳。而医护人员应尽可能多地与患者接触，主动将新住院的患者介绍给同室的病友，这样既便于医疗工作的顺利开展，又满足了患者的心理需要，有助于患者形成和保持积极的心理状态。

（三）对信息的需要

患者住院以后，完全进入到一个陌生的环境，患者不仅非常关注自己病情的变化，而且也特别留意一切与自身疾病相关的信息，如病因、病程、诊断方法、诊断结果、治疗方案、不良反应、诊疗费用、预后甚至医疗水平、医德医风等。如果不能获得这些信息，患者就会感到紧张、焦虑甚至恐惧。因此，医护人员应该为患者建立畅通的信息渠道,并充分利用医患沟通技巧为患者提供必要的相关信息,以便增强患者对医护人员的信任感,从而为医疗活动的顺利开展奠定良好的基础。

(四)安全感和疾病康复的需要

疾病的检查和治疗总是带有一定的探索性,有时甚至可能有危害性或危险性。患者在求医的过程中,心理活动十分复杂,对诊断、检查、治疗等既寄予期望又心存恐惧。患者的这些心理活动,应当引起医护人员的高度重视,对需要实施的任何诊断、治疗措施,都应该与患者沟通,耐心解释说明情况,以减少患者的疑虑和恐惧,消除患者的顾虑。

四、患者的一般心理特征

从心身一元论的观点出发,人的心理与生理功能是相互联系、相互影响的。心理问题可以影响患者的躯体健康,躯体疾病反过来也会直接或间接地改变患者的心理和行为。在疾病状态下,患者会出现一些和健康人有所不同的心理现象,称之为患者的心理反应,发生的原因有两个:一是源于疾病,二是源于医疗活动。

(一)患者的认知活动特征

1. 感知觉异常

患病后,患者的注意力由外部世界转向自身和疾病,导致感受器官的感受性发生变化,对客观事物的指向性、选择性、理解性和范围等方面的知觉发生改变。常见的感知觉异常有以下几种:①感受性提高:住院期间,患者躯体活动少,接受外界的信息刺激少,导致患者的感受性提高,对外界环境中正常的声音、光线、温度等刺激特别敏感;有些患者过分关注自己的身体状况,表现对自身的呼吸、心跳等异常敏感,甚至能感觉到自己的心跳、胃肠蠕动等。②感受性降低:由于疾病等因素的影响,有些患者感觉器官的感受性也有降低的现象。例如,有的患者患病后味觉降低,对饮食的香味感觉迟钝,食之无味;有些老年人对温度觉、痛觉的感受性也降低。③知觉的选择性、理解性和范围发生变化:患病后,患者认知客观事物的范围更多转向自身及与疾病相关的信息,有的患者倾向于关注疾病的积极信息,有的则更加关注消极信息。④时空知觉异常:有的患者会分不清上午、下午或昼夜,出现时间知觉错乱;有的患者则感觉床铺摇晃,甚至天旋地转,出现空间知觉错乱。这类现象多见于长期卧床的患者。⑤幻觉:有些患者患病后会产生幻觉,如截肢后的患者出现幻肢痛等。

2. 记忆异常

受患病这一应激事件的影响,许多患者存在不同程度的记忆力减退,患者大多表现为记不住医嘱,记不住健康教育的内容;有些老年患者甚至记不住刚刚做过的事、刚刚说过的话等。患者记忆异常会影响患者的遵医行为。

3. 思维异常

在思维方面,患者表现为分析判断能力、逻辑思维能力下降。例如,有的患者在治疗疾病中需要作出决策时,犹豫不决、瞻前顾后;有些患者又草率决定或者干脆不思考,完全由家属或医务人员代为决策。还有一些患者对周围事物特别敏感、胡思乱想、对周围人不信任、疑虑重重,总是担心医生误诊或者护士发错药、打错针等。有的患者凭自己一知半解的医学知识,推断预后等。

患者存在期待心理，希望得到同情和支持，得到认真的诊治和护理，盼望早日康复。患者将期望寄托于医术高超的医生，寄托于护理工作的创新，寄托于新方妙药的发明。患者的期待心理是其渴望生存的精神支柱，是一种积极的心理状态，客观上对治疗是有益的。医护人员应正确引导，给患者以希望，增加患者战胜疾病的信心。

（二）患者的情绪变化特征

在患者的各种心理变化中，情绪变化是患者体验到的最常见、最重要的心理变化，临床上常见的情绪问题有焦虑、恐惧、抑郁、愤怒等。

1. 焦虑

焦虑（anxiety）是个体感受到威胁或预期要发生不良后果时产生的情绪体验，其中包括着急、担心、紧张、不安和害怕等成分。引起患者产生焦虑的原因主要是对疾病的担心，如对疾病的病因、转归、预后不明确；希望对疾病做更深入的检查，但又害怕出现不利的结果，忧心忡忡；对存在一定风险的检查和治疗感到害怕等。焦虑常在患者候诊、等待检查结果、等候处置或手术时发生。患者常见的焦虑有以下三种类型：①期待性焦虑：常见于疾病初期或不了解自己疾病性质及预后的患者；②分离性焦虑：依赖性较强的儿童和老年人容易产生，常见于与熟悉的环境或亲人分离。③阉割性焦虑：是一种自我完整性受到威胁或破坏时产生的情绪反应，常见于外伤或手术切除某肢体或脏器的患者。

焦虑常伴有明显的生理反应和躯体症状，如心率加快、血压升高、呼吸加深加快、面色苍白、口干、颤抖等，此外还常出现失眠、头痛、食欲缺乏等。

2. 恐惧

恐惧（dread）是个体感受到某种明确的威胁或危险时所引起的情绪反应。恐惧与焦虑的不同之处在于：焦虑的对象不明确或是潜在威胁的事物，危险尚未出现；而恐惧有明确的对象，是现实中已发生或存在的人或事物。引起患者恐惧的主要原因是患者在疾病发展或治疗过程中的亲身体验，以及疾病对工作、生活等产生的一系列不利影响等，如害怕疼痛，害怕疾病导致生活或工作能力的减弱等。社会经历不同的患者，恐惧的表现形式不同。儿童患者的恐惧多与黑暗、陌生、疼痛有关；成年人的恐惧则多与损伤性检查、手术疼痛和手术后果相联系。恐惧情绪发生时往往伴随自主神经的兴奋，表现心悸、呼吸加快、出汗，甚至可能有逃避行为的出现。

医务人员应该认真分析患者恐惧产生的原因，倾听患者的叙述，观察患者的反应，针对患者的具体情况，给予安慰、解释和保证，以达到减轻或消除患者恐惧情绪的目的。

3. 抑郁

抑郁（depression）是患病后患者普遍的情绪反应，是一组以情绪低落为特征的情绪表现。轻度的抑郁可能表现为心境不佳、悲观失望、自信心降低、兴趣减退等；严重的抑郁可能表现为睡眠障碍、无助、绝望、回避、兴趣丧失甚至轻生。患者的抑郁情绪，主要由治疗不顺利、不理想所致。长期抑郁对患者极为不利，它会降低患者的免疫功能，从而增加对患者原有疾病的治疗难度或引发新的疾病发生。

医务人员应主动为患者提供积极的治疗信息，给患者更多的解释、开导，采取各种方法消除或减轻患者的躯体症状，使患者树立战胜疾病的信心和勇气。

4. 愤怒

愤怒（anger）是个体在实现目标的过程中受挫时产生的情绪反应。由于患病严重阻碍了患者原有理想、抱负的实现，所以，在疾病过程中，愤怒是一种十分普遍的情绪反应。愤怒情绪多发生于患者治疗受挫的时候，如医疗条件限制、医疗技术水平较低、个人身体状况较差或患上难以甚至无法治疗的疾病。严重的愤怒可以导致攻击行为的发生，被攻击的对象可以是家人、医护人员甚至患者自己。遇到这种情况，医护人员应该冷静对待，避免与患者发生争吵，通过耐心细致的解释，平息患者的愤怒情绪。

医疗工作中，医护人员不仅应理解和体谅患者的愤怒反应，对患者进行恰当的引导，而且还应向家属分析愤怒反应与攻击行为产生的原因，使患者能得到家人及身边其他人的体谅与关心。

（三）患者的意志行为特征

疾病的治疗过程对患者来讲就是一个以恢复健康为目的的意志行为过程。在这个过程中，患者意志行为的变化主要表现为主动性降低而对他人的依赖性增加。依赖是进入患者角色后产生的一种退化或幼稚化的心理和行为模式。患者怕受冷落，总希望亲人陪伴，担心别人会远离自己。患病后变得被动依赖，自己能胜任的事情也不愿去做，有时故意呻吟不止，以获取别人更多的关心和呵护，成为人们关注的中心，如果目的不能实现，则会产生被遗弃的焦虑，或因自认为已成为家庭、社会的累赘而产生自卑感，从而严重影响治疗效果。

姑息迁就患者的依赖行为难以培养患者与疾病作斗争的信念，因此，医护人员应尽量发挥患者在疾病过程中的积极主动性，对严重依赖者给予必要的心理干预。

（四）人格特征变化

人格是比较稳定的心理特征，一旦形成后一般不会随时间和环境的变化而改变。但一些患者遭受对生活影响很大的疾病时（如难以治愈的恶性肿瘤、截肢、毁容等），可能会对一个人的人格特质产生暂时或长久的影响，导致患者的行为方式及思维模式发生改变。例如，一些患者生病后表现为自信心下降，对自己恢复和维持健康的能力缺乏自信心，对自己的社会生活能力不自信，常自我否定；有些患者因为组织器官结构或功能上的改变或丧失，感到悲哀、抑郁、羞耻、厌恶，导致患者自尊心和自我价值感降低等，患者可能会因此而变得更加孤僻和退缩。

第二节　不同病期患者的心理问题及干预

处于疾病不同阶段的患者，其心理反应必然会有差异；但对处于同一病期的患者，其心理反应具有一定的规律性。医务人员应掌握患者不同病期心理反应特点，以利于更好地促进患者康复。

一、急性期患者的心理问题及干预

急性期患者大多发病急、病情重，需要紧急处理，患者的心理反应往往非常强烈。

急性期患者的心理反应主要体现在情绪反应及行为反应两大方面。

(一)情绪反应

(1)焦虑。急性病往往起病突然,病势凶猛,患者对突如其来的疾病缺乏足够的心理准备,担心疾病所带来的严重后果;加之患病骤然改变患者的生理、生活状况,患者难以快速适应患者角色,没有时间安排工作及家庭生活等,这些均会导致患者产生焦虑情绪。例如,急诊入院患者突然离开熟悉的环境及家人,在医院易产生"分离性焦虑";伤残患者担心疾病对今后工作、家庭及生活的影响,产生"阉割性焦虑"。

(2)恐惧。急性期患者除了有明显的焦虑情绪外,大多还伴随着恐惧情绪的产生。大多数急危重病患者需进入监护室抢救治疗,没有家人陪伴,患者面对监护仪、呼吸机、除颤器等陌生的医疗设备,对自身疾病是否严重、会不会危及生命并不清楚,加之监护室的病友都是重症患者,目睹紧张的抢救及死亡情景,往往导致患者恐惧不安。

(二)行为反应

面对突如其来的疾病这一严重的应激源,患者会产生应激反应,有的患者会采取一些行为来缓解其应激反应。在就医过程中,有的患者急切要求接受治疗,家人也急于向医生叙述病情;有的否认自己有病,否认入住监护室的必要性;有的患者出现行为退化,表现为情绪失控、易激惹、哭闹不安等幼稚行为,不配合医务人员诊治等。

针对急性期患者的心理特征,医务人员要理解及尊重患者;认真观察患者的病情变化,沉着冷静、有条不紊地投入抢救和治疗;安排家属短时间探视患者;加强与患者的沟通,向患者提供相关信息,给予心理支持,帮助患者正确对待疾病。

二、慢性病患者的心理问题及干预

慢性病是指病程长达 3 个月以上,症状相对固定、常常缺乏特效药治疗的疾病。据世界卫生组织调查,各国慢性病的发病率呈逐年上升的趋势,严重危害人们的健康,给社会经济发展造成巨大的损失。在慢性病的综合治疗中,心理干预对控制慢性病的发展有重要意义。慢性疾病病因复杂,病程较长,病情时好时坏,疗效不佳,且有的慢性病患者因病而丧失或部分丧失社会生活能力,因此,慢性病患者的心理变化极为复杂。

(一)慢性病患者的心理问题

(1)抑郁心境。慢性病长期迁延不愈,部分患者甚至丧失劳动能力,其事业、家庭和经济蒙受了巨大的损失,患者常常感到沮丧、失望、自卑和自责,认为自己因病而成了他人的累赘。因此,对生活失去热情,加之疗效欠佳,不良情绪与日俱增,丧失了治疗的信心,有的甚至产生消极意念,有"生不如死"的轻生念头。

(2)怀疑心理与不遵医行为。慢性病病因复杂、病程长、疗效不理想,患者常因对慢性病缺乏认识,或因疗效不明显而怀疑治疗方案无效或医生的医疗水平不高。因此,有的患者反复要求其他医生会诊或改变治疗方案,有的擅自到院外治疗,甚至有的患者自行更换药物,影响医患关系和治疗效果。

(3)患者角色强化。慢性病患者因长期患病、休养、治疗,早已习惯了别人的关心和照顾,"继发性获益"强化了患者在心理上对疾病的适应,表现出较强的依赖性,强烈需要他人的关注，心理变得脆弱，出现社会退缩，回避复杂的现实问题等现象。但若患者长期依赖他人的照料，心安理得地休养，将影响疾病的康复过程。

（4）药物依赖或拒绝服药心理。很多慢性病患者由于长期服用某种药物，而对这种药产生了依赖的心理，有时由于病情已经稳定需要停用该药，或者由于病情需要换用其他药物时，患者会感到非常的紧张和担心，甚至出现躯体反应；但也有一些慢性病患者因为担心药物的副反应大，对药物产生恐惧心理，不遵从医嘱甚至偷偷将药扔掉，严重影响疾病的治疗。

（二）慢性病患者的心理干预

慢性病患者的综合治疗是一个长期的过程，应设计一个科学合理的心理干预计划。慢性病患者多为长期或反复住院者，往往有多处求医经历，他们对自身所患疾病有较多的了解，因此，医护人员只有与患者建立相互参与型的医患关系，才能调动患者的积极性。和谐的医患关系能够促进患者树立对诊治和护理的信心，促进患者积极地配合医护工作，改善对疾病的消极心理。

在医患心理沟通良好的前提下，向患者解释心理状态和疾病之间的关系，不良心境对健康的消极影响，告知疾病复发的原因及治疗、休养中应注意的问题，以及目前所采取措施的缘由，以强化患者主动配合，遵从医嘱。同时，鼓励患者家属、亲友等共同关心和支持患者，以便缓解和消除患者的消极情绪，增强患者战胜疾病的信心。

三、康复期患者的心理问题及干预

康复期是指患者经过临床治疗和护理，身体逐步康复，生活逐步恢复正常的过程。一般分为功能训练、整体康复、重返社会三个阶段：①功能训练：保存及恢复患者的感知、运动、语言及日常生活能力。②整体康复：患者从生理、心理及社会功能方面进行全面、整体的康复。③重返社会：康复后的患者以改善后的身体功能及心理状态履行社会职责，适应社会环境。在这三个阶段中，患者常常表现出以下心理特征。

（一）康复期患者的心理问题

1. 情绪反应

康复期的患者常见的不良情绪反应有：兴奋、焦虑和悲观。

（1）兴奋。部分患者经过治疗和护理，身体逐步康复，自认为病愈而产生兴奋情绪，易出现过多活动，不遵从医务人员拟定的康复训练计划等。

（2）焦虑、悲观。部分患者在康复阶段担心疾病恢复不彻底不能重返社会，特别是疾病导致伤残的患者，担心日后的学习、生活、婚恋及社会适应等，担心出院后能否得到家庭、学校、单位、社会的接纳与照顾，产生焦虑情绪。对于一些永久性严重伤残的患者，他们无法承受残疾所导致的重大挫折，感到悲观，放弃功能训练，甚至产生自杀念头。

2. 患者角色强化

一些患者经过前期的治疗，已经习惯别人的照顾，心理变得脆弱，产生社会退缩，回避现实，不愿意经过康复训练重返社会，表现出角色行为强化，对家人及医务人员依赖性强，强烈需要他人的关注。

（二）康复期患者的心理干预

让患者养成良好的生活习惯，每天早睡早起，制订适当可行的康复训练计划，使患者尽可能通过改善、代偿或替代的方式增强实际生活活动能力；通过技能培训，为回归工作和社会打下基础。鼓励患者进行各种锻炼，身体锻炼除了具有增强体质、锻炼意志作用外，还具有心理治疗的效应，对消除抑郁症状、帮助患者完善性格有很大作用。对患者的进步均给以肯定、表扬，使训练能循序渐进、持之以恒。良好的心理活动对体内的生理变化过程产生良好的、积极的效果。同时，如果患者能积极参加肢体功能训练，也能进一步改善心理状态，形成良性循环。

四、临终患者的心理特点及调适

了解个体临终前心理变化的特点，帮助个体宁静、坦然地面对死亡，尽可能减轻临终前身体和心理上的痛苦，增强临终者心身适应能力，提高临终生活质量，维护临终者的尊严，是医务工作者应尽的职责。

（一）临终患者的心理

临终患者由于疾病的折磨，对生的依恋，对死的恐惧，使其临终心理活动和行为极其复杂。1964年，美国精神病学家库伯勒·罗斯（K. Ross）通过研究提出临终患者心理发展大致经历了以下五个阶段。

（1）否认期。多数患者在得知自己的疾病已进入晚期时，表现震惊和恐惧，并极力否认突如其来的"噩耗"，不承认、不接受自己患有无法逆转的疾病的事实。认为诊断出了差错，遂怀着侥幸心理，四处求医，希望证实先前的诊断有误。这是否认心理防御机制在起作用，有其合理性，暂时的否认可以起到一定的缓冲作用，以免当事人过分痛苦。患者的这种心理一般持续数小时或数天。

（2）愤怒期。随着病情日趋严重，否认难以维持。强烈的求生愿望无法实现，极大的病痛折磨，加之对死亡的极度恐惧，导致患者出现不满、愤怒的心理反应。通常愤怒的对象是家人、亲友和医护人员，对周围一切挑剔不满，充满敌意，不配合或拒绝接受治疗，甚至出现攻击行为。

（3）协议期。当意识到愤怒怨恨于事无补只能加速病程时，患者开始接受和逐步适应痛苦的现实。求生的欲望促使患者与疾病抗争，此时，患者积极配合治疗和护理，希望通过医护人员及时有效的救助，疾病能够得到控制和好转，期望医学奇迹的出现。

（4）抑郁期。虽然患者积极地配合治疗，但病情仍日益恶化，患者逐渐意识到现代医疗技术已回天乏力，死之将至，患者存有的希望彻底破灭，此时，万念俱灰，加之频繁的检查和治疗、经济负担的压力和病痛的折磨，患者悲伤、沮丧、绝望，终日沉默寡言，对周围的事情漠不关心。但患者害怕孤独，希望得到家人和亲友的同情和安抚。

（5）接受期。面对即将来临的死亡，患者无可奈何地接受了这一残酷的现实，患者已不再焦虑和恐惧，表现出安宁、平静和理智，对一切事物漠然超脱，等待着与亲人的最后分别，等待着生命的终结。

（二）临终患者的心理调适

临终关怀以提高临终阶段的生命质量为宗旨，体现对生命价值的尊重，对临终患者的心理调适是临终关怀的重要组成部分。首先,应有效地帮助患者解除各种不适的症状,尤其是疼痛这一严重而常见的躯体症状,以减轻患者的恐惧、焦虑和抑郁的情绪;其次,理解和同情临终患者的处境,重视他们的要求,态度诚恳,语言温馨,操作轻柔,处处体现对患者的尊重,用真挚的情感关心体贴患者,陪伴临终患者度过生命的最后历程。

第三节 不同类型患者的心理问题与干预

患者患病种类繁多,病因复杂,病情轻重不一,病程长短各异。有的疾病起病较急、病情危重,而有的则隐匿起病,呈慢性经过,很难表述各种情况下患者的心理变化特点。本节主要介绍门诊患者、手术患者、癌症患者、器官移植患者及医疗美容领域中的心理问题。

一、门诊患者的心理问题及干预

(一)门诊患者的心理问题

门诊患者是指在常规门诊时间前往就医的非急诊患者。由于门诊患者诊疗过程中与医护人员接触时间相对较短,病因、病种和预后差异较大,所以门诊患者有一些独特的心理表现。

(1)希望能及时就医。到医院门诊就医的患者对医院环境极为陌生,加之医院分科越来越细,究竟应该到哪个科去就诊,这都给患者带来了很多的困惑。患者往往是楼上楼下各处询问,辗转好几个科室最后才找到"对口"的科室。同时,到医院就诊的患者都希望能尽快得到诊治,面对长长的挂号、候诊、取药队伍,患者往往是茫然不知所措。

(2)期盼技术高超、经验丰富的医者为其诊治。由于患者缺乏医学知识,加之对疾病的恐惧,所以总是希望经验丰富、技术高超的医生给自己诊治。部分患者为了达到让医术精湛的医生给自己诊治的目的,到处托熟人找关系。

(3)期盼明确的诊断和妥善的治疗。患者患病后急切想知道自己患了什么病,病程及预后如何,因此,就诊时往往期盼医生对他的疾病给予全面而详细的检查,希望医生能将确切的检查结果和明确的诊断告知他,并给予妥善、有效的治疗。

(二)门诊患者的心理干预

心理问题干预是指运用心理学的理论和方法,改变患者的心理活动状态和行为,使其趋向康复的过程。

(1)热情接待患者。针对患者对医院环境陌生的心理特点,门诊导医人员应热情接待患者,减轻患者的焦虑和紧张情绪,耐心指导患者应如何挂号,到哪里就医,怎样检查,尽可能地解除患者的疑惑。

(2)灵活安排就诊。门诊患者的情况千差万别,医护人员应理解患者的求医心情,给予灵活的引导。对疑难病症或多次就诊未明确诊断者应尽可能引导到合适的医生处进行诊治。对于患者的不同情况要善于分析,区别对待,灵活安排,以便患者能得到及时的医治。

（3）加强信息交流。对于患者有关疾病方面的困惑，医护人员应主动耐心地进行沟通和解释，如检查结果如何及有何意义，患者所患疾病是什么，有什么危害，应如何治疗，所开药物如何服用，服药过程中的注意事项，药物可能出现的毒副作用，何时来院复诊等。医护人员科学的解答可消除患者的疑惑，对疾病的治疗可以产生积极的作用。

二、手术患者的心理问题及干预

无论什么样的手术对躯体来说都是一种创伤，尤其是有的手术危险性还较大，因此，患者会产生各种各样的心理反应。这些心理活动会影响手术效果及术后的康复，因此，应该了解手术患者的心理特点并采取相应的措施进行干预，以消除患者的消极心理，获得最佳的手术效果。

（一）手术前患者的心理问题及干预

（1）手术前患者的心理问题。手术是一种有创性的医疗手段。手术前，由于患者对手术缺乏了解，害怕术中疼痛，担心手术发生意外，甚至死亡，因而产生焦虑、担忧和恐惧等情绪反应。具体表现有心慌、手抖、出汗、坐立不安、食欲减退、睡眠障碍等。患者产生极为矛盾的心理，既想接受手术又害怕手术，有的患者借口拖延手术日期或拒绝手术。个别患者在手术前因为过度紧张，刚进手术室便大汗淋漓、心跳加快、血压下降，不得不暂缓手术。

（2）手术前患者心理问题的干预。首先，耐心听取患者的意见和要求，并向其阐明手术的必要性和安全性；然后，及时向患者和家属提供有关手术的信息，如手术的简略过程，手术应注意的事项，术中、术后可能使用的医疗设施及可能出现的不适感；安排家属、朋友及时探视，增强患者治疗疾病的信心，减轻术前恐惧；鼓励患者学习减轻术前焦虑的常用行为控制技术。

（二）手术中患者的心理问题与干预

（1）手术中患者的心理问题。手术中患者的心理问题主要是对手术过程的恐惧和对生命安全的担忧。局麻和椎管内麻醉使患者始终处于清醒状态，他们对手术过程的各种信息高度关注，并以此来推测自己病情的严重程度及手术是否进展顺利。因此，医务人员术中出现的不恰当的话语是导致患者不良心理反应的重要原因。

（2）手术中患者心理问题的干预。当患者在清醒状态下接受手术时，手术者及有关工作人员应谨言慎行，不使用有可能让患者担心和焦虑的话，不讲与手术无关的话题以免造成患者误解；发生意外时应保持镇定，切忌惊慌失措、大声喊叫，导致患者恐惧紧张。

（三）手术后患者的心理问题与干预

（1）手术后患者的心理问题。术后由于疾病痛苦解除，患者会产生短暂的轻松感，但是术后2~3天，由于手术创伤引起疼痛和不适，加之担心切口裂开或出血，躯体不能自主活动，患者会感到痛苦难熬、躁动，产生沮丧、失望、无助和悲观的心理。尤其手术使患者部分生理功能丧失或体貌改变时，或手术效果达不到患者预先的期望时，患者会产生一系列严重的心理反应。

（2）手术后患者心理问题的干预。麻醉清醒后，应立即向患者反馈手术的有利信息，给予鼓励和支持；了解患者的疼痛情况，及时给予镇痛药减轻疼痛；通过心理疏导，帮助患者克服消极情绪。有的患者消极情绪的产生是因为评价手术疗效的方法有误，因此，医护人员应将正确的评价疗效的方法告诉患者，让患者感到自己正在康复之中。

三、癌症患者的心理问题及干预

癌症是严重威胁人们健康的疾病，是造成人类死亡的一项主要原因。卫生部疾病预防控制局 2010 年报告，目前我国癌症每年发病人数约 260 万，死亡 180 万，癌症死亡人数占我国居民死亡人数的近 1/4，过去 30 年我国癌症死亡率增加了 80%。随着我国城镇化、工业化、老龄化进程日益加速，癌症对我国居民的健康危害还将日趋严重。癌症的发病原因并未完全明确，随着对肿瘤研究的深入，逐渐认识到心理社会因素与癌症的发生发展密切相关。癌症患者存在大量的心理问题，且不良的心理反应及应对方式对病情的发展及生存质量有显著的影响。依据癌症患者在诊断、治疗、转归过程不同的心理反应将其划分为四个阶段。

（一）癌症患者的心理问题

1. 诊断阶段的心理特征

确诊前疑为癌症时，患者常见的心理反应表现为震惊、否认、茫然不知所措、紧张、焦虑等。一方面患者可能因潜在的"恐癌"意识而回避现实，隐瞒、否认病情；另一方面，担心癌症诊断被证实，伴有坐卧不安、失眠、食欲下降、对环境刺激敏感多虑等心理及行为反应。

2. 确诊阶段的心理特征

癌症一旦确诊后，患者受到极大的心理冲击，反应强烈，出现恐惧、绝望情绪，甚至出现情绪休克。当确认癌症是不可更改的事实后，患者最终不得不接受患癌的事实，其心理反应表现为焦虑、愤怒、情绪低落等。有的表现为爱发脾气，常向亲人及医务人员发怒，出现攻击行为；有的则出现沮丧、悲哀、抑郁等情绪，表现为对生活失去信心，情绪低落，不愿与任何人接触，整日沉浸在悲伤中不能自拔，对治疗忧虑重重，甚至出现自杀倾向或行为。这些心理反应均会导致病情恶化，影响治疗的疗效。

3. 治疗阶段的心理特征

处于治疗阶段的患者，多数已接受了患癌的事实，强烈的求生欲望促使患者主动就医，遵守医嘱，配合治疗。但在治疗过程中，任何治疗的反应及病情的变化均会引起患者的心理变化，产生侥幸、恐惧、无助、依赖、放弃治疗等心理。患者始终处于希望与绝望的矛盾情绪中，常见的心理问题有以下几个方面。

（1）侥幸与幻想。有的患者在治疗过程中幻想发生医疗奇迹，心存侥幸；有的患者四处求医，对一些民间偏方深信不疑，这些都影响疾病的治疗进程。

（2）恐惧与焦虑。焦虑及恐惧的产生，来源于患者对癌症病情发展与转归的未知，对手术、放化疗不良反应的感受及癌痛折磨等。患者表现为烦躁、易激动、健忘等，多采取攻击或逃避的方式来降低恐惧感。大量研究显示，癌症患者焦虑的发生率较高，其主要原因在于患者对疾病的严重性及治疗过程有一些了解，接受了一些关于治疗及预后的负面信息。恶性肿瘤的发生、发展恶化及预后与患者的紧张、恐惧、焦虑关系极大，不良的情绪往往导致患者的生活质量下降，影响治疗效果。

（3）孤独与无助。患者住院治疗后，社会角色发生改变，加之多数患者感觉患病后生命偏离了正常轨道，不能进行良好的情绪控制，难以与周围人相处，从而产生孤独感。有的患者对医生的治疗抱有极大的希望，一旦治疗过程未达到预期效果，出现癌症复发、转移等，患者就会产生无助情绪，感到无能为力、无所适从，进一步可发展为抑郁，导致意志消沉、情绪低落。患者对治疗失去信心，认为自己不可救药，消极冷漠，不配合治疗，甚至产生自杀念头。

（4）被动依赖。患者的依赖一方面表现在过度甚至夸大医疗的作用，相信医生能使病情得到控制，能治愈癌症；另一方面表现在有的患者由于疾病的原因，行为上出现退化，对自己力所能及的事要别人代劳，变得没有主见。

4. 康复与转归阶段的心理特征

经过癌症的治疗阶段后，多数患者对癌症有较深的认识，能接受癌症的康复结果，适应以后的生活。但也有部分患者由于丧失了全部或部分自理能力，会产生孤独、无助感；有的患者出现自卑心理，回避人际交往；有的患者由于癌症复发、转移、疼痛等，消极等待，极度哀伤、抑郁。

（二）癌症患者心理问题干预

多数学者主张将癌症的诊断和治疗的信息告诉患者，让其了解治疗中可能出现的各种副作用和并发症，并进行解释和心理辅导，有利于患者配合治疗。当然告知病情，应根据患者的人格特征、病情程度，谨慎而灵活地选择时机和方式。纠正患者"癌症等于死亡"的错误认知，帮助其了解相关知识，并积极处理患者的各种情绪问题；采用各种措施减轻和消除疼痛，对晚期癌症患者的疼痛应尽早使用药物控制，不必过多考虑止痛药的各种禁忌；积极宣传教育，倡导健康的生活方式，切断不良生活、行为方式与癌症的联系。

四、器官移植患者的心理特征及干预

器官移植是针对患者重要脏器病损后功能衰竭，除采用健康器官置换外，已别无他法的一种手术治疗方法。由于器官移植技术、移植免疫及各种免疫抑制剂在临床上的广泛运用，移植技术已成为治疗器官功能衰竭的有效手段，是20世纪医学发展中最令人瞩目的高新技术之一。近年来，伴随着器官移植技术的开展，器官移植患者的心理问题也引起了研究者们的广泛关注。

（一）器官移植患者的心理特征

（1）器官移植前患者的心理特征。器官移植患者都是身临绝境、不接受移植手术不能存活的患者，他们大多对器官移植基本知识、医疗技术及移植的生命质量、生活前景等缺乏客观认识，加之患病后长期的生理与心理的重负及昂贵的手术费用，患者常常会出现心理或行为方面的问题。表现为注意力不集中、睡眠障碍、依赖性增加、猜疑心加重、感情脆弱、情绪不稳等，有的患者拒绝治疗，不遵守医嘱，违反医嘱继续抽烟，甚至放弃治疗等。

（2）移植术后的心理状态。移植早期阶段患者有欣慰和再生感，随着治疗的继续及并发症的发生，患者则会产生不同的心理反应。研究发现，移植手术后的整个心理反应

过程可视为新脏器合并为身体的一部分的一个过程，即一体化的过程，可分为三个阶段：异体阶段、部分一体化阶段和完全一体化阶段。异体阶段多见于术后初期，患者对移植器官有异物感，从主观上机能不协调，觉得新脏器是个异体，难于被接受，有疏远感或分离感；部分一体化阶段的患者逐渐习惯其新生脏器，异体印象逐渐消退，减少了过分关注；完全一体化阶段，新脏器已被统一在身体的自我内部意象里，患者喜欢打听供体的情况，甚至在康复后仍想方设法详细了解，并因之发生心理改变；有的患者觉得新脏器似胎儿般需要照顾，有些尸肾来源的移植患者，幻想或梦见新脏器还在宿主体内，而其"幽灵"在自己体内徘徊等现象出现。

（二）器官移植患者的心理干预

医务人员应针对器官移植患者术前及术后的心理特点进行有针对性的心理干预，其干预措施主要包括满足患者术前对器官移植知识的需求，使其主动配合手术；加强术后移植患者对相关知识的了解。国外成功经验表明，加强器官移植患者社会支持，能有效地缓解移植术后患者的心理压力，提高患者的生活质量，增强患者对术后治疗的依从性。因此，充分利用社会支持，取得家属的配合至关重要。

五、医疗美容领域中的心理特征及干预

随着生活水平及文化素质的提高，人们对美的需求日益广泛和强烈，要求美容整形手术者越来越多，我国美容整形外科得到了迅速发展。从社会心理学角度分析，实施美容整形外科手术在改变人体容貌的同时，也在满足人们较高层次的心理需求。美容整形手术效果的判定一般从手术的客观结果和受术者的心理状态两方面考虑。手术的客观结果可以标准化，但受术者的心理状态则因人们的心理素质及审美观的差异而不同，一些客观上理想的美容整形手术，其结果并没有使受术者感到满意，相反可能在其心理上引起负面反应。

（一）美容整形受术者心理特征

由于受术者社会文化背景、世界观、审美观等的差异导致不同的受术者具有不同的心理特征。国内外学者从不同的角度对美容整形受术者的心理特征进行了分类。里奇（J. Reich）将美容整形受术者心理分为五类：①忧虑型。性格优柔寡断，顾虑重重，非常关注手术方案及术后客观改善情况。②依赖型。易受周围人暗示，别人认为手术成功则兴高采烈，否则沮丧忧虑。③情感型。思想活跃，愿望明确，易于表达自己的情感，对手术并发症和不良后果异议较少。④偏执型。夸大形体缺陷、疑心较重、敏感易怒。⑤分裂型。性格胆怯，害羞怪僻，缺乏自信和勇气。国内学者徐宏志将受术者心态分为三类：Ⅰ型求美者：以青少年为主，自我为中心，有较高的自我陶醉意向，手术目的是在容貌上超过别人；Ⅱ型求美者：心理不稳定，易受他人影响，手术目的是为改变别人对自己的看法；Ⅲ型求美者：容貌缺陷明显，心理苦恼，性格内向，缺乏自信，有自卑胆怯心理，迫切需要手术改变境况，重建新的生活。

美容整形受术者心理问题贯穿于美容整形外科手术过程的始终，从术前期待到术后对待手术效果的态度，其心理状态会有一些变化。术前主要心理状态有四种：①焦虑心理。在等待过程中，美容整形受术者可能出现焦虑心理，不断询问自己的手术时间和方

案。②畏惧心理。以前未接受过手术的美容整形受术者很容易出现畏惧心理，担心会出现意外，担心手术并发症和手术效果。③矛盾心理。美容整形受术者一方面希望手术能达到自己的目的，改善自己的容貌；另一方面又怕手术的痛苦和危险，担心手术能否达到期望的效果。这种矛盾的心理使美容整形受术者感到内心不安，他们在等待过程中，希望得到指点、帮助和安慰，以增强他们对手术的信心。④无所谓心理。这种心理多出现在少数已经成功接受过美容整形手术的美容整形受术者。美容整形手术后，很多受术者的心理也会发生较为明显的变化，一些受术者通过手术增强了自信，提高了自我评价，改善了体像，获得了积极的心理效应；而另外一些受术者则可能术后无法接受自己容貌的改变，或是由于周围人无法接受自己的改变而产生社交困难因而可能出现焦虑、烦躁、易怒等情绪。

（二）美容整形受术者心理干预

美容整形外科受术者心理异常比例高、类型多、影响因素较为复杂。医务人员对此应予以足够的重视。运用心理学的技术和方法，关注受术者的心理变化，加强医患之间的交流，认真倾听受术者的讲述，并给予同情和关注，与受术者建立良好的心理相容的医患关系，加强心理疏导，使患者能减轻容貌缺陷和畸形所带来的心理负担，同时，接受术后效果，主动配合治疗。

【本章小结】

患者是一特殊社会角色，在角色适应过程中会产生适应和适应不良等类型；了解影响患者就医行为和遵医行为的各种因素，了解患者的心理需要和心理特征，了解不同疾病阶段和不同疾病类型患者的心理特征，采用合适的心理干预手段，对于消除患者的心理问题，建立和谐的医患关系意义重大。

【讨论题】

1. 患者常见的角色行为适应不良有哪些？
2. 患者一般的心理特征体现在哪些方面？
3. 手术前后，患者常见的心理特征是什么？心理问题体现在哪些方面？
4. 讨论癌症患者在诊断、确诊、治疗、康复与转归四个阶段的心理特征及问题。

【推荐读物】

1. 〔美〕查理德·格里格，菲利普·津巴多. 心理学与生活. 王垒译. 北京：人民邮电出版社，2008.
2. 易法建，冯正直，倪泰一. 心理医生. 重庆：重庆出版社，2006.

（重庆医科大学　朱文芬）

第十章　医患关系与医患沟通

【本章学习要点】

1. 医生角色的权利与义务。
2. 影响医生医疗行为的因素。
3. 医患关系的历史演变及特点。
4. 影响医患关系的因素。
5. 医患沟通的言语与非言语技巧。

当前的医患关系已成为全社会共同关注的焦点。和谐的医患关系不仅是医患权益获得保障的前提条件，而且也是医疗活动正常运行的坚实基础。建立和谐的医患关系是政府、医疗机构、医务人员、广大民众乃至全社会的共同期盼，需要社会各方的共同努力。在当前医患关系紧张与物化的背景下，医患沟通的意义与技巧更是备受关注。现代医学是自然医学与人文医学的结合，科学家也许更多地付诸理智，艺术家也许更多地倾注感情，而医生必须集冷静的理智与热烈的感情于一身，既要理性地对待疾病，又要艺术地对待患者，力争以理服人，以情感人，只有情理交融，才能尽显医患沟通的价值，尽其所能发挥最大的疗效。

第一节　医生角色与医疗行为

一、医生角色概述

人类医疗活动的历史与人类社会的存在时间几乎等长，但这并不意味着医生角色的存在也是如此。奴隶社会以前，医生多是由其他社会职业的人兼任，还没有出现明确的医生角色；奴隶社会之后，随着社会分工的专业化与医疗活动的分化，医生角色才逐渐得以确立和发展。

虽然在不同的历史时期医生角色的内容有一定的差别，但毋庸置疑，医生角色是一种非常明确、非常重要的社会角色。社会角色是指与人们的某种社会地位、身份相一致的一整套权利、义务的规范与行为模式，是人们对具有特定身份的人的行为期望，它是构成社会群体或组织的基础。简言之，社会角色就是指与人们的特定社会地位相一致、与社会对这个地位的期待相符合的一套行为模式。任何一种社会角色都必然与一系列的行为模式相联系,这一行为模式包含了行为主体的义务和权利,当然,医生角色也不例外。但是,在不同的历史时期,医生主体的义务与权利规范的建立与发展却并不是同步的。

受不同社会文化背景的影响,医生角色的行为模式或规范组成也在不断地发生着变化。在古代社会,医生角色的行为模式主要受制于一些道德戒律,如《希波克拉底誓言》《大医精诚》《医家五戒十要》等经典的医德文献都是对医生角色的规范要求;西方社会文艺复兴之后,随着人权意识的觉醒,权利与义务观念深入人心,医生角色的规范组成不再仅仅局限于道德戒律,而是包含医生角色的义务与自身的权利要求。19世纪以后,随着医学专业分科的日益精细化、医生知识结构与临床操作的分化,不同专业的医生形成了不同的技术规范,因此,医生的角色中又增加了技术规范的内容。20世纪后半叶,随着生物-心理-社会医学模式的提出,自然医学与人文医学的结合已成为大势所趋,人文医学的理念逐渐被接受和认可,基于此,人文医学亦逐渐被纳入到医生角色的规范要求中。

美国社会学家帕森斯在《社会系统》中曾阐述了社会对医生的角色期望:①技术的专门性,即医生的地位自主性应得到广泛认可;②情感的中立性,即医生的治疗过程应保持相对客观;③对象的平等性,即医生对待所有患者的态度应一视同仁;④职能的专一性,即医生的行为控制范围应仅限于医务工作。医生角色作为一种社会角色,其社会规范与行为模式可见诸于一系列的义务、责任与权利等具体内容中。

(一)医生角色的义务和责任

角色义务是指行为主体应尽的社会责任,包括行为主体"当为"与"不当为"两个方面。医生角色的义务是指医生在执业活动中应"当为"一定行为和"不当为"一定行为的范围和限度。在医患关系中,医生的义务对应于患者的权利。鉴于医患关系中患者部分主体权利的"让渡"与转移,各国为平衡医患关系,实现公平正义,在医师法中一般着重规定甚至专门规定医生的义务与责任。

现代医学强调自然医学与人文医学的结合,相对应地,医生角色的义务与责任中不仅包含技术性的成分,而且包含非技术性的内容。

1. 法定义务

(1)诊疗患者,维护患者健康的义务:医疗机构以救死扶伤,防病治病,为公民的健康服务为宗旨。我国《执业医师法》第二十二条第一款明确规定,医师在执业活动中要履行"遵守法律、法规,遵守技术操作规范"的义务;第二十二条第二款明确规定,医师在执业活动中要履行"树立敬业精神,遵守职业道德,履行医师职责,尽职尽责为患者服务"的义务;第二十五条明确规定,"医师应当使用经国家有关部门批准使用的药品、消毒药剂和医疗器械。除正当诊断治疗外,不得使用麻醉药品、医疗用毒性药品、精神药品和放射性药品"。《医疗机构管理条例》第二十七条规定,医方应当保证其提供的医疗服务符合保障患者的健康和经济利益的需要,不得超核准登记的诊疗项目开展诊疗活动。该条例第三十一条规定,对因限于设备或技术条件不能诊疗的患者,应当及时转诊。医务人员对于患者不仅具有提供医疗服务的义务,而且具有高度注意的义务,即对患者的疾病,以及由疾病、治疗所引起的生命健康的危险性具有预见和防止的义务。

（2）告知患者，征得患者同意的义务：患者享有知情同意的权利。《医疗机构管理条例》实施细则第六十二条明确规定，医疗机构应当尊重患者对自己的病情、诊断、治疗的知情权利。为取得患者对医疗行为的有效同意，医师有义务向患者告知、说明其病情、诊断、治疗、预后等相关的医疗情况，尤其是当诊疗措施带有一定的医疗风险、可能产生不良后果时，医师更有义务向患者做出充分的解释和说明。医方应当向患者提供有关医疗服务的真实信息，不得作引人误解的虚假宣传。我国《执业医师法》第二十六条第一款明确规定，医师应当如实向患者或者其家属介绍病情，但应注意避免对患者产生不利后果。《医疗事故处理条例》第十一条中也明确规定，在医疗活动中，医疗机构及其医务人员应当将患者的病情、医疗措施、医疗风险等如实告诉患者，及时解答其咨询，但是应当避免对患者产生不利影响。在实施手术、特殊检查、特殊治疗时，具有如下情形之一的诊疗活动应向患者做出必要的解释：①具有一定的危险性、可能产生不良后果的检查和治疗；②由于患者体质特殊或者病情危急，可能对患者产生不良后果和危险的检查和治疗；③临床实验性的检查和治疗；④收费可能对患者造成较大经济负担的检查和治疗。医师绝对不能为了让患者接受自己的医疗方案而隐瞒诊疗手段所可能带来的伤害。

医方常存在一个误区：只要符合患者的健康利益，那么，医师的诊疗方案就与患者的关系不大。事实上，很多医师在为患者的健康利益服务的同时，忽视了患者的自主权利，忘记了自己只是代行患者"让渡"的一部分自主权而已。《医疗机构管理条例》第三十三条规定，医疗机构施行手术、特殊检查或特殊治疗时必须征得患者同意，并应当取得家属或者关系人同意并签字；无法取得患者意见时，应当取得家属或者关系人同意并签字；无法取得患者意见又无家属或者关系人在场，或者遇到其他特殊情况时，经治医师应当提出医疗处置方案，在取得医疗机构负责人或者被授权负责人的批准后实施。《医疗机构管理条例》实施细则第六十七条规定，因实施保护性医疗措施不宜向患者说明情况的，应当将有关情况通知患者家属。我国《执业医师法》第二十六条第二款也明确规定，医师进行实验性临床医疗，应当经医院批准并征得患者本人或者其家属同意。事实证明，尊重患者的"知情同意权"能够有效地化解医患危机。

（3）尊重患者，保护患者隐私的义务：由于医疗服务的特殊性，医务人员为了保证诊疗的准确性，往往需要了解患者与疾病有关的一些个人生活隐私。对于患者的这些不愿为人所知的个人秘密，医务人员既不能肆意嘲讽，也不能随意泄露。患者在接受诊疗服务时享有人格尊严受到尊重的权利。我国《执业医师法》第二十二条第三款中明确规定，医师要履行"关心、爱护、尊重患者，保护患者的隐私"的义务。在美国，医患关系属于信任关系，医师对于患者负有保密义务，若有违反，患者可依据《侵权行为法》或《契约法》请求损害赔偿。我国法律对此也有相关的规定。我国《传染病防治法实施办法》第四十三条明确规定："医务人员未经县级以上政府卫生行政部门批准，不得将就诊的淋病、梅毒、麻风病、艾滋病病人和艾滋病病原携带者及其家属的姓名、住址和个人病史公开。"最高人民法院《关于审理名誉权案件若干问题的解释》中规定："医疗卫生单位的工作人员擅自公开患者患有淋病、麻风病、梅毒、艾滋病等病情，致使患者名誉受到损害的，应当认定为侵害患者名誉权。"尊重患者的人格、保护患者的隐私，既是医师职业道德的基本要求，也是其必须履行的法律义务。

（4）抢救患者，不得拒绝诊治的义务：生命权是一项基本人权，尊重患者的生命权利是医疗职业的需要。医务人员有义务向患者提供及时的医疗服务，尤其是对病情危重、急需抢救的患者，更不得以任何理由拒之门外、延误治疗。我国《执业医师法》第二十四条明确规定，对急危患者，医师应当采取紧急措施进行诊治；不得拒绝急救处置。当突发性的自然灾害或流行性的疫情发生时，医务人员肩负稳定社会秩序、保护人民生命安全的责任和义务。《执业医师法》第二十八条明确规定，遇有自然灾害、传染病流行、突发重大伤亡事故及其他严重威胁人民生命健康的紧急情况时，医师应当服从县级以上人民政府卫生行政部门的调遣。医务人员决不能以任何政治的、社会的等非医疗理由推诿、躲避、延误急救工作。

（5）服务患者，不得谋取私利的义务：患者有权复印门诊病历、住院志等病历资料，出院时有权索要处方副本或影印件。医方应当按照有关规定或医疗惯例出具服务单据、病历资料等。我国《医疗机构管理条例》第五十三条规定："医疗机构门诊病历的保存期不得少于15年；住院病历的保存期不得少于30年。"

为保障整个社会和广大人民的权益，医师在发生医疗事故或者发现传染病疫情、食物中毒、涉嫌伤害事件或者非正常死亡时负有报告的义务。我国《执业医师法》第二十九条明确规定，医师发生医疗事故或者发现传染病疫情时，应当按照有关规定及时向所在机构或者卫生行政部门报告。医师发现患者涉嫌伤害事件或者非正常死亡时，应当按照有关规定向有关部门报告。

医师在执业过程中应尽力维护患者的合法权益，不得在医疗机构正常业务收费之外非法收受患者及其家属的财物或其他不正当的利益，更不允许利用职务之便对患者或其家属实施敲诈勒索。我国《执业医师法》第二十七条明确规定，医师不得利用职务之便，索取、非法收受患者财物或者牟取其他不正当利益。

（6）遵守医德，当行"不当为"的义务：医方不得出具各种虚假证明材料。未经医生亲自诊查，医疗机构不得出具疾病诊断书、健康证明书或者死亡证明书等证明文件；未经医师、助产人员亲自接产，医疗机构不得出具出生证明书或者死亡报告书。医方不得以医谋私。医方不得以格式文书、通知、声明等方式作出对患者不公平、不合理的规定，或者减轻、免除其损害患者合法权益应当承担的民事责任。我国《执业医师法》第二十三条明确规定："医师实施医疗、预防、保健措施，签署有关医学证明文件，必须亲自诊查、调查，并按照规定及时填写医学文书，不得隐匿、伪造或者销毁医学文书及有关资料。医师不得出具与自己执业范围无关或者与执业类别不相符的医学证明文件。"

2. 道德义务

（1）承担社会预防保健的义务：随着社会的发展与科技的进步，人们对健康的认识逐渐深化，"预防重于治疗"的理念日益深入人心。现如今，生活环境、公共卫生、生活方式等与健康的密切关系已被高度重视，心理与社会因素在健康与疾病转化过程中的重要作用也被深切关注。我国《执业医师法》第二十二条第五款明确规定，医师负有"宣传卫生保健知识，对患者进行健康教育"的义务。鉴于此，面向社会的预防保健任务，如"大卫生"观念的宣传、医药卫生知识的普及、健康教育活动的开展、文明生活方式的倡导、卫生防疫运动的推广、大众保健能力的提高、群体健康意识的塑造等便成为医师义不容辞的责任。

（2）提高人类生命质量的义务：医务人员肩负提高全人类生命质量的艰巨使命，其实施途径主要表现为：①积极建立社区医疗服务的网络体系，扩大服务的范围与内容，使得服务范围从医院内延伸到医院外，服务内容从治疗拓展到预防，尽可能为社区群众提供各种医疗保健服务、健康教育服务、遗传咨询服务、家庭病床服务等，最大限度地满足社会医疗护理的要求；②主动参加优生优育、计划免疫等提高人类健康素质的工作；③真诚关注老年人的保健，重视其亚健康的诊治；④热心开展"优生"与"优死"的教育活动，促进社会的和谐、文明和进步。

（3）发展医学科学事业的义务：医学科学事业的进步与发展主要表现为保健诊疗知识的完善与临床诊治水平的提高，而这必然需要医务人员对新理论、新技术、新操作的刻苦钻研。我国《执业医师法》第二十二条第四款明确规定，医师应履行"努力钻研业务，更新知识，提高专业技术水平"的义务。医学科学关系到人的生老病死，其任务艰巨而伟大，医务人员只有依靠饱满的热情与执著的信念不断学习、钻研，才能切实践行全心全意为公民健康服务的宗旨。

（二）医生角色的权利

角色权利是指行为主体所享有的权利和利益。角色权利是指行为主体履行角色义务时所具有的支配他人或使用所需的物质条件的权利。角色权益是指行为主体在履行角色义务后应当得到的物质与精神报酬。传统医学在医患关系中较为强调医生的角色权利，这是由其职业特点所决定的，但是医生的角色权利也不是可以任意行使的，医生必须确保在道德和法律的范围内行使自己的权利。

1. 疾病诊疗权

为患者提供诊断与治疗，即执业医师的行医权，是一项国家通过立法予以确认和保护的权利。我国《执业医师法》第三条明确规定："全社会应当尊重医师。医师依法履行职责，受法律保护。"其中，医师依法所履行的"职责"指的就是行医权。

医生在行医过程中具有独立自主的处方、诊断与治疗权利。我国《执业医师法》第二十一条第一款明确规定，医生有权"在注册的执业范围内，进行医学诊查、疾病调查、医学处置、出具相应的医学证明文件，选择合理的医疗、预防、保健方案"。医生在执业过程中有权获得与疾病有关的患者资料，即享有疾病调查权；医生在执业过程中有权依据检查结果自主作出疾病诊断，即享有自主诊断权；医生在执业过程中有权根据病情需要采取医学处置措施，即享有医疗处置权；医生在执业过程中有权按照患者要求和诊疗结果出具相应的医学证明，即享有医学证明权；医生在执业过程中有权获得与其执业活动相当的医疗设备基本条件，即享有执业条件保障权。我国《执业医师法》第二十一条第二款明确规定，医生在执业活动中，有权按照国务院卫生行政部门规定的标准，获得与本人执业活动相当的医疗设备基本条件。基于对患者与社会利益的维护，医生在诊疗活动中的自主权利不受干涉，即使是来自社会上或政治上的干预，医生仍有权排除非医学理由的影响而根据患者的实际做出自主判断。《日内瓦协议法》中已有明确规定："在我的职责和我的患者之间不允许把对宗教、国籍、种族、政党和社会党派的考虑掺进去。"

应当指出的是，与权利相伴随的是义务与责任。医生有权深入了解患者的病情，但要保护患者隐私；医生有权给患者开具医学处方，但不能超越注册的执业范围且必须本人亲自书写；医生有权要求患者进行必要的医学检查，但要遵循科学、有效、经济、合理的原则；医生有权自主诊断患者的疾病，但要承担诊断失误带来的相应后果；医生有权选择处置方案，但要取得患方的知情同意；医生有权出具医学证明，如出生医学证明、出院证明书、诊断证明书、死亡证明书、伤残证明、休假证明等，但要符合从业的执业类别。

2. 特殊干涉权

由于医学职业的特殊性与患者的多样性，医生在医疗活动中经常会遇到许多特殊的情况，如精神病患者、自杀未遂者、人体试验者、传染病患者等，对于这些特殊情况，医生需要依法进行干涉控制，以维护患者与社会的利益。

特殊干涉权是指医生以患者与社会的利益为出发点，有权在特定的情况下限制患者的自主权。特殊干涉权的行使要合乎道德与法律的要求，判断其合理性的核心在于：以医生的特殊干涉权来否定患者的自主权是否是必要的、正确的。只有当患者的自主原则与生命价值原则产生冲突时，只有当患者的自主原则与有利无伤害原则产生矛盾时，只有当患者的自主原则与社会公益原则产生抵触时，医生的特殊干涉权才是正当的、合理的。①特定情况下，对某些患者强迫治疗。当精神病患者、意志丧失者或自杀未遂者等患者拒绝治疗时，医生可以行使特殊干涉权，强迫患者治疗或采取措施控制其行为。当患者或家属提出错误的要求，并对患者的健康或疾病有明显危害，或家属代理患者做出有违患者本人意愿的决定时，医生的干涉都是必要的。需要指出的是，确诊已无望治愈的患者可以拒绝治疗，但必须合乎下列条件：医生已全面向患者陈述利害关系，且患者是在清醒状态下做出的理智决定；法律许可范围内，符合集体的长远利益，可不必强迫治疗。②特定情况下，对某些患者停止治疗。当进行人体试验性治疗时，虽然试验已获得患者的知情同意，但对于一些高度危险的、可预见严重后果的试验，医生必须以患者的利益为出发点，采用特殊干涉权主动停止试验。③特定情况下，对某些患者隐瞒病情。患者有知情权，医生有告知义务。但是，当可预见患者了解病情后的不良影响时，医生有权隐瞒真相，这是一种道德的、正当的行为。④特定情况下，对某些患者强制隔离。现行法律法规规定，医疗保健机构、医疗卫生防疫机构在特定情况下可对传染病患者（疑似传染病患者）实施强制隔离治疗。这种强制性的治疗既是国家社会治安的需要，也是一种行政医疗权的体现。

3. 基本公民权

公民依法享有人身、经济、文化、政治等方面的权利。医务人员与患者一样都是社会的平等公民，享有普通公民应有的权利。

人身权利。人身权利包括生命权、健康权、姓名权、荣誉权、名誉权等。我国宪法明确规定，公民的人身自由不受侵犯，公民的人格尊严不受侵犯。我国《执业医生法》第二十一条第五款明确规定："医师在执业活动中，人格尊严、人身安全不受侵犯。"为保障医生的人身安全与医院的正常秩序，公安部、卫生部《关于维护医院秩序的联合通告》规定：禁止任何人利用任何手段扰乱医院的医疗秩序。人格尊严与人身安全都是人权保护的范围，医生在医疗过程中难免会出现失误，不能采取对医生的侮辱、威胁甚伤害等违法手段来解决医疗纠纷。《医疗事故处理条例》第三十三条规定，下列情况不属于医疗事故：在紧急情况下为抢救垂危患者生命而采取紧急医学措施造成不良后果的；在医疗活动中由于患者病情异常或者患者体质特殊而发生医疗意外的；在现有医学科学技术条件下，发生无法预料或者不能防范的不良后果的；无过错输血感染造成不良后果的；因患方原因延误诊疗导致不良后果的；因不可抗力造成不良后果的。《医疗事故处理条例》第五十九条规定：以医疗事故为由，寻衅滋事、抢夺病历资料，扰乱医疗机构正常医疗秩序和医疗事故技术鉴定等工作，依照刑法关于扰乱社会设计秩序罪的规定，依法追究刑事责任，尚不够刑事处理的，依法给予治安处罚。

经济权利。医生有权依法要求所在单位及其主管部门提供与其地位和作用相称的物质经济保障。我国《执业医师法》第二十一条第六款明确规定，医生有权"获取工资报酬和津贴，享受国家规定的福利待遇"。

文化权利。我国《执业医师法》第二十一条第三款规定，医生有权"从事医学研究、学术交流，参加专业学术团体"。医生有权对疑难杂症实施科学研究，但应以不损害患者的生命健康为宗旨，并需经过有关机构与患方的同意；医生有权参加学术活动公开发表自己的观点，但应以完成本职工作为前提。我国《执业医师法》第二十一条第四款规定，医生有权"参加专业培训，接受继续医学教育"。继续教育为医生知识的丰富、视野的开阔、技术的进步、理念的提升提供了巨大的推动力。

政治权利。我国宪法第四十一条规定，公民对任何国家机关和国家工作人员享有提出批评和建议的权利。我国《执业医师法》第二十一条第七款规定，医生有权"对所在机构的医疗、预防、保健工作和卫生行政部门的工作提出意见和建议，依法参与所在机构的民主管理"。

二、医生的心理需要

美国人本主义心理学家马斯洛曾提出著名的需要层次理论。他认为，人的需要可划分为五个层次，即生理的需要、安全的需要、社交的需要、尊重的需要、自我实现的需要，这五大需要是由低级向高级逐级形成与发展的。一方面，作为普通的社会人，医生具有与他人一致的需要趋向；另一方面，作为特殊的职业人，医生又具有其自身独特的需要侧重点。

（一）生理的需要

生理的需要主要表现为对食物、空气、水、性和休息的需要，这是人最基本、最强烈、最具优势的需要，它与个体的生存与种系的发展息息相关。

与其他行业一样，生存需要的满足是医生从业的最根本的动机。医生通过医疗工作获得相应的报酬，从而达到满足自己基本生理需要的目的。但是，由于职业的特殊性，工作时间长、值班制度严、工作流程繁、突发状况多、生活规律差、心理负荷重等现实状况往往需要消耗医生极大的精力与体力，使其休息与睡眠得不到保证，这一基本的生理需要就显得尤为突出。休息与睡眠是保证人正常活动的重要因素之一，研究表明，在快速眼动睡眠阶段进行经常性的梦剥夺，会导致人体发生一系列的生理异常与心理变化，如血压、脉搏、体温等反应的升高，以及焦虑、紧张、易怒等情绪的出现。医生需要有足够的休息以缓解身心压力，这不仅依赖于整个医疗系统对医生作息时间的合理安排，更依赖于医务人员对自身生物节律的积极调适。

（二）安全的需要

安全的需要主要表现为对安全、秩序、稳定，以及免除恐惧和焦虑的需要。每个人都希望生活在有安全感、有秩序、可预测的环境中，对安全感与可预见性的追求是免除恐惧感与焦虑感的前提条件。

近年来，随着医患关系的紧张与医患矛盾的激化，"医闹事件""医疗诈骗""医院暴力"等事件时有报道，医生的安全如履薄冰。中国医师协会统计的"医患关系调研报告"中指出，绝大多数的医师认为自己的合法权益不能得到保护；认为当前医师执业环境"较差"和"极为恶劣"的比例之和达到60%以上。医院暴力事件的频繁发生，不仅给受害人及其家属带来了严重的身心创伤，而且给该领域中的医务人员群体留下了难以修复的心理阴影。当然，这类患者是极少数的，但正是极个别的人时刻威胁着医务人员的安全。正如一法学专家所谈到的："其实，医生也是弱势群体，他们正承受着社会舆论的傲慢与偏见。"

（三）社交的需要

社交的需要又称爱与归属的需要，主要表现为对爱情、友谊、归属感及免除孤独感的需要，即要求与他人建立情感联系（给予爱与接受爱）及隶属于某一群体并在群体中享有地位的需要。一个人感情上的需要往往比生理上的需要来得更为细致。

对于任何职业的人来说，爱人、朋友、邻居、同事的价值都同等重要。一个人若不被他人或群体需要与接纳，就会感到空虚、寂寞、孤独、受挫。由于生活节奏的加快与工作压力的增大，医生用于社交的时间与精力并不充裕，正因为此，医生的社交需求才备受关注。

（四）**尊重的需要**

尊重的需要主要表现为希望有稳定的社会地位，得到他人的高度评价，要求个人的能力和成就得到社会承认的需要。尊重的需要又可分为两种类型：一是希望获得能力、成就、技艺、本领，能够独立自主，即内在的尊重；二是希望获得声誉、威望、地位、荣誉、重视、优越感，得到高度评价，即外在的尊重。

医生在医疗行为中的尊重需要主要体现在两个方面：一是获得同行的尊重，即需要同行对自己的接受及对自己医疗水平的认可；二是获得患者的尊重，即需要患者及其家属对自己的接受及对自己医疗水平的认可。英国牛津一所医院里的告示这样写道："我们希望员工感到价值和尊严。即便是在最艰难的时刻，他们仍会为你尽最大的努力。所以，请用尊重的方式对待他们。我们不希望员工遭受任何形式的语言侮辱、威胁和袭击。"这一"零容忍"的宣告映射出了对医务人员尊重需要的保障。事实上，在任何国家，医生都是一个神圣的职业。医生之所以需要尊重，是因为生命至高无上。尊重医生，就是尊重生命。马斯洛认为，一个人的尊重需要如果得到满足，就会使其对自己充满信心，对社会满腔热情，切实体验到自身的能量与价值。

（五）自我实现的需要

自我实现的需要主要表现为希望最大限度地发挥自己的潜能，不断完善自己，完成与自己能力相称的事情,实现自己理想的需要。这是最高层次的需要,是一个人自我进步的愿望。健康的人满足了前面的基本需要后,就会被自我实现的愿望推动着不断前进。

医生主要通过医治患者来证明自身的价值,体现自我实现的需要。正是这一需要促使医务人员在医疗实践中不断地探索未知、积累经验、提高技术。马斯洛指出,自我实现的形式因人而异,这一需要并非必须在重大发明和艺术创造的形式下才能实现,任何职业的人只要尽自己的努力,都是可以实现潜能的。

总之,对于任何职业的人来说,其需要的形成与发展都遵循着相同的规律。无论从种族发展的角度,还是从个体发展的角度来看,层次低的需要出现得早,层次高的需要出现得晚。越是低层次的需要越基本,越不可缺少。层次越低的需要力量越强,其满足与否直接关系到个体的生存。只有当低层次的需要基本满足后,才会转而追求高一层次的需要。如果某一层次的需要长期得不到满足,该层需要就会成为个体的优势需要。在追求高层次的需要过程中,如果受到过多挫折,个体还会返回到较低层次的需要中,以低层次需要的满足安慰自己。只有前几层需要大体满足之后,才可能形成并发展自我实现的需要。

三、影响医生医疗行为的因素

医疗活动是一种高风险的工作,正是由于这种高风险性,才对医生的医疗行为造成了相当大的影响。为了规避医疗风险的责任,医生在诊疗过程中的行为发生了相应的改变,他们倾向于采用非病情需要的诊疗方法与治疗手段,如增加各种会诊与转诊、增加各种化验与检查、增加各种普查与筛选、回避各种风险性的诊疗方法等,医生这一系列的医疗行为即为自卫性的医疗行为。

自卫性的医疗行为(defensive medicine behavior)是指医务人员为降低医疗事故的风险(此为主要目的,但并不一定是唯一目的)而进行的检查、诊断、治疗,规避高危患者或高危诊疗程序的行为。自卫性的医疗行为有正负之分。正自卫性的医疗行为是指医生为了规避医疗活动给自己带来的风险而进行的超出常规诊疗需要的诊疗行为。负自卫性的医疗行为是指医生为了规避风险而不对患者实施可能有效但危险性较高的诊疗行为,或者对高危患者拒绝接诊的行为。需要注意的是,负自卫性的医疗行为与保守治疗是截然不同的两个概念。保守治疗(expectant treatment)是指在目前医学条件下医学界所认可的一种治疗方法,用以规避其他治疗手段可能给患者带来的致命伤害。而负自卫性的医疗行为则是医生为了规避治疗行为所可能对自己造成的威胁而在高危患者或高危诊疗程序面前的有意不作为。同样是为了规避风险,保守治疗是医生为患者规避风险,而负自卫性的医疗行为则是医生为自己规避风险,二者具有本质的区别。

调查显示,我国医生的正自卫性的医疗行为与负自卫性的医疗行为都是普遍存在的,其中以过度医疗为主要特征的正自卫性的医疗行为表现较多。医生自卫性医疗行为的成因有很多,这是一个需要社会方、管理层、医生与患者共同关注、共同解决的问题。

(一)社会学的原因

1. 医方所处的法律环境发生重大变化

2002年9月1日起公布施行的新的《医疗事故处理条例》比原来的《医疗事故处理

办法》有了明显的变化。无论从举证责任的规定、病历资料的获取还是医疗事故的赔偿额度等，该条例都加强了对患者权益的保护。基于医患双方权利与义务的互补关系，对患者权益的维护无疑意味着医务人员法律责任的增加。

《医疗事故处理条例》中取消了医疗行业客观存在的"医疗差错"，仅存"医疗事故"这一概念。这就意味着该条例实施后的医疗纠纷将面临着二择一的结果：要么是正当的医疗行为，要么是医疗事故。而原有的《医疗事故处理办法》对医生的法律责任界定较为宽松，对医疗事故的赔偿额度要求较低，并且有关于"医疗差错"与"医疗事故"的区分。相比之下，新条例的实施无疑从制度层面增加了医疗行业的风险性。医务人员在严格的法律责任和巨额经济赔偿的双重威胁下，最通常的做法就是采用大包围检查，尽可能地防范医疗事故。

《最高人民法院关于民事诉讼证据的若干规定》中明确指出，因医疗行为引起的侵权诉讼，由医疗机构就医疗行为与损害结果之间不存在因果关系及不存在医疗过错承担举证责任，这一"举证责任倒置"的制度使医生的心理压力与风险意识明显提高，为避免"脚踩两院"（一脚在医院、一脚在法院），医务人员不得不采取自卫性的医疗行为，从"努力保护患者"转变为"努力保护自己"。

2. 医疗行为的保险配套机制不够健全

依据《医疗事故处理条例》的内容，一旦发生医疗事故，医方可能要承担三种责任：刑事法律责任、行政法律责任与民事法律责任。在我国，即便医生在医疗事故中的刑事责任与行政责任不被严厉追究，但是医疗机构一旦被判承担赔偿责任，发生事故的医生通常需要负担一定比例的赔偿额度，由此造成的经济负担与心理压力也会严重影响医生的医疗行为。基于上述原因，减少医生自卫性医疗行为的新思路就在于建立保险制度，化解医生在执业活动中的经济风险。这一领域的保险制度有医师责任保险制度与医疗责任保险制度之分。

医师责任保险制度与医疗责任保险制度旨在尽可能地减少医疗机构和医师因医疗事故所遭受的经济损失。在美、英等西方国家，医师责任保险制度已经建立并趋于完善。该制度将医疗风险由原来的医疗机构独立承担、独立赔偿的状况转化为由医疗机构与医师共同承担，由医疗机构、医师和社会共同赔偿的状况。医疗责任保险制度是为了减轻医疗机构的医疗事故风险而建立的制度。该制度把保险公司作为医患双方的中介机构，将医疗纠纷的处理由院内转到院外。目前，我国还未建立强制性的医疗行为保险制度，更无医疗保险监管机构。虽然我国部分地区开设的麻醉意外保险、单病种手术风险等险种具有医疗行为保险的性质，但其范围有限、功能单一，具有一定的局限性。不健全的保险配套机制容易将医生置身于经济损失的风险之中，难免会使其在执业过程中瞻前顾后、畏首畏尾。

（二）管理层的原因

（1）经济效益与社会效益严重失衡。医院管理层理应平衡好经济效益与社会效益之间的关系，一方面，医方作为社会医疗责任的承担者，要把社会效益放在首要位置；另一方面，在市场经济条件下，医方也要为了自身的生存与发展，有效地提高经济效益。但是，提高经济效益与片面增加收入并不等同。如果医院管理层对社会效益与经济效益把握失衡，片面追求经济利益，忽视社会效益，自然会滋生过度医疗的行为。

（2）改革措施与管理制度不够完善。面对竞争日趋激烈的医疗市场，管理层对医院内部管理体制的改革不断进行着积极深入的探索。一些成功的改革措施确实有效地调动了医务人员的积极性与主动性，提高了社会效益与经济效益，促进了医院的发展；但是，某些不合理的改革措施却变成了滋生过度医疗行为的温床，致使医务人员为了实现目标责任制中的经营管理目标，被迫做出背离社会效益与患者利益的自卫性医疗行为。

（三）医生的原因

1. 人文素养的相对低下

医务人员重视医学的"工具性"与"实用性"，追求高精尖的医疗科技，这本无可厚非，但现代医学的过度自然科学化导致医务人员只重视患者的生物属性，忽视了患者的社会属性。我国现阶段的医疗卫生行业片面强调技术性的医疗服务，对人文性的医疗服务重视不够，不少医疗工作者的医学人文素养淡薄甚至严重缺失。

不可否认，随着现代医学自然科学的迅速发展，一些高精尖的医疗仪器与设备的确大大提高了医生的诊疗水平，但同时也加重了医生的责任与患者的负担。大量高新设备与技术的使用导致医方过分依赖物化的诊疗手段。一方面，有些医务人员为了有机会学习与掌握新技术，无视这些技术设备的适用性与局限性，在患者身上肆意扩大使用。另一方面，有些医院为了尽快收回医疗成本并获取利益，无视社会效益与患者权益，采用各种方法激励医务人员尽可能多地使用这些高端仪器，这必然会进一步加剧过度医疗的行为。

2. 医风医德的明显弱化

《大医精诚》中有关于医师"不得瞻前顾后，自虑吉凶"的道德训诫，而自卫性的医疗行为并不符合这一传统医德。在医疗卫生行业，由于卫生管理法律法规与卫生监督机制的不健全、不完善，加上享乐主义、拜金主义、个人主义等不良思想的影响与冲击，有些医务人员违背了传统医学道德，放松了自我职业修养，法制观念淡薄，医风医德弱化，价值观念扭曲，功利意识膨胀，"拿红包""吃回扣""争提成""重奖金"，在利益的诱惑下无视患者的病情需要与社会的总体医疗支付能力，滥施检查、高额用药，加速了过度医疗的滋生与蔓延。

3. 医疗风险的强力规避

医疗行为主观上受制于医务人员的学术水平、临床经验与医风医德等，客观上受制于患者的异质性、病因的复杂性、症状的典型性、设备的先进性等，所以医疗风险无处不在。再加上我国法律对于"举证责任倒置"制度的明确与"医疗事故"内涵范围的扩大，更加剧了医方医疗行为的风险性。为了规避职业风险，医务人员在诊疗过程中变得更加谨小慎微，如提供尽可能全面的化验与检查、运用尽可能尖端的仪器设备、采取尽可能高效的诊疗手段等，以便使自己在可能发生的医疗诉讼中处于有利的位置，据此来看，自卫性医疗行为也就在所难免了。

（四）患方的原因

1. 医疗观念的偏差

自古以来，由于受到"天地之间人为贵"的传统文化影响，人们往往把疾病的根治看作天经地义的事,甚至将其看作衡量一个人社会地位与经济水平的重要标志。在现代医院里,经常有患者这样说"花多少钱都行,只要能把病治好""我可是花了钱的,如果患者有个三长两短,我跟你没完"。不少患者不仅没有对医疗行为利弊关系的认识,更缺乏关于过度医疗的观念与意识。

当今社会中,由于受到虚假医药广告的诱骗,不少患者形成了一些错误的医疗观念,如"越贵的药越好""进口的比国产的好""越稀有的药越管用""专家的医术肯定比普通医生高""医疗设备越先进对诊断和治疗越有效"……特别是那些具有医疗保障的患者,一旦出现错误的医疗消费观念,更容易滋生过度医疗消费的需求。

2. 医学知识的缺乏

由于患者缺乏系统的医药卫生知识,加上对医疗服务相关项目缺乏必要的了解,因而医疗行业中医患双方的信息严重不对称,医生在治疗过程中具有绝对的信息优势。正是由于医学知识的相对缺乏,患者才会将部分主体权利进行了"让渡",从而为医生提供过度医疗创造了条件。

3. 健康意识的增强

当前的疾病种类发生了相当大的变化,慢性非传染性疾病在"疾病谱"与"死因谱"中占据高位。伴随着这一变化,大众的保健意识逐渐增强,对疾病的预防与早期诊疗更加重视。很多患者在疾病症状体征还不确定或者还处于隐匿状态时,就会前来就诊。由于疾病症状的不典型化,给医生的诊疗活动带来了相当大的难度。为规避医疗风险,医生尽可能地实行大包围检查以弥补临床判断的局限,将风险向患者转移,从而给患者造成不必要的经济与心理负担。

4. 维权意识的高涨

随着生物-心理-社会医学模式的提出,人文医学的理念逐渐被接纳。上到国家的法律法规,下到医院的制度规则,患者的权益维护均有所体现。调查发现,我国患者对医疗过程的参与程度明显增加,维权意识也随之日益高涨。很多患者一旦认为诊疗结果与预期不符,就会出现所谓的维权行为。因此,医方为了防止卷入医疗纠纷,难免会采取自卫性的医疗行为。

此外,患者的经济条件等方面也会对医生的医疗行为产生影响。

总而言之,医生的医疗行为问题并不是一个简单的医学技术问题,而是包含各个层面的综合性社会问题。医疗行为的规范化不仅需要医患双方的共同努力,更需要社会各方面的配合与支持。只有全社会共同参与,才可能构建良好的医疗环境。

第二节 医患关系

一、医患关系的定义及内容

(一)医患关系的定义

著名的医学史学家西格里斯(H. E. Sigerist)在《亨利·西格里斯医学史》一书中曾

说过:"每一个医学行为始终涉及两类人群:医生与患者。或者更广泛地说,医学团体与社会,医学无非是这两群人之间多方面的关系。"西格里斯阐述了整个医学关系最本质的内涵就是医方与患方的关系。医患关系有狭义与广义之分。

狭义的医患关系(doctor-patient relationship in a narrow sense)是指医生与患者为维护和促进患者健康而建立起来的一种人际关系,是最古老的医疗人际关系,也是医患关系的核心。无医或者无患均构不成医患关系。

现代医学将"医"与"患"的概念进行了扩充,"医"由单纯的医务人员扩展为参与医疗活动的全体机构与人员;"患"由单纯的求医者扩展为与求医者相关的各种社会关系。这就形成了广泛意义上的医患关系。广义的医患关系(doctor-patient relationship in a broad sense)是指以医生为主体的群体(医方)与以患者为中心的群体(患方)为维护和促进患者健康而建立起来的一种人际关系。广义上的"医"不仅是指医生,还包括护士、医技人员、卫生管理人员、后勤服务人员等医疗群体;广义上的"患"不仅是指患者,还包括与患者有关的亲属、朋友、监护人、单位组织等群体,尤其是在患者失去或者不具备行为判断能力时,如昏迷患者、精神病患者、年幼儿童等,与患者有关的人群往往直接代表着患者的利益。从更为广泛的意义上来说,医患关系中的"医"包括一切与医疗活动有关的人员与组织,如卫生政策制定者、临床科学研究者等;医患关系中的"患"则包括整个社会人群,因为求医者未必都是身患疾病者,健康者也会有求医的行为,如正常体检的群体、产前诊断的孕妇、婚前检查的夫妻、预防疫苗接种的儿童等,他们并不是真正的病患者,但为了预防疾病、促进健康而成为医疗保健系统的服务对象。西格里斯指出:"医学的目的是社会性的。它的目的不仅仅在于治疗疾病以使机体康复,而且要求使人调整以适应环境,从而成为有用的社会成员。"由此可见,更社会化的医患关系是指整个医疗保健系统与社会之间的互动关系。

(二)医患关系的内容

医患关系在技术与非技术两个水平上发生,曾有学者尝试运用公式说明医疗活动中这两种关系的相互作用、相互依赖与相互影响,即治疗效果=医生的临床知识与技能×患者的依从性。

1. 医患间的技术关系

医患关系的产生归因于疾病的存在,而疾病的预防、诊断与治疗离不开医学科学技术的发展,否则就不可能达到防治疾病的目的。正是医疗技术催生了医患之间的互动关系,这种关系即为技术关系,它是指医患在实际医疗措施的决定与执行过程中通过技术建立起来的相互关系,是医患关系重要的组成部分。

早期的医患关系常常被比作父母与孩子之间的关系,患者没有任何自主权,完全依赖医生。这种模式对于了解医患之间的技术关系提供了有益的启示,但是它忽视了患者的病症特点在医患关系中的作用。当患者症状严重时这一模式具有一定的适用性,当患者症状不严重时,这一模式则具有很大的局限性。1956年,美国学者萨斯(T. S. Szasz)与荷伦德(M. H. Hollender)在《医患关系的基本模式》一文中指出,医患关系的技术性质与患者的生理状况直接相关。他们根据医患双方在医疗措施决定和执行中的主动性大小,将医患关系分为三种基本类型。

（1）主动-被动型（activity-passivity model）：这是一种传统单向的医患关系，以生物医学模式为指导思想，在现代医学实践中仍普遍存在着。在这一类型的关系中，医生占据完全主动的地位，具有绝对的权威，而患者则处于被动的位置，完全听命于医方。这种医患关系经常被比作"父母与婴儿"的关系，其主要特征是"医生为患者做什么"，一般适用于不能或难以表达主观意志的患者，如昏迷、休克、全麻、急症重伤、严重精神病的患者及婴幼儿等。

（2）指导-合作型（guidance-cooperation model）：这是一种微弱单向的医患关系，以生物-心理-社会医学模式为指导思想，是现代医学实践的基础模型。在这一类型的关系中，医生占据主导地位，而患者可以有限度地表达自我意志。医患双方都有一定程度的主动性，但医生是主角，患者是配角。这种医患关系经常被比作"父母与青少年（子女）"的关系，其主要特征是"医生教会患者做什么"，一般适用于能够清醒地表达自己主观意志的急性病或垂危病患者。

（3）共同参与型（mutual participation model）：这是一种双向性的医患关系，以生物-心理-社会医学模式为指导思想，是现代医学实践的发展模型。在这一类型的关系中，医患双方共同参与医疗的过程，具有基本等同的主动性与决策权。这种医患关系经常被比作"成年人之间"的相互关系，其主要特征是"医生帮助患者自疗"，一般适用于各种慢性病患者，更适用于具有一定医学知识的患者，如"久病成医"的糖尿病患者等。

2. 医患间的非技术关系

医患间的非技术关系是指医患之间与诊疗技术和方法无关的"纯"人际关系，确切地说，就是医务人员的服务态度、医德医风等所引发的医患互动关系。医患间的非技术关系体现了社会人际关系最普遍、最基本的原则，即平等、尊重、信任、诚实等，它对患者的疾病有着不可预估的疗效。希波克拉底（Hippocrates）曾经说过："有些患者虽然意识到病况的险恶，却仅仅由于对医生德行的满足而恢复了健康。"美国医生特鲁多（E. L. Trudeau）的墓志铭广为流传："有时是治愈，常常是安慰，总是去帮助。"大多数患者对医生的满意度评价，并不是依据医生的诊疗方法与技术操作，而是依据医生的服务态度与医疗作风。随着人文医学的发展，医患间的非技术关系日益受到重视。

1981年，布朗斯坦（J. J. Braunstein）在《行为科学在医学中的应用》一书中提出了两种医患关系的类型，即"传统模式"与"人本模式"。传统模式下的医生具有绝对的权威性与情感的中立性，主张医患间的"纯"技术关系，医生只关心患者的"病"，丝毫不关心患者的"人"。人本模式下的医生不仅关心患者"局部的病"，更关注患者"整体的人"；不仅负责诊断治疗，更注重情感支持；不仅关注医患间的技术关系，更重视医患间的非技术关系，技术关系与非技术关系的这种有效结合为建立融洽的医患关系创造了良好的条件。

当然，技术关系与非技术关系的划分只是相对的，事实上，二者是密切联系的统一体。现代医学是自然医学与人文医学的结合，它不仅要为患者的疾病防治提供技术保障，还要为患者的身心健康提供精神帮助，只有将患者的生物属性与人文属性结合起来，才能真正践行生物-心理-社会医学模式。

二、医患关系的特点及演变

由于生产力发展的水平不同、社会形态发展的特征不同及医学科学发展的程度不同,古今中外医疗活动中的医患关系存在着诸多的差异。

(一)中世纪以前医患关系的特点

15世纪以前的医学基本上是经验医学,医学经验的获得主要依靠的是整体的观察与实践的验证。这一时期的医患关系主要具有以下三方面的特点:①医患关系的直接性。无论是接诊与检查,还是诊断与治疗,在整个过程中医生都是通过与患者的直接交往来完成的。例如,古代中医"望、闻、问、切"的病情诊断过程与"针灸、按摩"的治疗实施过程都必须要与患者进行直接接触。②医患关系的主动性。在古代朴素的整体观指导下,医生将患者看作生理、心理与社会因素的结合体,重视三者对患者疾病的共同影响。希波克拉底曾说过:"了解什么样的人得了病,比了解一个人得了什么病更为重要。"医生在诊疗过程中主动地接近患者、了解患者、关心患者。患者在就诊过程中积极地提供信息、主动地遵守医嘱。医患双方的主动行为突出。③医患关系的稳定性。由于社会生产力发展水平低下,此时还未出现固定的诊疗场所,医生行医多采用个体游走的方式,同时,受到医学科学发展水平的限制,医学基本上没有分科或分科不细,所以医生对某一患者疾病的诊断与治疗必须全面负责、整体考虑。某一患者通常只与特定的医生建立医患联系,而医生也要对这一患者的病情负责到底。医患关系相对稳定。

(二)中世纪以后医患关系的特点

15世纪以后,古老的医学逐渐摆脱了神学与狭隘经验的束缚,走上了实验医学的道路,生物医学模式的地位日益凸显。医学与社会的迅猛发展将患者的集中诊治变为可能,大批医院纷纷建立,医患关系也随之发生了巨大而深刻的变化。这一时期的医患关系主要具有以下三方面的特点:①医患关系的物化。由于医学科学的发展与诊疗技术的提高,医疗配套设施大批涌现,辅助检测手段日益先进。无论是诊断还是治疗,医生往往侧重于医疗设备提供的检测资料与检验结果,医患双方直接接触的时间明显缩短,情感交流的程度明显弱化。第三媒介的运用将人与人之间的关系逐渐转化为人与物之间的关系,出现了医患关系的物化趋势。②医患关系的分解性。随着医学科学的发展,医学的分科日益精细,医生的技能也日益专精。专科化的医疗模式致使每一位医生只对某一种疾病或患者的某一部位病变负责,而非全面负责、整体考虑。患者的疾病并不仅仅依赖于一位医生,而常常是靠多位医生的诊断、检查与治疗。这样,之前由患者与特定医生建立的相对稳定的医患关系就逐渐被分解为患者与多位医生之间的医患关系。③"病"与"人"的分离性。生物医学模式认为,每一种疾病都可以在器官、细胞和生物大分子上找到可测量的形态或化学变化,也可以通过确定生物或理化的原因找到相应的治疗方法。在"纯"科学主义的影响下,医生常常把某种致病因素从患者身体中分离出来进行检验、化验、观察,这种医学的过度自然科学化忽视了心理与社会因素对患者疾病的影响,再加上医学分科的日益精细化,医生在诊疗过程中逐渐出现了"只见'病'不见'人',只见'局部'不见'整体'"的趋向。

(三) 现代医患关系的发展趋势

随着社会环境的变化与医学模式的探索，现代医患关系的"人"字结构逐渐受到重视，医生与患者只有相互支撑才得以形成一体。在现代医疗活动中，新的医患关系逐渐体现出人文医学的回归。这一时期的医患关系主要具有以下三方面的特点：①医患关系的平等化趋势。这既是对古代传统美德的继承，又是现代医德要求的体现。医患关系的平等化要求医患之间相互尊重，不仅患者要尊重医生的人格，医生也要尊重患者的人格，医患之间不得相互训斥、辱骂、嘲弄、欺诈等。现代医学致力于建立"以患者为中心"的服务理念，改变过去"以疾病为中心"的现实做法，这在尊重患者的人格方面迈出了一大步。②医患关系的双向化趋势。传统的医患关系片面强调医生对患者的权利与义务，具有单向性，而现代的医患关系不仅注重医生的权利与义务，而且重视患者的权利与义务，具有双向性。这种双向关系主张患者健康的维护既要依靠医生的知识技术与仁爱之心，又要依靠患者的主动参与与积极配合。现代医学倾向于建立"民主式"的医患关系，改变过去医生具有绝对权威的"家长式"的医患关系，这在尊重患者的自主权方面迈出了一大步。③医疗范围的扩大化趋势。传统医学的目的在于"救死扶伤、治疗疾病、恢复健康、延长寿命"，在对这一传统医学目的进行重新审视后，1996年国际医学目的研究小组在《医学的目的：确定新的优先战略》报告中提出了现代医学的目的：预防疾病和损伤，促进和维持健康；解除由疾病引起的疼痛和疾苦；照料和治愈患者，照料和帮助那些患有不能治愈的疾病的人；避免早死，追求安详死亡。总而言之，传统医学多关注器质性的疾病，强调"治愈疾病"，但更多的现代人面临的是"带病延年"而非"无疾而终"的现实，在慢性病患者、老年患者、残疾患者和临终患者面前，现代医学更强调"管理疾病"；传统医学多限于对患者躯体疾病的医治，而现代医学更强调对患者精神层面的人文关怀；传统医学多侧重"治已病"，而现代医学更崇尚"医未病""预防重于治疗"的服务理念。可见，现代医疗服务的范围不仅仅是治愈疾病与阻止死亡，更重要的是促进和维持全社会成员的身心健康。

三、影响医患关系的因素

现实中的医患关系可归为两类：一种是良性的医患关系，即医患双方的互动是友善的、信任的、交流的、合作的；另一种是恶性的医患关系，即医患双方的互动是紧张的、猜忌的、敌对的、冲突的。近年来，我国的医患关系已经从一种良性的关系逐渐演变为一种恶性的关系。过去的"观音""天使"逐渐被视为"白狼""恶魔"，过去的"健康所系，性命相托"的交付逐渐演变为"人为刀俎，我为鱼肉"的体验。医患关系日益紧张，医患纠纷逐年递增，医患矛盾急剧升级。

值得一提的是，医疗事故的数量并非与医疗纠纷的数量按同比例上升。可见，医疗技术并不是医患纠纷产生的主要原因，医患关系是一对矛盾的统一体，医患矛盾有着更为深刻的心理与社会根源。

(一) 医患双方心理的冲突

"内因是变化的根据，外因总要通过内因才能起作用。"在医患这一对矛盾体中，双方关系受制于医生与患者的相互作用，其中心理冲突对双方的关系起着决定性的作用。

1. 医患双方认知的差异

医学知识的差异。虽然医学科学知识正在普及，公众对医疗工作有了一定程度的了解，但是医学的特殊性并未得到普遍的认同。医疗行为可能会在不同程度上给患者的身体带来负面影响，也可能会受到主客观因素的影响存在误诊误治的现象，很多患者的医学知识相对缺乏，仍然不能理解医疗工作的风险性与限制性，对医学与医务人员的期望值普遍偏高，医疗信息的不对称性无疑会加深医患之间的矛盾。

医学观念的差异。医学作为一门实验科学，还存在着很多亟待解决的难题。有些疾病的发病机制还不清楚，有些疾病的治疗方案还不成熟，对于这些疾病而言，医患秉承着不同的医学观念。"宿命观"与"人定胜天"的思想使医患对医疗结果的预期具有很大的差别，这也是造成医患关系紧张的主要原因之一。

医疗心态的差异。由于医学观念与医疗地位的差异，医患双方往往会产生相互冲突的医疗心态。医方的"施恩心态""权威心态""探索心态"与"谋生心态"忽视了患者的主体性，而患者的"上帝意识"忽略了医疗行业的特殊性，医患双方这种相互矛盾的医疗心态更容易影响医患关系的合作性。

2. 医患双方情感的差异

心理应激的影响。就医生而言，他们不仅需要在技术方面对患者的疾病做出正确的诊疗，而且需要在非技术层面对患者的心理给予人文的关怀，技术难度高、工作压力大，当难以应付时，医务人员便会处于心理应激的状态。就患者而言，他们不仅需要承受疾病本身带来的身心痛苦，而且需要接受烦琐的检查与治疗并需要适应陌生的人群与环境，这些都会使患者处于心理应激的状态。医患双方常常会处于心理应激的影响之下，这种强烈的情绪反应一触即发，难免会导致医患关系的紧张。

移情与反移情的影响。就患者而言，他们在诊疗过程中对医生的态度与情感容易受到以往对类似人物（如父母、师长、其他医生等）态度与情感的影响。患者将自己过去对生活中某些重要人物的态度和情感投射到医生身上，这一过程称为"移情"。如果患者以前对这一类似人物具有良好的关系与评价，那么就容易与该医生发展积极的医患关系；反之，便难以建立信赖的医患关系。就医生而言，他们在诊疗过程中也常常基于自己过去与他人的关系，将某些不符合实际的属性归之于患者。医生把对生活中某个重要人物的态度与情感转移到患者身上，这一过程称为"反移情"。如果患者身体或性格方面的某些特征令医生想到自己过去所熟悉的一位重要人物，那么医生与此人的良好关系就容易迁移到该患者身上，进而发展积极的医患关系；反之，便难以建立融洽的医患关系。

3. 医患双方需求的差异

就患者而言，他们的需求不再仅仅局限于技术性的医疗服务，还对人文性的医疗服务提出了新的要求。患者不仅需要有效的技术治疗，更需要满意的"就医感受"。所以，现代医学的目的在于不仅要为患者的疾病防治提供物质保障，解决人们的生理痛苦，而且要为患者的身心健康提供精神帮助，安抚患者的心理冲突。就医生而言，面临日益复杂的医患关系，他们的工作压力大、情绪状态差、心理负荷高，"打工仔"心态突出，归属感缺乏。在现有的社会与法律环境下，医生规避风险的需求变得尤为突出。为寻求自我保护，规避医疗纠纷带来的法律责任、经济赔偿与心理压力，医生的自卫性医疗行为在所难免。在现代医疗过程中，患者渴望温情体验，而医生却缺乏人文关怀；患者希望"给人治病"，而医生却重视"给病治病"；患者需要"五星级医生"，而医生却期待"五好患者"；患者倾向于"寻求医生保护"，而医生却倾向于"寻求自我保护"，这就造成了医患双方需求的巨大差异，在满足各自需求的过程中，医患矛盾不可避免。

4. 医患双方个性的差异

医患的性格特征对双方关系的影响不容忽视。一般来讲，亲切、热情、真诚、宽容的医务人员更容易与患者建立起良好的医患关系；而孤僻、多疑、抑郁、闭锁的患者则常常会由于沟通不良而引发不必要的医患矛盾。

（二）社会转型期矛盾的激化

社会转型期的医患矛盾与烦琐的医疗流程、高昂的医疗费用密不可分，这就是通常所说的"看病难"与"看病贵"的问题。

患者对医方的评价更多地依赖于"就医感受"，调查发现，医患矛盾的激化主要源自于患者的满意度低。患者的低满意度可分为"过程不满"与"结果不满"两种类型。"过程不满"是指患者在求医过程中不满意的就医感受，如"冷、硬、顶、推、横"现象与"三长一短"问题，即挂号排队时间长、看病等候时间长、取药排队时间长、医生问诊时间超短。"过程不满"主要是与"看病难"相关的不满意，患者的愤怒指数较低。"结果不满"是指当求医结果与患者的预期不相符时所引发的不满感受，如医疗费用高昂却出现患者死亡、医疗事故、患者致残、严重副作用等问题。"结果不满"主要是与"看病贵"相关的不满意，患者的愤怒指数较高，是严重医患矛盾产生的主要原因。

（三）社会文化导向的偏差

"外因是变化的条件。"在医患这一对矛盾体中，双方关系受制于医生与患者所处的社会文化环境。

1. 传统文化的缺陷

一方面，在儒家思想的熏陶下，中国医学史上留下了"杏林春暖""橘井流芳"的千古佳话，传承了"取譬于己，推己及人""医乃仁术"的行医宗旨；另一方面，在儒家"仁"学的影响下，中国医学界铸就了施舍与被施舍、恩赐与被恩赐、命令与服从的医患关系。

儒家"君臣父子"的等级观念对医患关系产生了非常重要的影响。儒家主张的"仁爱"是一种差等之爱，强调上下、长幼、贵贱的秩序，虽然孙思邈在《备急千金要方》中指出"若有疾厄来求救者，不得问其贵贱贫富，长幼妍媸，怨亲善友，华夷愚智，普同一等，皆如至亲之想"，但是在实际的医疗过程中，按照亲缘关系的近远逐次递减的社会关系体系并不崇尚一视同仁的态度，家长式的医患关系始终占据着主导地位。"医者父母心"赋予了医生身份的绝对权威，"求医问药"也体现了医患地位的不平等性，这种不对等的医患关系塑造了医生的优越心态，也弱化了患者的主体意识。

2. 医学教育的偏颇

现代医学是自然医学与人文医学的结合，"治病"与"救人"本为一体，但有些医生却只看"病"不看"人"。医疗过程中人文关怀的缺乏加剧了医患之间的矛盾，而医学教育的偏颇是造成人文精神缺失的重要原因之一。

长期以来，受传统生物医学模式的影响，我国高等医学教育的课程设置偏重于自然学科,注重医学的"工具性"与"实用性",缺乏人文精神的渗透。某些医学院校的人文医学课程甚至被搁浅、被取消,我国的人文医学课程在医学教育中所占的比重平均仅为8.85%。而西方的医学课程由自然科学、人文社会科学和医学三大部分构成,其中人文医学课程在美国、德国等国家的医学教育中所占的比重高达20%~25%。

中国自然辩证法研究会医学哲学专业委员会和中国自然辩证法研究会医学与哲学杂志社在《关于加强高等医学院校人文社会医学教学与学科建设的建议》一文中指出:"更新观念,将人文社会医学课程纳入整个医学教育学科体系之中,形成自然科学基础、工程技术科学基础、医学保健科学基础和人文社会医学基础并重的新教育体制。"这一举措为促进人文医学发展、推动人文医学教育提供了新的指导方向。

3. 社会媒体的诱导

在现代的信息社会中,媒体在塑造公众观念、强化公众意识、引导社会舆论等诸多方面发挥着巨大的作用。

当前,有些媒体过度强调患者群体的弱势地位,造成"站位失衡";有些媒体过分地放大个别医生收红包、拿回扣的现象,造成"报道失衡";部分媒体过于片面地将医患关系视为简单的消费行为关系,造成"定位失衡",社会媒体的这些倾向对医患冲突起了推波助澜的作用,使医患矛盾在无形中升级。

四、建立和谐医患关系的基本原则

传统医学重自然轻人文,倾向于从人的"生物性"这一维度考虑疾病与健康问题;现代医学强调自然与人文并重,倾向于从人的"整体性"(生理、心理与社会性的结合)这一维度考虑疾病与健康问题。随着医学模式的转变,现代医学更加重视医患关系在诊疗过程中的价值,和谐的医患关系不仅是医疗活动正常进行的前提,而且是医疗效果加速显现的催化剂。

(一)建立和谐医患关系的法定原则

1. 以法律法规为框架的原则

医生的医疗行为必须遵守现行的法律法规。古代社会"自由执业者"的医疗行为往往被看做个体的行为,在当时,家长制的医疗模式强调的是医生的个人道德;而现代社会的医疗行为不是个体的行为,而是社会行为,在当下,民主制的医疗模式强调的是医生的角色行为。判断一名医生的医疗行为是否恰当,关键在于看他是否能够遵守现行的法律法规,是否能够完成相应的角色所界定的责任、义务与权利。例如,社会给医生界定的执业范围仅仅局限于某一个特殊的领域,医生所持有的《执业资格证》规定以外的医学领域是其所不被允许行使执业活动的范围。倘若医生的医疗行为超出了其执业范围,那么就是违反了以现行法律法规为框架的基本原则。

2. 以职业关系为主导的原则

医患关系是以医疗行为作为桥梁建立起来的特殊关系,即职业关系。家长制的医疗模式强调医生对患者的情感投入,主张"把患者当作亲人,急患者之所急,想患者之所想";而民主制的医疗模式则强调医患双方应在各自角色模式界定的范围内建立关系,主张"亲人就是亲人,患者就是患者"。对亲人的责任、义务、权利与对患者的责任、义务、权利是不能混同的。对于亲人关系而言,医生表达更多的是扶助与亲情,而对于医患关系而言,医生表达更多的则是医疗援助与服务。医患关系是围绕疾病的诊疗而形成的,它只应局限于寻求医学帮助与提供医疗服务的过程,不宜发展出超出此范围的人际关系。在医患关系存续期间,医生必须按照相应的法律与法规行事,如果将患者当作亲人,以非职业关系代替职业关系,势必会造成角色行为的混乱,形成"移情"与"反移情"的阻碍,进而影响正常的医患关系。

(二)建立和谐医患关系的伦理原则

1. 以尊重理解为基础的原则

尊重与理解是建立和谐医患关系的基础。医患之间不平衡的仅仅是专业知识与医学技能,而双方之间的地位却是平等的。对于医务人员来说,尊重理解是一种态度,而非一种技能。和谐的医患关系主张尊重患者的主动权,不轻易否定患者的观点,也不随意强加个人的意见;尊重患者的人格尊严,不讲有损患者人格尊严的话,更不做有损患者人格尊严的事;尊重患者的隐私权,不拿患者的生理缺陷开玩笑,更不能随意泄露患者的个人隐私;尊重患者的知情权,不得刻意隐瞒不予告知,更不得做引人误解的虚假宣传。和谐的医患关系还主张理解患者的特殊性,由于患者的医学知识匮乏、负性体验强烈,医务人员与患者沟通时告知要详尽、语言要通俗、倾听要耐心、态度要真诚。

2. 以公平公正为主旨的原则

"公平公正、一视同仁",既是一种高尚的医学伦理目标,也是一项必要的职业道德要求。医患关系的主体都是人,人与人之间必会产生一定的情感,但不论患者对医生持有何种情感,都不应影响医生对患者的一视同仁与同情关怀。给予形形色色的患者一视同仁的关爱,对医生来说是一种切实存在的考验。医生在诊疗过程中应理智对待不同的患者,以"全心全意为人民服务,一切以患者为中心"为服务理念,遵行"患者至上"而非"尊者至上"的行事方式,否则若厚此薄彼,必会影响整体的医患关系。

3. 以知情同意为前提的原则

医生的诊疗活动必须以患者的知情同意为前提。患者的知情同意权是指患者在医疗机构接受就诊和治疗过程中可以要求了解所有必要的相关信息,并对这些信息作出选择与决定的权利。患者的知情同意权可分为直接知情同意权与间接知情同意权。直接知情同意权指的是《医疗事故处理条例》中规定的患者享有的知悉权利,包括医疗资料知情权、医疗行为知情权、医疗事故知情权;间接知情同意权指的是《医疗事故处理条例》中没有明确规定的属于患者的知情权,包括医疗费用知情权、病历资料封存知情权、证据保全知情权、医疗事故鉴定知情权、尸检知情权等,它是知情同意权的延伸。医生在行使患者"让渡"的一部分自主权时,千万不能漠视患者的知情同意权,应有效处理好"患者自主"与"医疗做主"之间的关系。

4. 以主观不伤害为根本的原则

医生以"救死扶伤,防病治病,为公民的健康服务"为使命。主观不伤害原则要求医务人员在诊疗过程中,主观上不使患者的身心受到损伤,维护患者的健康,对患者高度负责。主观不伤害原则要求医生遵循诊疗程序,避免过度医疗;增强医德修养,杜绝不良得益;权衡医疗方案,防止意外伤害等,尽可能地减轻患者的身体疼痛、心理负担与经济压力。

第三节 医患沟通

一、医患沟通的定义与形式

(一)医患沟通的定义

由于"医"与"患"具有狭义与广义之分,所以医患沟通也有狭义与广义的双重内涵。

狭义的医患沟通是指医疗机构中的医务人员在日常诊疗过程中,与患者及亲属以医疗服务的方式,围绕诊疗、服务、健康等方面进行的沟通与交流。这是医患沟通活动的主要构成,也是医疗综合服务的基础环节。

广义的医患沟通是指医疗卫生行业人员以非诊疗服务的方式,围绕医疗卫生和健康服务的法律法规、政策制度、伦理道德、医疗技术、服务规范、人才标准、医学方案等方面与社会各界进行的沟通与交流,如制定医疗卫生政策、修订医疗技术与服务规范、公开处理个案、开展健康教育等。这是在狭义医患沟通基础上衍生出来的医患沟通,其有着巨大的社会效益与现实意义。

总而言之,医患沟通(doctor-patient communication)是指在医疗卫生和保健工作中,医患双方围绕伤病、诊疗、服务、健康等方面,以患者为中心,以医方为主导,将医学与人文加以结合,通过全方位信息的多途径交流,使医患双方达成共识并建立信任合作关系,从而达到维护人类健康、推动医学发展、促进社会进步的目的。

(二)医患沟通的形式

1. 正式沟通与非正式沟通

正式沟通是指在一定的场合,按照一定的固有规范,遵循一定的程序所进行的沟通。正式沟通的用词精准、语法规范、信息明确。在医疗过程中,当医生正式向患者及其家属交代有关疾病的诊疗情况并达到对方知情的目的时,就属于正式沟通。

非正式沟通是指在非正式情境中发生的信息交流。非正式沟通的内容多样、形式灵活、信息传递快速但不一定准确。在医疗过程中,当医患之间相互交流个人感受、了解各自情况时,就属于非正式沟通。

在医疗行为中,应该明确哪些信息必须通过正式沟通的形式传递,哪些信息应该通过非正式沟通的形式传递。

2. 单向沟通与双向沟通

在医疗行为中,医患双方的沟通有时是单向沟通,有时是双向沟通。

单向沟通是指信息的发送者与接受者的地位不变,发送者只发送信息,接受者只接收信息而不作出反馈的沟通形式。例如,医生在公众场合向患者或其家属群体讲解有关健康或疾病的知识,医生向患者交代某些疾病的注意事项,或提出一些配合的要求时,就属于单向沟通。

双向沟通是指信息的发送者与接受者地位不断转变，双方互为信息发出者与接收者的有互动、有反馈的沟通形式。现代医学模式强调患者的主动权与自主权，要求患者参与医疗行为，多数情况下所发生的医患沟通都属于双向沟通。

在医疗行为中，应当避免家长式与权威式的单向医患沟通模式。这两种不良的沟通模式倾向于以居高者的身份来处理诊疗工作与医患关系，忽视了患者的自主权与发言权，更容易导致医患冲突。

3. 言语沟通与非言语沟通

言语沟通与非言语沟通互相依存、互相补充，在不同的沟通情境下，这两种方式所起的作用大小不一。言语交流更善于沟通信息，而非言语交流则更善于沟通情感。

言语沟通是指借助于语词符号实现的沟通形式。这是最普遍、最准确、最有效的沟通方式，可以超越时间与空间的限制。西方医学之父希波克拉底曾指出：语言、药物、手术刀是医生的三件宝。医疗服务过程是一个信息互动的过程，医患之间必须借助于语言这一载体，才能完成诊疗任务。医患双方对疾病征兆、愿望要求、诊断结果、方案选择、预后影响、医疗费用等的沟通与交流，必须使用语言。言语沟通主要有口头表达与书面文字两种方式。沟通是一个双向的过程，面对面的言语交谈是信息与情感交流的重要方式，患者主要通过口头表达来描述不适反应与疼痛部位，以便医生做出正确的诊疗；而医生也主要通过口头表达来说明诊断结果与治疗方案，以便患者做出自主的决策。书面文字主要包括医院为患者出具的各类文书，如病历记录本、知情同意书（如手术同意书、麻醉同意书等）、特殊检查与治疗单据等。如果患者对书面文字有疑问，医生需要采用直接交谈的方式予以补充说明。医生在医患沟通中占据积极主动的地位，良好的医患沟通要求医生能够有效地运用职业性的语言，如医疗性的语言、劝导性的语言、暗示性的语言、通俗性的语言、积极性的语言、友好性的语言等。

非言语沟通是指借助于非语词符号如目光、表情、姿态、距离、环境等而实现的沟通形式。非言语沟通往往与言语沟通同时发生，在医患沟通中，非语词符号传递的信息更有价值，适当的表情与手势有助于使医患沟通更加顺畅。在某些情况下，对于意识清楚但语言沟通有障碍的患者，可通过非言语沟通的方式获得患者的信息，从而解决患者的问题。

在医疗行为中，必须杜绝压抑型的沟通模式。在这种不良的沟通模式下，医者常以沉默的方式来处理诊疗工作与医患关系，询问得少，倾听得少，告知得少，反馈得少，这种模式尤其容易引发医患间的矛盾与冲突。

二、医患沟通的维度

医学既是一门"不确定"的科学，也是一门"可能性"的艺术。郎景和在《医学家的感言》中曾指出："科学家也许更多地付诸理智，艺术家也许更多地倾注于感情，而医生必须集冷静的理智与热烈的感情于一身。"医生不仅要用科学的态度对待疾病，而且要用艺术的态度对待患者。"医生"也称"大夫"，"大"字指代"一人"，一个人独处时往往是理性的，"大"强调理智地对待疾病，达到以理服人的目的；"夫"字指代"二人"，两个人相处时往往是感性的,"夫"强调艺术地对待患者,达到以情感人的目的。医患沟通包含信息与情感两大沟通维度,信息的沟通重在以理服人,情感的沟通则重在以情感人,只有情理交融,才能尽显医患沟通的价值。

(一)信息的沟通

信息沟通是医患沟通的主要内容之一,它是指对患者的疾病信息与个人状况、对医生的医疗服务与医疗费用等方面信息的沟通。医患双方信息的沟通越充分,医患关系就越和谐。

患者是医疗活动的中心。医生的医疗目的在于解除患者的痛苦、维护患者的健康,这就要求患者在诊疗过程中向医生提供必要的相关信息。①提供疾病信息。若医生就患者的患病症状、病痛部位、疾患简史等进行有效的沟通,则可以提高医生病理诊断的可靠性。②提供个人信息。若医生就患者的家庭状况、经济条件、医疗保障等进行有效的沟通,则可以提高医生治疗方案制定的可行性。

医生是医疗活动的主导。患者具有知情同意权,这就要求医生在诊疗过程中向患者告知必要的医学信息。①告知实际的病情。医生就患者疾病的初步诊断、确定诊断、疾病特点、病发程度、病情发展等信息与患者进行有效沟通。②告知可行的治疗方案。医生就治疗时机、可行方案、方案性质、痛苦程度、预后情况等信息与患者进行有效沟通。③告知可能的医疗风险。医生就药物使用的副作用、仪器检查的损伤性、个体素质反应的差异性、手术后并发症与后遗症、手术失败后可能采取的对策等信息与患者进行有效沟通。④告知所需的医疗费用。医生就诊疗过程中可能发生的医疗费用、是否属于基本医疗保险或公费医疗报销范围等信息与患者进行有效沟通。⑤告知患者转医或转诊。医生就医疗机构的局限性、转医或转诊的必要性等信息与患者进行有效沟通。

(二)情感的沟通

情感沟通也是医患沟通的主要内容之一,有专家认为,在医患沟通中,情感沟通所占的比重高达80%,而逻辑沟通只占20%。医患双方情感的沟通越人性化,医患关系就越和谐。

医患沟通不同于一般的人际沟通,患者因为不适的生理反应与陌生的就医环境难免会产生焦虑、无助、恐惧等情绪体验,他们对医护人员的关爱与体贴异常渴望,对医护人员的表情与行为更加敏感。这就要求医患双方以心换心,以情换真。

美国著名学者史柯维(S. R. Covey)在其成名作《与成功有约》一书中提出了"情感账户"的概念,即存在于人与人之间的信任总数。他认为,"情感账户"的建立是维系良好人际关系的有力武器,医患关系亦是如此。医生与患者之间存在着一种无形的"情感账户",增进或改善关系就是向账户中存款,轻视或破坏关系就是从账户中取款。非言语表达是医患情感沟通的主要传递方式,与言语相比,这种方式更能让患者感受到关爱与尊重,医患之间的肢体接触必然会在"情感账户"中留有印记。热情的语调、友好的握手、适宜的微笑、关切的眼神、蹲视的动作在情感沟通中至关重要。例如,医生亲和与礼貌的行为会增加患者"情感账户"的信任额度,而医生漠然与斥责的行为则会降低患者"情感账户"的信任额度。不同程度的情感沟通必然会形成不同的医患关系,只有正向的信任额度才可能塑造出良好的医患关系。依据情感沟通的水平,可将医生划分为五等：第一等医生把患者当亲人，让患者舒心；第二等医生把患者当朋友，让患者放心；第三等医生把患者当熟人，让患者安心；第四等医生把患者当路人，让患者寒心；第五等医生把患者不当人，让患者伤心。由此可见，情感沟通的水平越高，医患关系就越和谐。

三、医患沟通的作用

（一）医患沟通是医疗诊断的需要

医疗诊断的前提是对患者的不适反应、疾病起因、发展过程等信息进行沟通与交流，医患沟通的质量决定了病史采集的可靠性与体格检查的可信度，这在一定程度上也就决定了医疗诊断的准确性。

医疗诊断过程需要医患双方的共同参与，而医生在医患沟通中占据着主导地位。患者对自身疾病的体验最为深刻，其家属对患者病情的了解更为细致，因此医生应耐心倾听患方的求医主诉，认真听取患方的病情详述，理性引导患方的针对性叙述，有效询问患方的相关信息，积极告知检验的注意事项等。耐心地倾听、有效地询问与积极地告知是医生做出科学诊断的保障。如果医生无意地忽略了患者提供的重要信息，则有可能造成误诊或漏诊；如果医生强硬地打断了患者对病情的叙述，则有可能拉大医患间的心理距离；如果医生好奇地询问患者与病情无关的个人隐私，则有可能降低患者的信任感；如果医生未做任何说明地提出医学检验的要求，则有可能激化医患间的矛盾与纠纷。某医院前来就诊的一位患者头痛发热，医生诊断为"感冒"，但患者家属表示质疑并反复强调患者"头痛欲裂，睡不着觉"，极力坚持做进一步的详细检查，医生不堪其扰，进行了腰椎穿刺，检查结果竟然呈阳性，诊断为"脑膜炎"，如果患者犹豫不决或医生断然拒绝，那么后果将不堪设想。

（二）医患沟通是康复治疗的基础

患者的康复需要医患双方的共同努力。医患双方共同的目标在于治疗疾病、维护健康，在此过程中，既需要医生精湛的技术，又需要患者积极的配合，只有二者的有效结合才能取得较好的疗效。患者的理解与配合是提高医疗质量、保证医疗安全的重要条件，依从性好的患者能够积极地配合康复治疗，痊愈的概率更大，并发症的概率更小；不遵医行为不仅会降低疗效，而且会损害健康。医患沟通在争取患者理解与配合的过程中起着不可替代的作用。

信息沟通有助于加深患者的理解。只有医生与患者就疾病的诊断、发展、转归、预后等各种情况进行充分的交流，才能确保治疗的顺利进行。如果信息沟通不畅，不但会影响患者的遵医行为，而且有可能造成误解与伤害。某医院外科的一位患者被诊断为"右下腹腹股沟疝"，医生告知患者病情很重，需要立即手术，除此之外对疾病的诊断与治疗等相关情况未做任何的解释，患者因文化水平限制，误将"疝"字认作"癌"字，最终万念俱灰，跳楼自杀。

情感沟通有助于获得患者的配合。只有患者接收到医生积极的暗示、感受到医生人文的关怀、体验到医生强烈的期望，才能提高医疗配合的动力。如果情感沟通不畅，不但会降低患者的依从性，而且有可能造成医患矛盾的大爆发。一位"高血压"患者到某医院就诊,医生在接诊过程中行为拖沓、表情厌烦、态度生硬、眼神轻蔑,虽然医生告知患者病情很重,并制定了可行的方案、提出了有效的策略,但是,患者认为该医生危言耸听,他的建议并不能采信,最终因未遵医嘱而导致病情恶化。

(三)医患沟通是医患纠纷的润滑剂

目前,大多数的医患纠纷并不是由于医疗技术引发的,而是由于医患沟通障碍导致的。患者就医的满意度主要依据不在于医生的诊疗技术与操作规范,而在于医生的人文素养与服务态度。一位患者投诉时反复强调:"就诊时医生都没抬头看我一眼,居然就把处方开出来了。"后经院方调查发现,该病例记录完整,用药对症,处方无误。可见,医患沟通障碍是造成医患纠纷的罪魁祸首,也就是说,医患纠纷的原因多在"服务不满",而非"技术不满"。

用信息沟通来化解医患纠纷。某医院根据患者的病情在征求了患者本人及其家属的意见后,为其进行了钬激光切除肿瘤手术。术后院方以自费项目为由要求患者签署自费项目协议书,但术前医生并未告知钬激光手术不属于医保报销范围,为此双方僵持不下,诉至法庭。这一手术是对该患者最恰当、最有效的方案,如果医方术前详细告知、术后耐心解释,医患纠纷完全可以避免。医生应尽可能地向患方介绍病情及相关问题,以便患方自主选择,配合治疗。某医院接诊一位老年患者,患者因发热以"肺炎"入院,积极治疗后效果不明显,需要进一步检查以明确病因。患方质疑医方存在过度医疗的行为,医生耐心解释说:"您看老人的片子上炎症已完全吸收,肺炎有所好转,但她目前仍有发热症状,有时大便不好,可能存在其他脏器的病变。老人年纪大,问题多且不典型,给诊断带来一定的困难,需要进一步检查,明确病因,对症治疗。否则,万一漏诊,患者身体不舒服,我们心里也不好受。"患方表示理解。经进一步检查,老人确诊为"溃疡性结肠炎",治疗后很快康复。

用情感沟通来塑造和谐关系。某医院轻度患者休息的病房住进一位重症患者,该患者去世的当晚,几位轻病患者因恐惧不敢待在病房里,只能在医生休息室的桌子上蜷缩了一晚。当患者向医务人员反映这一问题时,却被认为是"小题大做""无事生非",最后引发了激烈的医患冲突。如果当时情感沟通到位,这一医患纠纷完全可以避免。国内某医院近年来推出了一项旨在塑造优秀人文环境的举措,即"伦理查房"。入院后的患者发现了与以往不同的很多细节:以前的床头卡详细张贴患者的病情与诊断,现在的床头卡并未标明患者的隐私信息;以前的医护查房时习惯称呼冰冷的床号,现在的医护查房时则采用亲切的人性化称呼;以前的医生在治疗时不顾及患者的感受,存在许多让患者尴尬的习惯做法,现在的医生在治疗时为患者添加了一个遮蔽的屏风,让患者感受到安全与温暖。"伦理查房"的人文关怀为和谐医患关系的建立提供了良好的平台。

(四)医患沟通是医学目的的要求

传统的生物医学模式片面强调自然医学,医生在诊疗过程中只关注技术治疗,忽视了医患沟通的价值,只见"病"不见"人";现代的生理-心理-社会医学模式强调自然医学与人文医学的结合,医生在诊疗过程中不仅关注技术治疗,而且重视医患沟通的价值,既治"病"又治"人"。新型医学模式的建立与发展,是医学人文精神的回归,它使医患沟通比以往任何时候都来得重要。

现代医学目的的实现需要医患沟通的强力辅助。"预防疾病与损伤"需要依靠医患沟通进行医学信息的传递;"解除疾病带来的身心痛苦"需要依靠医患沟通开展人性化的关怀;"照料和治愈患者"需要依靠医患沟通增强患者的遵医行为;"照料和帮助那些不能治愈者"需要依靠医患沟通维持患者高质量的生活;等等。

总之,医患双方的目标是一致的。一方面,医患沟通可以让医生掌握详细的患者病情,制定合理的治疗方案,提升个人的业务水平;另一方面,医患沟通又可以让患者认真地履行医嘱,积极地配合治疗,迅速地获得反馈。反之,医患沟通不畅则会削弱人类与疾病作斗争的力量,阻碍医学科学的发展与医学目标的实现。

四、医患沟通的技巧

医患沟通以医方为主导,是医患双方信息与情感的全方位交流。言语沟通是信息传递的有效方式,而非言语沟通则是情感交流的最佳途径,医患沟通是医学言行与人文言行的紧密结合,西医传统的"视、触、叩、听"与中医常规的"望、闻、问、切"早就体现出了医患沟通的内涵。

据调查,至少有70%的医患纠纷源自不良的医患沟通。可见,医患沟通是塑造和谐医患关系的重要途径。在实际的医患沟通过程中,医方表现出的"四不"反应无形中加剧了医患关系的紧张程度。"第一不"是指"不能",医生在告知病情时,一则由于发病机理复杂,无法清晰描述,二则由于患者病情危重,无法直接告知,所以在很多情况下"不能"正面应答患者的探寻;"第二不"是指"不愿",受传统医学模式的影响,很多医生崇尚"只见病不见人"的服务模式,遵循"给患者治好病"的医疗原则,忽视了患者的信息与情感需求,所以"不愿"正面回答患者的询问;"第三不"是指"不会",由于医学人文教育相对薄弱,大多数医生并未接受过专门的沟通技能训练,所以"不会"进行有效的医患沟通;"第四不"是指"不行",受客观医疗条件的限制,患者在就诊过程中,挂号排队时间长、看病等候时间长、取药排队时间长、问诊服务时间超短,医生想要给每个患者分配较长的时间是"不行"的。"四不"现象常常让患者感到的是医疗服务的"生、冷、硬、疑",医生生涩的术语、冷峻的声音、生硬的语气难免会使患者对医疗服务的价值与效果产生质疑。

患者在就医过程中,不但具有诊治病痛的医学需要,而且具有抚慰心灵的人文需要。优质的医疗沟通模式应该契合这一双重的需求,按照"GLTC"的方式开展,即医方示善(goodwill)、医方倾听(listening)、医患谈话(talking)、医患合作(cooperation)。有学者指出,医患沟通的精髓就在于"一个要求""两个技巧""三个掌握""四个留意""五个避免""六种方式"。"一个要求"指的是诚信、尊重、同情、耐心。"两个技巧"指的是请患方说时的"倾听"与向患方说时的"解释"。"三个掌握"指的是掌握患者的病情、治疗情况与检查结果;掌握医疗费用的相关情况;掌握患方的社会心理因素。"四个留意"指的是留意患方的受教育程度及其对沟通的感受;留意患方对疾病的认知程度及其对交流的期望值;留意自身的情绪反应,学会自我控制;留意患方的情绪状态。"五个避免"指的是避免强求患方及时接受事实;避免使用易刺激患方情绪的语言和语气;避免过多地使用患方不易听懂的专业词汇;避免刻意改变患方的观点;避免压抑患方的情绪。"六种方式"指的是以预防为主的针对性沟通、交换对象沟通、集体沟通、书面沟通、协调统一沟通、实物对照沟通。

（一）医患间的言语沟通

言语沟通是和谐医患关系建立的重要手段。只有通过口头言语使沟通双方达到明了的目的，才能塑造和谐的医患关系。

1. 运用亲切得体的称呼

得体的称呼是医患间开展良好沟通的起点，亲切的印象是医患间建立信任关系的基础。对患者的称呼应依据患者的身份、职业、年龄等具体情况而有所不同，尊重为先，力求恰当。医生应甩掉权威者的帽子，对患者适当用敬称，以示尊重，要避免直呼其名，更不能以冰冷的床号代替患者的称谓。

2. 使用通俗易懂的语言

医患间的言语沟通要求表达简短、通俗、清晰。在医患交流过程中，有些患者的受教育水平较低，有些患者的接受与理解能力较差，大多数的患者无法理解医生的专业讲解，所以医生宜采用患者易于理解和接受的通俗化语言，避免出现措辞不当、重点不突出等问题，尽量减少医学术语的使用，必要时可用图片、模型或录像的形式形象化地加以解释说明。

3. 讲究言语交流的技巧

（1）学会耐心倾听。医患沟通过程中"倾听"往往比"诉说"更重要，医生保持倾听的状态是医患交流的基本前提，"倾听"不仅可以获得患者的相关信息，而且有助于增强患方的合作意向。耐心倾听，不单单是指不随意打断患者的叙述，还应伴有表示关注的肢体语言与声音附和，如点头、注视等身体动作以及"哦""是这样啊""我明白了"等诸如此类的伴随语。

（2）多用开放式提问。开放式提问旨在引导患者深入而详细的描述，便于全面了解患者的信息；封闭式提问只要求患者做出限定性的回答，可能会遗漏重要的信息，但某些情况下便于更迅速地掌握患者的病情。医生与患者交流时，宜多用开放式的提问方式，并辅以适当的封闭式谈话，避免审问式的提问。

（3）控制谈话方向。医患沟通既要保证充分的、有价值的交流，又要避免琐碎的、无关紧要的叙述。当患者表达的内容偏离了交谈的目的时，医生可在停顿的间隙，以提问的方式巧妙地将谈话重新引回主题。医生在控制谈话的方向时，切忌生硬地打断患者的主诉。

（4）创造乐观语境。每个人都喜欢与积极向上、幽默乐观的人相处，有人说：积极的人像太阳，照到哪里哪里亮，消极的人像月亮，初一十五不一样。医生作为传递希望的使者，其积极的心态、幽默的语言、善意的鼓励、乐观的语境能够对患者产生意想不到的功效。

4. 杜绝伤害性的语言

"良言一句三冬暖，恶语伤人六月寒。"伤害性的语言容易扰乱患者内脏与躯体的生理平衡，加重病情。医生在医疗过程中要注意有技巧地使用保护性的语言，避免言语不当对患者产生的不良刺激。医生在沟通过程中，一要避免使用直接伤害性的语言，如"你这个人怎么这么没素质？"二要避免使用消极暗示性的语言，如"怎么这么晚才送来？"三要避免使用责备性的语言，如"还想不想好了？你怎么能这样做呢？"四要避免使用警告性的语言，如"你要是不按照我说的去做，后果自负！"五要避免医生间的窃窃私语，防止患方进行无端的揣测。

5. 避免否定性的同行评价

由于医疗条件与技术水平存在差异，不同的医生对同一疾病的认识会不同，对同一疾病的处理方式也会不同。更何况诊断与治疗是一个复杂的过程，而且患者在就医过程中，病情会不断地发展变化，所以不可随意评价同行的诊疗。要避免使用暗示性的否定语言，如"他怎么这样处理？""这检查结果明显不对呀！"等，随意而草率的语言往往会成为引发医患纠纷的导火索。

（二）医患间的非言语沟通

"意在言外"的非言语沟通是情感传递的重要手段。肢体语言的研究者麦拉宾（A. Mehrabian）指出，一条信息所产生的全部影响力中，7%来自语言（仅指文字），38%来自声音（包括语音、语调及其他声音），剩下的55%则全部来自无声的肢体语言。人类学家博威斯特（R. Birdwhistell）发现，在面对面的交流中，语言所传递的信息量在总信息量中所占的比重还不到35%，超过65%的信息都是通过非言语交流的方式完成的。事实表明，无论是医生还是患者，肢体语言比任何口头语言留下的印象都要深刻、持久。

（1）外表形象。服饰整洁、态度和蔼、面目慈祥、举止稳重、发型整齐是医务人员最基本的要求。第一印象在医患沟通中占据着非常重要的地位，而外表形象在一定程度上掌控着第一印象的形成。外表形象往往反映了医生的精神面貌与工作态度，它会进一步影响到医患交往的内容与效果。得体的外形更容易让患者产生尊重与信任的情感，从而增强战胜疾病的信心，主动配合医生的诊疗。

（2）面部表情。面部表情既是医生观察患者疾病信息的重要手段，也是患者了解医生心理活动的重要途径。对医生而言，一方面要善于体察患者的面部表情反馈来的相关信息，另一方面要善于运用自身的面部表情传递出情感信号。医生与患者沟通时，一要用适度的微笑接待患者，切忌冷若冰霜；二要用短暂的目光接触表达关注，切忌长时间盯视；三要用温和的眼神获取反馈信息，切忌目光游移。

（3）身段表情。身段表情是了解人们情绪情感的客观指标之一。不同的情绪状态下，人的身体姿势会呈现不同的变化，如紧张时的"坐立不安"、恐惧时的"双肩紧缩"、愤怒时的"双拳紧握"、烦躁时的"双腿抖动"、反感时的"身体侧转"等。医患沟通中，医生可以通过患者的身段表情来了解患者的心态，患者也可以通过医生的身段表情来推知医生的心理。医务人员既要能够理解患者的身体姿势，又要能够控制自己的肢体动作。

（4）语调表情。言语沟通中语音的高低、语速的快慢、语调的抑扬顿挫也是传递信息与表达情绪的重要手段。医生可以通过患者的语调表情来判断对方的心理状态，同时也可以借助自身的语调表情来传递相关的信息。医生在沟通过程中，宜多用平缓的语气与恰当的语调。一般来说，在门诊或病房与患者进行交谈时宜用中速节奏；接诊急症或危重患者时宜用快节奏；向患方传达悲讯时应用慢节奏，放慢语速有助于患方有足够的时间理解、接受某些突如其来的信息。

（5）人际距离。人际距离反映出彼此之间的亲密程度。美国心理学家霍尔（S. Hall）提出了人际距离的四种类型，即亲密距离（0.5 米以内）、个人距离（0.5～1.2 米）、社交距离（1.2～3.5 米）、公众距离（3.5～7 米）。医患之间应依据双方关系与具体情况保持适当的身体距离。医患间的人际距离因性别、年龄的差异应有所不同。医生对重症患者、老年患者与儿童病患可以适当地缩短人际距离，促进情感沟通。

（6）肢体接触。适当的肢体接触拥有着神奇的魔力。研究表明，一次轻轻地、不超过三秒钟的肘部接触能够在原本素不相识的两人之间建立一种瞬时的联系，拉近双方之间的距离。医生与患者之间得体的肢体接触可达到良好的沟通目的，如将做完检查的孕妇轻轻扶起，为呕吐的患者轻轻拍背，搀扶动作不便的患者下床活动等，适当的肢体接触有助于表达人文关怀，从而促进有效的医患沟通。

【本章小结】

医生角色的义务是指医生在执业活动中应"当为"一定行为与"不当为"一定行为的范围和限度。其不仅包含技术性的成分，而且包含非技术性的内容。角色权利是指行为主体履行角色义务时所具有的支配他人或使用所需的物质条件的权利。医生角色的权利包括疾病诊疗权、特殊干涉权、基本公民权。由于医疗活动的高风险性对医生的医疗行为造成相当大的影响。为了规避医疗风险的责任，医生在诊疗过程中的行为发生了相应的改变，他们倾向于采用非病情需要的诊疗方法与治疗手段，这是一个需要社会方、管理层、医生与患者共同关注、共同解决的问题。医患关系是最基本、最重要的医疗关系，根据医患双方在医疗措施决定和执行中的主动性大小，可将医患关系分为三种基本类型：主动-被动型、指导-合作型、共同参与型。良好的医患沟通使医患双方达成共识并建立信任合作关系，言语沟通与非言语沟通是医患沟通的两种主要方式。

【讨论题】

1. 就"医生对于患者最重要的问题是责任而不是情感"发表自己的看法。
2. 对于一位经济拮据的癌症晚期患者，医生应该如何将"坏消息"告知患方？
3. 一男子在婚检时被查出患有梅毒。男方担心女友得知此事会与自己分手，要求院方为其保密（他认为这属于个人隐私），并准备以其他理由向女友解释为何没有通过婚检。医生十分为难，建议男方等疾病治愈后再结婚，但是女方坚持要求医生告知详情（她认为自己有知情权）。医生应该如何处理此事？

【推荐读物】

1. 王锦帆，尹梅. 医患沟通. 北京：人民卫生出版社，2013.
2. 庄一强. 医患关系思考与对策. 北京：中国协和医科大学出版社，2007.
3. 于莹. 医患沟通手册. 上海：上海科学技术出版社，2007.

（潍坊医学院　邹　敏）

第十一章 心理干预总论

【本章学习要点】
1. 心理干预的概念。
2. 心理咨询的概念与心理治疗的概念。
3. 心理咨询与心理治疗的过程。
4. 心理治疗的原则。

第一节 心理干预概述

一、心理干预的概念

心理干预（psychological intervention）是依据异常心理与正常心理相互转化的规律，帮助有异常心理的个体或人群转变成正常健康心理状态、预防心理异常的发生和促进心理健康的方式方法。

心理的发生、发展和变化规律有许多理论学说。目前的主流学说有认知学说、生物生理学说、人本理论学说、精神分析学说和行为主义学说等。这些理论学说为心理干预提供了丰富的理论根据。

心理干预最主要的用途是治疗异常心理。但是随着心理学的发展，心理干预的内容不断变化和扩展。目前，心理干预的形式已从早期单纯的个体治疗，扩展到针对团体或群体的多层次干预。心理干预不仅适用于异常心理，也适用于正常心理，具体包括：针对心理障碍的高危人群，心理干预常应用于预防异常心理的发生，维护心理健康，如宣传心理卫生知识、改善人文环境和防止灾难等，以防止异常心理的产生。针对普通人群，心理干预用于促进心理健康，如改变态度和行为习惯、增强耐挫折能力、提高活动效率、改善生命质量、增加责任心和提升幸福感等。

根据心理干预的对象和目标，可以将心理干预分成三类：第一类是已经出现异常心理的个体，干预目标是减轻障碍；第二类是针对高危人群，目标是减少发生异常心理的危险性；第三类是对普通人群，目标是促进心理健康，改善生命质量。从这个意义上讲，能引起心理按照预期目标改变的各种方式方法称为心理干预。

心理干预的概念，涉及以下四个方面：①心理干预是由心理工作者实施，必须是掌握心理学变化规律的，即具备相关理论知识与技能的专业人员。他们可以是心理咨询师、心理保健师、心理治疗师、心理科医师、精神科医师、神经科医师等。②被心理干预的个体，可以是正常人，也可以是异常心理的人。对正常人来讲心理干预的目的是促进心理健康、增加幸福感、促进个体成熟和自我实现。对异常心理的人，心理干预的目的是消除躯体和心理症状、抚平心理创伤、恢复心理平衡、康复社会功能。③心理工作者可以干预一名个体或同时干预一组群体。④心理干预要有针对性，根据被干预对象的具体情况，选择不同的心理干预方法。有时利用各种宣传媒体的方法对群体进行心理干预。

二、心理干预的内容与方式

心理干预包含心理咨询、心理治疗、心理危机干预和心理康复的内容与方式，心理咨询详见第十三章。

（一）心理治疗

心理活动是脑功能的体现，也是大脑对现实的主观能动性的反映。任何异常心理都是脑活动的异常造成，所以心理治疗的对象是脑功能紊乱而表现为各种心理疾患和躯体疾患的人，心理治疗目的是让脑活动正常而达到心理正常。心理治疗的具体内容在本章第二节讨论。

（二）心理危机干预

1. 心理危机干预的概念

危机是一种认识，当个体知觉到外界环境或某一具体事件存在着威胁，仅仅依靠个人自身的资源和应付方式无法解决困难时，就产生了危机。危机不及时缓解或解决不当，会导致情感、认知和行为方面的功能失调，甚至可能导致个体精神崩溃或自杀。

危机干预（crisis intervention）是指对处于心理危机状态的个体给予关怀、支持及使用一定的心理咨询与治疗方法予以援助，使之恢复心理平衡，安全度过危机。危机干预属于广义的心理治疗范畴，主要针对心理适应陷入危机状态者，给予适时救援，并视情况轻重转介有关的机构接受治疗。帕瑞德（H. Parad）认为，危机干预就是在混乱不安的时期，一种积极主动地影响心理社会运作的历程，以减缓破坏性的压力事件所带来的直接冲击，并协助受到危机直接影响的人们，激活其潜在的心理能力及社会资源（通常是社会环境中的重要人物），以便能适当地应对压力事件所造成的结果。

2. 心理危机的来源

传统上，危机被区分为两类，即发展危机与情境危机。发展危机（developmental crisis）可界定为："一个内在形成的情境，它可能源于生理的或心理的变化，再加上个体的发展、生物性转变与角色变迁等因素。"例如，受孕或不孕、怀孕、分娩、出生、婴儿时期与儿童早期、青少年时期、性别认同危机、中年危机、退休、老化、死亡等。情境危机（situational crisis）主要指存在于外在生活环境中的情境，主要包括：①人类某方面的基本需求得不到满足；②可能会遭遇上述丧失状况的威胁性或危险性；③超越个人能力的挑战。比如，性危机（强暴、近亲乱伦等）、堕胎、自杀、急性或慢性疾病、酗酒与滥用药物、离婚或分居、虐待、家庭危机、意外事件受害者、逃亡、文化冲击、工作方面的升迁、失业、职务调迁等。区别情境危机与其他危机的关键在于，情境危机是随机发生的、事出突然的、令人震惊的、情绪激动的与变动激烈的。

3. 心理危机干预的对象

在危机面前，个体可能做出的反应有三种形式。最理想的状态是当事人能够自己有效地应对危机，从中获得经验，危机过后产生积极的变化，使自己变得更为强大和富有同情心。第二种情况是当事人虽然能够度过危机，但只是将不良的后果排除在自己的认知范围之外，因为没有真正解决问题，在以后的生活中，危机的不良后果还会不时地表现出来。第三种情况是当事人在危机开始时心理就崩溃了，如果不提供立即的、强有力的帮助，就不可能恢复。第二种与第三种人都是危机干预的服务对象。

具体的危机干预对象主要有以下几种：①遭遇突发事件而出现心理或行为异常的人，如家庭发生重大变故、遭遇性危机、受到自然或社会意外刺激的人。②学习、生活、工作压力过大而出现心理异常的人。③个人感情（恋爱、婚姻、家庭）受挫后出现心理或行为异常的人。④人际关系失调后出现心理或行为异常的人。⑤性格过于内向、孤僻、缺乏支持的人。⑥严重环境适应不良导致心理或行为异常的人。⑦家境贫困、经济负担重、深感自卑的人。⑧身体出现严重疾病，个人很痛苦，治疗周期长的人。⑨患有严重心理疾病（如抑郁症、恐怖症、强迫症、癔症、焦虑症、精神分裂症、情感性精神病等）且出现心理或行为异常的人。⑩由于身边的人出现个体危机状况（如突遭意外事故、自杀、他杀等）而受到影响，产生恐慌、担心、焦虑、困扰的人。

4. 心理危机干预的原则

（1）针对性原则：迅速确定要干预的问题，强调以目前的问题为主，并立即采取相应措施。一般来说，陷入心理危机的人常认为自己不能面对困难或处理问题是一种软弱无能的表现，他们经常把痛苦埋在心底，情绪不佳和心情不畅。作为危机干预者，必须能及时地引导他们接受帮助。一旦这些人能够合作，正视自己的痛苦，或在危机干预者的启发下，使自己的痛苦体验得到宣泄，便是具备了一个摆脱危机的良好开端。

（2）支持性原则：处在危机之中的人比平时更需要支持。不仅需要提供当下的直接的支持，而且应当努力地寻求更多的来自家庭、单位、社区的支持。虽然危机干预通常仅仅维持五到六次，必须让当事人感觉到不管何时，只要他需要，都会获得必要的支持。最好有其家人或朋友参加危机干预。另外，还要鼓励当事者具有自信心，不要让当事者产生依赖。

（3）行动性原则：帮助当事人有所作为地对待危机事件。面临心理危机的人在应付危机的过程中，常常会表现出逃避矛盾和困难，或者应付措施不当。危机干预者要积极地给予支持，给他们提供建设性的建议，明确在危机时应该做些什么，怎样采取合适的、行之有效的应对行为。在危机干预的过程中，必须避免怂恿当事人责备他人。

（4）正常性原则：尽管有国家将危机干预列为精神医学服务范围，但干预对象未必是"患者"。心理危机干预是借用简单心理治疗的手段，帮助当事人分析事件的性质及其在事件之中扮演的角色；指出当事人的当前目标、生活风格和思想观念的不合理性；以及面对事件所采取的错误的自我防御机制。也就是说，将心理危机作为心理问题处理，而不是作为疾病进行处理。

（5）完整性原则：心理危机干预活动一旦进行，应该采取措施确保干预活动能得到完整地开展，避免再次创伤。

（6）保密性原则：严格保护当事人的个人隐私，不随便向第三者透露当事人个人信息。

（三）心理康复

心理康复是根据心理因素对患者或残疾人在康复过程中所起的作用规律，帮助其提高心理健康水平，从而促进全面康复。它源于康复心理学（rehabilitation psychology）的内容，是生物-心理-社会医学模式在疾病和残疾康复中的具体体现，它涉及医学康复、教育康复、职业康复和社会康复等的相关内容。

由于社会发展，"疾病谱"的顺位不断改变，心脑血管病、肿瘤、代谢疾病和精神疾病等的发病率明显增高，患有这些疾病的患者在漫长的康复、重返社会的过程中，会面临许多的家庭问题、社会问题和职业问题等，为尽快实现全面康复，心理康复逐渐受到人们的重视。精神分析理论、行为理论、心理生理理论、认知理论和人本主义理论的发展，以及神经科学的发展，为患者心理康复提供了理论基础。在全面的康复目标中，认知、情绪、行为、人格等心理康复的水平直接影响到患者整体康复的成效。

从认知上，患者的知识水平、社会文化背景、个人经历、对病残的理解都会影响认知过程，错误的认知会对康复造成阻碍，其决定因素有患者的不合理信念、歪曲的思考方式等有关。

不良情绪可以阻碍康复进程：①焦虑，表现为目标不明确的恐惧，患者主观上体验到担心、害怕，但不能明确恐惧的对象是什么。除了情绪上的体验外，焦虑有时还伴随有自主神经紊乱的症状。纠正轻度焦虑情绪的具体方法有：提供心理支持、提供疾病的信息让患者增加信心、用生物反馈疗法缓解焦虑。重度焦虑采用抗焦虑药物。②抑郁，表现为悲观、失望、无助、无价值、无兴趣等，伴有失眠、食欲缺乏等，严重者可有自杀的愿望和企图。纠正轻度的抑郁，应用认知疗法，改变自动非理性思维方式。采用支持性心理治疗，如鼓励、安慰、保证、理解等。重度的也需要抗抑郁药物。③愤怒，表现为得知自己伤残而不能康复后，发怒和生气，容易激惹，易攻击他人或出现破坏性行为。心理治疗的措施主要是认知疗法，次要是放松训练、心理支持。④过分依赖，无论是躯体上的和情绪上的过度依赖都会导致康复过程进展缓慢。处理的方法应采用人本主义疗法，调动患者的积极向上的动机，消除依赖。同时，给予心理支持疗法。

不良的行为可以阻碍康复进程：①A 型行为，主要表现为行为急促，具有时间紧迫感；个性争强好胜，竞争意识强，事业心强，情绪易怒。应采用综合矫治法，包括 A 型行为知识教育、认知疗法、放松训练、生物反馈、行为演练、运动锻炼、想象疗法、心理成长训练、改变不良生活习惯和康复期的依赖行为等。②C 型行为，主要表现为过分合作，回避矛盾，压抑愤怒，较高的应激反应和免疫变化。其治疗措施有：教育性干预，如健康教育、心理疏导、提供信息、个体适应等；支持-表达式干预，如让患者表达内心的内容，并给予社会支持；认知-行为干预，如让患者掌握正确而有效的应对策略和技能；药物治疗，如抗焦虑或抗抑郁药物治疗。③高食盐行为，主要表现为日常生活中进食盐分过多。可采用教育性干预和认知治疗，使患者建立健康的生活习惯和行为模式，设计合理的饮食。④吸烟、酗酒、物质依赖行为，治疗包括：支持治疗和自信训练、教育和认知治疗、行为治疗辅以药物治疗、提供社会支持系统等。

第二节　心理治疗概述

一、心理治疗的概念及发展

心理治疗（psychotherapy）是指受过专业训练的治疗师在良好医患关系的基础上，通过心理学的理论和技术，促使患者的心理、生理和社会功能产生积极变化，改善其病理心理状态，消除心身症状，重新建立个体与环境的平衡。心理治疗是心理干预的重要手段之一，是具有更强专业性和规范性的心理干预，其应用对象主要是那些已经出现心理障碍的患者。

（一）心理治疗的特点

利用心理学的理论和方法进行心理治疗，有其自身的特点。

（1）心理治疗需要建立在良好的医患关系的基础上进行。要把患者当作有思想、有道德、有感情和有世界观的"人"来看待，医患关系是否密切，是决定患者是否对心理医生信任，决定心理医生能否采集到真实病史作出正确诊断的关键，进而影响心理治疗的效果。只有密切医患关系，才能更好地发挥患者在治疗过程中的能动作用。另外，心理治疗强调人际交往的治疗作用，医务人员的语言和非语言的外在表现，直接影响治疗效果。

（2）心理治疗是由具备心理学知识、医学知识（特别是神经病学、精神病学和脑科学）、人文科学知识和丰富生活经验的医务人员来完成的。心理治疗是专业性人际互动过程，治疗师必须是受过专业训练，掌握了一定的心理学知识和技能，具有合法身份的专业人员，并且自身要有健康的心理。

（3）心理治疗对心身疾病有作用。因为心理因素在心身疾病的发生、发展和转归过程中所占的权重比较大，所以应用心理治疗技术对心身疾病的治疗和康复有促进作用。还有些躯体症状或躯体功能的紊乱，其根源是心理异常。

（4）患者的认知与领悟作用。心理医生的本领再高明，也只是"施"的一面，主要用语言施加第二信号的刺激，而患者"受"的不仅是语言表层的意思，要领悟其真正的意义。心理治疗需要患者配合，发挥自我的能动性，让患者真正自己认知与领悟心理紊乱的原因，并发挥自身主动性，才能治愈心理疾患。

（二）心理治疗的机制

虽然不同心理学派对待正常心理和异常心理状态有不同的标定，应用心理治疗的技术也不同，但基本的机制是通过外界刺激变化来改变异常脑图式，使脑功能正常，即心理活动是脑功能的体现，任何心理障碍都是脑活动的障碍。

1. 语言刺激作用

这是应用心理理论和技术进行心理治疗的主要方法，人的心理活动绝大部分是借助语言文字来进行的,它包括有声的语言、无声的语言和文字。

心理的实质是人脑对客观世界的能动反映。客观世界对个体所形成的刺激作用,是由客观世界所提供的刺激信息来作用的,这些信息基本上都是通过语言文字或其他符号性的东西表达的,大脑在接受这些信息之后,对其进行加工处理,引起原有的脑图式发生变化,造成个体认知和情感等心理的改变,最后还可通过语言表达出来。

2. 心理是脑的功能

脑通过神经系统支配、调节躯体的各个系统和器官活动。大脑的各种心理活动(如认识、情绪和意志)能影响躯体的生理功能,同时躯体的各种活动作为刺激来影响脑图式,进而心理功能改变。这种心理活动与生理活动相互影响的关系,既是心理因素导致疾病的原因,也是心理活动对其体内的生理生化过程产生有利影响,促进疾病向康复发展的基础。

3. 在脑细胞固有的非条件反射的基础上,高级神经系统条件反射的建立和消退,是行为塑造的基础

每位个体出生后,先天遗传的脑结构和脑功能的图式,提供了心理活动的基础,行为的产生是大脑的高级神经系统建立了神经联系即形成条件反射来实现的。不同神经细胞的联系方式,构成心理或行为的不同外在表现。任何干预脑神经细胞活动的因素都可以引起心理的改变。

(三)心理治疗目的

解除当前症状,缓解目前心理痛苦,解决患者当前要解决的问题,提供支持是心理治疗的近期目标。更为重要的是激发患者的潜能,促进其人格成熟或重塑其人格系统,包括改变认知评价系统和应对方式等,以防止类似问题再度发生,这是心理治疗的根本目标,这个目标需要多次心理治疗且花费时间长,可称其为远期目标。因此,心理治疗不是简单地就事论事,而是要从根本上解决引起当前心理的原因,分析是认知评价系统的原因还是个性或行为方式的原因,让患者顿悟,只有把这些根本问题解决了,才能算真正达到治疗目的。

(四)心理治疗的分类

目前,心理治疗的种类繁多,心理治疗师根据不同的工作角度进行不同的分类。

1. 根据学派理论进行心理治疗分类

(1)建立在心理动力学派理论基础上的心理疗法:弗洛伊德的心理动力学理论认为,人的心理障碍是由压抑在"潜意识"中的某些幼年时期所受的精神创伤所致的。他认为通过内省的方式,用自由联想和/或释梦等方法可将这些痛苦的体验挖掘出来,让焦虑的情绪得到发泄,并对患者所提供的谈话内容进行分析,让患者领悟,从而改变原来的行为方式,重建自己的人格,达到治疗目的。这一疗法称为精神分析疗法。

(2)建立在行为主义学派理论基础上的治疗方法:行为主义疗法(behavior therapy)或称为行为矫正疗法(behavior modification)是受华生行为主义理论影响,根据巴甫洛夫的经典条件反射、桑代克和斯金纳的操作条件反射、班杜拉的社会学习理论而来的。这些理论认为患者的异常行为与正常行为一样是通过学习而获得的,因此可以通过学习使异常行为消失。行为主义还认为,各种疾病都可视为机体某一部分的行为异常,通过

对这些异常行为的矫正，就可使疾病的症状消失，从而达到治疗目的。系统脱敏疗法、厌恶疗法、代币疗法和生物反馈疗法属于此类。

（3）建立在人本主义学派理论基础上的治疗方法：20世纪60年代由Maslow、Godstein、罗杰斯、Allport等创始，该学派认为，每个人都有一种发展自身潜能的内在倾向，人们除了一般生物潜能外，还有特有的心理潜能，如需要和动机，其最高层次是自我实现，能给人"高峰体验"的感觉。能达到这一层次最有价值，也最健康。按照这一理论，心理治疗要关心人的价值和尊严，反对贬低人性的生物还原论和机械决定论。Rogers的患者中心疗法（client-centred therapy）属于此类。

（4）建立在认知学派理论基础上的治疗方法：认知理论家D.A.Wexler认为事物本身并无意义，人们通过学习给自己的经验以某种意义。通过选择信息，对输入信息分化和整合，人们构造了自己的世界。生活给予人们各种各样的信息，人类接受这些信息不是被动的，而是以自己的方式选择、整理信息，并赋予信息以某种意义。不仅每个人的信息选择有不同方式，而且对信息的评价、解释也各不相同。正因为人的大脑将外部传入的刺激进行概括、变形、删除、提取信号，并把它们渗入到内部想象和解释中去，所有想象和体验并不等同于实际发生的事情，而是经过选择之后形成的一种意向、一种解释。由于这种信息选择的过程，人们赋予事物不同的意义与解释，使得人们对同样事件出现了完全不同的描述和不同的情感体验与行为反应。

认知心理学研究认为，每个人有独特的评价和理解事物的方式，这是人们长期积累而形成的认知结构或图式（schema）。图式指导人们的信息加工过程，决定人们对事物的评价、推理和解决问题的过程。人们倾向于依靠过去的经验去理解事物，这就形成了对同一事物产生不同的评价和理解的基础。如果人们改变自己惯常的认知模式，对同样的情境能以不同的观点看待，就能把握生活的真实，改变人们的态度和行为，解决人们的心理问题。以改变或重建认知为目标的一类心理治疗，统称为认知治疗。其中以艾里斯的理性情绪行为疗法（rational emotive behavior therapy，REBT）和贝克的认知治疗较为著名。

2. 根据同时治疗的人数进行心理治疗分类

（1）个别心理治疗：治疗师采用一对一的方式和患者面对面地进行交谈，即治疗过程只有医生和患者两个人参加。除明显的精神异常外，凡存在心理障碍的患者都适于这种方式，尤其是那些有明显心理创伤，但又不愿轻易吐露内心深处痛苦的患者最适合这种心理治疗方式。谈话针对疾病及有关问题，从表面到深入，根据各理论不同，其谈话方式、环境布置及有无辅助性器械，都有很多不同。

（2）团体心理治疗：治疗师采用一对多的方式和来访者面对面地进行交谈，即治疗过程是一位治疗师同时和两个以上的来访者进行。治疗师可以是医生、心理学家、护士、社会工作者等，来访者可以是患同一性质心理障碍的患者、患者亲属或同事、其他患者等。对患者来说是治疗性的，对其他人来说则是教育性的，可为患者的康复创造一个良好的人际环境。同一性质的心理障碍者，如酗酒者等，可以相互借鉴治疗体会与经验，加上治疗师的心理指导，治疗效果会更好。

3. 根据觉醒程度进行心理治疗分类

（1）清醒状态下心理治疗：患者处在意识清醒状态下，能根据医生表达的信息（无论是话语表达的明喻信息，还是言谈举止表露的暗喻含义），自觉地进行积极思考，有意识地调整情绪，了解自己的处境和引起心理障碍的原因，主动进行配合治疗。即治疗过程都是在意识清醒状态下完成的。

（2）催眠状态下心理治疗：患者处在催眠状态下，意识不是完全清醒，只与治疗师保持接触，接受治疗师的言语指导，如实地畅谈内心深处的奥秘，抒发心灵底层的情感和致病的精神创伤。在这催眠状态下，患者暗示性增高，容易不加分析、不加批判地接受治疗师的指导语言，有利于改变患者的心理状态。

4. 根据干预刺激形式进行心理治疗分类

（1）语言治疗：人的心理现象是通过语言来反映客观现实。客观现实的各种信息主要是通过语言传递到大脑，所以改变人的心理活动的最佳手段也是通过语言。Throne 于1950年归纳出一整套言语治疗方法，称为心理支持疗法，采用解释、疏导、劝说、安慰、保证、训练、培养兴趣和调整环境等方式来帮助患者。一般性心理治疗和特殊性心理治疗都离不开语言这一手段。

（2）情景治疗：外界传入脑中的信息，很多是通过情景或形象，然后通过语言的中介成为有意识的心理活动，有些心理活动有时也无法用语言来表达而顿悟。因此，利用某种情景或形象作用于患者，也可起到心理治疗的作用，如沙盘治疗、音乐治疗、绘画治疗等。

（五）心理治疗简史

心理治疗自古以来就存在。古代的人们虽然不能对心理现象有科学的认识和作出合理的解释，但却在祭祀神灵、宗教仪式、行医施巫等过程中不自觉运用了心理学的规律和手段，如保证、安慰、暗示、发泄等。有些对躯体不适症状也可以减轻和消失。2000多年前的医学著作《黄帝内经》就强调"治神入手""治神为本"等。正如《东医宝鉴》一书所说："古之神圣之医，能疗人之心，预使不至于有病。今之医者，惟知疗人之疾，而不知疗人之心，是犹舍本逐末，不穷其源而攻其流，欲求疾瘳，不亦愚乎？虽一时侥幸而安之，此则世俗之庸医，不足取也。"

西方对心理障碍的认识和治疗，大体上与整个西方文明的发展史同步。希波克拉底（Hippocrates，公元前 460—377）首先用理性态度对异常心理进行研究和治疗。他将异常心理归结为人身的原因，摒弃了从无形的神那里寻找异常心理的起因。根据自己的观察，他将异常心理现象作了粗略的分类，分为狂病、郁病和昏迷，并主张以安静的环境，或适当的兴奋刺激，或素食，或放血疗法来治疗心理异常。古希腊医生阿瑞忒欧斯（Aretaeus）认为，躁狂和抑郁是同一疾病的不同表现。盖伦把疾病分为身体和心理两大类，同时认为大脑负责心理功能。盖伦还将异常心理分为感觉病症、记忆病症和心理错乱三类。但随着中世纪的到来，心理学和其他科学一样在劫难逃，将以前异常心理的科学探索成果扼杀，代之以一切由神来决定；教会和修道院取代医生来"治疗"异常心理的患者，把异常心理的患者看成是魔鬼附身，许多患者被拷打、禁闭、火烧、水淹等，是人类对待异常心理患者最黑暗的时期。

从文艺复兴开始，随着科学和医学的逐渐发展，对异常心理的认识和治疗也开始进步。对精神病患者的治疗和关照也逐渐从修道院转到精神病院。法国医生皮内尔（Pinel，1745—1826）开始以科学和人道的精神看待精神病患者，解除患者的镣铐，给患者自由、阳光和新鲜空气，倡导改善医疗条件。德国精神病学家克雷丕林（E. Kraepelin）于19世纪末根据对大量精神病患者的观察，提出第一个现代分类体系，因此他被看成是现代精神医学的奠基人。

弗洛伊德被认为对心理治疗的推动和发展具有很大贡献，他创立的精神分析体系是心理治疗的第一个完整的体系，标志着现代心理治疗的真正开端。在20世纪中，继精神分析体系后，又陆续出现了行为主义体系、人本主义体系和认知学派体系等心理治疗体系，由这些体系派生出多种心理治疗流派，使今天西方的心理治疗呈现丰富多样、百家争鸣的景象。

现代心理治疗的方法在我国的应用开始于20世纪前半叶，当时仅限于精神病学领域开展心理治疗工作。改革开放后，我国的心理治疗机构如雨后春笋般地发展，心理医生逐年增多。但相对于社会变革的速度和人们对心理治疗服务需求的增长趋势，我国的心理治疗机构和从业人员仍显得十分不足。

（六）心理治疗展望

展望未来，心理治疗的前途一片光明。世界卫生组织的研究报告表明，21世纪，心理疾病将成为人类健康问题最大威胁之一。近年来，心理治疗的从业人员迅速增多，随着健康观念的转变，求助者的人数也越来越多，心理治疗的领域在日益扩大。最初，求助者只限于精神科患者，问题只限于精神症状本身，现已扩展到各个领域的各种心理障碍、人际关系问题、婚姻家庭等一般性心理卫生问题的处理。心理治疗从临床医学扩展到了预防医学和康复医学，从精神科扩展到临床医学各科。在我们中国，心理治疗发生了很大变化，其发展趋势有以下特点。

1. 多样化

近几十年来，无论是理论还是技术都越来越多样化了。据美国1980年出版的《心理治疗手册》（P. Herinr）记载，目前人们采用的心理治疗方法已经多达250多种。国内外一些书中系统介绍并已经在使用的心理治疗类别就有20种左右。我国请进一些国外心理治疗专家，开展了眼动心理治疗、游戏心理治疗、漂浮综合心理治疗等多种新方法，还有与本土疗法结合的心理疗法等。

2. 短程化

经典的精神分析治疗所需的时间要持续1~2年甚至更久。20世纪60年代以来，短程治疗已经形成了一股强大的力量。在实践上，短程治疗开始面向社区，从单纯的矫正转向预防。有人把长程治疗称为理想的治疗，短程治疗称为现实主义的治疗。事实上，即使心理医生想进行长程治疗，早期脱治率还是很高。胡佩诚于2009年指出，开放性一次性治疗值得大家重视。所谓一次性治疗不是指一次治疗就可解决问题，而是治疗师要想到患者接受一次治疗后可能不再来了，因此要尽量利用这仅有的宝贵时机对患者施加影响，结束交谈时要"打上句号"。所谓开放性是指患者可能再来，所以治疗师要向患者表示一次性治疗对患者帮助有限，欢迎再来。

3. 整合化

当代心理咨询和心理治疗的方法多种多样，柯锡尼（Corsini，1981—　）列出了240

种不同的治疗方法。还有人统计有400多种心理治疗学派并存于世。例如，精神分析治疗、行为治疗、以人为中心治疗，以及系统治疗、认知治疗、现实治疗、存在治疗、交互作用分析治疗、家庭治疗等。过去这些学派之间的争论十分激烈，各学派的治疗师坚守自家的理论观点与方法，对其他学派的理论观点与方法技术予以抵制和排斥。尽管有几种主要的心理治疗方法具有较大的影响力，却没有哪一家治疗学派能够在心理治疗领域中占据绝对优势，且在临床上没有任何一种理论和方法可适用于所有患者、所有问题和所有情况。近年来，许多心理治疗家渐渐放弃各自的门户之争，开始出现多种方法并用、多种观点均予考虑的现象。从20世纪80年代初期开始，心理治疗理论迅速朝向整合与折中发展。

4. 融合化

现代心理治疗源于西方的一些著名治疗大师，西方的很多心理治疗方法值得学习。而中国是一个有着悠久文化传统的大国，古老的东方保健术也正在西方兴起，如老子的无为哲学和佛禅的超脱思想，这些思想以及与之相应的坐禅、瑜伽、气功入静放松等技巧，这些不同于精神分析和行为矫正。它们既不求外部行为的矫正，也不求内心深处的情感改变，而是动中求静，使各种焦虑、烦恼和恐惧心情镇静下来，排除各种干扰，以达到"无我"状态。西方已开始将东方的保健术引入其治疗环节中，我国的心理治疗也应将西方的治疗技术进一步本土化，西方的治疗术与东方保健术应逐步融合。例如，李心天以人性主义为中心的"悟践疗法"，钟友彬以中国的心理分析为中心的"领悟疗法"，都已经取得很好的经验。

二、心理治疗的范围和过程

（一）心理治疗的范围

心理治疗的范围广泛。有些包括心理咨询的内容，主要有以下几方面。

1. 临床各科患者出现的情绪问题

因各种疾病导致的焦虑、抑郁、恐惧、紧张、强迫、疑病情绪等。有些躯体疾病来访者可能出现以下情况：①心理反应严重；②不遵医嘱；③不能担负或摆脱患者角色；④慢性病和疾病晚期患者中的某些特殊问题，如人格改变和对死亡的适应等。心理治疗可为患者提供情绪支持、行为指导等。

2. 各种心身疾病

此类患者的发病多有明显的心理社会因素，在治疗其原发病如高血压、冠心病、糖尿病的同时，辅以心理治疗，则可以达到标本兼治之功效。主要有两个目的：一是识别、消除或削弱致病的心理因素及其影响，如改变A型行为、减轻心理应激等；二是直接缓解躯体症状，可通过松弛训练、生物反馈、系统脱敏和气功锻炼等方法实现。

3. 慢性疾病

这类患者病程较长，常常会给患者心理上造成一定负担。如何帮助患者正确认识疾病的性质，保持乐观向上的情绪和心态，调动患者的主观能动性和增强机体自身免疫力，是促使患者从心理上接受并积极配合医生临床治疗以加快恢复机体健康的必要手段。癌症患者不可避免地出现各种恐惧、焦虑、抑郁、悲观、绝望等情绪，在心理治疗的同时，配合小剂量抗焦虑与抗抑郁药物，则会起到事半功倍之效。

4. 各种神经症患者等心理障碍

严格意义上讲，此类患者是心理治疗的最佳适应证。如焦虑症、恐怖症、强迫症、癔症、疑病症、神经衰弱等。此外，各种心因性精神障碍也是心理治疗的适用范围。

5. 康复期精神病患者

在与患者建立良好的医患关系的基础上，帮助康复期精神病患者改变和矫正其不正常的认知和行为，更快、更好地康复并回归社会。抑郁倾向的患者则更是需要心理治疗师给予其更多的解释、关心、安慰、保证等支持疗法，可以促进患者增强信心，更快地振作起来。

6. 各种行为问题

例如，睡眠障碍、饮食障碍（包括神经性呕吐、厌食、贪食等）、性心理障碍、人格障碍、物质依赖（包括酒瘾、烟瘾、药物依赖、毒品依赖）、口吃、儿童各种行为障碍（如儿童多动症、抽动症、厌学、偷窃、攻击）、老年期心理障碍等。

7. 社会适应不良

例如，人际关系障碍、挫折适应等。婚恋与家庭问题如婚姻危机、家庭代际关系紧张、家庭遇到重大的挫折困难、家庭教育的困惑等。学生心理问题如大、中、小学生的适应障碍、学习困难、人际关系等各种心理问题。

（二）心理治疗过程

1. 准备阶段

这一阶段的主要任务有初步澄清问题并作出初步心理评估、向患者说明治疗方式与所要达到的目标，以及建立协调的医患关系三个部分。这三个部分彼此交叉，同时进行。

（1）问题的澄清：这是一切心理治疗的基础，不澄清问题，治疗就无的放矢。医生须通过家人和患者，全面询问患者的信息，包括基本情况、成长环境、心理问题产生过程等，例如，生活、学习、工作经历、兴趣、家庭环境、人际关系等，并对这些信息加以分析。一般的体格检查和必要的特殊检查要进行，因为脑部器质性病变可以影响心理活动，心血管、肝、肾等重要器官的病变也可以造成心理活动障碍。因此，排除这些原发病是必要的。在此基础上明确患者主要心理问题之所在，以及造成问题的原因和原理。要对患者的心理状态作出初步的评估，必要时通过会诊作出评估，并且设计出治疗方案。

（2）说明治疗的方式和目标：在问题得以澄清以后，医生要向患者说明治疗方式和所要达到的目标。这里包括处理方法、整个治疗过程、治疗的时间安排，以及治疗期间对患者的特殊要求等。治疗的目标应当具体、实际，并且具有可操作性。

（3）建立医患间的协调关系：心理治疗家认为，医患之间的良好关系是心理治疗奏效的重要前提条件。医生应通过与患者的交谈，通过自己的言行，使患者感到放心，感到自己受到医生的关心与尊重，从而得到患者的信任。

2. 处理具体问题阶段

由于患者的问题性质以及医生所受训练不同，处理问题时采用的方法也各异。由于折中主义思想在心理治疗领域占据着主导地位，所以目前多数心理治疗者不偏执于某一学派的理论与方法，而倾向于依据患者的病态行为以及患者的人格特点，灵活地采用各种治疗方法。在我国，医生在患者问题处理阶段最为常用的心理疗法是将精神分析疗法、行为疗法、患者中心疗法和认知疗法相结合而形成的综合疗法。按照第一阶段制定的治疗方案进行有序的心理治疗。

3. 巩固评价阶段

一般情况下，经过第二阶段的具体治疗和处理，患者的问题或症状得以解决。有些情况，在治疗过程中，出现新的、患者未提供的信息，或者初步诊断有错误，或者病情出现新变化，必须重新评估诊断和制定新的治疗方案。在本阶段重要的工作是对治疗效果不断地进行估价，并且依据情况来调整治疗方案和治疗策略。即使治疗效果良好，结束治疗，还要进行后续的随访和总结。

三、心理治疗的原则和基本技术

（一）心理治疗的原则

不论何种心理疾患，在心理治疗的整个过程中，医生均应遵守以下原则。

1. 信任原则

信任原则是心理治疗的一个重要条件。一方面，患者对医生要有信任感，在此基础上，患者才能毫无保留地吐露个人心理问题的细节，为医生的准确诊断及设计、修正治疗方案提供可靠的依据，才能不断接受医生提供的各种指导信息，同时医生向患者提出的各种治疗措施才能得到遵守和认真执行。另一方面，也要求医生自始至终对患者保持尊重、同情、关心、支持的态度，密切与患者的联系，积极主动地与其建立相互信赖的人际关系。也就是说，对所有求治的患者，不论其年龄大小、职务高低、初诊或复诊，都要一视同仁，热情接待。

2. 保密原则

心理治疗往往涉及患者的各种隐私。为了保证患者能够得到安心的治疗环境和正确的指导，也同时为了维护治疗本身的权威性，必须在心理治疗工作中坚持保密原则。没有获得患者的许可，心理医生不得将患者的任何具体资料泄露给他人，即使是学术研究需要不得不介绍患者材料时，也应隐去患者的真实姓名及其他可辨认身份的信息。

3. 计划原则

实施某种心理治疗之前，应根据详细收集到的有关患者的具体资料，作出相应的诊断，再事先设计治疗程序，包括手段、时间、作业、疗程、目标等，并预测治疗中可能出现的变化及准备采取的对策。在治疗过程中应详细记录各种变化，形成完整的病案资料。

4. 针对性原则

虽然许多心理治疗方法的适用范围不像某些药物和手术治疗那么严格，但有一定的适应证，特别是行为疗法。因此，在决定是否采用心理治疗及采用何种方法时，应根据患者存在的具体问题及各种治疗条件等，有针对性地选择治疗方法。

5. 综合原则

人类心理的疾患也是各种生物、心理与社会因素相互作用的结果，因而在决定对某一心理疾患采用某一治疗方法的同时，要综合考虑利用其他各种可利用的方法和手段，不拘泥于单纯的各心理理论和方法。还应考虑整合心理疗法，另外还可用化学药物或物理手段进行治疗。

6. 回避原则

当只用心理的理论和方法作为治疗手段时，心理治疗中往往要涉及个人的隐私，交谈是十分深入的，当患者是医生的亲戚、朋友或领导等关系时，不宜做心理治疗工作，应该转介给其他的心理医生进行治疗。

7. 中立原则

心理治疗的目的是要帮助患者消除病患，实现自我发展成长，而不是替患者作出什么选择，或者替患者作出决定。在治疗过程中，心理医生不是万能的"救世主"，而应保持某种程度的中立。

（二）基本技术

根据心理治疗的层次，可以分为一般心理治疗和特殊心理治疗。一般心理治疗适用于所有患者，而特殊心理治疗是针对某些心理疾患所进行的一些专业化的治疗方法。特殊心理治疗都是以一定的理论为指导，有一定的操作程序或技术，有时还需要特殊的仪器，有一定的适应证，施治人员或心理医生需要经过专门训练，如正规的心理分析法、行为治疗的系统脱敏疗法、催眠疗法、生物反馈疗法、森田疗法等。需要强调的是，无论是一般心理治疗或特殊心理治疗，都必须在密切医患关系的基础上进行。

特殊心理治疗中专业治疗方法在第十二章心理干预的各论中讨论。这里讨论的心理治疗基本技术是一般心理治疗的内容，有些和心理咨询的技术有交叉。

1. 倾听技术

辛普金逊（Simpkinson）认为：倾听和被倾听是我们所有人每天都需要的"重要的心理营养"，很多患者在他们的生活中没有得到足够的注意和重视，而生活在一种"慢性心理营养不良"的状态中。心理医生如果不能很好地倾听，患者可能就会因为得不到尊重而不能进行深入的心理探索，双方就有可能讨论错误的问题，或者心理医生就可能过早地提出干预策略。

倾听技术是指心理医生全神贯注地聆听来访者的叙述，认真观察其细微的情绪及体势的变化，体察其言语背后的深层次情感和意义，并运用言语和非言语行为表达对来访者叙述内容的关注和理解。所谓心理医生身体的专注与倾听，是指在心理治疗过程中，心理医生的全身姿势传递出他对患者的关切，愿意聆听并陪伴患者共同经历问题的始末。

倾听技术的主要目的是了解患者的主要问题并传达给患者一种被关注和尊重的感觉。因此，倾听更多的是从身体语言和表情传达出来的。具体地说，倾听技术的主要功能包括：①建立良好的医患关系，向患者传达自己真切的关注和尊重。②鼓励患者开发自己，坦诚表白，讲自己的故事。能收集全面真实的资料，为诊断和治疗打下基础。③专心聆听与观察患者的言语和非言语行为，深入其内心世界，了解真实的心理状态。

有些患者来心理治疗的目的是希望能有一个被倾听的机会，因为其内心的烦恼没有途径可以宣泄。对于这些患者来说，倾听就显得尤为重要。

2. 情感反应技术

人类很早就被教导要控制自己的情感，要不露声色。有时患者在叙述自己的社会事件时,情绪没有被清楚地表达出来,但是已经存在于患者心中的情绪在社会事件中扮演了重要的角色。情绪往往说明有隐而未见的心理需要。要求患者探索自己的情绪,有助于提高自我觉察能力,觉察自身的非理性自动思维的能力,从而更清楚自己的心理问题所在。

患者在情感信息处理的过程中,因为对情感信息的觉察与处理状况的不同,而对情感的觉察有不同的层次。一些以情感为取向的心理治疗学派认为,患者的问题在于对情感的觉察受阻碍,因而无法表现健康的适应行为。这些学派将协助患者觉察与表达情感视为促进患者顿悟、产生行为改变的治疗重点。情感反应技术可以帮助患者重新检视自己的经验,觉察、接受与表达自己的情感。

情感反应技术的基本作用就是引导患者理清其模糊不清的主观情绪世界,达到对自己的整体性认知,协助患者了解自己的情绪是来自不正确的认知。情感反应也有稳定患者在会谈当时情绪的作用,让患者感觉到心理医生对自己深切的体谅和理解,增进患者的安全感和对心理医生的信任。因此,情感反应技术对稳定来访者的情绪,拉近咨询双方的医患关系具有积极的作用。

3. 具体化技术

具体化是指心理医生协助和引导患者清楚准确地表述他们的观点、所体验的情感及所经历的事件,使谈话话题指向具体的事实和细节,使双方讨论的问题更加清晰、准确。心理医生可以通过"何人、何时、何地、有何感觉、有何想法、发生什么事、如何发生"等问题来达到这样的效果。由于自尊、难以启齿、痛苦等原因,患者所叙述的事件、情感常常是含糊的、笼统的、抽象的。对此,心理医生的任务就是澄清来访者所表述的问题,把握真实情况。没有具体化技术,心理医生就无法开展针对性工作,也不可能真正了解来访者及问题。所以要把握具体化技术,应注意两方面:①要澄清具体事实。若患者所叙述的事件是模糊的,心理医生要设法澄清对方所表达的真正含意。但应注意不宜事无巨细地询问而是去采集信息的方向与重点。②要明确词汇概念的具体含义。因为患者对某些词汇概念的理解不同,使之与其原意相差太远。

有时患者语言不详可能是一种防御,具体化可能会引起患者的阻抗,心理医生对此要有敏感的觉察。这些阻抗往往反映出患者内部的冲突,如果解决得好,会成为心理治疗的突破口。

4. 自我表露技术

自我表露技术是心理医生有时会采用的一种技术,即心理医生向患者表露自己的一些隐私的信息,以达到增进心理医生与患者的医患关系,并为患者提供一定的启发意义的目的。社会心理学的研究观察到,当一个人向另一方作出一定的自我表露时,常常引发另一方作出相同水平的自我表露,随着这一过程的进行,双方的医患关系变得越来越密切。有时自我表露的深度反映了人际关系的远近。因此,现在也开始重视心理医生的自我表露对患者的启迪作用,让患者暴露真实的想法。心理医生的自我表露技术的主要功能在于:①可以使患者感到心理医生对自己的信任,并拉近双方的人际距离。②当心理医生讲述与患者类似的经验时,可以起到对患者的示范和启发作用。让患者"悟出"道理。

自我表露技术的使用时机：①当心理医生发现自己有一些与患者类似的经验，而且可能会对患者有所助益时。②当患者陷入一种停滞状态而难以理解心理医生的语言意义时，心理医生的自我表露能带来意想不到的启发和顿悟。

自我表露技术使用时应注意：①不要因为与患者分享自己的经验，心理医生反成心理治疗的对象。②心理医生自我表露的次数不宜太频繁，需根据心理治疗的需要来进行。③心理医生必须确定自我表露的内容有助于患者，而非满足自己的需要。④自我表露并非心理治疗的终极目标，所以心理医生的自我表露应与心理治疗的某些目的有所关联。⑤心理医生自我开放的程度要以达到心理治疗的目的为标准，不可无限度。

5. 共情技术

共情不仅是心理医生应具备的态度，更是一种能力，这不仅需要准确地把握患者的情绪与其中包含的意义，还需要恰如其分地表达出共情使患者能够感受到心理医生对他的理解。如果没有对人的心理活动过程深入地体察和领悟，没有精益求精的勤于实践是做不到的。而具备共情能力的人常常也拥有良好的人际关系，一个人善于体察别人喜怒哀乐，并适时、恰当表示理解，感人之所感，无疑有利于缩短人际距离、疏通沟通渠道、增进相互间的关系。相反，如果一个人遇事只想到自己，只顾按自己的感情用事，不懂得关心、体恤别人，对别人的喜怒哀乐漠然处之，则难以与人发展和维持顺遂、密切的关系。因此，心理医生具备共情的能力不仅有助于自身人际关系，也有助于与患者的交流。

6. 面质技术

面质技术又称对立、对质、对峙等，是治疗师指出患者在态度、思想、行为等方面或相互之间的矛盾。患者在辅导过程中可能会表现出言行不一致、理想与现实不一致、前后表述不一致、感受与结果不一致等情况。对此，心理医生要通过询问技术，协助患者面对自己的矛盾之处。面质的意义在于促进患者对自己的感受、信念、行为及所处环境有深入了解，鼓励他们面对现实，实现协调统一。面质的使用要谨慎和适当，防止影响医患关系，为此应注意：①面质应建立在良好的治疗关系基础之上。②面质可以是尝试性的，如使用"或许""似乎"等不肯定的词来指出患者的矛盾可能更好。③面质一定要以充分的事实为依据，避免无中生有、造成伤害及因此中断治疗。④面质不能追求发泄和无情攻击，应注意温和、婉转、适度。⑤面质要和支持结合起来，没有支持的对峙会产生危害，而没有对峙的支持则是苍白的。

【本章小结】

心理干预是依据异常心理与正常心理相互转化的规律，帮助有异常心理的个体或人群转变成正常健康心理状态、预防心理异常的发生和促进心理健康的方式方法。目前，心理干预不仅适用于异常心理，也适用于正常心理以促进心理健康。心理干预包含心理咨询、心理治疗、心理危机干预和心理康复。心理咨询是心理工作者和咨客（client）建立服务性关系，运用心理学理论和技术，改善咨客的心理状态的过程。危机干预是指对处于心理危机状态的个体给予关怀、支持及使用一定的心理咨询与治疗方法予以援助，使之恢复心理平衡，安全度过危机。心理康复是根据心理因素对患者或残疾人在康复过程中所起的作用规律，帮助其提高心理健康水平，从而促进全面康复。心理治疗（psychotherapy）是指受过专业训练的治疗师在良好医患关系的基础上，通过心理学的理论和技术，促使患者的心理、生理和社会功能产生积极变化，改善其病理心理状态，消除心身症状，重新建立个体与环境的平衡。心理治疗是心理干预的重要手段之一，是具有更强专业性和规范性的心理干预，其应用对象主要是那些已经出现心理障碍的患者。近年来，心理治疗呈现出多样化、短程化、整合化、融合化的发展趋势。在心理治疗的过程中，治疗师均应遵守信任原则、保密原则、计划原则、针对性原则、综合原则、回避原则及中立原则。心理治疗的基本技术包括：倾听技术、情感反应技术、具体化技术、自我表露技术、共情技术、面质技术。

【讨论题】

1. 心理干预主要包括哪些方式？
2. 心理治疗应用心理的理论和方法，还可以应用其他理论和方法吗？为什么？
3. 心理咨询和心理治疗为什么要有保密原则？

【推荐读物】

1. 李心天，岳文浩. 医学心理学. 2版. 北京：人民军医出版社，2009.
2. 孙宏伟，杨小丽. 医学心理学. 2版. 北京：科学出版社，2010.
3. 张伯源. 医学心理学. 北京：北京大学出版社，2010.
4. 杜高明，陈理宣，王丽. 咨询心理学. 成都：四川大学出版社，2012.

（潍坊医学院　张德利）

第十二章 心理干预各论

【本章学习要点】

1. 精神分析的基本技术。
2. 系统脱敏疗法的治疗步骤。
3. 理性情绪治疗的常用方法。
4. 患者中心疗法的基本方法。

随着心理学的不断发展，心理干预技术也在不断演变。精神分析疗法始于对无意识的关注，是现代心理干预方法的开端。行为疗法注重心理治疗的实证基础，成为心理干预发展史中的第二个里程碑。认知疗法关注心理干预的结构性，为心理干预提供可操作化的程序。患者中心疗法从对人性的认识出发，强调了心理干预中治疗关系的重要性。其他心理干预方法也各有侧重，如支持性心理治疗重视理解来访者的处境，人际心理治疗关注人际交往的心理效应，婚姻与家庭治疗以家庭关系为主要关注点，团体治疗重视治疗团体中成员的相互影响，森田疗法注重陶冶疑病素质。本章系统介绍了精神分析、行为疗法、认知疗法、患者中心疗法及其他心理干预方法的主要技术。

第一节 精神分析疗法

一、精神分析疗法概况

精神分析疗法（psychoanalytic therapy）是由奥地利神经精神科医生弗洛伊德于19世纪末创立的，他通过对大量精神病、神经症患者的观察与治疗，以及对他们自己内心世界的深入分析，提出了精神分析理论，强调潜意识冲突对人的影响。精神分析疗法的基本原理或方法就是发掘来访者或患者潜意识内的矛盾冲突或致病的情结，把他们带到意识域，经过治疗师的解译，使患者对其有所领悟，在现实原则的指导下得到纠正或消除，并建立正确与健康的心理结构，从而使病情获得痊愈。

精神分析疗法的目的是帮助患者进行人格的重建，解决早年的心理冲突，扩展自我意识等。治疗师应使来访者明白，那些偏离正常的行为态度或"习惯"不是短时间内形成的，因此不会很快去除。通过治疗师的分析，逐渐使患者达到认知上的领悟，进而促进其人格的成熟。精神分析的治疗是建立在精神分析的基本理论基础之上，是根据精神分析的理论进行的。精神分析理论认为症状均具有特殊的意义，是本我的冲动、欲望和自我冲突的结果，是伪装了的无意识的症结。精神分析疗法就在于寻找症状背后的无意识动机，使之走进意识层面。即通过分析使患者认识到其无意识中的症结所在，产生意识层的领悟，使无意识的心理过程转变为意识的，使患者真正了解症状的真实意义，产生意识的领悟，症状便可消失。换言之，即让来访者如实地认识自己，从而促使症状消失。精神分析疗法的最后结果是人格的深度改变，既使来访者能现实地对待问题，又不会旧病复发。

经典精神分析疗法是从弗洛伊德让来访者做自由联想开始的，后来又强调了释梦、移情分析、阻抗分析等。

二、精神分析疗法的方法与技术

（一）精神分析疗法的基本技术

1. 自由联想（free association）

自由联想是精神分析的基本手段。弗洛伊德认为，浮现在脑海中的任何东西都不是无缘无故的，都是具有一定因果关系的，借此可挖掘出潜意识中的症结。自由联想就是让患者自由诉说心中想到的任何东西，鼓励患者尽量回忆童年时期所遭受的精神创伤。通过所谓的自由联想，患者潜意识的大门不知不觉地打开，潜意识的心理冲突可以被带入到意识层面，治疗者从中找出来访者潜意识之中的矛盾冲突，并通过分析促进来访者领悟心理障碍的"症结"，从而达到治疗的目的。

自由联想的基本做法就是让来访者在一个比较安静与光线适当的房间内，躺在沙发床上随意进行联想。治疗师则坐在患者身后，倾听他的讲话。事前要让来访者打消一切顾虑，想到什么就讲什么，治疗师保证对谈话内容保密。鼓励来访者按原始的想法讲出来，不要怕难为情或怕人们感到荒谬奇怪而有意加以修改。因为越是荒唐或不好意思讲出来的东西，就越有可能最有意义并对治疗方面价值最大。在进行自由联想时要以来访者为主，治疗师不要随意打断他的话，当然在必要时，治疗师可以进行适当的引导。一般来说，治疗师往往鼓励来访者回忆从童年起所遭遇到的一切经历或精神创伤与挫折，从中发现那些与病情有关的心理因素。自由联想法的最终目的，是发掘来访者压抑在潜意识内的致病情结或矛盾冲突，把他们带到意识域，使来访者对此有所领悟，并重新建立现实性的健康心理。

2. 释梦（dream interpretation）

弗洛伊德认为，"梦乃是做梦者潜意识冲突欲望的象征"，做梦的人为了避免被他人察觉，所以用象征性的方式以避免焦虑的产生。分析者对梦的内容加以分析，以期发现这些象征的真谛。

弗洛伊德认为，与梦境内容有关的因素主要有以下三类：①睡眠时躯体受到的刺激：如房间太冷，会梦到身陷冰天雪地的山谷中。②日间活动残迹的作用：即所谓"日有所思，夜有所梦"。人们可以在梦中继续完成白天的智力活动。③潜意识内容的反映：弗洛伊德把梦分为"显梦"与"隐梦"两部分。前者指梦境中所显示的具体内容，后者指这些梦境内容所代表的潜意识含义。

人们通过"梦的工作"中的那些规律或心理机制而表现为各种离奇的梦境，一般可以归纳为以下六类。

一是象征。象征即用一种中性事物来象征替代一种所忌讳的事物，可减少或避免引起梦中自我的痛苦或创伤。例如，用细长、尖锐、蛇虫等东西来象征阴茎。

二是移置。移置指在梦中，将对某个对象的情感（爱或恨）转移和投向另一个对象。例如，一位神经症男青年梦到一位穿黑衣的陌生中年妇女，开始他冲动地对她拥抱，继而对她进行了残酷的攻击。经过分析，梦中这位中年妇女实际是他的母亲，因为在其童年时，父亲病死后，母亲抛下他而另嫁人离去。

三是凝缩。凝缩指在梦中将内心所爱或恨的几个对象，凝缩成一个形象表现出来。最生动的例子是《红楼梦》中贾宝玉梦游太虚幻境时，梦到警幻仙子领他与其仙妹成亲。这位美女的形象是他所爱的三个女性的意象经过凝缩而构成的。

四是投射。投射指在梦中将自己某些不好的愿望与意念，投射于他人，而减轻对自我的谴责。例如，一男青年梦中梦到其未婚妻别有所恋并与人幽会。经过分析却发现他对未婚妻有所不满而萌发了追求其他女郎的意念。

五是变形。变形指在梦中将潜意识的欲望或意念用其他甚至相反的形式表现出来。例如，一富家子弟，在其父病重后患了焦虑性神经症。其梦中梦见父亲病愈又能掌管家务了。经过分析，他的潜意识中盼父早死的不孝意念受到超我的严厉压抑。通过"反向形成"而产生了"父亲病愈"的"反"梦。

六是"二次加工"。"二次加工"指做梦者在梦醒过程中，往往会无意识地对自己的梦进行修改加工，使它比较有次序或合乎逻辑一些；或将梦中最有意义的东西反而置于次要或不显著的地位。这时，治疗师在进行释梦时，就要去伪存真，抓住要点。

3. 移情（transference）分析

来访者有时在治疗中会重复地再现早年获得的、与他有重要关系的人（特别是他的父母）的行为方式。弗洛伊德将这种对某人的体验、态度或行为方式不自觉地转移到其他人身上的心理现象称为移情。这种移情是患者没有意识到的。在精神分析中，移情是治疗的重要环节，一些问题只有在移情中才能表现出来。

在精神分析中，治疗师关注移情的作用主要表现为：通过移情，可以使求助者潜意识的冲突、痛苦等得以重现；移情是医生了解患者潜意识的重要线索；移情是医生治疗患者的重要手段。因为当患者了解了自己的移情，并意识到这是自己的投射时，就会逐步从这种状态中走出来，把握好现实的关系，达到领悟和"修通"。

在治疗过程中，还会有另外一种与移情相似的现象发生，但同移情的方向相反，这就是反移情。反移情是指治疗师将自己过去的情感转移到求助者身上，反映了医生潜意识中的问题。例如，有些治疗师总是希望从求助者那里获得自信；有的热线咨询员对离婚问题的解释充满个人情感色彩、偏见等。反移情发生的机制其实同移情是一样的，这并不奇怪，因为精神分析师同样是人，也有七情六欲，也有潜意识的活动。心理治疗师并不能排除或完全控制自己的反移情，重要的是治疗师要觉察出自己的反移情，并利用自己的反移情去了解和认识求助者的移情。

4. 阻抗（resistance）分析

阻抗是指求助者心理内部对治疗过程的抗拒力，以防止治疗将痛苦在意识中重现。换言之，阻抗是指求助者抵制"痛苦的治疗过程"的各种力量。所谓"痛苦的治疗过程"是指精神分析要揭示患者内心深处的创伤，这会使求助者感到恐惧和痛苦。这种过程犹如对求助者做精神上的外科手术，求助者从理论上说愿意承担这种治疗，但在知觉和情感上却是畏惧的，所以会从本能上加以对抗。求助者的症状是其人格防御机制的一部分，并且病症也使其从中获益，所以要使求助者放弃原来的症状并不是一件容易的事，求助者要加以对抗也是自然的。

阻抗的表现形式多种多样，有些是有意识的，有些是无意识的。有意识的阻抗可能是因为来访者不信任分析师，或是来访者担心说出不得体的话而拒绝联想。这种有意识的阻抗通过治疗关系的建立和分析师的解释是比较容易解决的。无意识的阻抗更有意义也更难解决。来访者可能以一些自圆其说的借口推迟或取消会谈；他可能无意之中掩盖或遗漏一些事实；他可能在会谈中心不在焉，反应迟钝，甚至持续沉默，想不出还有什么可说的；他可能否认分析的功能，试图放弃分析；他可能反过来要分析对方，觉得这比分析自己更有意思；他还可能产生新的症状；等等。这时，来访者并没意识到自己对治疗的阻抗，也难以承认这是阻抗。

任何来访者在接受精神分析时都会产生阻抗，消除阻抗往往是一个长时间的过程，但随着阻抗的消除，来访者会获得越来越多的自我了解和心理自由。阻抗常常暗示着来访者的问题症结。治疗师应注意提醒来访者注意他所表现出的阻抗现象，当来访者逐渐了解和认识自身存在的阻抗后，他也就对自己潜意识的力量和作用有了更深的理解。可以说，每消除一项阻抗就意味着分析的一次进展。分析师应对阻抗现象作出充分的解释，引导来访者不断地进行联想和分析。

弗洛伊德对阻抗的分析从一个侧面说明了心理咨询和治疗的困难。在心理咨询和治疗过程中，有时来访者的愿望与表现相矛盾，他一方面希望摆脱痛苦获得进步，另一方面又不自觉地偏离咨询方向和关系。治疗师应对这种现象有清醒的认识，注意调动来访者的理智力量对抗这些阻力，在进退反复之间逐渐迈向成功。

（二）精神分析的治疗过程

1. 精神分析治疗的设置

精神分析治疗需要在较为严格的治疗设置中进行，主要包括治疗场所、治疗时间的安排及疗程、治疗费用。经典的精神分析治疗需要的时间较长，每周 3~5 次，每次约 50 分钟，一般整个疗程需要 300~500 次。因此，治疗过程少则半年，长则 2~4 年。

2. 治疗的开始

来访者在安静的环境里斜躺在舒适的沙发椅上，全身放松，集中注意力进行回忆。治疗师坐在患者头顶方向，避免让来访者因看到治疗师的面部表情而产生情绪反应，并随时观察受治疗者。治疗师认真听取来访者的自由联想，仅作必要的解释和偶尔提问。

在开始阶段，治疗师要仔细检查患者的个人史，包括听取患者的家庭背景、亲子关系、早年的性心理发展及生活经验等。

3. 治疗的深入

经过一段时间的交谈后，治疗师对来访者的问题有一定了解，并对其自由联想和梦的内容等进行分析。随着分析的深入，治疗师跟随受治疗者走进其潜意识中，并使一些问题意识化。在治疗当中还要努力发现阻抗，体验受治疗者的移情反应，并予以适当的处理。同时治疗师自己也需要在治疗中不断反思自己的潜意识和反移情，努力维持治疗关系。

4. 治疗的结束

随着对受治疗者的阻抗和移情的修通和处理，逐渐帮助来访者从更加现实的角度接受自己，更加客观地认识自己，逐渐恢复内在的安全感，获得人格的成长。治疗师应考虑到来访者在结束治疗时（或之前）会出现"分离焦虑"，并注意进行相应的心理治疗性处理。

三、适应证和评价

精神分析疗法适应证一般包括各种神经症、心境障碍、心身疾病及某些人格障碍等。精神分析的目的在于使患者的人格趋向成熟，或者说使个性的不利方面有所转变，因此，患者至少要有"转变"的条件，即其自我功能相对的完整。

成功的精神分析的结果是使患者重新认识自己，改变其不健康的行为模式，让其人格健全发展，现实地对待问题，不是否认、压抑，而是以适应的方式做出适当的反应。由于精神分析理论并未得到充分证实，其技术的操作难度大，治疗时间太长，费用高，而且主要适用于神经症等因素，所以精神分析疗法在临床的应用受到了限制。但精神分析的治疗思想和策略，如关心患者的内心活动，疏导患者的情感，帮助患者表达自己，了解自己，面对现实，改变不适应的观念和不良适应行为，是心理干预中值得借鉴和可以采用的。

第二节 行为疗法

一、行为疗法概况

行为疗法（behavior therapy）是最早应用实验和操作条件反射原理来认识和治疗临床问题的一类心理治疗方法，它强调问题、针对目标和面向将来。首先对患者的病理心理及有关功能障碍进行行为方面的确认、检查和监察，以及对有关环境影响因素进行分析，然后确定操作化目标和制定干预的措施，目的是改善患者适应功能的数量、质量和整体水平。行为治疗中的目标确立有各种形式，也就是说，有关个人体验的各个方面均可作为治疗的目标，如情感、工具性技巧、社交关系、认知、想象，以及其他有关的心理生理指标等。行为治疗已广泛地应用于中国的临床心理治疗，其方法规范易于操作，深受广大心理治疗工作者的欢迎。

行为疗法以行为主义的学习原理为基础，否认行为的遗传和本能的作用，认为环境和教育决定一切,也决定症状的形成和消退;在研究题材和治疗上只重视当事人的可观察的外显行为,即使是内隐的语言习惯也被认为是由外显的语言习惯逐步演变而来的;认为变态行为和正常行为之间并没有质的区别,而只是数量上的差异,即过剩或不足,行为治疗的实质就是消退过剩的反应,建立缺乏和不足的反应;人格是一切动作的总和,是各种习惯系统的最终产物,重建人格就是建立新的行为习惯;行为治疗只需就事论事,不必考虑深层的原因。这种方法不适用于水准较高、渴望高度成长的求助者。只治标不治本,难以改变行为深层问题,使求助者成为被操纵、控制的对象,治疗师只顾及求助者的细枝末节问题,不注重人的全面发展。

由于行为治疗是应用学习原则来分析和处理临床问题的,所以最好将它看成是一种实验策略。学习原则来源于实验心理学和人的行为科学。希望掌握行为治疗的临床医生必须通过与患者及其亲友,以及其他人员的会谈,才能回答下述四个问题。有关这些问题,在行为治疗的整个过程中,无论是起初的了解病史,还是在出现疗效的后期阶段,治疗医生都需要反复提问和考虑,这是治疗成败的关键。

临床问题的行为分析需要回答以下四个问题。

(1) 治疗的问题和目标是什么?了解患者的一般特征及缺少哪些适应行为或有哪些不良行为。患者的问题往往与行为反应的时间或关联不恰当有关,因此对问题的评估和目标的制定必须考虑到客观、主观、情感、社会及认知等各个方面。

(2) 如何测量和监察治疗的过程?对每一个问题和目标都要进行行为的特异化,同时监察出现的频率、时间、形式、潜伏期和内容。治疗目标的可操作化有助于治疗医生确定所选干预技术是否有效,并且为行为治疗提供实验基础。

(3) 使问题持续存在的环境因素有哪些?由于行为分析考虑到临床问题与环境诱因(原因或促发刺激)和结果(强化源)的功能性联系,所以在制订治疗计划以前,了解患者目前有关的社会及环境因素很重要,同时矫正它,以取得较好的治疗效果。

(4) 哪一种干预技术比较有效?治疗医生要考虑到在治疗中应该选用哪些行为治疗技术,当然这必须在回答了前面的三个问题之后才能作出比较合理的选择。一般将学习原则配合在治疗过程中以争取获得最佳治疗效果。

简而言之,人与环境的适应是行为治疗过程中的特征。例如,帮助恐惧症患者通过想象或在现实生活中逐步将自己暴露于害怕的环境之中,直至焦虑减轻,从而取代对害怕境遇的回避行为;对退缩、害羞或一过性心理障碍的患者,可以提供示范说明的方式来解释如何进行社交接触和保持会谈的继续;指导多动症儿童父母学会如何用明确的强化源来提高儿童在学习和游戏过程中的注意力;对情绪抑郁的患者,指导其通过完成逐级加量的工作来达到其社会角色中的期望目标,从而得到强化和环境的控制。因此,行为治疗医生的工作就是帮助患者在自然环境下完成社会、情绪和行为的学习。

二、行为疗法的基本原则和方法

(一)基本原则

在行为治疗中患者需要学会矫正自己的行为,治疗医生的工作是帮助患者确定哪些需要做、哪些自助技术需要学习,以便在每次治疗会谈间歇期布置一些家庭作业,让患者坚持每天练习以巩固新习得的行为。另外，患者需要有较强的求治动机和能够认识到接受这种方法能使他的问题得到有效解决。各种行为治疗方法的应用均应遵循下述基本原则。

（1）循序渐进。逐步给予一系列的练习作业，使患者在处理比较简单的问题中获得信心，最后处理较严重问题，即让患者认识到"路一步一步走，饭一口一口吃"这样的道理。

（2）行为分析。了解、监察症状和行为表现是行为治疗的一个重要部分，可以使用记日记或用评定量表的方式来记录何时出现症状和行为类型（B），有何诱因和可能的促发因素（A），会出现何种后果及可能的强化因素（C）。这种对于事件有关的行为进行详细检查的方式称为行为分析ABC。当然，在治疗期间，日记和量表也作为疗效进展和重新考虑治疗方案的一种检查工具。

（3）实践和练习。将行为作业看成实验来实践完成。须注意，如果达到目的，则意味成功；但没有达到目的并不意味是失败，而是有机会更多地了解和认识问题，同时考虑下一步的治疗方案。例如，行为暴露作业让患者进入会引起恐惧的场合并待在那里直至焦虑减轻。如果患者因为过度焦虑而不能待在那里，这一结果并不表明治疗失败，而是说明这一场合所致的害怕程度较估计的为高。同时，表明还有一些害怕的内容未被患者发掘出来，需要进一步了解是哪些潜在的因素存在，或降低能引起害怕的场合等级。

（二）系统脱敏疗法

系统脱敏疗法（systematic desensitization）又称为交互抑制法，是一种缓慢的、逐步暴露的行为干预技术。这种方法主要是通过指导使患者逐步分级地暴露于伴有焦虑情绪的恐惧情境中，并通过放松训练，以放松的状态来对抗这种焦虑情绪，从而达到降低焦虑而克服恐惧的目的。

在系统脱敏治疗过程中，治疗师的鼓励、赞许对患者的操作训练起着强化作用，使患者在恐惧情境下仍保持放松，不再引起焦虑，这样，恐惧行为就会自然消退。换句话讲，治疗师有步骤地让患者在放松状态下想象并逐步接触以前曾引起他恐惧和回避的情境，逐步增加其耐受程度，由于处于放松状态，患者一般不会出现回避行为，并且能直接体验到平静和放松的情绪，因而原先产生恐惧反应的强化因素被消除，这样经过反复多次操练以后，患者的恐惧和回避行为就会逐步减退和削弱。

系统脱敏疗法主要包括三个治疗步骤：放松训练、建立焦虑等级表、实施脱敏。

第一，放松训练。让来访者坐在舒适的椅子上，深呼吸后闭眼，并想象令人轻松的情境，如躺在海边听轻松的音乐等，然后让来访者依次练习放松前臂、头、面部、颈、肩、背、胸、腹及下肢，亦可借助肌电反馈仪来增强训练效果。反复训练，直至来访者能在实际生活中运用自如，达到随意放松的熟练程度。

第二，建立焦虑等级表。来访者与咨询师一起探讨各种令其恐惧的情境。然后根据焦虑程度的高低抽取若干情境作为焦虑事件并将它们排成一个等级。例如，来访者对乘地铁的场所恐惧，可以细分为：①看地铁车厢内环境照片：5单位；②想象乘坐在地铁车厢内：15单位；③站在地铁候车室，看到地铁到达站台：25单位；④当地铁停站后，车厢的门打开时，患者快速走进车厢并即刻退出车厢：50单位；⑤当地铁到站后走进车厢,乘坐 1 站路在下一站就下车:75 单位;⑥在地铁到站后走进车厢,乘坐 3 站路后下车:90 单位;⑦能乘坐在地铁车厢内,路程超过 5 站路:95 单位;⑧能乘坐地铁到达任何目的地:100 单位(表 12-1)。需要注意的是,被视为一等刺激因素所引起的焦虑或恐怖(即主观的焦虑或恐怖评定为 1 分者)应小到足以被全身松弛所抵消的程度,这是治疗成败的关键。此外,理想的等级设计是各等级之间的级差均匀,是一个循序渐进的系列层次。

表 12-1 对乘地铁场所恐惧的程度等级表

序列	恐惧情境	单位
1	看地铁车厢内环境照片	5
2	想象乘坐在地铁车厢内	15
3	站在地铁候车室,看到地铁到达站台	25
4	当地铁停站后,车厢的门打开时,患者快速走进车厢并即刻退出车厢	50
5	当地铁到站后走进车厢,乘坐 1 站路在下一站就下车	75
6	在地铁到站后走进车厢,乘坐 3 站路后下车	90
7	能乘坐在地铁车厢内,路程超过 5 站路	95
8	能乘坐地铁到达任何目的地	100

第三,实施脱敏。实际进行脱敏常用两种方式:一种是想象脱敏,另一种是现实脱敏。想象脱敏是在治疗室内靠想象再现焦虑情境,现实脱敏则是实地接触焦虑情境。现实脱敏效果比想象脱敏好,但由于条件限制,往往不易做到。例如,引起焦虑的情境不易或不方便现实地重现,或受到道德规范的制约。但在想象脱敏完成后,应要求当事人在现实情境中运用从想象脱敏学到的反应来应对实际刺激,这是不可缺少的。

需要指出的是,除了想象脱敏以外,系统脱敏法还有以下四个变式。

(1)快速脱敏法。此法也称真实生活脱敏法。主要特点是用造成恐惧反应的实际刺激物代替对它的想象。治疗师陪伴求助者通过一系列令他感到恐惧的情境,直到在原来最感恐惧的情境中不再紧张为止,这种方法较适用于广场恐惧和社交恐惧症患者。

(2)接触脱敏法。这种方法适用于治疗对某种物体恐惧的求助者,如恐蛇、恐器件等疾病。基本方法是采用按焦虑层次进行真实生活脱敏的方法,与真实生活脱敏法的不同之处是增加了示范和接触。让求助者首先观看治疗师或其他人接触使求助者恐惧的器件或事物,如治疗师拿起或触摸该物件,再让求助者接触与恐惧对象有关的内容。求助者应敢于直接接触恐惧对象而不再有紧张感。

(3)启动化脱敏法。这是一种利用录音、录像设备由求助者自动掌握的治疗方法。治疗师根据和求助者交谈中了解到的焦虑对象,事先制作好脱敏的音像材料,指导求助者独立使用这些材料进行治疗。音像材料中可加入治疗师的指导与示范。这种方法的优点是求助者有更高的自主性,可以自由掌握时间和过程;缺点是缺少治疗师的督促,容易放弃。

(4)情绪意象脱敏法。这种方法是通过形象化的描述,诱发求助者的兴奋和欢快情绪,用这种积极情绪来对抗由恐惧刺激物引起的焦虑反应,由兴奋情绪一步步抵制和驱散恐惧和焦虑心态。例如，对于因失去父母之爱而焦虑的儿童，因夫妻间缺少温存和关怀引起的焦虑症均可使用这种疗法。

系统脱敏疗法主要用于治疗各种恐惧症状，如害怕某些动物、考试焦虑、社交恐怖、广场恐怖和性焦虑等。脱敏过程需要8~10次，每日一次或隔日一次，每次30~40分钟。

（三）冲击疗法

冲击疗法（flooding therapy）又称满灌疗法，它是依据经典的消退抑制理论而形成的一种行为疗法。其治疗机制是让患者长期暴露在真实或假想的可导致焦虑恐怖的场景之中，使他出现最大的焦虑或恐怖感。经过反复地、长期地暴露于刺激物之后，这类不良情绪就会逐渐消退，直至恢复到正常情绪之中。

冲击疗法同系统脱敏法类似之处都是鼓励患者去接触自己敏感的对象，在接触中实现脱敏；不同之处是与系统脱敏疗法正好相反，冲击疗法一开始就让患者进入使他最恐惧或焦虑的情境之中，一般采用想象的方式，鼓励患者想象最使他恐惧的场面，或者治疗师在旁边反复讲述他最感害怕的情景中的细节，或用影像放映最使患者恐惧的情景，以加深患者的焦虑程度，同时不允许患者采用逃避措施（如堵耳朵、闭眼睛、哭喊等）。给他一个强烈的冲击，在反复的恐惧刺激下，使患者因焦虑紧张而出现心跳加快、呼吸困难、面色苍白、四肢发冷等症状。患者感到大难临头，而此时最担心的可怕灾难并没有发生，在事实面前，患者的焦虑反应也就相应的消退了。也可以直接把患者带入他最害怕的情景，经过重新实际体验，觉得也没什么了不起，慢慢地就不怕了。治疗的基本原理是：快速、充分地向患者呈现他害怕的刺激，实际体验后他感到并不是那么可怕，恐惧感就会慢慢消除，刺激的出现要坚持到患者对此刺激习以为常为止。采用冲击疗法应事先将治疗方式与患者讲清，征得同意后方可进行。

冲击疗法在操作过程中首先向患者介绍冲击疗法的理论和操作过程，告诉他们要想消除恐怖焦虑情绪，他们必须长时间地暴露在惊恐对象面前，这样持续几次至数十次，每次30~60分钟，惊恐反应就会很快消失。例如，一例不洁恐怖的女性患者，医生在开始治疗时，让患者看着医生用手摸地上的灰尘后，并不洗手，又用脏手摸室内的桌椅等。然后让患者学医生那样用手摸地上的尘土，不洗手又去摸其他东西。此时，患者会有明显的焦虑及相应的自主神经症状，甚至抗拒、哭闹。这时不管患者情绪反应如何强烈，如何不适应，仍要坚持下去。这样连续一个小时后，这些焦虑等不良情绪及仪式性动作（洗手等）就会逐渐减轻。每次治疗后布置类似的家庭作业，每天在家中由其父亲督促完成，每周五次，共进行12次冲击治疗，患者的焦虑、恐怖情绪明显好转。

冲击疗法主要用于治疗恐怖症、强迫症和焦虑症。对于儿童用本法时必须注意刺激物（特别是实物），不能对患儿造成任何非条件性威胁；其次暴露的时间要足够长，可达数小时，这样可以取得较好的效果。

（四）厌恶疗法

厌恶疗法（aversion therapy）的机理是经典性条件反射理论。当患者的不适行为即将出现或正在出现时，附加一个令人不快的刺激，如催吐药物、针刺或没有危险的电击，使患者产生厌恶的主观体验。经过反复实施，不适行为和厌恶体验就建立了条件联系。以后凡当患者想到或实施这一不适行为时，便会产生厌恶体验。为了避免这种厌恶体验，患者只有放弃或中止原有的不适行为。

实施厌恶疗法的具体步骤如下。

(1) 确定靶行为。厌恶疗法由于结合着不愉快的刺激，故需要有极强的针对性，因而必须首先确定想放弃的是什么行为，即需确定要矫正的行为——靶行为是什么。来访者可能具有多种不良行为或习惯，但不能都作为治疗的靶行为，而只能挑选一个最主要的或来访者迫切需要戒除的不良行为。因此，靶行为（症状）不仅要求具体，而且要尽量单一。

(2) 选择厌恶刺激。由于不适应性行为常常可以给来访者带来短暂的满足和快感，这些满足和快感反复强化着那些不良行为，因而治疗的目的如要实现，所使用的厌恶刺激必须达到相当强烈的程度，使其产生的不愉快体验压倒原有的种种快感，才能达到削弱或消除不良行为的目的。

在进行心理干预时，厌恶性刺激应该达到足够的强度，通过刺激能使来访者产生痛苦或厌恶反应，持续的时间为直到不良行为消失为止。例如，戒除吸烟的行为可使用橡皮圈的方法，在来访者左手腕上套一橡皮圈，每当吸烟的欲念出现时，便自行反复拉弹橡皮圈打击手腕，产生疼痛感，直到吸烟的欲念消失。操作时要求：拉弹必须稍用力，以引起腕部有疼痛感，拉弹时必须集中注意力计算拉弹次数，直到想吸烟的想法从头脑中消失。也可以通过化学刺激的方法戒除吸烟的行为，让有吸烟癖好的学生先服用催吐药或注射催吐剂，然后再让其吸烟，这样他在吸烟时就会立刻呕吐。多次使用之后，就会形成对烟的条件反射，这样每当烟瘾发作时，就会出现呕吐的强烈印象，从而对烟产生厌恶感，达到戒除的目的。

应用厌恶疗法时应注意以下两点。

(1) 由于厌恶疗法所使用的刺激如电击和催吐剂等都会给来访者带来很不愉快的、甚至是痛苦的体验，心理治疗者不应过多地使用，一般应在使用其他方法无效或不能用其他方法进行治疗时才可把厌恶疗法作为最后的一种选择。在决定使用这种疗法之前，必须向来访者解释清楚，以便解除其不必要的顾虑和恐惧心理。同时，在征得来访者同意后，才可进行治疗，以取得来访者的密切配合。

(2) 在使用厌恶疗法时还应帮助来访者建立辨别性条件反应，必要时可适当运用相对的正性强化刺激。

厌恶疗法在精神科及儿科应用较多，主要用于对不良行为的干预，如吸毒行为、尼古丁依赖、酒精依赖、性变态行为及儿童不良行为等。

(五) 行为塑造法

行为塑造法（behavior modeling）是根据斯金纳的操作条件反射原理设计出来的，目的在于通过强化（即奖励）造成某种期望出现的良好行为的一种行为治疗技术。行为塑造法采取逐步晋级的方法，并在当事人出现或完成期望的动作时，给予奖励，以增加出现期望行为的次数。通过这种方法来塑造新的行为，取代不良行为。有人认为，最有效的强化因子（即奖励方法）之一是行为记录表，即要求患者把自己每小时所取得的进展正确记录下来，并画成图表，这样做的本身就是行为改善的一种强大推动力。根据图表所示的进展，治疗者还可以应用其他强化因子，当作业成绩超过一定的指标时即给予表扬或奖励。另外，还可采用让患者得到喜爱的食物或娱乐等办法，通过这种方式来塑造新的行为，以取代旧的、异常的行为。

临床上行为塑造法的采用，首先要求治疗者与患者一起确定最终要达到的目标，而后选好为实现此目标所需要塑造的靶行为和起点，以及逐渐逼近最终目标应采取的步骤与每一步骤的子目标，还需要确定达到每一个子目标的有效强化物或奖励。强化物可以是物质性的，也可以是社会性奖励，只要它们对患者有吸引力。这种方法与训练动物做精彩表演采取的"连续逼近法"原理上是一样的。人类具有比动物高得多的学习能力，就人类的学习能力来说，许多新行为甚至无需通过复杂的行为塑造过程即可直接掌握。但具有高度的学习能力不等于就一定能掌握新的行为形式。人的学习效果会受到许多复杂因素的影响。"动机"便是一个很重要的因素。但即使一个人具有学习能力和适当的动机，也不是想学什么就能学会的。掌握新的行为形式还需要一定的客观条件，何况人的许多新行为形式的建立往往意味着必须破除旧有的、习惯的行为形式。一个人的习惯行为，作为他的生活方式或风格的组成部分，是在长期的生活中逐渐形成的，因此不良的习惯行为是难以迅速消除的；新的健康的行为形式也不可能在一夜之间形成，更不可能一经出现便巩固下来，成为个体生活风格的一部分。临床上，患者新的健康行为必须在逐渐摆脱不健康行为的同时，一步步地加以培养和巩固，这就需要采取多种措施，促进治疗过程。因此，在实施行为塑造法治疗时，不仅要求患者积极参与，而且需要所有有关医务人员和患者家属的密切配合。这样，才能使患者在治疗过程中得到及时而又适当的强化。

关于强化的实施，应注意以下三点。

（1）对人和动物的实验研究表明，被部分强化的行为比连续得到强化的行为更难以消退。因此，在新行为塑造过程的后期，应根据患者的情况适当减少强化的次数和延长强化的时间，以提高患者塑造健康行为的自觉性和主动性。

（2）注意避免强化原则的无意误用。当患者在某一步骤未达到规定的目标时，治疗者和家属对此的过分注意或关切反而会强化患者的退步。要知道，对于一些患者来说，能引起别人对自己的注意便是他期望得到的最好奖励。

（3）行为塑造法是用正强化来实施治疗的，有时候治疗者希望同时采用惩罚的方法处理患者在新行为塑造中出现的退步。如果使用适当，这也未免不可，但要注意同时给患者以鼓励，防止一退再退。

例如，一个由于长期进食过多和很少活动而患肥胖症的患者，有强烈的减肥愿望和动机，但要实现这一愿望就必须改变自己不健康的行为，培养健康的生活方式。我们可以用行为塑造法来帮助他实现减肥的愿望。患者最终要达到的目标是恢复正常体重。最切实可行的手段是减少进食量和增加活动量，因此进食和体力活动是我们要加以改变和塑造的靶行为。我们可以将患者平均每天的进食量和活动量作为起点或基线，分几个步骤减肥。开始阶段，可以将他每天的食入量和运动量作为是否给予强化的依据。例如，凡是食入热量比前一天减少 20 卡路里或者散步距离比前一天多 50 米，就给予表扬或奖励，否则不予强化。随着塑造过程的继续，应逐渐提高奖励或表扬的行为标准。随着行为标准的提高，强化物也应当越来越对患者有吸引力。到塑造过程的后几个步骤，强化的标准逐渐变为体重的实际减少量。例如，体重较前一周减少500克，便可得到1张游泳票；减少量达1000克，便可得到1次游园机会等。当患者行为退步时，可以让患者想象自己臃肿笨拙的样子或并发心脏病将造成的恶果，但对取得的进步应予以充分的肯定和鼓励，以增强患者的信心。通过系统地强化患者的行为，撤除对不合要求行为的强化，患者就能逐渐学会健康的行为形式，恢复正常体重的目标就可以实现。

为了使治疗效果得以保持和巩固，在应用这一治疗方法时，需要特别注意如何帮助患者把在特定治疗情境中学会的行为转换到家庭或工作的日常生活环境中来。

行为塑造法适用于恐怖症、多动症、神经厌食症、肥胖症、物质依赖者等的矫治，对于孤独症儿童和精神发育不全的儿童治疗也比较有效。

（六）松弛疗法

松弛疗法（relaxation therapy）又称松弛训练，是通过一定程式的训练学会精神上及躯体上特别是骨骼肌放松的一种行为治疗方法。通过松弛训练，个体可以学会有意识地控制自身的心理生理活动，达到降低机体唤醒水平以缓和心身紧张的目的。松弛疗法具有良好的抗应激效果。人体进入松弛状态可以促使向营养性系统功能增高，表现为全身骨骼肌张力下降，呼吸频率和心率减慢，血压下降，并有四肢温暖，头脑清醒，心情轻松愉快，全身舒适的感觉。有些研究还表明，放松可以提高学习能力，改善短时和长时的记忆，增加感觉-运动操作能力，缩短反应时间，提高智力和稳定情绪，长期地做放松训练还可改变人的个性特征。

基督教、犹太教，东方的禅宗、瑜伽、印度教、道教、神道教等均有放松训练的成分。现代放松训练的实际应用，则首见于1938年美国生理学家雅各布森（E. Jacobson）的著作《渐进性放松》，这一方法也是最常用的一种行为疗法。

松弛疗法通过对肌肉进行的反复"收缩-放松"的循环对照训练，使被试者觉察到什么是紧张，从而更好地体会什么是放松的感觉。这种方法不仅能够影响骨骼肌系统，还可以使大脑处于低唤醒水平。每次训练患者20～30分钟。

在安静的环境中，来访者采取舒适放松的坐位和卧位，做三次深呼吸，每次呼吸持续5～7秒。然后按指导语以及规定的程序进行肌肉的"收缩-放松"对照训练，每次肌肉放缩5～10秒钟，然后放松30～40秒钟。

"紧握你的右手，慢慢地从1数到5，然后很快地放松右手，特别要注意放松时的感觉。再重复一次，注意放松后的温暖感觉。"

某一肌群放松后，再转换到另一块肌肉群，其顺序为：左手、双臂、头颈部、肩部、胸部、背部、腹部、大腿、小腿、足部。

经过反复训练，使被试者能在对放松感觉的回忆后就能自动放松全身时，训练可以逐步停止。以后来访者凭着对放松感觉的把握，反射性地使自己放松。

松弛疗法对于缓解紧张性头痛、失眠、高血压、焦虑、愤怒等生理心理症状较为有效，大多数焦虑症患者都能从放松训练中获益，肌肉放松被认为是恐怖症和广泛性焦虑症的有效疗法。此外，松弛疗法对于副交感神经系统兴奋引起的内脏和躯体疾病也可起到良好的调整作用。

(七)生物反馈疗法

生物反馈疗法(biological feedback therapy)是 20 世纪 60 年代在实验心理学内发展起来的治疗技术,是利用现代生理科学仪器,通过人体内生理或病理信息的自身反馈,使求助者经过特殊训练后,进行有意识的"意念"控制和心理训练,从而达到消除病理状态、恢复身心健康的新型心理治疗方法。反馈是指一个系统的输出信号,重新返回到本系统,对本系统功能起调节作用的现象。运用生物反馈疗法,就是把求助者体内生理机能用现代电子仪器予以描记,并转换为声、光等反馈信号,因而使其根据反馈信号,学习调节自己体内不随意的内脏机能及其他躯体机能,达到防治身心疾病的目的,由于此疗法训练目的明确、直观有效、指标精确,因而求治者容易接受。据国内有关报道证实,生物反馈疗法对多种与社会心理应激有关的心身疾病都有较好的疗效。

生物反馈技术是借助一些实时监测人体生理指标的仪器来进行。临床上常用的多为记录神经电生理指标(肌电、皮电等)的仪器。这种仪器可以实时地将当事人的电生理指标以声、图等形式显示出来,当事人就可以根据这种反馈慢慢练习控制自己的反应。因此,仪器的操作者要经过专业训练,以保证结果的科学性和可靠性。

在实施生物反馈疗法前,必须向患者解释清楚治疗的目的和治疗方法,以消除患者对电子仪器的疑虑,让求治者明白,无电流通过其躯体,也无任何其他危险;并说明此疗法主要依靠自我训练来控制体内机能,且主要靠按时练习,仪器监测与反馈只是初步帮助自我训练的手段,而不是治疗的全过程,要每天练习并持之以恒,才会有良好效果。全部解释可用录音带播放,再作个别答疑和补充。

在临床上,生物反馈疗法主要是用于治疗紧张、焦虑状态,也可用于治疗失眠及神经症患者,还可用于治疗某些心身疾病,如高血压、支气管哮喘等。

三、适应证和评价

行为疗法的适应证非常广泛,一般认为凡是出现行为异常的个体均可采用行为矫正技术予以纠正。该疗法的适应证一般包括以下几个方面。

(1) 恐怖症、强迫症及焦虑症等。

(2) 神经性厌食症、神经性贪食症、神经性呕吐及其他进食障碍,烟酒及药物依赖等。

(3) 阳痿、早泄、性高潮缺乏、阴道痉挛、性交疼痛等性功能障碍。

(4) 恋物癖、异装癖、露阴癖、窥阴癖、摩擦癖、性施虐与性受虐癖等。

(5) 纵火癖、偷窃癖、拔毛癖等冲动控制障碍。

(6) 儿童多动症、品行障碍、儿童分离焦虑、儿童恐怖障碍、社交敏感性障碍、选择性缄默症等。

(7) 抽动症、慢性运动或发声抽动障碍等。

(8) 遗尿症、遗粪症、异食癖、口吃等儿童行为障碍。

(9) 学习障碍、考试综合征、电视迷综合征、电子游戏综合征、办公室心理压迫综合征。

(10) 高血压、心律失常、胃溃疡等心身疾病。

行为疗法是以心理学中有关学习过程的理论和实验所建立的证据为基础的。与传统的心理治疗相比，它具有更高的科学性和系统性，可以进行客观的科学检验、演示和量化，即使重复试验也可得出同样可靠的结果，有一整套定型化的治疗形式，有坚实的理论根据和大量的实验证明。

行为疗法的着眼点是可观察的外在行为或可具体描述的心理状态。如果患者的心理或行为问题能比较客观地观察和了解，就比较适合采用行为疗法。但如果患者觉得对人生没兴趣，或不知道将来去向等比较抽象的或性质模糊不清的问题，则不宜运用行为疗法。

第三节 认知疗法

一、认知疗法概述

认知疗法（cognitive therapy）产生于20世纪60~70年代的美国，是根据人的认知过程影响其情绪和行为的理论假设，通过认知和行为技术来改变求治者的不良认知，从而矫正适应不良行为的心理治疗方法。

由于文化、知识水平及周围环境背景的差异，人们对问题往往有不同的理解和认知。如对同一所医院，小孩可能依自己的认识和经验，把它看成一个"可怕的场所"，不小心就会被打针；成年人则认为是"救死扶伤"之所，可帮其"减轻痛苦"；而有些老年人则可能把医院看成是"进入坟墓之门"。所以，关键不在"医院"客观上是什么，而是被不同人认知或看成是什么。不同的认知会滋生不同的情绪，从而影响人的行为反应。

因此，认知疗法强调，一个人会有不适合客观条件或需要的心理与行为，常常是由于不正确的认知而不是适应不良的行为。只有通过疏导、辩论来"改变不合理的认知，重建合理的信念，才能达到治疗目的"。正如认知疗法的主要代表人物贝克所说："适应不良的行为与情绪，都源于适应不良的认知，因此，行为矫正疗法不如认知疗法。"

例如，一个人一直认为自己表现得不够好，连自己的父母也不喜欢他，因此，做什么事都没有信心，很自卑，心情也很不好。认知疗法的策略，便在于帮助他重新构建认知结构，重新评价自己，重建对自己的信心，更改认为自己不好的认知。治疗的目标不仅仅是针对行为、情绪这些外在表现，而且分析患者的思维活动和应付现实的策略，找出错误的认知加以纠正。

认知疗法发展较快，方法也很多，归纳起来，目前国际上常用的认知疗法是艾里斯和贝克分别创立的理性情绪疗法和认知疗法。

（一）理性情绪疗法

理性情绪疗法强调认知对情绪和行为的影响。理性情绪疗法的理论基础是艾里斯的"ABC理论"。艾里斯认为，人的情绪不是由某一诱发性事件本身引起的，而是由经历了这一事件的人对事件的解释和评价引起的，这就是ABC理论的基本观点。在ABC理论中，字母A指导致个体产生情绪的诱发性事件（activating event）；字母B指个体在遇到诱发性事件后形成的信念（belief），即他对事件的看法和评价；字母 C 指在特定情景下个体的情绪及行为的结果（consequence）。一般认为，诱发事件引起行为结果，即 A 引起 C，而 ABC 理论则认为 A 只是 C 的间接原因，个体信念 B 才是直接的原因。

ABC 理论把人的信念 B 区分为理性信念（rational beliefs）和非理性信念（irrational beliefs）两种，并认为引起情绪和行为问题的是非理性信念。常见的非理性信念有以下三种形式。

(1) 绝对化思考。这是非理性信念最突出的表现，以"必须""绝对"为表述特征。例如，"我必须考上大学，现在竟然没有考上，天下再也没有比这更可怕的事了""这事绝对不能落到我头上，现在真的落到我头上了，我无论如何受不了"。

(2) 过度概括。对事件的评价以偏概全。例如："我这次考试竟然失败了，我将永远不会有所作为了。""他离开我了，以后不会再有人喜欢我了。"

(3) 贬低自我。例如："我没能做得像应该的那样好，没能像应该的那样得到别人的称赞，我是个毫无用处的窝囊废。"

上述非理性信念常常给患者带来焦虑、抑郁、悲观等情绪症状。因此，治疗者的任务是采用一定的策略和方法，帮助患者认识到自己认知系统中的非理性成分，用理性信念战胜非理性信念，克服由非理性信念带来的情绪障碍，使患者逐渐恢复身心健康。

（二）贝克的认知疗法

贝克的认知疗法的理论基点是，人们的感觉与行为取决于他们如何建构其经验。他的研究工作独立于艾里斯，但两者在协助当事人了解与放弃自我挫败认知的目标上是一致的。贝克的认知疗法强调心理问题与情绪相联系的异常认知因素。这些因素包括异常认知的活动、过程和结构三个水平。

(1) 消极的自我意识。这是一种似乎不随意、不容易消除的思维和想象。例如，抑郁者的自我意识，是集中在自我、环境和未来的三个丧失主题上，把自己视为缺乏获得满足的必要品质的丧失者，把环境视为阻止自己获得满足的不可克服的障碍，把未来视为自己的处境毫无改进的希望。焦虑者的自动思想集中在对危险刺激的选择性注意，并把危险和相关的感受视为难以克服的紧迫灾难。

(2) 认知偏见。认知偏见又称认知歪曲，是一种以系统和恒定的方式，做出与通常接受的客观现实尺度相违的判断和结论。常见的认知偏见有：①选择性概括，即忽略其他证据，而以事件的某个孤立细节形成结论。例如，某人本来举行了一次公认为成功的聚会，可是见到有一位客人显示不快，就断定聚会失败了。②过度引申，即以特殊事件为基础所有的极端思想，并把这些想法运用到不同的背景。例如，某学生因为数学有了困难，就认定自己所有的课程都会学不好。③两极思维，即以全或无而缺乏中间过渡的方式，把人和体验归类为两种极端性质之一，如某人遇到一件顺心事就认为自己很可爱，遇到一件不顺心的事就认为自己完全不可爱，摇摆于两个极端之间。

(3) 异常认知结构。这是控制事物解释的普遍和稳定的消极认知图式，类似理性情绪疗法的非理性信念。因为其常见表达方式是"如果……，那么……"，并常有"必须"的非理性指令，所以，又叫功能不良假设。例如，"如果我要幸福，那么就必须什么事情都是成功的。""如果我要安全，那么就必须预测和准备所有可能的危险。"这些信念和假设,往往是人生早期学会的,并成为理解自己环境的深层思想原则。

二、认知疗法的主要技术和方法

(一) 理性情绪疗法

理性情绪疗法一般可分为四个阶段:第一是心理诊断阶段。确认问题所属性质及患者的情绪反应,制定治疗所要达到的情绪及行为目标;第二是领悟阶段。让患者认识自己不适当的或症状性的情绪和行为表现,认识这些症状是由自己造成的,寻找并认识这些症状的渊源,找出造成这些症状的不合理信念;第三是疏通阶段。这是理性情绪疗法的主要阶段,主要是通过与患者争辩,使其放弃导致症状的不合理信念,调整认知结构;第四是再教育阶段。探查是否存在其他的不合理信念,强化合理的思维方式,使合理的思维方式成为习惯。

理性情绪治疗最常用的方法是辩论法、认知家庭作业和合理的情绪想象。

1. 辩论法

辩论法要求治疗师在正确诊断的基础上,大胆地、毫不客气地对来访者持有的非理性信念进行辩论。使用辩论方法,咨询师必须对来访者进行不断深入的提问,提问的方式包括质疑式和夸张式两种。

(1) 质疑式提问:治疗师直截了当地向来访者的不合理信念质问,但大部分来访者不会简单地放弃自己的信念,虽然他们往往不加批判地接受了许多现成的看法。面对治疗师的质问,来访者会为自己的信念辩解,因此治疗师要不断努力,使辩论过程重复。只有当来访者了解什么是合理的信念,什么是不合理的信念,才能真正意识到不合理的信念是不正确的,并以合理的信念取代不合理的信念。

(2) 夸张式提问:治疗师针对来访者的不合理信念,故意提出一些夸张的问题,通过提问放大他们的不合理信念。其目的与质疑式提问一样,只是方式上有所区别,但治疗的效果比质疑式提问好。来访者在回答过程中会感到自己的想法荒谬、可笑,因此无法为自己辩护。

2. 认知家庭作业

治疗师可采用布置作业的形式,把治疗过程带到来访者的日常生活中。家庭作业的格式包括固定的和自由的两种。固定格式的作业是一种自助表格,其内容是,来访者针对问题找出 A 和 C,然后找出 B,填在表格中;再让来访者自己进行辩护,对自己的不合理思想辩护。自由格式的作业,完全由来访者进行合理的自我分析,找出不合理信念并与之辩论。

3. 合理的情绪想象

合理的情绪想象是理性情绪治疗中使用最频繁的一种方法,它可以帮助来访者改变情绪体验,认清 B 和 C 之间的关系,并帮助来访者找出不合理的思想。合理情绪想象的方法可分为三个步骤,具体如下:

第一步,使来访者想象他们进入自己感到不良的情绪反应或受不了的情境中,体验不良的情绪或在这种情境下的强烈情绪反应。

第二步,咨询师帮助来访者改变不良的情绪反应并体会适度的情绪。

第三步，让他们停止想象，说出使自己的情绪发生变化的原因，并强化来访者的合理信念和新的感觉，纠正不合理的信念。

（二）贝克的认知疗法

贝克的认知疗法的步骤包括以下几个方面。

1. 初期会谈

首先是通过会谈全面了解患者的情况。贝克强调治疗者的语言应以疑问句为主。治疗的一个重要方法是问题还原或减少。因为患者的症状可能会有很多，若逐个解决难以做到。治疗者要抓住主要问题和共同特征。根据患者的具体情况，分析患者特殊的或习惯性的认知错误。讨论的问题要由浅入深，首先发现、纠正患者的自动思维，而后检验、识别其潜在的假设，最终改变其思维的模式。治疗的目标是重建患者的认知结构。

以抑郁症治疗为主的治疗过程是先通过一些行为技术，使患者活动起来，看到自己的潜力，才能使患者配合后面的治疗。例如，制订每日活动计划表，循序渐进、由易到难地逐渐增加患者的活动量和复杂性，有利于患者感觉好转，减少疲劳感，改善思维能力。通过让患者评价事情的难易度和愉快感，观察正性情绪的增加过程，增加患者的活动性和愉快感。然后，进入治疗的关键阶段。认知治疗有两个基本环节：一是识别和检验负性自动想法，打破负性自动想法和情绪障碍之间的恶性循环；二是识别和改变潜在的功能失调性假设，从根本上改变病理负性认知产生的基础。

2. 识别和检验自动负性思维

治疗者与来访者积极讨论，一起练习识别负性自动想法，然后通过认知治疗日记等家庭作业的形式发展来访者的识别能力。可以借助艾里斯的 ABC 理论，分析来访者遇到了什么生活事件，产生了什么想法（负性自动思维），导致了什么情绪行为后果。不要强迫来访者解释行为，而要通过让来访者想象具体情境、角色扮演等，回忆自己当时的想法。通过训练，使来访者对自己的自动思维不断观察，逐渐学会如何客观地评价自己的思维。贝克称这个过程为获得了"划界能力"。如果来访者能将自己的思维、判断与现实分开，说明他有划界能力。反之，如果他把现实与思维等同起来，说明划界能力差。此时，他听不进任何人的解释，因此，治疗者不应与来访者过分争辩，可以保留意见，而让来访者把这种思维放到实际生活中去检验，让他自己说服自己。

让来访者每天写功能失调思维记录，记录内容为每天的适应不良思维方式，包括自动思维的内容、产生时的状况、所发生的事件、情绪反应及对自动思维的确信度，如有可能列出与自动思维相反的证据。

要使患者放弃负性自动想法，认知疗法并不是采取说服方法，而是采取"协同检验"方法，即治疗者和来访者双方协作把来访者的负性自动想法当作一种假说加以检验。由于来访者的负性自动想法没有得到证据支持或有相反的证据，来访者的负性自动想法将会发生改变。

3. 识别与盘诘功能失调性假设

认知疗法的另一关键阶段是识别、检验功能失调性假设，改变负性认知产生的基础，以减少以后再次复发的危险性。研究表明，认知疗法优于抗抑郁药物的一个重要方面是能够减少复发，其原因就在于识别与改变了功能失调性假设。

在认知治疗中，一旦来访者已能熟练地识别和盘诘负性自动想法，治疗的重点就应该转移到来访者的功能失调性假设上。这种功能失调性假设是来访者多年经验所形成的，是其行为的潜在规则，通常不为意识所察觉，因此它们基本上是无意识的，相对不受日常经验影响，较为稳定。但这种功能失调性假设是产生负性自动想法的基础，如果不予识别与矫正，就不能从根本上解决情绪障碍。

贝克把功能失调性假设归结为三类：成就（包括很高的操作标准，对成功的需要）；接收（包括被别人喜欢，被人爱等）；控制（要控制事物的发展变化，要成为强者等）。

识别功能失调性假设常常要采取推论的方法，因为它们是未经表达的一般性设想。常用以下方法：①查找负性自动想法的主题：仔细分析患者的思维记录日记，找出其重复的主题。如果某种不由自主的思维反复出现，它可以为你发现潜在假设和核心信念提供线索。②逻辑错误：负性自动想法的逻辑错误也可以反映功能失调性假设中的同样错误。③盘问追根法：治疗者通过反复提出"假如那是真的，对你意味着什么"的问题，探索想法背后的一般信念。

当患者的功能失调性假设被发现、认识后，则可以采用盘问和行为实验的方法使其发生改变。盘问常用下列问题：①假设在什么方面是不合理的？主要是看假设是否符合真实的情况，在什么方面与实际情况不相符合。比如，"要求生活绝对公正"的假设是不合理的，因为现实中并不是如此。②假设在什么方面是无用的？一种假设都有其有利和不利的两方面。比如，完美主义的假设可推动人高效率地工作，但另一方面也容易激发人的焦虑反应，导致回避行为。通过盘问让患者了解其有利和不利方面，加以比较，重新选择。③假设从何而来？假设如果是童年经历与长期生活经验所形成，通过盘问使患者认识到假设是过时的，与当前的情况不相符合、不适用，则可以与该假设产生距离感，有利于对它进行修改。④什么是比较合适的替代？即保存假设的有利之处而除去其不利后果。比如，一位患者认为向人求助则表明自己无能，他的行为准则就是：自己处理一切事情，在任何情况下也不要求别人帮助。经过认知治疗后他找到了比较现实的替代：人不是万能的，我也是一个人，像其他人一样有时是需要帮助的。所以，自己能够独立处理的，就尽量自己做；如果不能独立做好，就去争取一切可能的帮助。找到了合适的替代假设后，可以写在卡片上和日记本上，反复阅读以致成为指导自己行为的准则，形成新的行为习惯。由于功能失调性假设由来已久，比较牢固，不可能一下子转变，所以言语盘诘要反复进行，同时，还应该采取行动实验的方法鼓励患者对假设进行实际检验，并在较长时间内重复实施。

三、适应证和评价

认知疗法可以用于治疗许多心理疾病，包括抑郁症、焦虑症、社交恐怖症、心身疾病、考试前紧张焦虑、情绪易怒，以及成瘾问题、婚姻冲突、家庭矛盾、儿童的品行与情绪障碍等，目前在国外的一些精神科门诊中，60%的患者是给予认知行为治疗的。

从总体上看，认知疗法是一种非常有价值和实用性很强的心理疗法。其特点是十分重视人的理性思维，包括信念和想法。它吸收整合了精神分析疗法、行为疗法等理论的精华，以积极的态度看待当事人的内心世界，对个人经验进行科学探讨。然而，认知疗法也存在一定的局限性，主要表现在过于强调正面思考，对患者过去的经历不够重视；过于技术导向，忽视情感与动机；只针对减少症状，而对造成心理疾病的原因探索不够。总之，认知疗法是一个充满希望但没有得到足够检验的治疗方法。

第四节　患者中心疗法

一、患者中心疗法概述

患者中心疗法（client center therapy）又称为"非指导性治疗"，是由美国心理学家罗杰斯于1940年创立的一种心理咨询及心理治疗方法。罗杰斯强调调动患者的主观能动性，发掘其潜能，不主张给予疾病诊断，治疗者更多的是采取倾听、接纳和理解，即以患者为中心或围绕患者的心理治疗。1974年，罗杰斯又提出将此疗法进一步延伸，改称为人本疗法（personal-center therapy），更强调以人为本，而非患者或来访者，进一步突出被治者为正常人、为心理发展过程中潜能未尽发挥或暴露的阶段性遭遇或问题，治疗本身就是指导被治者认识和了解自我、发挥潜能。人本主义疗法是现代心理治疗中的"第三种势力"。它的治疗措施既不同于心理动力学的观点与方法，也不同于行为疗法改变反应的纠正措施，而认为只要对患者予以关怀、温暖和鼓励，就能发挥出他自己的潜力，从而治疗他们自己。

患者中心疗法的基本原理是：人本质上具有维持自身健康成长，选择和控制自己命运的潜能。心理健康的人，从婴儿期开始学会区分内与外，"我"与"非我"，逐渐形成和谐的、有组织的自我概念。这是个体对以人际关系为中心的社会现实的独特主观体验的产物。自我是动机的重要源泉，人能以固有的自我实现倾向作为个人的行为指导和评价标准。但在现实生活中，来自周围人带附加条件的选择性赞同与消极批评，使个体错误地学会自我否认和自我拒绝内心不受社会赞同的思想和情感，因而导致内心冲突、情绪障碍、效能下降等症状，并常常不能觉察。通过为求助者提供逐步觉察、认识、接纳和澄清自己情感紊乱和自我概念不和谐的最佳环境，通过鼓励自我表达来促进自我探索、自我接纳和自我领悟，可以充分发挥求助者的潜能，清除自我实现的前进路障，从而可以达到消除上述症状的目的。

二、患者中心疗法的主要技术和方法

（一）方法

患者中心疗法成功的主要条件和关键不是具备某种方法技能或技术训练，而是治疗者长期培训、实践后所具有的特定治疗态度。当这种态度通过有效交往被求助者接纳、领悟时，治疗成功的大门就敞开了。罗杰斯认为，决定治疗成功的三种重要态度或基本条件是：治疗者的坦诚与和谐，即真诚；治疗者对求助者的完全接纳，即无条件地积极关注；治疗者对求助者情感及其独特含意的敏感、准确的感情移入性理解，即共情。在这三条中，真诚是最基本的，共情是最容易领会和掌握的。但只有三条都具备才是自我

实现的最佳环境，才能取得巨大成功。

（1）无条件积极关注。这是治疗者向患者提供的一个重要条件。在此情景中，治疗者无条件地接受、赞同患者所做的一切，使患者得到无条件的关注、无条件的尊重。来访者能够按照他的感觉、情感、态度及自己喜欢的方式进行自由地活动，由于患者得到了治疗者无条件的尊重，他便不会再按他以前形成的所谓的"知觉""价值"去活动了，其活动逐渐地与真正的自我相联系，扩展自我经验。

（2）共情。治疗者向来访者提供的第二个重要条件是共情。罗杰斯认为，共情就是理解来访者的一切体验，理解他们的处境，并且支持他们的情感。"表示同情"仅是共情的一个方面，实际的共情是治疗者表现出与来访者一致的情感，如来访者悲伤，治疗者也悲伤；来访者大笑，治疗者也大笑；来访者发怒，治疗者也跟着发怒。共情的作用有以下几个方面：第一，通过共情，使来访者感觉到一种安全的存在，使来访者更加接受治疗者，使他们之间形成良好的治疗气氛。第二，共情使治疗者成为来访者的一面镜子。在来访者表达自己情感的同时，他们通过治疗者可以观察到自己的情感表现，从而能够更加深刻地理解自己，能更容易地触及其真正的自我。

（3）真诚。这是对治疗者本人行为的要求，治疗者在患者面前应是一个真实的、统一的人。他必须是他自己，没有任何伪装、曲解，否则会使患者形成一种不真实的感觉，这不利于他们真实自我的表露。

（二）治疗过程

假如治疗者存在真诚、无条件积极关注和共情三个条件，治疗变化的过程就会发生。罗杰斯把治疗的变化过程分为以下七个阶段。

第一阶段：来访者对自身和外界有固定看法；对内心的直接体验十分生疏，甚至根本没有；没有任何改变和进步的要求，前来求治非自己的要求。

第二阶段：来访者如同第三者那样叙述自己的情感等，如讲："这个症状让人感到十分抑郁，"而不说："我现在感到抑郁。"

第三阶段：来访者认为已被治疗者完全接受，逐渐消除顾虑，更自由地谈到自己，甚至谈论与自己有关的体验。但谈论的不是当前的感情和体验，而是过去的，甚至是相当遥远的过去。但开始认识到个人的想法并不符合实际，开始意识到他所处的地位和应当发挥什么作用。这是他自己领悟到的，而不是别人指出来的，许多来访者到此阶段才有了求治要求。

第四阶段：对当前开始有了感受，"依赖感使我很泄气，这说明我是个无所作为的家伙"。偶尔也流露出真实情感："在我心里有个疙瘩……它使得我要发疯……想哭！想喊！想跑开！"体验已不再那样遥远。此时可以对体验做出解释。他此时对体验是否正确开始产生疑问，并初步认识到自己对问题负有责任。这一阶段，患者开始探索，意识到自己是一个有感情、会体验的人，并对察觉到的或偶尔泄露出来的情感体验感到震惊和疑惑。

第五阶段：这一阶段的标志是来访者在治疗关系中感到安全，对内心活动的发现已不再那样震惊。此时，来访者能够自由地表达当时的感受，有时会感到恐惧、不相信或惊奇，来访者不仅希望有自己的感情，而且希望找到"真正的我"。

第六阶段：自我就是体验本身。这一阶段是转变的关键，而且往往是戏剧性的。来访者经过以上各阶段至今，似乎对过去的体验有所"醒悟"，还有叹气、流泪、肌肉松弛等生理上的变化。这也是治疗中必然会发生的改变，此时不再把自己当成与己无关的第三者，而是把自己看成体验本身。这是一个正在发生变化的过程。以前可能是他生活的指南、人生的信条，而今在体验中开始动摇，来访者产生一种失落感，心灵受到震撼。

第七阶段：治疗的趋势和最终目标。至此，来访者对感情可以作直接的、充分的体验，不再感到这是一种威胁。他可以随时随地愿意谈论当前的体验。借此了解自己，知道自己的愿望和态度。对自己是接纳的态度，相信自己的感情。自我就是他当前体验的主观意识，他变得和谐一致了。

治疗的结果，是来访者变成了一个较少防御性和更多对经验抱开放态度、协调一致的人；一个对自我有更清晰的认识，也更加现实的人。

三、适应证和评价

患者中心疗法不仅适用于各种神经症（如焦虑症、抑郁症、社交恐怖症等）、心身障碍、心身疾病和适应不良性应激反应，也适用于一般人的人格继续发展和提高，即成长治疗。本法既适用于个别治疗，也适用于交友小组的集体治疗；既适用于学校、职业、婚姻、家庭、宗教的咨询和社会发展工作，也适用于教育和管理领域改善师生、上下级、同事的关系，提高教师和行政管理人员的工作效率和水平。总之，适用于一切试图影响和改善人际关系的场合。但本疗法不适用于精神病患者，尤其是处于急性期的患者。

患者中心疗法对心理治疗领域的一个主要贡献就是令人信服地提炼出良好的治疗关系是治疗变化的要素，这已经成为现代治疗实践的共同基础。我们相信来访者具有自我指导和自我负责的能力，只要治疗者怀有这样的信念去对待来访者，这种氛围就会创造一种推动力量，推动来访者发生改变。患者中心疗法特别强调治疗者本人的人格和态度的作用，而不是方法技巧的作用。另外，在医学诊断方面，患者中心疗法不主张对心理障碍进行分类，有排斥诊断和评估的倾向，可能会妨碍其在临床实践中的应用。

第五节 其他心理干预方法

一、支持性心理治疗

（一）概述

支持性心理治疗（supportive psychotherapy）是基础性的心理治疗模式，其主要特点是治疗者提供支持，善用来访者的潜在资源与能力，协助来访者去度过危机、应付困境，以较有效的方式去处理所面对的困难或挫折。

支持性心理治疗强调治疗者要能理解来访者的处境。治疗者在与患者建立良好关系的基础上，积极应用自身的权威、知识与关心，以各种方式支持患者，使患者发挥内在的潜力，面对现实，处理问题，度过心理上的危机，或避免精神崩溃；同时，善于运用来访者自己的或环境的资源，支持、协助患者去适应现实环境。可以这样来理解，当一个人心情苦闷、颓丧、烦恼时,是否有亲人、朋友、同事或领导给予精神上的安慰或帮助,会影响这个人的适应结果。支持性心理治疗就是运用此观念,从这几个方向分别着手,去减轻来访者感受到的挫折,改变来访者对挫折的感受与看法,向来访者建议恰当的、适应的改善心境的方法,给来访者以精神上的支持,协助来访者正确地面对与处理挫折。

(二)支持性心理治疗的基本技术

(1)倾听。治疗者应充分倾听来访者的问题,通过耐心的倾听,让来访者感到治疗者在关心他、理解他。治疗者在倾听过程中要集中注意力,以及重复、回述、归纳来访者所讲的内容会有助于提高倾听的效果。

(2)解释和指导。治疗者就来访者有关的躯体和心理问题给予解释和知识教育,矫正其不正确的认识或卫生知识,给予有效的指导和必要的健康教育。

(3)减轻痛苦。治疗者通过鼓励来访者表达情绪来减轻苦恼或心理压抑,也称疏泄。为了达到这一目的,治疗者应先理解患者因遇到挫折而感到悲观绝望、愤怒敌对的情感体验,再鼓励患者将感受表达出来而不是压抑自己的情绪。

(4)提高自信心。一些心理支持的方法常常可以提高来访者的自信心,使患者保持活下去的希望。例如,帮助来访者回顾自己虽长期患病,但仍保留着一些优点和兴趣爱好,即使存在疾病或不良反应所致的严重损害,来访者仍然会保持一些功能,鼓励他们认识到这一点,并学会使用保持的功能,自娱自乐,努力做到"知足常乐"。

(5)鼓励自我帮助。治疗者鼓励来访者学会自助,即使是患有严重疾病或残疾的来访者也可以学会自助。让来访者认识到,心理治疗是个体在遇到问题或痛苦时所提供的一种帮助,发挥拐杖支撑作用,目的是帮助个体"吃一堑,长一智"。在今后的生活过程中,应该学会应用治疗过程中所学到的各种知识或技巧来"举一反三"地调节自我的心理功能,而不是长期依赖于治疗者。

(三)适应证

支持性心理治疗没有特殊的适应证和禁忌证,可以说适用于所有的心理问题。支持性心理治疗对焦虑症、抑郁症、精神分裂症恢复期、创伤后应激障碍的来访者尤为重要。依赖性强的来访者不适于采用支持性心理疗法,支持过多可能反而有害,会造成来访者长期依赖治疗者,不愿独立成长,从而达不到治疗效果。

二、人际心理治疗

(一)概况

人际心理治疗(interpersonal psychotherapy,IPT)源于梅耶(R. Mayer)和沙利文(H. Sullivan)的人际关系理论,该理论认为每一个人都生活在一定的自然和社会环境之中,每一个人也在努力适应这种环境并对该环境产生反应,这种反应包括认知、情感、行为的各个方面。梅耶认为:患者的精神症状是他企图适应环境的一种反应及表现。每个人对环境变化和压力的反应,极大地取决于既往的经历,他早年在家庭中所受的影响、逐渐成长后在社会交往中的经历等。一个独立、努力的个人,平时善于人际交往、有适应社会的技能、勇于适应环境,对环境的变化是积极、乐观、向上的。沙利文强调人与人之间的交往和沟通，并将治疗的重点放在患者的心理社会适应和人际关系经历上。

心理障碍患者的临床表现与生物学特征、遗传易感性、性格特征有关，同时，对患者进行人际心理治疗也是基于这样的认识，即患者在病前、病中、恢复期经常存在人际交往的障碍、丧失和缺失，其发生与应激事件、生活经历的某些关系，特别是当患者出现人际交往丧失，在家中无任何人来往时；或缺乏社会支持，如没有亲友、工作单位的支持；人际交往恶化，如与同事、亲友、夫妻关系紧张时病情经常恶化和反复，出现工作丧失、经济困难等更使人际关系进一步恶化。

人际交往是人类的基本心理需求和必需的社会功能，调整和重建患者的人际交往，促进症状的减轻和消失，恢复患者的社会功能是必需的。

人际心理治疗从患者的社会功能，尤其人际交往的恢复和重建入手，缓解症状，促进其人格成熟。

（二）治疗过程

人际心理治疗为短程心理治疗，一般每周进行1次，共12~16周。

（1）治疗初期。在此阶段中，应做到：①先确定诊断，是否有精神症状；②评价治疗方法，药物及心理治疗方法的选择和实施计划；③对患者进行治疗心理障碍的知识宣教；④在以上基础上，进行人际关系评估：列出患者病前、目前人际关系情况的清单，与家人、同事关系的密切程度等，并弄清哪些人际关系的困境与心理障碍有关；⑤与患者及其家人讨论这些人际关系对心理障碍的影响并一起制定改善人际关系和人际交流的具体治疗方案，并达成治疗协议。

（2）治疗中期。在治疗中期，针对人际心理治疗的适应范围进行操作：①在患者患病前后出现角色转换时，分析患者以前的角色担当情况；现在角色变化，如何适应这种变化；分析患者以前的人际关系情况；现在人际关系的变化，建立新的适应变化的人际关系，必要时进行社会技能训练；②对患者人际关系缺乏的治疗中，为鼓励患者，分析他过去成功的人际关系。重新建立正常的人际交往：接触他人，维持交往，满意人际关系的重建；③对患者人际关系失败的治疗中，帮助患者确定人际矛盾原因，矫正不良的适应方式，调整对他人的期望值和人际交往方式等；④对患者超越正常的悲痛的治疗，则指导患者重建新的兴趣和人际关系，替代旧的人际关系，重新适应环境。在此阶段为人际心理治疗的重要阶段。

（3）治疗结束期。在人际心理治疗后期：①讨论治疗结果，心理症状的缓解和人际关系的改善情况。患者本人的体会，以及治疗后的安排；②评估是否还需要其他治疗方法。

（三）适用范围

（1）角色转换。角色转换是指个人在社会中的位置发生变化，如退休、升学、转学、出国、参加工作、结婚、生子、升职等。大多数人可顺利适应这些变化，但有些人适应不了，因而产生心理障碍、睡眠问题。人际心理治疗可以帮助患者认识新的角色变化，进行必要的社交训练，使患者适应环境，建立合适的人际交往。

（2）人际关系缺乏。有的患者长期独居在家或长期与少数人生活在一起，处于缺少人际交往的社会隔离状态或相对隔离状态，他们不去上学、上班，也不出门购物办事。

使患者脱离这种社会隔离状况是很困难的，需患者、家属和医生长期共同努力。

（3）人际关系失败。患者与他人之间缺乏美好、满意的关系，尤其对患者有重要意义的夫妻、亲子、同事、上下级、亲密朋友等关系，这些关系的好坏对患者的病情有很大影响。

（4）超越正常的悲痛。由于各种原因，如与亲人分离造成的人际交往中断而导致睡眠障碍，而且影响到患者正常生活、工作和学习就应加以干预。

三、婚姻与家庭治疗

（一）概述

婚姻与家庭治疗是将家庭作为一个整体进行心理治疗的方法。在实施中通过治疗者对某一家庭中的全体成员定期进行接触与座谈，促进家庭做出某些适应性改变，同时使家庭中患病成员症状减轻或消失。家庭治疗所要处理的问题是家庭中产生的，问题可表现为个人，也可以是家庭共同面临的。其治疗措施着眼于调整家庭成员的相互关系，改变问题产生的家庭动力机制。在家庭治疗中，如果问题的核心是夫妻关系，治疗是针对一对夫妻进行的，则称为婚姻治疗。家庭治疗要求全家人都参加，起码在第一次治疗时应该全家人都到场，以后根据治疗情况及治疗焦点的转移请有关的家庭成员参加。治疗性会谈每次1~1.5小时，间隔1~2周，整个疗程通常包括2~10次会谈，并需要留家庭作业。

（二）方法与技术

（1）结构性家庭治疗。家庭结构包括成员间的沟通方式、权威的分配与执行、情感上的亲近与否、家庭角色的界限是否分明等。找出上述结构问题，可用"家庭形象雕塑"的技巧来测定各成员的心理知觉，治疗者可让各成员排列各自心目中家人关系的位置及距离远近，再开展针对性的治疗。

（2）动力性家庭治疗。基于心理分析理论认为家庭当前的问题起源于各成员（尤其是父母）早年的体验，治疗者的任务是发掘治疗对象的无意识的观念和情感与当前家庭中行为问题的联系，通过深层心理及动机的分析了解，使他们恢复"自知力"，着手改善情感表达、满足与欲望的处理，促进家人心理成长。

（3）行为性家庭治疗。着眼于可观察到的家庭成员间的行为表现，建立具体行为改善目标和进度，充分运用学习的原则，给予适当奖赏或惩罚，促进家庭行为的改善。

（4）策略性家庭治疗。着眼于改进认知上的基本问题，首先要对家庭问题的本质有动态性的了解，建立有层次、有次序的治疗策略。例如，孩子依赖母亲的近因是母亲的娇宠，使孩子"永远长不大"；而夫妻间缺乏温情的近因，是妻子的重心一直放在孩子身上，以寻找寄托。治疗则应从远因父亲（丈夫）角色开始进行帮助，从而促进家庭成员采取积极行为，解决家庭问题。

（三）适应证

婚姻与家庭治疗适用于青少年期的各种心理障碍、夫妻与婚姻冲突、躯体疾病的调适、重性精神病恢复期等。事实上，婚姻与家庭治疗的适应证较广，符合下列方面的情况均可进行家庭治疗：①家庭成员有冲突，经过其他治疗无效；②"症状"在某人身上，但是反映的却是家庭系统有问题;③在个别治疗中不能处理的个人冲突;④家庭对于患病成员的忽视或过分焦虑于治疗;⑤家庭对个体治疗起到了阻碍作用;⑥家庭成员必须参与某个患者的治疗;⑦个别心理治疗没有达到预期在家庭中应有的效果;⑧家庭中的成员人际交往有问题;⑨有一个反复复发、慢性化精神疾病患者的家庭。

婚姻家庭治疗的禁忌证是相对的,只有在重性精神病发作期、偏执性人格障碍、性虐待等患者中,不考虑首选家庭治疗。

四、团体治疗

(一)概述

团体治疗(group psychotherapy)又称"小组治疗",指治疗者同时对许多患者进行治疗,这些患者常具有疾病及相关问题的共性。它是建立在德国心理学家勒温(K. Lewin)提出的心理场理论基础之上的一种心理治疗方法,是由心理工作者指导,借助团体的力量和各种心理治疗理论与技术,就团体成员面对的心理问题与他们共同商讨,提供行为训练的机会,为团体成员提供心理帮助与指导,使每一位团体成员学会自助,以此解决团体成员共同的发展或共有的心理障碍,最终实现改善行为和发展人格的目的。

团体治疗产生于20世纪初,当时波士顿有一个医生,为了缓解结核患者的负性情绪,把患者集中在一起,让他们进行相互交流,结果患者通过交流,增强了战胜疾病的信心,取得了意想不到的辅助疗效。在西方,团体治疗是精神康复治疗比较成熟的方法,不管是对住院患者还是门诊患者都是如此。由于它可以在同一时间对一群人进行治疗,显现出比个人治疗更大的优越性。

(二)基本原理

心理治疗改变是一个非常复杂的过程,且随着人类各种体验复杂的相互作用而产生,这种相互作用称为"疗效因素"。主要的疗效因素有:希望重塑、普遍性、传递有用信息、利他主义、修正情感体验、提高社交技巧、人际学习、团体凝聚力、宣泄、为自己的存在负责。其中,人际学习和团体凝聚力是比较重要且复杂的因素。人际关系理论是精神治疗思潮中不可缺少的部分,人与人之间的相互需要是基于生存的与生俱来的需要,是社会化和追求满足感的需要。团体凝聚力指重叠的维度,既是一种团体征象——彻底的团结精神,又指个人的凝聚力(更严格地说是团体对个人的吸引力)。它不仅仅本身是一种强有效的治疗力量,也是其他疗效因子运转良好的必要的先决条件。

采用团体的形式进行心理治疗时,不仅要把握团体互动过程中独特的疗效因素,还必须坚守民主、共同、启导、发展、综合和保密的治疗原则。民主平等有助于轻松有序的团体气氛的创设;治疗的根本任务是助人自助,进展中必须针对成员共同的志趣和问题,运用发展变化的观点,综合选取多样有效的理论、方法和技术;鼓励个人与团体互相关注,尊重保持共同的信念、利益和目的,重视团体内的交流与各种反应,同时尊重每一个团体成员的权利与隐私,真正实现有效的人性化干预。

(三)分类

根据众多的心理及团体治疗理论流派及其实践与方法的发展,可以将团体治疗分为:精神分析团体治疗、行为取向团体治疗、认知-行为团体治疗及会心团体治疗。

（1）精神分析团体治疗是将精神分析的理论、原则和方法应用于团体成员的一种形式。其目的在于揭示团体成员的核心冲突，使之上升到意识层面，以促进成员的自我了解，认识并领悟自己被压抑了的种种冲动和愿望，最终消除症状，较好地适应和处理各种生活情境与挑战。

（2）行为取向团体治疗是指把行为干预理论用于团体治疗，在治疗过程中针对成员的外部行为或症状本身，对适应不良行为和新行为进行客观的测量与评估；用行为干预的具体术语来阐述问题，确定治疗目标；采用学习原则促进团体成员的行为变化。

（3）认知-行为团体治疗是指在团体情境下将认知治疗与行为改变治疗相结合，帮助团体成员产生认知、情感、态度、行为等方面的改变。错误的思维方式及对现实的错误的感知导致个体产生心理障碍和行为问题，要尽可能有效地改变个体不适应的行为，必须先帮助个体学会辨识并改善不合理的信念、价值观、感知、归因等认知及其过程。

（4）会心团体（encounter group）治疗源于个人中心的治疗理论。会心即交往，心与心的交流。广义的会心团体包括敏感性训练团体、T-小组、格式塔专题讨论会、心理剧等集中的团体体验。

此外，根据治疗所遵循的模式及目标可以将团体治疗分为：发展性团体治疗、训练性团体治疗和治疗性团体治疗。根据治疗的活动方式可分为：家庭治疗和心理剧治疗。其他不同类型的团体治疗还有结构式与非结构式团体治疗、开放式与封闭式团体治疗、同质与异质团体治疗等。

（四）适应证

团体治疗的主要适应证为某些神经症、人格障碍、心身疾病，以及青少年心理和行为障碍，也适用于精神分裂症、情感性精神障碍的恢复期，但不宜用于发作期。

五、暗示催眠疗法

（一）暗示疗法

暗示疗法（suggestive therapy）是指用暗示对心理施加影响以达到治疗目的的过程。暗示疗法是一种古老的心理治疗方法，一些原始的占卜、求神治病活动中就明显存在着暗示作用。自有医生职业以来，凡是医生特别是那些影响大的名医，都对患者有一定的暗示性治疗作用。

暗示可以利用的方法很多，常用的有以下一些方法。

（1）言语暗示。通过言语的形式，将暗示的信息传达给受暗示者，从而产生影响作用。例如，在临床治疗工作中讲"这个药是专治这种病的"等；在治疗癔症性失明时，轻压患者的双眼球同时用语言暗示："如感到酸胀，就证明视功能正常，看到金色闪光点，就说明视力已恢复"，并让患者充分感受，常常发现失明症状会瞬时消失。

（2）操作暗示。某些对受暗示者的操作，如躯体检查、仪器探查或虚拟的简单手术而引起心理、行为改变的过程。例如，利用"电针仪"等治疗癔症性失音症，效果非常好。实施前，先介绍仪器的作用、可能的反应，告之通过该仪器，疾病可以痊愈。当患者点头表示明白后，开始治疗。经过一段时间，医生看到患者反应不错，令其试着发出

"啊……"，结果真的发出了声音。

（3）药物暗示。给患者使用某些药物，利用药物的作用而进行的暗示。例如，用静脉注射10%葡萄糖酸钙，在患者感到身体发热的同时，结合语言暗示治疗癔症性失语或癔症性瘫痪等。另外，安慰剂治疗也是一种药物暗示。

（4）其他方法。在应用暗示治疗方法时还可以采用"环境暗示""笔谈暗示""自我暗示"等多种方法，均可以取得一定的疗效。

暗示疗法对于受暗示性高的患者效果较好，受暗示性低的人往往对暗示治疗反应差。暗示疗法的主要适应证包括神经症、疼痛、瘙痒、哮喘及其他心身障碍，也可用于性功能障碍、口吃等心理行为障碍。不良的暗示可造成或加重疾病的症状。

（二）催眠疗法

催眠疗法（hypnotic therapy）是应用一定的催眠技术使人进入催眠状态，并用积极的暗示控制患者的心身状态和行为，以解除和治愈患者躯体疾病或精神疾病的一种心理治疗方法。催眠疗法的机制尚未完全阐明，但通常认为它是通过暗示，使被试产生一种特殊的意识状态，身处催眠状态中的人暗示性会明显提高，与治疗师保持密切的感应关系，会不加批判地接受对方的暗示指令，产生一系列的生理和心理效应，从而达到治疗的目的。

人类自有书面语言起，有关催眠术的记载就有了。2世纪时，希腊神庙的僧侣采用凝视古镜和薰吸硫黄蒸气等方法来达到催眠状态，为教徒占卜前途。我国古代神庙中也有类似现象，甚至有些江湖术士也常用这一方法进行各种表演活动而将人引入幻境使之折服。但直到18世纪，奥地利医生麦斯麦（F. A. Mesmer）才对催眠术进行了较系统的研究。英国外科医生布莱德（J. Braid）将麦斯麦的原始理论加以改造，提出了"催眠术"的科学词语及"单一观念状态"的催眠方法，使催眠术获得了初步科学的形式。法国的李厄保（A. A. Liebault）是第一位用催眠术开业的医生，沙可（J. M. Charcot）对催眠治疗癔症进行了实验研究。

催眠是一个极其复杂的现象，关于催眠实质的理解，有影响的理论主要有以下三个。

（1）精神分析理论。该理论认为催眠是一种精神倒退的表现，是被催眠者将过去经历的体验中所产生的心理矛盾向催眠者投射，从而出现对催眠者的移情。因此，被催眠者就会在催眠状态下，呈现幼稚、原始的特征，像小孩一样富于模仿性和无条件顺从性。而且，通过催眠，使被催眠者回到早年生物本能或社会变化中被压抑在潜意识中的心理创伤，使焦虑得到宣泄，从而治愈疾病。

（2）生理心理学理论。巴甫洛夫认为催眠是脑的选择性抑制，类似睡眠，给予一件单调重复的刺激，会在大脑皮层产生神经性抑制。近来研究表明，催眠现象是通过暗示，产生一种电阻塞，这种阻塞位于脑干的网状结构相连接的神经通路之间。

（3）人际关系理论。人际关系的相互作用，是社会成员间通过交往而导致彼此在行为上促进或促退的社会心理现象。该理论派学者认为，在催眠状态下，被催眠者放弃了自主性，感到对催眠者的指令有一种遵照履行的责任感。

一次完整的催眠大致要经历以下四个步骤。

第一，催眠准备阶段。首先是通过尊重、倾听和共情等手段，与被试建立信任和合作关系，在此基础上解释催眠原理、现象和可能的疗效，激发其求助动机，接着进行催眠感受性的测试，以作基础诱导。

第二，诱导加深阶段。选用与被试感受性相对匹配的诱导方法，根据治疗要求，引发其进入不同深度的催眠状态。

第三，催眠干预阶段。利用催眠平台，针对被试的问题进行干预（包括进入潜意识、给予积极暗示、运用催眠后暗示等，同时也可整合精神分析、认知行为等其他技术）。

第四，结束扩展阶段。催眠唤醒以及把催眠知识扩展到被试生活的其他方面，如布置家庭作业，指导自我催眠，非催眠性策略（行为治疗、家庭治疗、工作发展等）。

催眠治疗是一种经济并行之有效的方法。其主要适应证为神经症、心身疾病、性功能障碍、儿童行为障碍，以及酒瘾、烟瘾、疼痛等。催眠治疗也可以与其他心理治疗方法联合使用，如精神分析、行为矫正、漂浮疗法等。

催眠治疗是一项严肃的工作，与巫医与巫术有严格的区分，切不可滥用。一般只有经过专门训练的心理医生和精神科医生在出于研究和治疗的需要时，并在求治者自愿配合的情况下，方可使用。催眠疗法除具有疗效快、疗程短的优点外，也有其缺点：一是并非任何求治者都能成功地接受催眠治疗；二是疗效往往不甚巩固。

六、森田疗法

（一）概述

森田疗法（Morita therapy）是由日本慈惠医科大学森田正马（M. Shoma）教授于1920年创立的，适用于某些神经症的治疗。它结合了中国道家顺其自然、为所当为的哲学思想，具有与精神分析疗法、行为疗法相提并论的地位。森田疗法的基本治疗原则就是"顺其自然"。顺其自然就是接受和服从事物运行的自然法则，而要做到顺其自然就要求患者在心理治疗师的指导下正视自己的消极心理体验，接受各种症状表现，把心思放在应该去做的事情上，这样，患者心理上的动机冲突就排除了，痛苦就会减轻。

森田疗法的疗效和价值在日本已被充分证明和广泛确认，并且在世界范围内形成了一定的影响，在精神医学和临床心理学领域确立了相应的地位。20世纪80年代末传入我国，在中国迅速推广，我国的临床实践也证明，森田疗法是治疗神经症的最佳心理疗法，其治疗范围也在扩大，对普通人的心理健康也非常有益。

（二）基本原理

森田疗法的治疗原理，是对易陷于执著性素质倾向的神经症患者，通过性格的陶冶、训练的方法，用精神交互作用打破和切断恶性循环，以达到治疗的目的。治疗时指导要点如下：①对症状原因的说明（说明患者的症状是因疑病性基因和精神交互作用而造成的）；②心理构造的矫正（通过语言的指导、矫正）；③通过患者自身的体验去达到对症状的理解。

通过治疗，患者必须体会到以下的态度，即实事求是、服从自然、尊重事实等。这些态度都持有同样的含义，也就是说接受由症状所产生的各种不快、痛苦等感情这一现实，去做自己能做的事情，而且采取积极的态度。

森田疗法重视由治疗体验所获得的对症状及治疗本身的理解，如果患者对症状存在着不安，告诉患者要面对不安这一事实并继续作业。如果患者对治疗存在疑虑，也告诉患者不要多虑或不要去管这样一些疑虑，继续完成安排的作业。这样，就可以使患者不必过分地追究症状的原因，而是督促其在家庭的治疗环境下积极参与"今天，在这里"的生活，从而引起患者内在的、行动的变化。这是森田疗法基本的治疗原理。

（三）基本方法

森田疗法分门诊治疗和住院治疗两种。症状较轻的可让当事人阅读森田疗法的自助读物，坚持写日记，并定期到门诊接受心理医生的指导。症状较重的则需住院。住院生活分以下四个时期。

第一阶段：绝对卧床期（四天到一周）。患者独居一室，除了洗漱、吃饭、如厕外，其余时间不得下床活动。禁止会客、谈话、读阅、写字等。在此期间，患者自然会出现各种想法，尤其是对疾病的各种烦恼和苦闷，因而可能使病痛暂时加剧和难以忍受，对治疗表示怀疑，少数患者甚至要求中止治疗。当患者把所有烦恼的事情都想过之后，就没有什么可以再想的了，会感到无聊。所以，第一期又称无聊期。

第二阶段：轻微工作期（三天到一周）。仍然禁止读书、交际，每天卧床时间保持7～8小时。白天可以到户外活动，可采取患者自我选择与医生指导相结合的方法，从事一些轻度劳动，如扫地、擦玻璃等简单、单调的劳动，也可在室内进行书法、绘画、糊纸袋等活动。一般从第3天开始，可逐渐放宽对患者工作量的限制，并要求患者开始写日记，不许写关于病的问题，只写一天干了些什么、有什么体会。医生每天检查日记并加评语，引导患者避开对疾病的注意而关注外界活动。

第三阶段：普通工作期（三天到一周）。继续禁止会客、娱乐。此间不问患者症状，只让患者努力工作，其劳动强度、作业量都要增加，如除草、帮厨、清理环境卫生、做家务活、工艺劳动等。患者在医院里和其他患者一起劳动，互相不谈自己的病。还要让患者阅读历史、人物传记、科普读物等。每晚要求患者记治疗日记。此阶段的目的在于，通过努力工作，使患者体验完成工作后的喜悦，培养忍耐力。在这之中学会对症状置之不理，进一步将精神活动能量转向外部世界。

第四阶段：生活训练期（一周到两周）。患者为出院准备期。此期为患者出院做准备，要指导患者回归原社会环境，恢复原社会角色。此期根据患者的具体情况，允许他白天回到原来单位，或在医院参与某些管理工作等较复杂的社会活动。无论参加何种活动，都要求每晚仍回病房，并坚持记日记。其目的是使患者在工作、人际交往及社会实践中进一步体验顺应自然的原则，为回归社会做好准备。住院治疗的目的是，使患者对精神的自然流动及其演变有实际的体会，消除以前对病的臆断和误解。达到心理上的"自然流动、无所住心"的状态。因此，对卧床期可能流露出的心理状态，事前不能向患者说明，这点很重要。因为患者事前如果知道在此期间会产生无聊、悲观的情绪，会使之采取预期的态度，心理的自然流动就会被歪曲。当然，在采用住院疗法之前，施治者应先使患者对森田住院疗法的过程有大致的了解，患者可自己做出是否入院治疗的决定。患者的求治欲望越强，越有利于治疗。

以上各期的情况，是对一般治疗情况的描述，对每个具体患者而言，还要根据其情况来决定治疗的进程。治疗周期会因此长短不一，时间短的约三周即可，长的则可能需要 60～70 天，平均周期一般为 40～50 天。

森田疗法初看起来似乎非常简单，但实际上，森田疗法包含着多种精神疗法的因素，是各种治疗方法的集大成。森田疗法本身也较多地受禅的影响。由此可见，森田疗法所持有的多种多样多面的构造，不局限于某一特定的时代背景内有效，也不局限于日本或东方这一特殊的文化背景，而是一种具有某种普遍应用范围的精神疗法。

七、危机干预

（一）概述

危机干预（crisis intervention）是指对处于困境或遭受挫折的人予以关怀和支持，使之恢复心理平衡的一个短期的帮助过程。危机干预也是一套治疗性技术，用来帮助个体及时处理特殊的、紧急的心理应激。

危机干预的主要作用包括四个方面：①防止自杀、自伤等过激行为或者攻击性行为的发生；②鼓励危机面临者充分表达自己的思想和感情，鼓励其恢复自信，帮助当事人获得新的信息，为其提供适当的建议，使其能够正视危机，自行选择可能的危机处理方式，促进问题的解决；③帮助危机面临者回避一些应激性情境；④帮助危机面临者恢复心理平衡或变得更加成熟。

（二）基本方法

危机干预的方法可有电话危机干预、面谈危机干预及社区性危机干预等多种方式，干预技巧既有共性之处，也各有侧重。

（1）电话危机干预。比较方便、及时，且经济、保密性强。但难度较大，因为互不见面，声音是获得信息、施行干预的唯一途径。治疗者的任务应迅速从音调、语气及简洁应答中判断求助者的心理状态，基本干预策略是先稳定对方的情绪，引导其倾诉，晓之以理。

（2）面谈危机干预。基本方法为倾听、评价及干预，干预措施包括：①调整认知；②改善应对技巧；③松弛训练；④充实生活内容；⑤扩大交往，建立支持系统。

（3）以社区为基础的危机干预。具体内容包括：成立各种自助组织，及时识别高危人群（如抑郁悲观者、绝症患者、老人、残疾人及天灾人祸后的当事人等）。普及相关预防知识，在社区中宣传心理卫生知识，提高扶弱济困救危活动的公众意识，预防危机所产生的不良后果。

（三）适应范围

当事人或求助者受到的常见心理冲击是危机干预的主要范围，简单概括为以下四类。

（1）丧失因素。涉及人员、财产、职业、躯体、爱情、职业、地位、尊严等的丧失。例如，亲人故去、失窃、破产、失业、受监禁或致残、失恋、离婚、事业及追求受挫等。

（2）适应问题。包括刚参加工作、退伍、离休、动迁新居、初为人媳、移民等情况，多指对新的环境或状态需要重新适应的心理应激。

（3）矛盾冲突。面临各种急需做出决断的矛盾及长期的心理冲突等状况。例如，弃学就商、商海沉浮、现实的趋俗与良心道德价值观的激烈冲突等，均可导致心理危机。

（4）人际关系紧张。严重的或持续的人事纠纷极易陷入心理危机。

【本章小结】

心理干预是改进健康、治疗疾病和增进康复的重要手段。精神分析疗法的基本技术包括自由联想、释梦、移情分析和阻抗分析。行为疗法的基本技术包括系统脱敏疗法、冲击疗法、行为塑造法、松弛疗法、生物反馈疗法。认知疗法主要包括艾里斯的理性情绪疗法和贝克的认知疗法。患者中心疗法的基本要求是真诚、共情和无条件积极关注。

【讨论题】

1. 精神分析治疗的基本过程有哪些？
2. 系统脱敏疗法与冲击疗法适用的范围有何差异？
3. 贝克的认知疗法与艾里斯的理性情绪疗法有何异同？
4. 患者中心疗法的基本治疗过程分几个步骤？

【推荐读物】

1. 王伟. 2009. 临床心理学. 北京：人民卫生出版社.
2. 邱鸿钟，梁瑞琼. 2008. 应激与心理危机干预. 广东：暨南大学出版社.
3. 李荐中. 2011. 临床心理治疗与行为干预. 北京：人民卫生出版社.

（潍坊医学院　姜能志）

第十三章 医学心理咨询

【本章学习要点】

1. 心理咨询的基本概念。
2. 心理咨询和心理治疗的关系。
3. 心理咨询的方式。
4. 心理咨询的过程。
5. 心理咨询的原则。
6. 心理咨询的基本技巧。

心理咨询是国内近年来日趋重视的一个新领域。在国外，心理咨询工作大多数由临床心理学家承担，主要是帮助来访者解决各种应激问题，提高其适应能力。心理咨询是急性应激反应和适应障碍最常用的方法。在国内，心理咨询工作由多领域的专业人员在承担，本章主要介绍医学心理咨询。

第一节 心理咨询概述

一、心理咨询的定义

（一）咨询

咨询（counseling）系指商谈、征求意见、寻求别人帮助。Riesman 定义为："咨询乃是通过人际关系而达到的一种帮助过程、教育过程和增长过程。"即通过咨询给来访者以帮助、教育，使之获得益处。前来征求意见、寻求帮助的人被称为来访者（client）。

（二）心理咨询

心理咨询（psychological counseling）是一个过程，即咨询者运用心理学的理论与方法，通过建立特殊的人际关系，帮助来访者发挥其潜能、解决心理问题、提高适应能力、促进人格发展的一种助人自助的过程。这个定义有三层含义。

（1）心理咨询是在心理学有关理论的指导下开展的活动。心理咨询是一系列心理活动的过程，从咨询者的角度看，心理咨询是帮助来访者更好地认识自我、接纳自我的一系列的活动；从来访者的角度看，心理咨询是接受新信息、学习新行为、学会解决问题和作出决策的技能等一系列的活动。要使心理咨询顺利、有效地开展,需要用心理学的有关理论做指导。

(2) 心理咨询是通过特殊的人际关系实现的。帕特森(C. H. Patterson)认为:"心理咨询是一种特殊的人际关系,在这种关系中,咨询者提供一定的心理氛围和条件,使来访者发生变化,解决自己的问题,形成一个有责任感的独立的个体,从而成为一个更好的社会成员。"罗杰斯指出:"许多用心良苦的咨询之所以未能成功,是因为在这些咨询过程中未能建立一种令人满意的咨询关系。"这些都说明,在心理咨询中起关键作用的不是咨询者的方法和技能,而是咨询者与来访者之间建立的良好的人际关系。

(3) 心理咨询是咨询者帮助来访者成长的过程。心理咨询的核心是"助人自助"。咨询师通过心理学的理论和方法,帮助来访者培养独立解决问题的能力,使之能够面对和处理自己人生中的各种问题,成为一个健康、成熟且能自我实现的人。即通过咨询者的帮助,来访者学会自己解决自己的问题,而不是咨询者代替来访者解决问题。

心理咨询是心理学的一个分支,国外称之为咨询心理学,应用非常广泛,发展也很迅速。参加心理咨询的心理学家,一般要有哲学博士或者教育学士学位,受过咨询心理学的专门训练。心理咨询的对象主要是正常人,关注的是人们的正常需要和心理问题。

(三)医学心理咨询

医学心理咨询(psychological counseling in medicine)是指在临床诊断和治疗过程中,通过医学晤谈和讨论,查明患者心理障碍的性质和可能的原因,并给予劝告、建议、教育和支持等多种形式帮助,以促进患者恢复身心健康的过程。

医学心理咨询的主要对象是患者或寻求医疗帮助的人们。它着重处理的是医学领域中的心理学问题,参与医学心理咨询的人员应该既具备相当的医学知识和技能,又具备一定的心理学知识和技能。

二、心理咨询和心理治疗的关系

(一)心理治疗的概念

关于心理治疗(psychotherapy),不同的学者由于研究角度和理论取向的差异有不同的定义。目前,我国医学心理学界将心理治疗定义为:以医学心理学理论为指导,以良好的医患关系为桥梁,应用各种心理学技术或通过某些辅助手段(如仪器),按照一定的程序,以改善患者的心理条件,达到消除心身症状,重新获得身体、心理与环境平衡的目的。

根据以上定义,心理治疗大致包括五个方面的基本要素:①治疗者必须要完成医学心理学专业知识和技能的系统培训,这是成功实施心理治疗的基本条件;②良好的医患关系是心理治疗成功的保障;③心理治疗要严格遵循心理治疗学的基本理论及规范的程序进行;④接受心理治疗的对象是具有一定生理、心理或行为问题的人;⑤治疗的目的是通过改善患者的认知、情绪或行为方式,最终消除或缓解其可能存在的各种心理症状,恢复健全的心理、生理和社会功能。

心理咨询与心理治疗从内涵上看两者的区别不大,但两者研究领域和临床应用中针对问题的严重程度有所区别,在实际应用过程中常常难以区分。

（二）心理咨询与心理治疗的相同点

（1）两者所采用的理论和方法基本一致。心理咨询和心理治疗都是以心理学理论为指导，应用的是心理学技术，例如，精神分析、认知疗法等理论和方法都是心理咨询者与心理治疗者必须掌握的基础理论和方法。

（2）两者都注重建立良好的人际关系。良好的人际关系贯穿咨询过程和治疗过程的始终，是求助者心理和行为改变的重要动因，是心理咨询和心理治疗顺利进行的保障。

（3）两者的目标是一致的。都是通过专业人员与服务对象的互动，帮助患者度过心理危机，维持心理平衡状态，应付紧张和应激，恢复社会功能。

（三）心理咨询与心理治疗的不同点

（1）起源不同。心理咨询起源于教育中的指导运动，因此，教育中的许多方法常被采纳、应用；而心理治疗发源于医学中对精神病患者的治疗，是心理卫生运动的产物。

（2）对象不同。心理咨询的对象往往是有心理困扰的正常人；而心理治疗的对象则是心理异常的患者。

（3）内容不同。心理咨询主要解决正常人的各种心理问题，如人际关系、职业选择、教育求学、恋爱婚姻等问题；而心理治疗则主要矫治患者的异常心理，如神经症、性心理障碍、人格障碍、行为障碍及心身疾病等。

（4）目标不同。心理咨询多数是在非医疗情境中进行的，其目标在于促进心理健康发展，即通过心理咨询使来访者摆脱心理困扰，增强适应能力，充分开发潜能，提高发展水平；而心理治疗多数是在医疗情境中进行的，其目标在于纠正异常心理，即通过心理治疗消除或缓解病理心理症状，使患者恢复正常生活。

（5）工作人员不同。心理咨询的工作人员主要是各类心理学工作者和社会工作者；而心理治疗的工作人员主要是精神科医师、临床心理学家等。

（6）方法不同。心理咨询强调教育和发展模式，重视支持、教育、启发、指导，费时较少，一次至数次不等；心理治疗强调生物-心理-社会医疗模式，重视分析矫正，以及症状的改善或消除，费时较长，一般需数周至数年。

（7）关系不同。心理咨询强调咨询者与来访者之间的平等和互动，称之为咨询关系；心理治疗更强调治疗者与患者之间的契约、患者对治疗者的合作，称之为治疗关系。

第二节　心理咨询的模式

一、心理咨询的方式

（一）按照咨询对象的数量划分

（1）个别咨询（individual counseling）。个别咨询指咨询者与来访者之间一对一的咨询。其优点是针对性强、保密性好、咨询效果明显。缺点是咨询成本较高，需要双方投入较多的时间和精力。

（2）团体咨询（group counseling）。团体咨询亦称小组咨询，指将具有同类问题的来访者组成小组或较大的团体，进行共同讨论、指导或矫正。其优点在于：①团体咨询是一种多向性的交流，来访者看到其他人有着与自己类似的痛苦，可以提高自我认识，安定情绪，进而相互支持、相互影响；②团体咨询效率高，能够集中解决一些共同的问题；③特别适用于社交有困难的来访者。团体咨询的缺点有：①同一类问题由于个体差异而表现出明显的特殊性，团体咨询往往难以兼顾每个来访者的特殊性；②团体咨询难以暴露隐私，不利于对个别来访者进行深入细致的交流和指导。

（二）按照咨询的方式划分

（1）门诊咨询：指在门诊开展的心理咨询。例如，综合性医院、专科医院所开设的心理咨询门诊，这是心理咨询最常见的方式。由于与来访者直接面谈，可以进行双向信息反馈，交流深入，同时还可以观察来访者的非言语信息，所获得的资料更直接和确切具体，往往能找出问题的症结之所在，并给予有效的疏导和支持，故咨询效果好。但由于门诊咨询实行预约登记、限额挂号，所以对异地来访者造成不便。

（2）现场咨询：指咨询者来到某一现场进行的心理咨询，如学校、机关、部队、工厂、农村、家庭、病房等现场，对咨询对象提出的各种心理问题给予咨询帮助。现场咨询为那些有心理问题但由于种种原因不能到门诊咨询的人提供了方便。现场咨询的缺点是增加了咨询者的工作量。

（3）信函咨询：指以通信方式进行的心理咨询。来访者因条件限制或出于试探性心理，通过写信的方式针对感兴趣的话题或困扰的问题进行咨询。咨询者根据来信者描述的情况或提出的问题，以通信方式解答疑难，疏导教育。优点是简单方便，尤其是对路途遥远或有心理问题但羞于面见咨询者的人非常适合。缺点是由于咨询者与来访者无法面对面地沟通，因此了解情况有限，咨询者的文字表达能力也会对咨询效果产生一定的影响。故其效果不如门诊咨询好。随着心理咨询进一步的发展，目前已逐渐减少。

（4）专栏咨询：指针对公众关心的一些较为普通的心理问题，在报纸、期刊上开设专栏，对要求咨询的典型问题进行归类，选择有代表性的适合刊登易于理解的心理问题进行解读，对于普及心理卫生知识提高全民心理健康水平具有重要意义。缺点是只能对一些共性问题进行解答，不能对个性问题进行咨询。

（5）电话咨询：指利用电话开展的心理咨询。主要适用于心理危机、有自杀观念或自杀行为的人。自从1963年美国洛杉矶中心电话咨询开通应用，到现在电话咨询得到广泛发展。近些年，我国一些大城市也已经开通了电话咨询服务，电话旁边日夜有咨询者守候，随时帮助来访者解脱心理困境，度过心理危机，已取得了良好的社会效果。电话咨询具有快捷、方便、保密性强的优点，但由于缺乏面对面的直接交流，难以进行准确的心理评估，限制了咨询者的工作空间。

（6）互联网咨询：指借助互联网进行的心理咨询，这是近年来逐渐兴起的一种新型的咨询方式。与信函咨询有些相似之处，如对语言文字的依赖性较强，咨询效果受文化程度和相关知识的影响较大。不同点在于网上咨询比信函咨询沟通迅速、快捷。对于那些不能面见咨询者或者不愿意见咨询者的人来说，互联网咨询尤为合适。缺点是无法知道问题的真实性，信息不全面，咨访关系不稳定，需要一定的设备条件和比较熟练的电脑操作技能。

以上各种咨询方式是互为补充的。许多来访者通过专栏咨询，认识到自己的心理问题或症状，再进行电话咨询、信函咨询、门诊咨询或互联网咨询；有些门诊咨询的来访者，回到异地学习、工作或生活后，通过信函咨询、电话咨询、互联网咨询继续得到咨询者的帮助；现场咨询中发现的心理问题严重的人，需要转到医院进行门诊咨询。因此，多种形式相互配合，有利于心理咨询的广泛开展和咨询效果的提高。

二、心理咨询的范围

随着现代医学模式被广泛接受和应用，心理咨询的应用范围也越来越广。从医学心理学角度，心理咨询在医学临床实践中主要应用在以下三个方面。

（一）综合性医院各科患者

（1）急性疾病患者。此类患者的特点是起病较急，一般病情较重，往往存在严重的焦虑、恐惧、抑郁等心理反应。除了对原发疾病进行紧急处理的同时，还需要进行一定的心理咨询，帮助患者改善心态与情绪，降低心理应激水平，增强治疗疾病的信心，积极配合各种治疗。

（2）慢性疾病患者。患者病程一般比较长，无法全面康复，长期不适或衰弱，存在较多的心理问题，疾病症状的复杂化和多样化，进一步影响了机体的康复，形成恶性循环。各种心理咨询对他们有很大的帮助，特别是支持性心理咨询、行为治疗、认知治疗等，整合的心理咨询效果较明显。例如，慢性疼痛患者的认知与行为治疗、康复患者的集体与家庭治疗等。

（3）心身疾病患者。此类患者的整个疾病过程均有明显的心理社会因素参与，心理咨询更是必不可少。首先，要了解致病的心理社会因素，帮助患者缓解心理应激反应、提高心理应对能力、改善不良个性等。其次，直接针对疾病的病理过程，对原发疾病进行相应的心理矫正。此外，针对疾病所引起的心理反应，如焦虑、恐惧、抑郁、行为障碍等进行心理咨询。

（4）临终患者。此类患者目前医学水平无法挽救其生命，为了最大限度地提高他们的生存质量，心理咨询对于减轻他们的痛苦起到非常重要的作用。

（二）临床心理科患者

（1）具有各类行为问题的患者。各类不良行为问题的矫正，包括性行为障碍、过食与肥胖、酒瘾、烟瘾、口吃、遗尿、各种儿童行为问题，可通过各类专业心理咨询起到矫治作用。

（2）各类社会适应不良的患者。正常人在生活和学习、工作中遇到难以应对的心理社会压力，导致适应困难，出现焦虑、抑郁、自卑、自责、自伤、攻击、退缩、失眠等心理、行为或躯体症状，可使用支持疗法、放松训练、调整认知或危机干预技术给予帮助。

（三）精神科患者

（1）各种神经症的患者。焦虑症、癔症、恐怖症、强迫症、疑病症等在疾病的治疗中心理咨询的作用不可缺少，甚至对于某些疾病心理咨询的疗效甚至优于药物治疗。

（2）恢复期精神病患者。恢复期的抑郁症、精神分裂症患者心理咨询能起到非常重要的作用。

三、对心理咨询人员的要求

我国医学心理学起步较晚，目前尚缺乏专业的医学心理咨询工作者。见于来访者问题复杂繁多，中国心理卫生协会发布了从事医学心理咨询工作所需的资格规定。

（一）中国心理卫生协会关于心理治疗与心理咨询工作者注册资格的规定

（1）具有中国心理卫生协会或中国心理学会（以下简称两会）会员资格，并向两会提交申请（非两会成员如符合下列条件，也可参照本规定向两会提交申请）。

（2）具有心理学或医学高等学历（学士、硕士、博士学位）或通过两会有关附加考试。

（3）严格遵守两会所制定的有关心理治疗与心理咨询工作者道德准则。

（4）心理健康，并且符合下列5~8条条件者。

（5）必须具有至少两年，每周不少于4小时的心理治疗与咨询临床实践经验。

（6）必须获得两会认可的培训机构或培训项目的心理治疗与咨询培训证书（其中培训课程或培训项目的实践不得少于3个月）。

（7）至少完整地做过5~8例来访者治疗或咨询，并能提交2例以上经8次以上系统治疗或咨询的完整案例。

（8）通过两会的心理治疗与心理咨询专业知识的考试（包括心理治疗与咨询的基本概念、心理障碍、心理诊断、心理测量、治疗过程、治疗关系、治疗晤谈，以及心理分析、行为治疗等学派的理论和技术，并包括案例分析和制定治疗方案等内容）。对不具备心理或医学方面高等学历的人士，将加试有关心理学方面的基础知识。

（二）心理咨询工作者素质和能力的基本要求

1. 精湛的业务能力

咨询者必须潜心钻研心理咨询的理论，掌握咨询的方法和技术，积极参加心理咨询的实践活动，不断提高自己的业务水平。

（1）掌握心理咨询的专业理论。心理咨询工作者必须具备扎实的心理学理论功底，牢固掌握普通心理学、人格心理学、教育心理学、医学心理学、心理测量学等学科的基本知识，才能在科学理论的指导下完成好咨询辅导工作。

（2）发展多方面的知识结构。心理咨询过程中会遇到多方面的问题，如人生观、世界观、价值观问题，人际关系问题，人格发展和社会适应问题，不良行为习惯问题，疾病与健康的问题等。需要咨询者拥有全面的知识结构，不仅要具备心理学的专业知识，同时还要有医学、教育学、伦理学等相关知识。

（3）积极参加心理咨询的实践活动。心理咨询中可能会遇到各种不同心态的来访者，遇到种种事先意想不到的问题。因此，咨询者不但要有深厚的理论知识，还必须具备丰富的心理咨询实践经验，只有这样才能不断提高分析问题、解决问题的能力，形成自己的独特风格。

2. 高尚的职业道德

（1）热爱咨询事业，有助人为乐的高尚品质。心理咨询是一项助人的工作，来访者往往遇到麻烦心里不痛快才来求助，因此，心理咨询者应耐心倾听他们的诉说，分担忧愁和烦恼，不急于求成，不轻易放弃，与来访者建立良好的沟通，展开详尽、深切的讨论，增强来访者的自我认识及自我改变的信心。

（2）保护来访者的切身利益，尊重他们的人格和意愿。心理咨询者应充分尊重、接纳来访者，尊重隐私，保守秘密，不以个人的观念对来访者的行为做是非判断，将自己放在来访者的地位和处境中尝试感受他们的喜怒哀乐，经历他们面临的压力，体会他们做某种决定和行动的原因，这样可使来访者畅所欲言、毫无顾忌，并激起其自我改变的信心和勇气。

（3）咨询者不在咨访关系中寻求个人需要的满足。心理咨询室帮助来访者摆脱精神上的烦恼和痛苦，咨询人员绝不能在咨询关系中寻求自身在爱憎、依恋、欲求等方面的需求和满足。咨询者不能把个人的情绪带进咨询过程，不能向来访者宣泄自己的烦恼和不幸，也不对来访者寄托情感上的爱憎和依恋。

（4）以良好的伦理道德观念指导来访者。咨询者在帮助来访者克服心理障碍、恢复心理平衡的时候，应以良好的道德观念加以引导，而不能以贬低、诽谤他人发泄怨气，损害他人利益。

3. 健康的心理素质

（1）人格和心态积极健康。咨询者应把积极乐观的心态带到咨访关系中感染和影响来访者，咨询者不但要以高超的技术治愈人们的心灵创伤，还要用自己的热情和活力使来访者重新唤起生活的勇气。

（2）善解人意，能建立和谐的人际关系。心理健康的人能从客观实际出发去理解他人，能同各种不同气质、不同性格的人交往，能理解他人的处境和困难并给予同情、支持和帮助。常言说"智者知人"，理解别人是一个人智慧之所在，同他自身具有宽广的胸怀分不开。心理咨询者必须具备这样的品质。

（3）情绪稳定，没有明显的心理障碍。咨询者应善于排遣，有较强的挫折承受能力。在咨询工作中避而不谈自己过去和目前所遇到的个人问题，不背沉重的精神负担来会见来访者。咨询者自己的爱憎、喜怒、欲求等方面的需要是在咨访关系以外进行的，不能有明显的心理疾病，需要始终保持自己的头脑冷静和心理上的独立性。

（4）头脑敏锐，感情真挚。敏锐的头脑可以使咨询人员在咨询过程中通过来访者的言语和表情洞察他们的内心世界，从细微的表现中发现一般人不易发现或容易忽略的东西。有的来访者对心理咨询的性质、原则等问题了解不多，所以开始阶段很容易绕圈子，谈些表面的问题，而对自己的真正问题有所掩饰。敏锐的咨询者能及时发现问题，将谈话引向深入。

第三节　心理咨询的程序

一、心理咨询的基本过程

（一）建立关系阶段

建立相互信赖的咨询关系，是咨询过程极为重要的环节。正如美国心理咨询专家拉斯（S. W. Russ）所言："咨询者与来访者之间建立一种坦率、信任的关系，是咨询过程中头等重要的事情，是有效咨询的前提条件。"

1. 咨询者应努力给来访者良好的第一印象

咨询者应使来访者感觉到自己是一位热情和蔼的人，是一位平易近人、可以信赖的人，同时又是一位风趣、体贴、确有才能的人。有了这样的印象，咨询工作自然才会有一个良好的开端。

2. 咨询者应以平等的地位与来访者互动

美国心理学家卡普兰（G. Caplan）指出，建立咨询关系最重要的就是咨询者与来访者的平等地位。咨询者不能以权威心态、施恩心态对待来访者，否则可能引发来访者的压抑感和不满情绪，使咨询过程从一开始即罩上不愉快的阴影。

3. 耐心倾听来访者的叙述

咨询者应善于启发来访者谈出自己的问题及其原因，耐心倾听并细心观察来访者的言谈举止，不要轻易打断来访者的话题，更不要流露出某种不耐烦的情绪，这是建立良好咨询关系的关键因素。

4. 坚持中立的原则

咨询者应持一种非评判的态度，对来访者的问题不作是非对错的价值评价，保持中立的态度。不给来访者出主意，给来访者一个选择的自由。这种非评判性的态度，有助于营造一种宽松的、和谐的咨询氛围，消除或缓解来访者的紧张不安及无助感，有助于来访者体验到关心和支持，对咨询师产生信任，对获得帮助产生希望。

5. 向来访者说明保密的原则

心理咨询的内容往往涉及来访者不愿向他人透露的隐私，因此，咨询者应向来访者明确表达为其倾诉的内容保密。这不仅是职业道德的要求，也是有效地进行心理咨询的前提。来访者只有得到保密的承诺后，才可能毫不保留地向咨询者倾诉，从而有助于心理问题的解决。

（二）资料搜集阶段

资料搜集是心理咨询工作开展的前提和依据，没有客观翔实的资料，心理咨询将无法进行。心理咨询资料搜集的可以通过摄入性会谈、观察、访谈、心理测验、问卷调查等途径获得。资料搜集的具体内容应包括以下信息。

（1）来访者的基本情况：姓名、性别、年龄、民族、职业、婚姻状况、个人成长史、工作情况、文化程度、个人身体状况、家庭状况、特长与爱好等。

（2）来访者的社会文化背景：父母的职业、文化程度、宗教信仰、兴趣爱好、健康状况、养育方式、对子女的期望等；求学时教师对其态度、班风、校风、学校文化环境等；所在工作单位的社会声誉及经济效益、与领导及同事之间的人际关系、工作单位的管理模式、本人在组织中的地位等。

（3）来访者的心理问题。近期生活中的遭遇；求助目的与愿望；求助者的举止、情绪状态、理解能力等；有无精神症状、自知力如何；心理问题发生的时间、痛苦程度，以及对工作与生活的影响；心理冲突的性质和强烈程度；与心理问题相应的测量、实验结果等。

通过搜集信息，咨询者对来访者主要问题的来龙去脉、相互关系及性质和严重程度等有了比较全面的认识，以便为下一步的详细诊断和确定咨询目标奠定基础。

（三）分析诊断阶段

1. 全面掌握来访者的有关资料，列出来访者的全部问题

弄清楚问题的具体情况，如问题发生的时间、地点、背景，来访者对问题的反应及对问题的看法；明确问题形成的可能原因，如与来访者自身的观念、经历、人格特征的关系，与来访者生活、工作环境的关系，与重大生活事件的关系。即咨询者应明确：①来访者想要解决的问题究竟是什么；②问题的起因、原因、过程、已采取了哪些措施；③通过对来访者言行的反应，澄清求助者的真实想法；④深入探讨来访者问题的深层原因。

2. 判断来访者问题的性质及严重程度

根据判定正常与异常心理活动的原则首先确定来访者的问题是否属于心理咨询工作范围，若是，则需进一步明确是一般心理问题还是严重心理问题，来访者心理、生理及社会功能是否受到影响，有无求治的愿望，有无器质性病变的基础。

3. 选择优先解决的问题

首先找出最困扰来访者的最需要解决的问题。有时来访者说些无关紧要、不着边际的问题，是因为不好意思开门见山地诉说最在意的问题，如"我有同性恋倾向"，有时需要多次会谈才能辨明真相；然后咨询者应确定先从哪个问题入手。有时来访者急于解决的问题不止一个，如可能有学习问题、恋爱问题、焦虑问题等，咨询者必须找出首先需要解决的问题。

（四）确立目标阶段

1. 咨询双方共同制定咨询目标

要求咨询双方在心理问题的确认和原因的分析上取得一致意见，咨询者将自己的认识、看法、结论反馈给来访者并得到认可；引导和鼓励来访者思考并提出自己的要求及希望达到的目标，在此基础上逐步达成一致。

2. 具体目标与终极目标相统一

心理咨询的终极目标是促进来访者的心理健康和发展，充分实现人的潜能，达到人格完善。若咨询中只局限于来访者的现实问题，头痛医头，脚痛医脚，往往只能治标而不能治本，尽管解决了当时的困扰，但对来访者的自我成长却收效甚微。因此，咨询中应把促进人的心理发展作为终极目标，在此基础上，根据来访者的特殊情况，确定具体目标。

3. 确定有效的咨询目标

心理咨询的目标必须具体，否则难以操作、难以实现。要把抽象、笼统的目标具体化，使其具有可操作性。同时，目标还必须可行，凡超出来访者可能的水平或咨询者所能提供的条件，目标就难以实现。

（五）方案实施阶段

1. 选定方案

选定方案对解决问题有重要意义。一般来说，解决问题的方案可有很多种选择，例

如，考试焦虑的矫治，可以采取自信训练进行自我调整，也可以运用放松疗法进行调控，还可以使用系统脱敏技术逐步消除或者使用多种方法综合矫治。究竟采用哪一种解决方案最为合适，咨询者应认真进行比较筛选，并适当征求来访者的意见，然后根据咨询双方的实际情况和成功的可能性作出选择。

2. 解决问题

方案选定之后，就要依据方案的要求进行具体实施。在解决问题时，首先要注意解决关键性问题，次要问题留待逐步解决。这当中，既可以是指导性的建议，也可以是认识上的规劝。有些问题可以在咨询机构当场解决，有些问题可由来访者带回去自行解决，一些复杂心理障碍问题，则需来访者多次前来咨询机构会谈、接受指导等，方能逐步得到解决。

由于心理现象的复杂性、多变性，某些心理问题在解决过程中会出现反复或显效迟缓，这在咨询过程中是常见的。关键在于咨询双方应对这一现象有足够的认识，互相合作、彼此信任、持之以恒，这样才有可能达到预期的效果。

（六）结束随访阶段

1. 作出结论性解释

在咨询结束之前，咨询者要与来访者做一次全面的总结，回顾整个咨询过程，强调咨询要点，使来访者有一个清醒的认识，进一步了解自己的问题的前因后果，明确今后的努力方向。

2. 帮助来访者成长

咨询者要逐渐退出自己的角色，帮助来访者独立，不再依赖，引导来访者把咨询中学到的新经验应用到日常生活中去，逐渐做到不需要他人指点也能应付现实环境中面临的问题。

3. 咨询效果评估

心理咨询效果评定并非一定到结束时才做，在咨询过程中就应该不断地进行总结，及时进行调整。但结束时的评定更为全面和重要。评估应围绕以下维度进行：①来访者对咨询效果的主观评估；②来访者社会生活状况改变的客观现实；③来访者家人、同事、朋友对其改善状况的评估；④来访者咨询前后心理测验结果的比较；⑤咨询者对来访者在情绪、认知、独立性等方面的评定。

二、心理咨询的原则

（一）理解支持原则

来访者意识到自己在心理上存在某种问题，想要通过咨询获得帮助，对咨询人员抱有很大期望，同时也存在某些顾虑和担心，害怕咨询人员不能理解他们的苦衷，不能诚恳相待。因此，咨询人员应热情诚恳地接待来访者，对其行为和问题表示理解，对其本人表示接纳，与之建立相互信任的咨访关系，耐心倾听来访者的诉说，鼓励来访者消除顾虑，畅所欲言，使来访者能够在精神上得到理解和支持，恢复其自信和战胜困难的勇气。

（二）保密性原则

保密原则是心理咨询中最为重要的原则，它是咨访双方确立相互信任的咨询关系的前提，也是咨询活动顺利开展的基础。

这一原则要求在没有得到来访者同意的情况下，不得将在咨询场合中来访者的言行随意泄漏给任何人或机构。在公开案例研究或发表相关文章时，若需要使用特定来访者的有关个人资料，必须充分保护来访者的利益和隐私。

然而，对来访者隐私的保密不是无限制的、绝对的。首先，保密原则的遵守必须以不伤害来访者自身的健康与生命利益为前提。例如，对有严重自杀倾向的来访者，咨询人员不能对其自杀意向作无条件保密的承诺。其次，保密原则的遵守必须以不伤害无辜者的利益为前提。当满足患者医疗保密的要求会给无辜的第三者带来伤害时，应该放弃这种保密。例如，来访者婚前检查发现患有艾滋病要求咨询者对其保密时，咨询者必须以不损害他人的利益作为基本前提。最后，恪守保密原则还必须以满足不损害社会利益的伦理条件。例如，来访者泄露将会在公共场合实施爆炸时，对这种保密要求应予以拒绝。

（三）价值中立原则

心理咨询应以咨询双方的真诚关系为基础，这种关系不是一种灌输的关系，而是一种启发或促进内部成长的关系。因为人有理解自己、不断趋向成熟、产生积极建设性变化的巨大潜能。心理咨询的任务在于启发和鼓励这种潜能的发挥，并促进其成熟或成长，而不是包办代替地进行理解和指导。

价值中立原则要求咨询者尊重来访者的价值准则，不能以任何方式向其强行灌输自己的价值准则，或强迫其接受自己的观点、态度。

价值中立原则是由咨询的性质所决定的。咨询的含义、咨询本身的人际互动性、咨询者和来访者之间关系的性质，以及咨询的根本目标为自助等，都决定了咨询人员在咨询工作中，应尊重来访者，置来访者与平等的地位，而不能强迫来访者服从自己，尤其是遇到来访者的价值观、与自己的价值观相冲突的时候，应认真倾听和了解来访者的态度、观点并予以接纳和理解，然后进行分析、比较，引导来访者自己做出判断和选择。

（四）疏导抚慰，助人自助原则

来访者大多心理负担重、情绪低沉，他们需要理解、同情、支持与安慰。咨询者应尽力给予热情的关怀，使来访者感到温暖，树立自信心，逐步摆脱消沉的情绪。在帮助来访者时，咨询人员要善于发现来访者心态中的积极因素，及时给予肯定，使他们看到自己在克服心理障碍、增强适应能力中的有利因素。对于他们心中的郁闷，要进行积极的疏导，帮助他们理清思绪，找到问题症结之所在并积极寻求解决问题的对策。

在心理咨询过程中，咨询者不是提供要怎么做的具体方法，而是注意提供能够帮助来访者自己最终找到解决问题方法的各项前提条件。譬如，不是告诉来访者怎样处理人际关系导致的心理问题，而是通过同感、理解、解释、启发性提问等技术，让来访者自己找到最适合自身情况的解决心理问题的具体方法。因此，在疏导和抚慰的同时，咨询工作者应重视正面的启发和教育，在认真耐心听取他们倾诉内心烦闷的基础上，与他们共同分析问题、帮助他们调整看问题的角度和方法，学会正确对待自己和他人，从而建立新的认知结构、提高适应环境的能力。

三、心理咨询的基本技术

在心理咨询过程中，要与来访者建立良好的咨访关系，取得满意的咨询效果，必须掌握心理咨询的一些基本技术，如参与性技术、影响性技术及非语言技术等。

（一）参与性技术

1. 倾听

基伯森（J. J. Gibson）认为，学会倾听是心理咨询的先决条件。倾听是心理咨询的第一步，是建立良好咨询关系的基本要求。心理咨询条件下的倾听不同于一般的社交谈话中的聆听，它要求咨询者设身处地认真听对方讲话，认同其内心体验，接受其思维方式。

倾听既可以表达对来访者的尊重，又可以让来访者在一种放松和信任的氛围中宣泄自己的情感。倾听时，咨询者要认真、设身处地地听，不带偏见和框框，不作价值评判，对来访者讲述的内容不表示惊讶、厌恶或气愤，予以无条件的尊重和接纳。倾听不仅用耳，更要用心。不但要听懂来访者通过言语、表情、动作所表达出来的东西，还要弄明白来访者在交谈中所省略的和没有表达出来的内容或隐含的意思。倾听时注意对来访者的讲述给予言语的和非言语的回应。在咨询过程中，有时"听"比"说"更重要。只有认真地倾听来访者的叙述，才能发现其问题的症结所在，才能提出解决问题的建议。

2. 提问

提问分为开放式提问和封闭式提问两种形式。

（1）开放式提问：是咨询会议中较常用的一种提问方式，通常在会谈初期，资料的收集阶段使用。开放式问题常用"什么""怎样""为什么""能不能""愿不愿意告诉我……"等形式提问。通常不能用一两个字作答，而是引出一段解释、说明和补充材料。例如："你为解决这个问题做了些什么呢？"来访者就不能用一两个字作答，而要详细描述自己的想法和行为。咨询者通过来访者的描述能从中了解其日常情绪、行为习惯、人格和价值观等信息。

开放式提问必须建立在良好的咨访关系基础之上，否则就可能让来访者产生被询问、被窥探的感觉，以致发生阻抗。提问时必须注意提问的方式，提问的语气语调不能轻浮，不能咄咄逼人，尤其是涉及某些敏感的隐私问题时更要重视。提问是咨询所需，而非满足咨询者好奇心或窥探欲望。

（2）封闭式提问：封闭式提问通常使用"是不是""对不对""要不要""有没有"等提问，而回答也是用"是""否"等一两个字简单作答。这类提问不引导来访者提供更多的信息，不扩大话题，而是就提问的问题进行查证。其作用是获得特定的信息，澄清事实，缩小讨论范围。一般在问题探索阶段，已讨论了大量事实，利用这种技巧来补充、证实一些谈及的资料，比较节约时间，或者当来访者漫无边际的谈其情况、偏离了正题时，用此技术引导步入正题，终止其叙述。

咨询中如果过多地使用封闭式询问，就会使来访者陷入被动回答中，会压抑来访者自我表达的愿望和积极性，而使之沉默，甚至有压抑感或者被讯问的感觉，所以，必须与开放式询问结合起来使用。

3. 鼓励

鼓励的作用是咨询者表达对来访者的接受，对来访者所谈的话题感兴趣，希望来访者将话题继续下去。所用的技巧不外乎点头、微笑，或者说一些肯定、赞同的话，如"嗯""好""我理解"等。鼓励的另外一个功能是咨询者通过对来访者所述内容的某一点、某一方面作选择性关注，引导来访者的谈话朝着某一方向进一步深入。

4. 内容反应

内容反应也称释义或说明，是咨询者将来访者所讲述的主要内容、思想，加以综合整理后，再反馈给来访者。咨询者选择来访者谈话的实质性内容，用自己的语言将其表达出来，最好是来访者言谈中最有代表性、最敏感、最重要的词语，以便让来访者所诉内容更加明朗化，使来访者有机会再次剖析自己的困扰，重新组织零散的事件及关系，深化会谈内容。采用释义技术还可以检查咨询者是否准确理解了来访者所讲述的内容，同时，还能给来访者传递这样一个信息，即"我正专心听你讲话"，以便打消来访者的疑虑，重塑信心。

5. 情感反应

情感反应与上述的释义很接近，但有区别，释义着重于来访者言谈内容的反馈，而情感反应则着重于来访者的情绪反应，是指咨询者用词语来表达来访者所谈到、所体验到的感受，即有选择地对来访者在晤谈中的情绪内容予以注意和反应。它的作用是澄清事件后隐藏的情绪，推动对感受及相关内容的讨论，也有稳定来访者谈话心情的作用。

注意来访者谈话中的情绪线索，并作出适当的情绪反应，有助于帮助来访者发现和意识到自己的问题所在，并予以解决。比如，来访者在谈到某个人时所用的情绪性词语，或对某个人所表现出的混合情感和矛盾情绪（如既爱又恨）等。总之，咨询者要对来访者的情感作出准确的反应，关键在于本人要真正进入来访者的内心世界，与来访者的情感产生"共鸣"。这种情感反应有助于加强咨询关系。

6. 参与性概述

咨询者把来访者的言语和非言语行为包括情感综合整理后，以提纲的方式再对来访者表达出来。参与性概述可使来访者再一次回顾自己的所述，并使面谈有一个暂停喘息的机会。参与性概述可用于一次面谈结束前，可用于一阶段完成时，也可用于一般情况下。只要认为对来访者所说的某一内容已基本清楚就可作一小结性的概述。有利于引导来访者有序地探讨自身的种种困扰和咨询者对来访者的思想、感情及价值观等的把握。

（二）影响性技术

1. 解释

解释是咨询者运用某一种理论描述来访者的思想、情感和行为的原因、实质等。使来访者从一个新的、更全面的角度重新面对自己的困惑、自己的周围环境及自己，并借助于新的观念和思想加深对自身行为、思想和情感的了解，产生领悟，提高认识，促进变化。

解释与参与技术中释义的差别在于，释义是用来访者的参考框架来说明来访者所表达的实际内容，而解释则是咨询者以自己的参考框架、运用自己的理论和人生经验为来访者提供一种认识自身问题、认识自己与周围关系的新思维、新理论、新方法。

咨询人员应具备较高的心理咨询理论修养，针对来访者的实际情况，从理论的高度给予系统地分析和科学地解释。否则，解释将表面化、片面化，或者缺乏说服力，从而影响咨询效果。解释应因人而异，对文化水平高、有一定心理学知识、领悟力强的来访者，可以作深入、系统、全面的解释；而对文化水平较低的来访者，则应尽量解释得通俗易懂，少用专业术语，多举例子多打比方，以便易于来访者接受。

2. 指导

指导是咨询者直接指示来访者做什么事、说什么话或怎么做。指导是最具影响力的一种技巧，其作用在于直接造成来访者的认知、情感、行为，甚至性格改变。指导可分为一般指导和实用技术指导。一般指导主要告诉来访者怎样看待自己的心理问题和心理困惑，如何与咨询者合作共同改进行为、解决问题。实用技术指导包括各种行为疗法的矫正程序、家庭作业、放松训练等。运用指导技术时必须确保指导方向正确，避免误导；同时指导的目标应具体、明确、易评估、可操作性强；指导用语应简单明了、通俗易懂。

有的咨询人员不赞同采用指导技巧，认为这是将咨询者意志强加于来访者身上，反对操纵和支配来访者，主张避免代替来访者作决定，让来访者自己确定讨论的问题，咨询者不提出需要矫正的问题，也不要求来访者执行推荐的活动。但多数心理咨询专业人员仍然经常使用指导技巧，认为它是最有助于影响来访者的方法。

3. 劝告

劝告常用于咨询者传递信息、提出建议、给予保证、进行褒贬和反馈，以帮助来访者思考有关问题，做出决策。劝告没有指导要求那么严格，来访者是否接受取决于咨询者的权威，取决于劝告是否有坚实的事实基础和科学依据，取决于劝告是否符合来访者的情况及来访者真诚的合作态度。因此，劝告最好是在来访者已有良好效果，与咨询者关系较融洽时提出。

劝告应注意措辞和缓、态度诚恳；要用商量、建设性的语气，而不要用命令的语气，否则，来访者会很不舒服，有被强迫的感觉。另外，对一些重大的人生选择，如离婚、择业、法律纠纷等问题，不适合给予直接劝告。

4. 自我开放

自我开放又称自我暴露、自我表露，是咨询者主动将自己的情感、思想、经验与来访者共同分享的一种技巧，是重要的咨询技术，它使来访者感受到咨询者也是普通的人，从而缩短咨询者与来访者之间的人际距离，有利于建立和促进咨询关系，同时，咨询者这种开放的态度也为来访者做出了示范，可促进来访者的自我表达。

自我开放一般有两种形式：一种是咨询者把自己对来访者的体验感受告诉来访者。若感受是积极的、正面的、赞扬性的，表达后一般能使来访者愉快和受到鼓励；若感受是消极的、反面的、批评性的，这种信息的转达应注意它可能带来的副作用，不能忽视体谅来访者的心情。另一种自我开放的形式是咨询者暴露与来访者所谈内容有关的个人经验。这种自我开放应较为简洁，目的不在咨询者本人，而是借助自我开放表明咨询者理解来访者的问题，促进其更多地自我表达。

运用自我开放技术时应注意：①应以良好的咨询关系为基础，有一定的会谈背景，不能过于唐突；②自我开放的内容、深度、广度都应与来访者所涉及的主题有关；③咨询者适当暴露自己的缺点、错误或经验，给来访者的启发和帮助更大。

5. 反馈

反馈是咨询者通过某种方式把咨询信息传递给来访者。其作用在于让来访者了解自己的问题、想法，在咨询者看来是否合理、有效，是否得到重视。咨询者经常给来访者反馈，可以使信息流畅、使谈话双方关系融洽。通过反馈，来访者不仅会获得"咨询者在注意听我的讲述，也肯定我的某些看法和意见"等信息，同时来访者又可以从咨询者的反馈中，获得对自己的问题的一些新的认识，以促进发生变化。

6. 影响性概述

咨询者将自己所叙述的主题、意见等组织整理后，以简明的形式表达出来，即为影响性概述。影响性概述可使来访者有机会重温咨询人员所讲过的话；咨询者也可通过影响性概述回顾讨论的内容，强调某些特殊内容，为后续交谈奠定基础。

影响性概述与参与性概述不同，前者概述的是咨询人员表达的观点，后者概述的则是来访者叙述的内容。咨询者运用影响性概述，可总结来访者的主要问题、原因及影响，概述自己所阐述的主要观点，让整个咨询过程脉络清楚，条理分明。

（三）非言语技术

言语表达是咨询双方交流信息、沟通感情、建立关系、接受指导的基本条件之一，因而言语行为在咨询中占有主要地位。然而，咨询中大量的非言语行为也起着非常重要的作用，它们要么伴随言语内容一起出现，对言语内容作补充、修正，要么独立出现代表一定的意义。

非言语行为在咨询中的可以起到加强言语或配合言语的作用，如声音、手势和面部表情与言语一起出现，可使言语的意义更丰富，情绪色彩更鲜明。咨询中咨访双方互动时可以通过非言语行为做出持续的反应，如用嘴和眉毛表示同意、理解、惊讶、不满等以实现反馈。咨访双方可以借助非言语形式表达自己对对方的喜欢、理解、尊重、信任以传达情感，像面部表情和声调这样的非言语暗示比言语信号影响更大。

何为非言语交流，麦凯（D. G. MacKay）指出，非语言交流有四种情况：有意并被感觉为有意的，有意而不被感觉为有意的，无意而被感觉为有意的，以及无意而不被感觉为有意的。人类的非言语行为非常丰富，咨询者绝不能忽视来访者的非言语行为所传递的信息，这些信息可能无法从言语交流中获得，一旦错过，往往不能准确地了解来访者的内心体验，难以对来访者进行准确的心理分析并作出正确的判断，延误咨询的最佳时机。从具体实践来看，非语言技巧主要包括面部表情、身体动作、声音特征、空间距离和沉默等。

1. 面部表情

面部表情与人的情绪息息相关，一个人的喜怒哀乐都或多或少地在面部表现出来。因此，要了解来访者的情绪，首先要注意其面部表情及其变化。梅尔贝因（A. Mehrabian）研究发现当人们收集到的各种信息不一致时其总体效果等于55%的面部表情加38%的声音联系再加7%的言语本身。

在面部表情中尤为重要的是目光传递的信息，所谓"眉目传情"正是对目光在传递信息方面的最好写照，此外嘴部、鼻子、眉毛等部位不仅参与整个面部表情，其单独动作时也具有不同的意义，如成语中所反映的"横眉冷对""嗤之以鼻"等。因此，在心理咨询过程中咨询者必须仔细识别来访者目光所流露的真实感觉，如是疑惑不解，茫然无措，惊奇不安还是安详平和，同时还应仔细体察来访者视线转移或中断的含义，此外对来访者嘴角、眉毛、鼻子及整个面部的观察也应全面而细致，力争捕捉到来访者面部表情的细微变化。

2. 身体动作

在很多情况下，来访者的眼神与面部表情往往能够为我们提供比言语信息本身更为真实的东西，而来访者的身体动作同样具有此功能。咨询者除了对来访者面部表情的关注外，还应注重当事人的每一个身体动作，这些动作在很大程度上表现出一个人的情绪与内心活动，即所谓的身段表情。其中，双手的表情占有很重要的地位，手势除了说明、强调、解释或指出某一主题插入谈话等作用之外，访谈过程中来访者手部的一些细微变化也能够提供丰富的信息，如手指的颤抖，双手不停地相互搓擦，手掌汗湿等都可反映出不同的情绪状态。在咨询过程中咨询者应该重视来访者的这些动作，这些动作似乎是不经意的，但却最能反映出来访者无意识的内心活动。例如，来访者可能正在以尽量平静轻松的语气和面部表情谈论某事，但他却可能一改原来坐姿，变为双手叉在腋下向后靠在椅背上，或数次更换翘起的一条腿或不停抽烟等，这些动作的变动都可能是来访者内心冲突与斗争的表现，抑或是一种对自己紧张矛盾心理的掩饰。显然，如果咨询者对来访者这些有关的躯体动作能够准确地获取并将其与言语信息相结合，那么对了解来访者无疑会更好。

3. 声音特征

一个好的咨询者必须首先是一个好的听众，而咨询者在咨询过程中仅仅能听清来访者所讲的内容是远远不够的，因为声音所传递的信息除了言语本身还包含着声音特征所传递的内容如语速、音量、频率、发音以及谈话内容等。比如，"我恨你"，这句话就可以根据音量、音调、节奏的不同分别表示出不同的意思，如愤怒的、玩笑的或是冷酷的。具体而言，不同的声音特征可以反映出人的性格特征及当时的情绪状态。

4. 空间距离

会谈时咨访双方的空间距离也具有非言语行为的特征，能够透露许多重要信息。适当的空间距离能使求助者拥有一个安全的自我空间，以保持自己对独立、安全和隐私的需要。但是，要选择一个合适的距离并不是一件容易的事情。相距太远或中间有隔离物，会使来访者有被冷漠、被疏远的感觉；距离太近又会给来访者造成心理压力而显得手足无措。在心理咨询室内进行会谈时，咨询双方的位置应以直角侧面相向为妥，彼此相距1米左右。这样既不会因为直接面对而产生过大压力，也可以在保持目光接触的同时有随时回避的自由与空间。

5. 沉默

在会谈中出现沉默，会给双方特别是轮到谈话的一方造成压力。

由来访者引发的沉默，卡瓦纳（M. E. Carvaner）将其分为三种，即创造性沉默、自发性沉默和冲突性沉默。创造性沉默是来访者对自己刚刚说过的话、刚刚产生的感受的一种内省反应；自发性沉默往往源于不知下面该说什么好；冲突性沉默可能由害怕、愤怒或愧疚引起，也许是内心正经历着某种抉择。咨询者对于来访者的沉默要采取宽容和接纳的态度，用温和关切的目光关注来访者，善于把握沉默背后的原因，而不要轻易打破沉默的局面。

在具体的心理咨询过程中，作为言语交流的有益补充，非言语交流不仅起着加强语言表达、配合语言传递、丰富语言内涵、修正语言信息等作用，而且还能独立地传达信息、表达感情，这种作用有时甚至是语言交流所无法达到的，只要运用得当，非语言交流完全可以起到"此时无声胜有声"的独特效果。

【本章小结】

心理咨询与心理治疗两者所采用的理论和方法基本一致，都注重建立良好的人际关系，工作的最终目标一致及两者在实际工作中很难截然分开。心理咨询的方式多种多样，包括门诊咨询、现场咨询、信函咨询、专栏咨询、电话咨询和互联网咨询。其中，门诊咨询是心理咨询最常见的方式，而互联网咨询是近年来逐渐兴起的一种新型的咨询方式。心理咨询过程包括建立关系、资料搜集、分析诊断、确立目标、方案实施及结束随访等六个阶段。首先是咨询双方建立相互依赖的关系，其次要搜集信息，搞清问题的大致范围和可能的性质，包括来访者的基本信息、社会文化背景和心理问题等，然后分析诊断，明确咨询目标，咨询双方共同制定和确立咨询目标，选定方案，解决问题，并在条件允许的情况下进行随访。心理咨询要达到好的效果，咨询人员必须遵循理解支持原则、保密性原则、价值中立原则和疏导抚慰，助人自助原则，并掌握心理咨询的基本技术包括参与性技术、影响性技术及非言语技术。

【讨论题】

1. 医学心理咨询的基本概念是什么？
2. 简述心理咨询的意义。
3. 心理咨询与心理治疗的相同点和不同点分别是什么？
4. 简述心理咨询的原则。
5. 简述心理咨询的常用技术。

【推荐读物】

1. 〔美〕萨默斯-弗拉纳根等. 心理咨询面谈技术. 4版. 陈祉妍，江兰，黄峥译. 北京：中国轻工业出版社，2014.
2. 〔英〕纳尔逊. 实用心理咨询与助人技术——心理咨询与治疗系列. 江光荣等译. 北京：中国轻工业出版社，2008.
3. 韦耀阳. 心理咨询技术与应用. 北京：世界图书出版公司，2013.
4. 〔美〕科里. 心理咨询与治疗的理论及实践. 8版. 谭晨译. 北京：中国轻工业出版社，2010.

（潍坊医学院　孙琳）

参 考 文 献

陈国鹏. 2005. 心理测验与常用量表. 上海：上海科学普及出版社.
陈力. 2003. 医学心理学. 北京：北京大学医学出版社.
陈青萍. 2004. 现代临床心理学. 北京：中国社会科学出版社.
崔建华. 2012. 心理治疗的理论与实务. 福建：厦门大学出版社.
杜文东. 2004. 医学心理学. 4 版. 江苏：江苏人民出版社.
杜玉凤. 2013. 医学心理学. 南京：江苏科学技术出版社.
龚耀先. 2003. 心理评估. 北京：高等教育出版社.
顾瑜琦, 孙宏伟. 2013. 心理危机干预. 北京：人民卫生出版社.
郭念锋. 2005. 心理咨询师国家职业资格培训教程基础知识. 北京：民族出版社.
郭少兰. 2006. 医学心理学. 北京：高等教育出版社.
郝伟. 2008. 精神病学. 6 版. 北京：人民卫生出版社.
何金彩. 2006. 医学心理学. 北京：高等教育出版社.
赫根汉. 2004. 心理学史导论. 4 版. 郭本禹, 蔡飞, 姜飞月, 等译. 上海：华东师范大学出版社.
洪炜. 2006. 心理评估. 天津：南开大学出版社.
胡佩诚. 2009. 医学心理学. 北京：北京大学医学出版社.
季建林. 2006. 医学心理学. 4 版. 上海：复旦大学出版社.
姜乾金. 2006. 医学心理学. 北京：人民卫生出版社.
姜乾金. 2010. 医学心理学. 2 版. 北京：人民卫生出版社.
姜乾金. 2012. 医学心理学：理论、方法与临床. 北京：人民卫生出版社.
金建生. 2010. 教师职业技能训练. 天津：南开大学出版社.
静进, 丁辉. 2014. 妇幼心理学. 2 版. 北京：人民卫生出版社.
李凌江. 2008. 行为医学. 2 版. 长沙：湖南科学技术出版社.
林崇德. 2009. 发展心理学. 2 版. 北京：人民教育出版社.
刘克俭, 顾瑜琦. 2003. 行为医学. 北京：科学出版社.
刘新明. 2008. 变态心理学. 北京：人民卫生出版社.
马存根. 2009. 医学心理学. 3 版. 北京：人民卫生出版社.
马欣川. 2002. 现代心理学理论流派. 上海：华东师范大学出版社.
彭聃龄. 2012. 普通心理学. 4 版. 北京：北京师范大学出版社.
漆书青. 2010. 心理测量与评估. 北京：北京大学医学出版社.
钱明, 刘畅, 崔光成. 2010. 医学心理学. 2 版. 天津：南开大学出版社.
钱铭怡. 2004. 心理咨询与心理治疗. 北京：北京大学出版社.
钱铭怡. 2006. 变态心理学. 北京：北京大学出版社.
沈雪妹, 汪敏. 2006. 医学心理学. 上海：上海交通大学出版社.
沈渔邨. 2009. 精神病学. 北京：人民卫生出版社.

施琪嘉，曾奇峰. 2005. 精神分析导论. 北京：中国轻工业出版社.
孙宏伟，吉峰. 2010. 医学心理学. 济南：山东人民出版社.
孙宏伟，杨小丽. 2010. 医学心理学（第2版. 案例版）. 北京：科学出版社.
王明旭. 2008. 医患关系学. 北京：科学出版社.
王伟. 2009. 临床心理学. 北京：人民卫生出版社.
王颖群. 2012. 心理健康教育与治疗. 吉林：吉林大学出版社.
闻君，金波. 2011. 心理医生：心理疾病自查和防治专家. 北京：北京工业大学出版社.
吴汉荣. 2010. 医学心理学. 2版. 北京：人民卫生出版社.
许德宽. 2005. 大学生心理健康指导. 郑州：河南人民出版社.
杨德森. 2008. 行为医学. 2版. 长沙：湖南科技出版社.
杨凤池，崔光成. 2013. 医学心理学. 3版. 北京：北京大学医学出版社有限公司.
杨艳杰. 2012. 护理心理学. 北京：人民卫生出版社.
杨志寅. 2008. 行为医学. 北京：高等教育出版社.
姚树桥，孙学礼. 2008. 医学心理学. 5版. 北京：人民卫生出版社.
姚树桥，杨彦春. 2013. 医学心理学. 6版. 北京：人民卫生出版社.
姚树桥. 2013. 心理评估. 2版. 北京：人民卫生出版社.
叶浩生. 2005. 西方心理学的历史与体系. 北京：人民教育出版社.
易法建，冯正直，倪泰一. 2006. 心理医生. 重庆：重庆出版社.
张伯华，孔军辉，杨振宁. 2010. 健康心理学. 济南：山东人民出版社.
张理义. 2009. 应激障碍. 北京：人民卫生出版社.
张作记. 2005. 行为医学量表手册. 北京：中华医学电子音像出版社.
郑日昌，江光荣，伍新春. 2012. 当代心理咨询与治疗体系. 北京：高等教育出版社.
朱红华，付晓东. 2009. 康复心理学. 复旦大学出版社.
Corsini，Wedding. 2000. 当代心理治疗的理论与实务. 朱玲亿等译. 台北：心理出版社.